# Guia de Nutrição Esportiva
### Recursos nutricionais para pessoas ativas

# Guia de Nutrição Esportiva

Recursos nutricionais para pessoas ativas

**6ª**
EDIÇÃO

Nancy Clark, MS, RD, CSSD

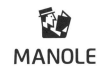
MANOLE

Título original em inglês: *Nancy Clark's Sports Nutrition Guidebook, sixth edition.*
Copyright © 2020, 2014, 2008, 2003, 1997, 1990 Nancy Clark. Todos os direitos reservados.
Publicado mediante acordo com a Human Kinetics.

Produção editorial: Retroflexo Serviços Editoriais
Tradução: Soraya Imon de Oliveira
Consultoria científica: Simone Biesek
                Nutricionista graduada pela Universidade Federal do Paraná (UFPR)
                Especialização em Nutrição Clínica pela UFPR
                Mestre em Educação Física pela Universidade Gama Filho (UGF-RJ)
                Doutora em Ciência do Movimento Humano pela
                Universidade Federal do Paraná (UFPR)

Revisão de tradução e revisão de prova: Depto. editorial da Editora Manole
Projeto gráfico: Depto. editorial da Editora Manole
Diagramação: R G Passo
Ilustrações do miolo: © Human Kinetics, exceto quando indicado
Capa: Aline Haluch
Imagem da capa: istockphoto

CIP-BRASIL. CATALOGAÇÃO NA PUBLICAÇÃO
SINDICATO NACIONAL DOS EDITORES DE LIVROS, RJ

---

C544g
6. ed.

Clark, Nancy, 1951-
    Guia de nutrição esportiva : recursos nutricionais para pessoas ativas / Nancy
Clark ; tradução Soraya Imon de Oliveira. - 6. ed. - Santana de Parnaíba
[SP] : Manole, 2021.
    23 cm.

    Tradução de: Nancy Clark´s sports nutrition guidebook
    Apêndice
    Inclui bibliografia e índice
    ISBN 9786555764444

    1. Atletas - Nutrição. 2. Aptidão física - Aspectos nutricionais. 3. Hábitos de
saúde. 4. Exercícios físicos - Aspectos fisiológicos. I. Oliveira, Soraya Imon de. II. Título.

21.68932
                      CDD: 613.71
                      CDU: 612.39:613.71

---

Camila Donis Hartmann - Bibliotecária CRB-7/6472

Todos os direitos reservados.
Nenhuma parte desta publicação poderá ser reproduzida, por qualquer processo,
sem a permissão expressa dos editores. É proibida a reprodução por fotocópia.

A Editora Manole é filiada à ABDR – Associação Brasileira de Direitos Reprográficos.

Edição brasileira – 2021

Direitos em língua portuguesa adquiridos pela:
Editora Manole Ltda.
Alameda América, 876 – Tamboré – 06543-315 – Santana de Parnaíba – SP – Brasil
Fone: (11) 4196-6000 | www.manole.com.br | https://atendimento.manole.com.br
Impresso no Brasil | *Printed in Brazil*

Com apreço pelo amor e apoio, dedico esta 6ª edição ao meu esposo, John, e aos nossos filhos, Mary e John Michael. Eles aquecem o meu coração, alimentam a minha alma e equilibram a minha vida.

Durante o processo de edição desta obra, foram tomados todos os cuidados para assegurar a publicação de informações técnicas, precisas e atualizadas conforme lei, normas e regras de órgãos de classe aplicáveis à matéria, incluindo códigos de ética, bem como sobre práticas geralmente aceitas pela comunidade acadêmica e/ou técnica, segundo a experiência do autor da obra, pesquisa científica e dados existentes até a data da publicação. As linhas de pesquisa ou de argumentação do autor, assim como suas opiniões, não são necessariamente as da Editora, de modo que esta não pode ser responsabilizada por quaisquer erros ou omissões desta obra que sirvam de apoio à prática profissional do leitor.

Do mesmo modo, foram empregados todos os esforços para garantir a proteção dos direitos de autor envolvidos na obra, inclusive quanto às obras de terceiros e imagens e ilustrações aqui reproduzidas. Caso algum autor se sinta prejudicado, favor entrar em contato com a Editora.

Finalmente, cabe orientar o leitor que a citação de passagens da obra com o objetivo de debate ou exemplificação ou ainda a reprodução de pequenos trechos da obra para uso privado, sem intuito comercial e desde que não prejudique a normal exploração da obra, são, por um lado, permitidas pela Lei de Direitos Autorais, art. 46, incisos II e III. Por outro, a mesma Lei de Direitos Autorais, no art. 29, incisos I, VI e VII, proíbe a reprodução parcial ou integral desta obra, sem prévia autorização, para uso coletivo, bem como o compartilhamento indiscriminado de cópias não autorizadas, inclusive em grupos de grande audiência em redes sociais e aplicativos de mensagens instantâneas. Essa prática prejudica a normal exploração da obra pelo seu autor, ameaçando a edição técnica e universitária de livros científicos e didáticos e a produção de novas obras de qualquer autor.

Editora Manole

# Sumário

Sobre a autora ...................................................................................... IX
Prefácio ................................................................................................ XI
Agradecimentos .................................................................................. XIII

## Parte I
### Alimentação do dia a dia para pessoas ativas

1 Criação de um plano alimentar de alta energia ............................ 3
2 Alimentar-se para ficar saudável em longo prazo ....................... 37
3 Café da manhã: o segredo para uma dieta esportiva bem-sucedida ...... 65
4 Almoço e jantar: em casa, na correria e fora de casa ................... 84
5 Entre as refeições: lanches para ter saúde e energia constantes ........... 105
6 Carboidrato: simplificação de um assunto complexo ................... 117
7 Proteína: desenvolvimento e reparação dos músculos .................. 145
8 Líquidos: reposição das perdas pelo suor para manter o desempenho .. 168

## Parte II
### A ciência da alimentação e do exercício

9 Obtenção de energia antes do exercício ....................................... 191
10 Obtenção de energia durante e após o exercício .......................... 210
11 Suplementos para melhorar o desempenho esportivo .................. 228
12 Nutrição e mulheres ativas ........................................................... 248
13 Aconselhamento nutricional específico para o atleta ................... 264

## Parte III
### Equilíbrio do peso e da atividade

14 Avaliação do seu corpo: obeso, em forma ou magro? ................... 289
15 Ganhar peso de maneira saudável ................................................ 309
16 Perder peso sem passar fome ........................................................ 327

VIII Guia de nutrição esportiva

17 Quando a dieta fracassa: transtornos alimentares e obsessão por comida ............................................................................................. 354

**Parte IV**
**Receitas vencedoras para alta *performance***

18 Pães e cafés da manhã ................................................................... 379
19 Massas, arroz e batatas .................................................................. 395
20 Legumes, verduras e saladas ......................................................... 414
21 Frango e peru ................................................................................. 425
22 Peixe e frutos do mar .................................................................... 440
23 Carnes bovina e suína ................................................................... 449
24 Feijão e *tofu* ................................................................................. 457
25 Bebidas e *smoothies* .................................................................... 472
26 Lanches e sobremesas ................................................................... 482

Apêndice A: Informações adicionais ................................................. 498
Apêndice B: Referências selecionadas .............................................. 518
Índice remissivo ................................................................................. 533

# Sobre a autora

**Nancy Clark, MS, RD, CSSD,** é uma nutricionista esportiva internacionalmente respeitada e reconhecida, especializada em nutrição para o desempenho, bem-estar e controle do peso e auxílio a atletas com transtornos alimentares. Em seu consultório particular, localizado na região de Boston (Newton, Massachusetts, EUA), presta aconselhamento a pessoas ativas de todas as faixas etárias e habilidades atléticas – de atletas universitários a atletas olímpicos – fornecendo assessoria individual personalizada.

Durante os 40 anos de sua atuação especializada em nutrição esportiva, Clark ajudou milhares de atletas casuais e competitivos. Entre seus clientes mais renomados, estão membros do Boston Red Sox, Bruins e Celtics, além de atletas de muitas universidades norte-americanas, como Boston College, Tufts University e Brandeis University.

Clark gosta de palestrar para equipes, clubes e profissionais de saúde, e de escrever, como forma de ensinar as pessoas a comerem para vencer. Seu livro *best-seller, Guia de nutrição esportiva,* vendeu mais de 750 mil cópias e está em sua 6ª edição. Entre seus outros livros, estão guias nutricionais para jogadores de futebol, corredores iniciantes, maratonistas e ciclistas. A autora também escreve uma coluna mensal sobre nutrição chamada "The Athlete's Kitchen" [A cozinha do atleta], que aparece regularmente em mais de 100 publicações esportivas e *sites.* Sua assessoria nutricional e sua foto chegaram até a agraciar a caixa do cereal Wheaties, nos EUA.

Clark se formou em nutrição na Simmons University, em Boston, e foi honrada com o *Simmons Distinguished Alumna Award,* em 2007. Seu estágio em dietética foi realizado no Massachusetts General Hospital. Clark recebeu seu diploma de graduação em nutrição com foco em fisiologia do exercício da Boston University. É colaboradora da Academy of Nutrition and Dietetics e do American College of Sports Medicine (ACSM), além de ser membro do Conselho da Curadoria do ACSM. Em 2015, recebeu o *Nutrition Science Media Award* da American Society for Nutrition.

# Prefácio

Todos nós queremos ser saudáveis e ter bastante energia; é muito mais divertido do que outra alternativa. De acordo com esta postagem no Instagram, alimentar-se bem para ter saúde e energia e controlar o peso é simples:

> Faça apenas cinco refeições por dia. Entretanto, coma apenas no almoço e no jantar. Consuma bastante proteína e faça musculação. Mas não consuma proteína demais, pois isso pode causar lesão renal. Não faça exercícios aeróbios, que fazem mal para as suas articulações. Preocupe-se em dormir bastante, mas não seja sedentário. Nem ativo demais. Garanta a reposição de todo o sal perdido. Mas jamais consuma sódio demais. Coma apenas legumes e verduras, todavia não consuma batatas nem milho. Fruta faz bem, apesar de ser puro açúcar. Açúcar faz mal. Ah, esqueci de dizer, açúcar é fonte vital do carboidrato de queima rápida que o seu cérebro precisa para sobreviver. Mas você deve evitá-lo a todo custo.

Como assim? Alimentar-se bem não é tão simples, concorda?

Este comentário destaca a confusão disseminada, na maioria das vezes, em razão da copiosa quantidade de informação nutricional que hoje existe. Ouço repetidamente de praticantes de exercícios casuais e atletas competitivos navegando pela internet que eles se sentem mais confusos do que nunca com relação ao quê e quando comer; como obter energia antes, durante e após o exercício; e como escolher os melhores alimentos esportivos.

Seja você um *millennial* ou um *baby boomer*, não quer que a alimentação seja seu elo perdido. Mesmo assim, se for pego pela tendência, poderá fracassar em comer bem, falhar em obter o máximo dos seus treinos e falhar em se sentir bem em relação ao seu corpo e aos seus padrões alimentares. A minha esperança é que a informação prática contida nesta 6ª edição do *Guia de nutrição esportiva* traga luz a sua confusão sobre como os carboidratos, proteínas e gorduras devem ser consumidos, e lhe ensine como desfrutar de uma variedade de alimentos saborosos e ricos em nutrientes que podem lhe proporcionar uma grande vantagem. Você terá acesso às informações mais recentes sobre os tópicos que confundem as pessoas ativas:

- Como esquematizar a alimentação pré-exercício de modo a não ficar sem energia durante os treinos (ou ao longo do dia de trabalho).
- Como perder a gordura corporal indesejada e ter energia para o exercício.
- Como escolher a quantidade correta de carboidratos para fornecer energia aos músculos, e de proteína para desenvolvê-los, incluindo amostras de cardápios e sugestões.
- Como consumir proteína o suficiente nas refeições, mesmo que seja vegetariano.
- Como escolher alimentos saudáveis e protetores da saúde.
- Como montar as refeições com o mínimo de esforço e louça para lavar.
- Como domar o Cookie Monster (monstro do biscoito).
- Como comer mais vegetais.

Se a sua meta é seguir para o próximo nível de desempenho e saúde, a informação de base científica atualizada contida neste livro pode ajudá-lo a chegar lá. Você encontrará respostas para suas dúvidas sobre dieta paleo, dieta cetogênica, alimentos sem glúten, energéticos, alimentos esportivos industrializados, cãibras musculares, alimentos orgânicos, hiponatremia, amenorreia e alimentos de recuperação, além de conselhos sobre como aplicar essa informação ao seu estilo de vida agitado.

Ao navegar pela confusa rede de conselhos nutricionais dos dias de hoje, convido você a aproveitar esta 6ª edição como uma fonte que oferece uma abordagem sustentável para conseguir ter sucesso com os alimentos e o peso. Uso a palavra sustentável porque muitas dietas da moda não são facilmente sustentáveis em longo prazo. Essas dietas em geral acabam criando um retrocesso alimentar, incluindo desempenho atlético prejudicado, compulsão alimentar, culpa, ganho de peso e depressão. Este *Guia de nutrição esportiva* o ajudará a adotar um padrão alimentar saudável que se adéque ao seu estilo de vida, forneça energia para seus músculos e seu cérebro e também alimente a sua alma. O seu trabalho é ser responsável, usar as informações contidas neste livro para criar refeições vencedoras e lanches esportivos, e desfrutar o sucesso que advém de um alto nível de energia. Por que ser apenas um bom atleta se você pode ser excelente?

Desejo-lhe uma deliciosa jornada!
**Nancy Clark**, MS, RD, CSSD
Sports Nutrition Services, LLC
www.nancyclarkrd.com

# Agradecimentos

Meus sinceros agradecimentos ao meu marido, John, e aos nossos filhos (agora adultos) Mary e John Michael. Sem seu amor e apoio, faltaria o propósito, o significado e o equilíbrio que energizam a minha vida. Agradeço por Mary e JM agora me ensinarem as formas de alimentação dos *millenials* e também pelo valioso suporte técnico.

A minha gratidão aos meus clientes, que me ensinam tanto quanto eu tento ensiná-los. Sinto-me honrada por me confiarem suas preocupações com a alimentação, o peso e os nutrientes. Por meio deste livro, compartilhei suas histórias, todavia com seus nomes e ocupações alterados para proteger sua privacidade.

Sou muito grata aos nutricionistas que contribuem com tantas receitas deliciosas. Também sinto-me honrada e grata a todos os nutricionistas que apoiaram meu trabalho ao longo dos anos. Tantos deles recomendaram as primeiras cinco edições deste livro, além de contribuírem para o seu desenvolvimento. Obrigada a todos e cada um de vocês.

Agradeço às cobaias de minhas receitas, primeiramente ao meu esposo e aos nossos vizinhos, Joan e Rex Hawley. Meus filhos conseguiram escapar da maioria dos testes, desta vez, pois o ninho agora está vazio, mas deram as devidas contribuições nas edições anteriores. No lugar deles, nosso cãozinho Setter inglês, Charlie Brown, leva o reconhecimento pela "mãozinha" no teste das receitas, além da companhia constante enquanto eu cozinhava e também quando escrevia. Um amigo fiel, com certeza.

Sou agradecida a minhas almas gêmeas nesta maratona chamada vida, Jean Smith e Catherine Farrell. São colaboradoras eternas, acrescentando a amizade ao *menu* da vida.

E, por último, mas não menos importante, um grande obrigado à equipe da Human Kinetics pelo suporte que tem dado a esta obra desde 1990. Aqui, incluo Kason Muzinic, Dominique Moore, Susan Outlaw, Joe Buck e Keri Evans.

# Parte I

Alimentação do dia a dia
para pessoas ativas

# 1

## Criação de um plano alimentar de alta energia

*Fico muito confuso com a quantidade esmagadora de informação nutricional disponível na internet, nos jornais e que chega a mim por meio dos meus amigos. Quero me alimentar bem e assim ter energia para me exercitar bem, mas já não sei mais o que comer. Socorro!*

*Joshua*

Se você é como Joshua (e a maioria dos meus clientes), sabe que o alimento é importante para abastecer o corpo e investir na condição geral de saúde, mas sente-se confuso em relação ao que é melhor para comer – e quando comer. Atletas universitários, pais de esportistas, praticantes casuais de exercícios, fanáticos pela condição física e atletas competidores também expressam repetidamente suas frustrações ao tentarem escolher dietas de alta qualidade. Longas horas de trabalho, tentativas de perder peso e o tempo dedicado aos exercícios podem, todos, contribuir ainda mais para que o alimento se torne uma fonte de estresse, em vez de um dos prazeres da vida. Diante da atual cultura de alimento bom-alimento ruim, alimentar-se bem se tornou mais confuso do que nunca.

Neste capítulo, você aprenderá como alimentar-se bem e abastecer adequadamente seu corpo ao longo do dia, mesmo que tenha um estilo de vida agitado. Se você treina em uma academia, compete em uma equipe universitária, aspira participar das Olimpíadas ou apenas brinca ativamente com seus filhos, pode se nutrir com uma dieta densa em nutrientes que dê suporte a uma boa condição de saúde e a um alto nível de energia, mesmo quando estiver comendo fora durante a correria.

Nos próximos capítulos, trarei informação sobre como gerenciar as refeições – cafés da manhã, almoços, jantares e lanches – mas neste capítulo abordarei o básico do dia a dia para a criação de uma dieta esportiva bem balanceada e

# 4 Parte I | Alimentação do dia a dia para pessoas ativas

vencedora. Você aprenderá a consumir os melhores alimentos, comer menos do resto e criar um plano alimentar que resulte em alta energia, boa condição de saúde, desempenho superior e controle do peso.

## Criação de um plano alimentar vencedor

Um aspecto fundamental para se alimentar bem é cuidar para não ficar com muita fome. Quando as pessoas ficam com muita fome, tendem a se importar menos com a qualidade nutricional do alimento que ingerem e a se importar mais em obter qualquer coisa que estiver ao alcance. Mas se você distribuir uniformemente as calorias ao longo do dia, conseguirá prevenir a fome, conterá seu desejo psicológico de comer excessivamente e domará sua vontade psicológica de se presentear com guloseimas. Isso é o contrário do padrão usual de poupar apenas durante o dia para abusar à noite.

Ao criar seu plano alimentar vencedor, tenha em mente estes dois conceitos-chave:

1. Consuma pelo menos três, de preferência quatro e idealmente cinco tipos diferentes de alimentos ricos em nutrientes durante as refeições. O prato de comida do governo norte-americano (www.ChooseMyPlate.gov) sugere cinco tipos de alimentos por refeição: proteína, grãos, frutas, verduras, legumes e laticínios/alimentos ricos em cálcio (Fig. 1.1). Quanto mais tipos de alimentos você consumir, mais vitaminas, minerais e outros nutrientes irá ingerir.

   Muitos dos meus clientes consomem uma dieta limitada: aveia, aveia, aveia; maçãs, maçãs, maçãs; barras de proteína, barras de proteína, barras de proteína. Uma alimentação repetitiva propicia uma vida simples, minimiza as decisões e simplifica as compras, mas pode resultar em uma dieta inadequada e em fadiga crônica. Em vez de consumir repetidamente os mesmos 10 a 15 alimentos a cada semana, estabeleça a meta de consumir 35 tipos de alimentos diferentes por semana. Isso se torna possível se você não comer apenas flocos de cereais com leite e uma banana no café da manhã, e sim muitos cereais diferentes cobertos com uma variedade de frutas e oleaginosas; não só um sanduíche simples de peru no almoço, mas diferentes tipos de pães com recheios adicionais como peru no pão de centeio com queijo de baixo teor de gordura, abacate e uma porção de minicenouras à parte.

2. Pense com moderação. Desfrute de uma base de alimentos saudáveis, mas não se prive dos alimentos prazerosos. Em vez de classificar um alimento como benéfico ou nocivo para sua saúde, pense com moderação, avalie todo o cardápio do dia e tenha como objetivo obter uma dieta que forneça pelo menos 85-90% de alimentos ricos em nutrientes e, se desejar, 10-15% de ali-

mentos prazerosos de menor valor nutricional. Desse modo, até um biscoito ou um chocolate pode caber em uma dieta nutritiva; você só tem que balanceá-los com opções mais saudáveis na maior parte do dia.

### Escolha o seu intestino

Quando você se alimenta, na verdade está alimentado o seu microbioma, as 100 trilhões de bactérias que vivem no seu intestino. Esse microbioma envia sinais ao seu cérebro e afeta seu humor, o sistema imune e o peso. Os microrganismos intestinais crescem em frutas, legumes, verduras e grãos integrais, e são fortalecidos por alimentos fermentados como iogurte e *kefir*. Felizmente, a mesma dieta rica em nutrientes que sustenta a saúde do seu intestino também melhora o desempenho esportivo.

Em contraste, os alimentos processados pobres em nutrientes contribuem para um microbioma menos diversificado, desenvolvimento de inflamação e queda da condição de saúde. Portanto, sempre que possível, escolha alimentos integrais minimamente processados. Por exemplo, escolha bananas em vez de barras energéticas industrializadas, e prefira batata-doce assada no micro-ondas a macarrão instantâneo. Esses alimentos integrais podem fazer seu microbioma seguir uma direção positiva – afastando-se das doenças crônicas e aproximando-se de uma vida longa.

## Não basta se alimentar, é preciso alimentar-se bem

O principal segredo para desenvolver uma dieta esportiva saudável é consumir uma variedade de alimentos ricos em nutrientes oriundos dos cinco grupos

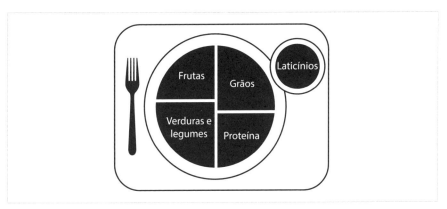

**Figura 1.1** O seu prato se parece ao retratado na figura do MyPlate? Se não, faça um esforço para incluir ao menos três ou quatro, se não todos os cinco, grupos alimentares em cada refeição, de modo que você consuma um equilíbrio saudável de vitaminas, minerais, proteínas e carboidratos.
USDA's Center for Nutrition Policy and Promotion.

**6 Parte I** | Alimentação do dia a dia para pessoas ativas

básicos de alimentos (frutas, legumes, verduras, grãos, proteína magra e laticínios com baixo teor de gordura [ou ricos em cálcio]). Para guiar suas escolhas alimentares, o governo dos EUA disponibiliza recomendações nutricionais atualizadas a cada 5 anos. Os conceitos gerais contidos no *2015-2020 Dietary Guidelines for Americans* se destinam a desenvolver padrões alimentares saudáveis que incluam uma variedade de alimentos ricos em nutrientes e mantenham um peso corporal saudável. Embora essas diretrizes sejam abordadas em mais detalhes ao longo deste livro, é apresentado a seguir um resumo dos alimentos que você deve enfatizar em sua dieta diária:

- Consumir mais legumes, verduras e frutas.
- Desfrutar de uma variedade de legumes e verduras coloridos, em especial os de cor verde-escura, vermelha e alaranjada.
- Substituir os grãos refinados por grãos integrais, de modo que pelo menos metade de todo o conteúdo de grãos consumido seja de grãos integrais.
- Aumentar a ingestão de leite de vaca (ou de soja) desnatados ou semidesnatados, além de produtos à base de leite como iogurte, *kefir* e queijo.
- Escolher diversos alimentos proteicos, incluindo feijões, legumes, oleaginosas, sementes, produtos à base de soja, ovos, frutos do mar, aves e carne magra.
- Incluir frutos do mar duas vezes por semana, optando por peixe no lugar de outra proteína animal.
- Substituir alimentos proteicos ricos em gordura sólida (como hambúrgueres e costeletas gordurosos) por opções contendo menos gordura sólida e calorias (como frango e ovos) ou que sejam fontes de óleos saudáveis (como peixes e oleaginosas).
- Usar óleos (como azeite de oliva e óleo de canola) para substituir a gordura sólida (como manteiga e margarina) sempre que possível.
- Escolher alimentos que forneçam maior quantidade de potássio, fibras dietéticas, cálcio e vitamina D, que são nutrientes preocupantes nas dietas norte-americanas. Esses alimentos incluem legumes, verduras, frutas, grãos integrais, leite e derivados ou alternativos.

As informações fornecidas a seguir podem ajudá-lo a não só se alimentar, mas a se alimentar bem – mesmo quando estiver se alimentando em meio à correria e raramente preparar as refeições em casa.

## Grãos integrais e amidos

Quando você se alimenta bem, a sua dieta contém algo de "integral" – os grãos integrais. Pães integrais, cereais integrais e outros alimentos à base de grãos integrais constituem a essência de uma dieta esportiva de alto desempenho, assim como de qualquer dieta, a propósito. Os grãos não refinados ou apenas levemente processados são fontes excelentes de carboidrato, fibra e vitaminas do complexo B. Abastecem os músculos, conferem proteção contra a fadiga muscular desnecessária e minimizam os problemas de constipação, quando são ricos em fibras. Além disso, apesar da crença popular, o carboidrato contido nos grãos não engorda; o que engorda são as calorias em excesso. Frequentemente, o excesso de calorias advém de várias formas de gordura (manteiga, maionese, molho) que acompanham rocamboles, pães de forma, batatas e outros tipos de carboidrato. Quando o peso é uma preocupação, a minha recomendação é limitar a gordura e aproveitar os pães ricos em fibras, cereais e outros grãos integrais. Esses alimentos ajudam a reduzir a fome e auxiliam no controle do peso. As formas integrais de carboidrato devem ser a base tanto de um programa de controle do peso como de uma dieta esportiva. (Ver nos Caps. 6 e 16 mais informações sobre carboidrato e peso.)

Os grãos representam cerca de 25% das calorias consumidas, nos Estados Unidos. A maioria dos norte-americanos ainda consome mais da metade de

## Inclua um "integral" na sua dieta

Os grãos integrais fornecem centenas de fitoquímicos com papéis essenciais na diminuição do risco de cardiopatia, diabetes e câncer. Para que um alimento seja considerado "à base de grão integral", um dos seguintes grãos deve ser o primeiro na lista de ingredientes contida no rótulo do alimento:

| | |
|---|---|
| Amaranto | Sorgo |
| Arroz integral | Triticale |
| Trigo-sarraceno | Cevada em grãos integrais |
| Bulgur (trigo torrado) | Milho em grãos integrais |
| Farro | Aveia integral ou farinha de aveia |
| Painço | Centeio integral |
| Pipoca | Trigo integral |
| Quinoa | Arroz selvagem |

No topo ou próximo ao topo da lista de ingredientes contida no rótulo dos alimentos, procure a palavra "integral". Note que a palavra "trigo", quando aparece em um rótulo, pode não significar "trigo integral", enquanto uma cor escura poderia ser produto da coloração do alimento, por isso certifique-se de procurar a palavra "integral". De modo ideal, escolha alimentos contendo pelo menos 8 g (meia porção) de grãos integrais por porção. A sua meta diária é no mínimo 48 g de grãos integrais – três porções.

*Nota:* o termo "alto teor de fibras" não é o mesmo que "grãos integrais"; alimentos com alto teor de fibras podem conter apenas a camada de farelo dos grãos e não o germe e o endosperma que constituem o grão integral.

seus grãos em alimentos refinados e altamente processados (pão branco, arroz branco, produtos à base de farinha de trigo branca), o que não consiste em um padrão alimentar saudável. O processo de refinamento remove o farelo e o germe dos grãos, removendo assim fibras, antioxidantes, minerais e outros compostos protetores da saúde. As pessoas que costumam consumir dietas baseadas em grãos refinados tendem a apresentar maior incidência de doenças crônicas, como diabetes e cardiopatia na idade adulta. Dito isso, as *2015-2020 Dietary Guidelines for Americans* estabelecem que "pelo menos metade dos grãos devem ser integrais". A opção do Dietary Guidelines Committee por "pelo menos a metade" e não 100% não representa uma concessão, porque os grãos enriquecidos e fortificados também têm papel importante no fornecimento de nutrientes relevantes, incluindo ácido fólico (para prevenção de defeitos inatos) e ferro (para prevenção da anemia). Os grãos refinados certamente podem ser incluídos em uma dieta balanceada.

## Quanto é suficiente?

Para conseguir uma quantidade de carboidrato adequada para abastecer totalmente seus músculos, é preciso que a base de todas as suas refeições sejam os carboidratos. Para tanto, você pode consumir pelo menos 200 calorias de alimentos à base de grãos por refeição – como uma tigela de cereais, duas fatias de pão ou uma xícara de arroz. Isso não é muito para os famintos praticantes de exercício que necessitam de 600 a 900 calorias por refeição. A maioria das pessoas ativas normalmente precisa (e deve) ingerir o dobro ou até o triplo das porções-padrão listadas nos rótulos das caixas de cereais e massas.

## As melhores escolhas

Se os grãos refinados (farinha de trigo branca, pão, arroz, massas) dominam as suas escolhas de grãos, a seguir estão algumas dicas para reforçar a sua ingestão de grãos integrais. Seja o que for que você faça, não tente evitar os grãos por pensar que eles engordam. Isso não é verdade.

- **Cereais de grãos integrais.** Wheaties, Cheerios, Total, Kashi e Shredded Wheat[1] são exemplos de cereais que contêm as palavras *grãos integrais* na embalagem ou na lista de ingredientes.
- **Aveia.** Quando cozida e ingerida ainda quente como um saboroso mingau, ou após ser deixada de molho de um dia para outro no leite, ou mesmo se for ingerida crua como no musli, a aveia é excelente para o café da manhã

---

1 N.C.C.: No Brasil, algumas marcas que oferecem uma linha de cereais de grãos integrais são: Jasmine, Vitao, Mãe Terra, Vitalin.

porque ajuda a diminuir o colesterol e a proteger contra a cardiopatia. Há pessoas que guardam na gaveta alguns pacotes de mingau de aveia instantâneo de micro-ondas para um lanche agradável à tarde. O mingau de aveia (instantâneo e regular) é um alimento à base de grãos integrais contendo carboidratos de digestão lenta, que fornece energia por tempo prolongado e é perfeito como lanche pré-exercício.

- **Pães de grãos integrais.** Selecione as marcas saudáveis que contêm trigo, centeio ou aveia integrais listados como primeiro ingrediente. Conserve algumas fatias de pão no congelador para ter um suprimento fresco sempre à mão para fazer torradas, sanduíches ou lanches. Nas lanchonetes e padarias, peça peru com tomate em pão de centeio escuro.
- **Biscoitos de cereais integrais.** Esses petiscos de baixo teor de gordura são um lanche rico em carboidratos perfeito para a dieta esportiva. Certifique-se de escolher marcas de biscoitos saudáveis, com baixo conteúdo de gordura, e não aqueles que deixam os dedos engordurados. Procure biscoitos de arroz integral. Desfrute de um lanche saboroso com biscoitos de cereais integrais com cobertura de pasta de amendoim.
- **Pipoca.** Seja estourada no calor ou em um pouco de óleo de canola, a pipoca é um modo divertido de reforçar a sua ingestão de grãos integrais. O truque é evitar uma generosa cobertura de manteiga ou sal. Que tal salpicar tempero de páprica, pimenta ou ervas finas, ou *spray* temperado para pipoca?

---

### Fato ou mito

**A quinoa é um grão integral superior.**

**Os fatos:** a quinoa (que na verdade é uma semente, embora seja consumida como um grão) é considerada um grão superior por fornecer mais proteína do que os outros grãos. Entretanto, 200 calorias (⅓ de xícara de quinoa quando crua) fornecem apenas 8 g de proteína; as massas fornecem 7 g e o arroz, 4 g. Nenhum é o que eu chamaria de "usina de proteína". Garanta que as suas refeições sejam balanceadas, combinando quinoa com *tofu*, feijões ou iogurte para alcançar a meta de 20 a 30 g de proteína por refeição. A quinoa também é cara: o quilo custa cerca de 18 dólares, em comparação com 3,30 dólares pelo quilo de arroz integral. Por outro lado, cozinha rápido (menos de 15 minutos), é versátil e constitui uma adição saudável a qualquer refeição.

---

## Contra o grão?

É possível que você tenha que evitar o trigo, por ter doença celíaca ou intolerância ao glúten, ou simplesmente por preferir limitar a sua ingestão de trigo por razões pessoais. Mesmo assim, um planejamento saudável permitirá que você consuma uma excelente dieta esportiva. Ver no Capítulo 6 mais informações sobre como planejar uma dieta esportiva livre de glúten e de trigo.

## Legumes e verduras

Legumes e verduras, assim como as frutas, contribuem com carboidratos importantes para a base da dieta esportiva. Eles são aquilo que chamo de pílulas de vitamina da natureza, porque são excelentes fontes de vitamina C, betacaroteno (a forma vegetal da vitamina A), potássio, magnésio e muitas outras vitaminas, minerais e substâncias protetoras da saúde. Em geral, eles têm um valor nutricional discretamente maior do que o das frutas. Sendo assim, caso você não consuma muita fruta, pode compensar isso comendo mais legumes e verduras. Você obterá vitaminas e minerais similares, se não até mais.

### Quanto é suficiente?

A ingestão recomendada é de pelo menos 2 e ½ xícaras de legumes e verduras (cerca de 400 g) por dia (de preferência mais). Muitas pessoas ocupadas raramente consomem essa quantidade em uma semana. Se você não é de comer legumes e verduras, o truque é ingerir porções grandes sempre que consumi-los – uma porção generosa, em vez de uma porção padrão – e que possa equivaler a 2 ½ xícaras de uma vez só. Então, para realmente investir na sua saúde, tente fazer isso duas vezes por dia, como comer uma grande salada colorida no almoço e um maço de brócolis no jantar. A indústria alimentícia está trabalhando duro para tornar o consumo de legumes e verduras tão simples quanto abrir um saco de folhas verdes, minicenouras, abóbora em cubos – ou sacos congelados de brócolis que você pode apenas levar ao micro-ondas.

### As melhores escolhas

Qualquer legume ou verdura faz bem à saúde. Sem dúvida, legumes e verduras frescos, colhidos da horta, são a melhor opção, mas costuma ser difícil obtê-los. Legumes e verduras congelados são uma boa segunda opção; o congelamento retém o valor nutricional. Os enlatados também são uma boa escolha; enxaguá-los em água pura pode diminuir seus altos níveis de sódio. Como legumes e verduras enlatados são levemente pré-cozidos, retêm muitos de seus nutrientes. O cozimento exagerado é um dos principais destruidores de nutriente, por isso legumes e verduras frescos ou congelados devem ser cozidos somente até ficarem macios mas ainda crocantes, de preferência em micro-ondas, no vapor ou em panela *wok*. Esquente legumes e verduras enlatados somente até aquecê-los; não é preciso fervê-los.

Legumes e verduras escuros e coloridos geralmente têm valor nutricional maior do que os de cor pálida. Se você está lutando para melhorar a sua dieta, reforce a ingestão de brócolis, espinafre, pimentões, tomates, cenouras e abóbora, que são coloridos. Esses alimentos são mais densos em nutrientes do que alfaces, pepinos, abobrinhas, cebolas e aipo, que são mais claros. (Legumes e verduras pálidos não fazem nenhum mal; os coloridos apenas são mais ricos em nutrientes, fornecendo mais vitaminas e minerais por caloria.) A seguir, veja as informações mais recentes sobre algumas das melhores opções de legumes e verduras.

---

**Fato ou mito**

**Alimentos brancos são nutricionalmente sem valor.**

**Os fatos:** alguns alimentos brancos são fontes fantásticas de nutrientes – incluindo bananas, couve-flor, cebola e nabo. A clara do ovo é rica em proteína, assim como os feijões-brancos e o iogurte branco. O pão branco e outros alimentos feitos com farinha de trigo branca refinada são menos ricos em nutrientes, mas também podem ser balanceados em uma dieta esportiva saudável genérica, em particular quando enriquecidos com vitaminas do complexo B e ferro.

---

- **Brócolis, espinafre e pimentões (verdes, vermelhos ou amarelos).** Esses vegetais com baixo teor de gordura e ricos em potássio possuem uma grande carga de vitamina C e carotenos protetores da saúde, os quais são precursores da vitamina A. Um talo médio (1 xícara) de brócolis cozido no vapor fornece o equivalente à carga de um dia inteiro de vitamina C, do mesmo modo como metade de um pimentão grande. No lanche, em vez de uma maçã, gosto de comer um pimentão, que fornece mais vitaminas e potássio, e menos calorias. Que barganha nutricional!
- **Tomate e molho de tomate.** Em saladas, massas ou na pizza, os produtos à base de tomate são outro modo fácil de reforçar a ingestão de vegetais. São boas fontes de potássio, fibra e vitamina C (um tomate médio fornece metade da quantidade de vitamina C necessária por dia); carotenos; e licopeno, um fitoquímico que pode conferir proteção contra certos cânceres. O suco de tomate e outros sucos vegetais são sugestões adicionais para pessoas muito ocupadas que não têm tempo nem interesse em cozinhar. Elas podem se deliciar bebendo seus vegetais. Os produtos à base de tomate comercializados tendem a apresentar altos teores de sódio, por isso os hipertensos devem limitar seu consumo ou escolher as marcas com baixo teor de sódio. Entretanto, alguns "transpiradores de sal" gostam de consumir suco de tomate ou um suco de legumes e verduras após um treino intenso, o que ajuda a repor as perdas de sódio pelo suor (ver Cap. 8).

**12 Parte I** | Alimentação do dia a dia para pessoas ativas

---

### E se eu não gostar de couve?

Embora a couve seja rica em nutrientes, não é a única verdura verde nutritiva. A Tabela 1.1 mostra como outras verduras são comparáveis (baseando-se em uma porção cozida de 50 calorias).

**Tabela 1.1** Couve-crespa *versus* outros legumes e verduras verdes*

| Legumes e verduras verdes | Vitamina A (UI**) | Vitamina C (mg) | Cálcio (mg) | Magnésio (mg) | Folato (mcg) |
|---|---|---|---|---|---|
| Couve-crespa 1 ½ xícara | 1.318 (188%) | 80 (106%) | 140 (14%) | 35 (11%) | 25 (6%) |
| Espinafre 1 ¼ xícara | 1.170 (167%) | 22 (30%) | 300 (30%) | 195 (63%) | 325 (82%) |
| Brócolis 1 ½ xícara | 112 (16%) | 95 (125%) | 60 (6%) | 30 (10%) | 155 (40%) |
| Aspargo 1 ¼ xícara | 113 (16%) | 17 (23%) | 50 (5%) | 32 (10%) | 335 (83%) |

*O número entre parênteses refere-se ao percentual da ingestão dietética recomendada (RDA) fornecido pelo legume ou verdura.
**Unidades internacionais.

---

- **Verduras crucíferas (membros da família do repolho).** Repolho, brócolis, couve-flor, couve-de-bruxelas, couve-manteiga, couve-crespa, couve-rábano, nabo e folhas de mostarda podem conferir proteção contra o câncer. Faça um favor a sua saúde consumindo regularmente essas opções. Consumir essas verduras aos montes será sempre uma boa escolha.

Caso esteja consumindo poucos vegetais, garanta que aqueles que você consome estejam entre os melhores. A informação contida na Tabela 1.2 pode orientar suas escolhas, assim como a informação contida na seção sobre saladas, no Capítulo 4.

## Frutas

As frutas se somam à base forte de carboidratos necessários para a dieta esportiva. As frutas também são ricas em fibras, potássio e inúmeras vitaminas, especialmente a vitamina C. Os nutrientes presentes nas frutas melhoram a cicatrização; auxiliam na recuperação pós-exercício; e diminuem o risco de câncer, hipertensão e constipação.

**Tabela 1.2** Comparação de legumes e verduras

| Legumes e verduras | Quantidade | Calorias | Vitamina A (UI*) | Vitamina C (mg) | Potássio (mg) |
|---|---|---|---|---|---|
| Aspargo | 8 unidades, cozidas | 25 | 1.200 | 9 | 270 |
| Beterraba | ½ xícara, fervida | 35 | 30 | 3 | 260 |
| Brócolis | 1 xícara, cozido | 55 | 2.415 | 100 | 455 |
| Couve-de-bruxelas | 8 unidades médias, cozidas | 60 | 1.300 | 105 | 535 |
| Repolho-verde | 1 xícara, cozido | 35 | 120 | 55 | 300 |
| Cenoura | 1 unidade média, crua | 30 | 12.030 | 5 | 230 |
| Couve-flor | 1 xícara, cozida | 30 | 15 | 55 | 175 |
| Aipo | 1 unidade (18 cm) | 5 | 180 | 2 | 105 |
| Milho | ½ xícara, congelado | 60 | 130 | 5 | 145 |
| Pepino | ⅓ de unidade, médio | 15 | 105 | 3 | 145 |
| Vagem | 1 xícara, cozida | 45 | 875 | 10 | 180 |
| Couve-crespa | 1 xícara, cozida | 35 | 17.700 | 55 | 300 |
| Alface-americana | 7 folhas | 15 | 525 | 3 | 150 |
| Alface-romana | 2 xícaras, picada | 15 | 8.200 | 5 | 230 |
| Cogumelos | 1 xícara, cru, em pedaços | 20 | 0 | 0 | 315 |
| Cebola | ½ xícara, picada | 30 | 2 | 5 | 115 |
| Ervilhas | ½ xícara, cozida | 65 | 640 | 10 | 215 |
| Pimentão verde | 1 xícara, picado | 30 | 550 | 120 | 260 |
| Pimentão vermelho | 1 xícara, picado | 45 | 4.665 | 190 | 315 |
| Batata, assada | 1 unidade grande, com casca | 260 | 30 | 30 | 1.500 |
| Espinafre | 1 xícara, cozido | 40 | 18.865 | 15 | 840 |
| Abobrinha amarela | 1 xícara, cozida | 35 | 380 | 10 | 345 |
| Abóbora-japonesa | 1 xícara, cozida | 75 | 10.700 | 20 | 500 |
| Batata-doce | 1 unidade média, cozida | 100 | 21.900 | 25 | 540 |
| Tomate | 1 unidade pequena, cru | 15 | 760 | 15 | 215 |
| **Ingestão recomendada** | | | | | |
| Homens: | | | > 3.000 | > 90 | > 4.700 |
| Mulheres: | | | > 2.310 | > 75 | > 4.700 |

*Unidades internacionais.
Dados de USDA National Nutrient Database for Standard Reference.

## Quanto é suficiente?

As *Dietary Guidelines for Americans* recomendam consumir pelo menos 2 xícaras de frutas ou suco de frutas por dia – isso se traduz em apenas dois pedaços de tamanho padrão de fruta. O U.S. Centers for Disease Control and Prevention (CDC) incentiva o consumo de quantidades até maiores para ajudar a prevenir muitas doenças associadas ao envelhecimento. Se você não é de comer frutas, recomendo que programe sua rotina para consumi-las no café da manhã. Prepare um *smoothie* com suco de abacaxi, frutas silvestres congeladas, banana e iogurte grego; em seguida, transfira para uma garrafa/copo de viagem. Coloque banana nos cereais e adicione um copo de suco de laranja. Qualquer uma dessas opções suprirá a sua necessidade básica de frutas de um dia inteiro, mas você deve se esforçar para consumir mais frutas ao longo do dia, ingerindo uvas-passas no lanche pré-exercício, em vez de uma barra energética, beliscando fatias de maçã com pasta de amendoim, ou adicionando um punhado de oxicoco (*cranberry*) desidratado na salada.

## As melhores escolhas

Se seu suprimento diário de frutas não estiver prontamente disponível – ou se as frutas estragarem antes de serem consumidas, as dicas a seguir o ajudarão a balancear melhor a sua ingestão. Faça com que as escolhas de frutas listadas a seguir sejam uma das prioridades em sua estratégia para uma boa nutrição.

- **Frutas cítricas e sucos.** Seja na forma de fruta inteira ou de suco fresco, congelado ou engarrafado, as frutas cítricas como laranjas, toranjas, mexericas--clementina e tangerinas-ponkan superam muitas outras frutas ou sucos em termos de conteúdo de vitamina C e potássio.

  Se o trabalho de descascar uma laranja ou toranja é determinante para você, então consuma o suco da fruta. Qualquer fruta é melhor do que nenhuma. Sim, a fruta inteira tem um valor nutricional um pouco maior, contudo, entre optar por um copo de suco de preparo rápido e não ingerir nada, o suco cumpre seu papel. Apenas 240 mL de suco de laranja fornecem carboidratos para abastecer seus músculos, além de mais da ingestão diária recomendada de 75 mg de vitamina C; o potássio que você eventualmente perde em 1 hora de treino; e ácido fólico, uma vitamina do complexo B necessária para a formação de proteínas e eritrócitos. Escolha um suco de laranja com adição de cálcio, para reforçar a saúde dos seus ossos.

- **Bananas.** Esta fruta de baixo teor de gordura e rica em potássio é perfeita para pessoas ocupadas, inclusive já vem em uma embalagem biodegradável. As bananas são excelentes para repor as perdas de potássio pelo suor, bem como de eletrólitos (minerais), que protegem contra a hipertensão arterial. Para aumentar a ingestão de bananas, adicione fatias de banana aos cereais, misture tudo em um *smoothie*, coloque uma banana na sacola de lanche para comer como uma sobremesa saciadora (guarde-a em um pote, para evitar que seja esmagada), e tenha bananas à mão para um lanche rápido e simples no pré-exercício. A minha combinação favorita para todos os momentos é banana com pasta de amendoim, biscoitos de cereais integrais e um copo de leite desnatado – uma refeição ou lanche bem balanceado que inclui quatro tipos de alimentos (frutas, oleaginosas, grãos e laticínio), com uma boa base de carboidrato (banana, biscoitos) e também proteína (pasta de amendoim, leite) para o acompanhamento.

Para evitar que as bananas amadureçam demais e passem do ponto, guarde-as na geladeira. A casca pode ficar enegrecida pela ação do frio, mas a fruta em si será preservada. Outro truque é manter a banana (descascada) em pedaços no congelador. Dessa forma, a banana se mistura homogeneamente ao leite, resultando em *smoothies* cremosos. (Ver as receitas de *smoothies* de fruta no Cap. 25.)

Sem dúvida, as bananas estão entre os lanches esportivos mais populares. Certa vez, conheci um ciclista que trazia duas bananas firmemente presas em seu capacete, prontas para ser consumidas quando ele necessitasse de um reforço de energia.

- **Melão-cantalupo, kiwi, morangos e todas as frutas silvestres.** Estas frutas ricas em nutrientes também são fontes eficientes de vitamina C e potássio. Muitos dos meus clientes guardam frutas silvestres e pedaços de melão no congelador, prontos para usar no preparo de *smoothies* para o café da manhã ou como refresco no pré ou pós-treino.
- **Frutas desidratadas.** Convenientes e portáteis, as frutas desidratadas são ricas em potássio e carboidrato. São eficientes para viagens; guarde saquinhos de frutas desidratadas e oleaginosas (como um *mix*) em sua mochila de ginástica ou no carro, em vez de mais barras energéticas.

Caso você esteja consumindo poucas frutas, faça com que as frutas que você consome sejam as melhores do ponto de vista nutricional. As informações contidas na Tabela 1.3 podem orientar suas escolhas.

## Laticínios e alimentos ricos em cálcio

Laticínios como leite, iogurte e queijo não só são fontes rápidas e simples de proteína de alta qualidade como também são ricos em vitamina D (quando fortificados) e cálcio, um mineral particularmente importante não só para crianças e adolescentes em fase de crescimento como também para mulheres e homens de todas as idades. Uma dieta rica em cálcio e vitamina D ajuda a manter os ossos fortes, diminui o risco de osteoporose e confere proteção contra a hipertensão arterial.

**16 Parte I** | Alimentação do dia a dia para pessoas ativas

**Tabela 1.3** Comparação de frutas

| Frutas | Quantidade | Calorias | Vitamina A (UI*) | Vitamina C (mg) | Potássio (mg) |
|---|---|---|---|---|---|
| Maçã | 1 unidade média | 80 | 80 | 5 | 160 |
| Suco de maçã | 1 xícara | 115 | 2 | 2 | 250 |
| Damasco | 10 metades, desidratadas | 85 | 1.260 | 1 | 400 |
| Abacate | 1 unidade média | 240 | 215 | 15 | 710 |
| Banana | 1 unidade média | 105 | 75 | 10 | 425 |
| Mirtilos | 1 xícara, cru | 85 | 80 | 15 | 115 |
| Melão-cantalupo | 1 xícara, pedaços | 60 | 6.000 | 65 | 475 |
| Cerejas | 10 unidades | 50 | 50 | 5 | 180 |
| Suco de oxicoco (*cranberry*) | 1 xícara | 140 | 20 | 110 | 35 |
| Tâmaras | 5 unidades, desidratadas | 120 | 5 | 0 | 240 |
| Figo | 1 unidade média, cru | 35 | 70 | 1 | 115 |
| Toranja | ½ unidade, rosada | 50 | 1.415 | 40 | 165 |
| Suco de toranja | 1 xícara, branca | 95 | 20 | 70 | 380 |
| Uva | 1 xícara | 60 | 90 | 5 | 175 |
| Melão-doce | 1 xícara, cubos | 60 | 85 | 30 | 390 |
| Kiwi | 1 unidade média | 45 | 60 | 65 | 215 |
| Laranja | 1 unidade média | 70 | 350 | 83 | 230 |
| Suco de laranja | 1 xícara, fresco | 110 | 500 | 125 | 500 |
| Pêssego | 1 unidade média | 60 | 570 | 10 | 285 |
| Abacaxi | 1 xícara, cru | 80 | 95 | 80 | 180 |
| Suco de abacaxi | 1 xícara | 130 | 10 | 25 | 325 |
| Ameixa | 5 unidades, desidratadas | 115 | 370 | 0 | 350 |
| Uva-passa | ⅓ de xícara | 145 | 0 | 1 | 360 |
| Morangos | 1 xícara, cru | 50 | 20 | 90 | 235 |
| Melancia | 1 xícara | 45 | 875 | 10 | 170 |
| **Ingestão recomendada** | | | | | |
| Homens: | | | > 3.000 | > 90 | > 4.700 |
| Mulheres: | | | > 2.310 | > 75 | > 4.700 |

*Unidades internacionais.
Dados de USDA National Nutrient Database for Standard Reference.

## O arco-íris da nutrição

Empenhe-se em consumir frutas, legumes e verduras de várias cores. Cores diferentes fornecem diferentes tipos de fitoquímicos protetores da saúde associados à redução do risco de câncer e cardiopatia (Tab. 1.4).

**Tabela 1.4**   Frutas, legumes e verduras por cor

| Cor | Frutas | Legumes e verduras |
|---|---|---|
| Vermelho | Morango, melancia, cereja | Pimentão vermelho, tomate* |
| Laranja | Manga, pêssego, melão-cantalupo | Cenoura, batata-doce, abóbora--moranga |
| Amarelo | Abacaxi, carambola | Abobrinha amarela, milho |
| Verde | Kiwi, uva, melão-doce, abacate | Ervilha, espinafre, brócolis, couve |
| Azul ou púrpura | Mirtilo, uva, ameixa | Berinjela, beterraba |
| Branco | Banana, pera | Alho, cebola |

*Tecnicamente, o tomate é uma fruta.

Seguem duas dicas para desfrutar uma dieta mais colorida. No café da manhã, beba suco de laranja ou romã, adicione mirtilos congelados aos cereais ou prepare um *smoothie* de pêssego. Para o almoço, inclua um punhado de minicenouras, experimente a crocância de pimentões em vez de *pretzels*, ou opte por uma sopa de tomate ou de vegetais. Para o lanche, guarde abacaxi ou damasco desidratado em sua mesa de trabalho, ou tome suco de cenoura ou outros legumes e verduras. No jantar, consuma massas mais leves com molho de tomate, peça pizza com quantidade extra de pimentão ou brócolis, ou opte por comida chinesa refogada com quantidade extra de legumes e verduras.

Os laticínios não são as únicas fontes naturais de cálcio, mas tendem a ser as fontes mais concentradas e convenientes para as pessoas consumirem na correria. Se você preferir limitar seu consumo de laticínios por ter intolerância à lactose ou ser contra o consumo de derivados do leite, é possível que tenha dificuldade para consumir a ingestão recomendada de cálcio a partir de alimentos naturais. Por exemplo, para absorver a mesma quantidade de cálcio que você obteria de um copo de leite, seria necessário consumir 2 xícaras de brócolis, 7 xícaras de salada de espinafre, 2 e ½ xícaras de feijão-branco, 6 xícaras de feijão--carioca, 6 xícaras de semente de gergelim, ou 30 xícaras de leite de soja não fortificado. Alimentos enriquecidos com cálcio como leite de soja, suco de laranja, leite de amêndoa, outras alternativas de leites vegetais, bem como cereais matinais, todos enriquecidos com cálcio, podem ajudá-lo a alcançar suas metas de cálcio. A Tabela 1.5 lista algumas das fontes mais comuns de cálcio e a quan-

18 **Parte I** | Alimentação do dia a dia para pessoas ativas

tidade que fornece uma porção de cálcio (300 mg). A tabela também fornece a quantidade de vitamina D fornecida por essas fontes.

**Tabela 1.5** Equivalentes de cálcio

| Alimentos ricos em cálcio | Quantidade necessária para 300 mg de cálcio* | Vitamina D (UI**) Ingestão-alvo = 400-600 UI |
|---|---|---|
| **Fontes lácteas de cálcio** | | |
| Leite, enriquecido | 1 xícara (240 mL) | 100 |
| Leite em pó | ⅓ de xícara, seco (40 g) | 90 |
| Iogurte | 230 g | 0-115 |
| Iogurte grego | 260 g | 0 |
| Queijo *cheddar* | 45 g | 10 |
| Queijo *cottage* | 2 xícaras | 0 |
| Iogurte congelado, cremoso | 1 ½ xícara | 10 |
| Pizza de queijo | 2 fatias | 0 |
| Proteína do leite em pó, EAS | 6 medidas | 0 |
| **Fontes de cálcio ricas em proteína** | | |
| Leite de soja, enriquecido | 1 xícara (240 mL) | 40-120 |
| *Tofu* | 150 g | 0 |
| Salmão, enlatado com osso | 120 g | 440 |
| Sardinha, enlatada com osso | 90 g | 160-300 |
| Amêndoa | ¾ de xícara (90 g) | 0 |
| Chia | ¼ de xícara, seca (120 g) | 0 |
| **Fontes vegetais de cálcio** | | |
| Brócolis, cozido | 3 xícaras (500 g) | — |
| Folhas de couve-manteiga ou nabo, cozidas | 1 xícara (200 g) | 0 |
| Folhas de couve-crespa ou mostarda, cozidas | 1 ½ xícara (200 g) | 0 |
| Couve-da-china | 2 xícaras (240 g) | 0 |
| **Alimentos enriquecidos com cálcio** | | |
| Cereais matinais | 1 xícara (30 g) | 40-70 |
| Suco de laranja, enriquecido com cálcio e vitamina D | 1 xícara (240 mL) | 140 |
| Leite de amêndoa | ⅔ de xícara (160 mL) | 0 |

*A quantidade de 300 mg é considerada uma porção de derivados do leite.
**Unidades internacionais.
Dados de USDA National Nutrient Database for Standard Reference.

## Alimentação vegana para salvar o planeta?

Alguns atletas escolhem alimentos e bebidas vegetais como uma forma de ajudar a preservar o meio ambiente. O gado de corte e as vacas leiteiras (entre outros animais de fazenda) produzem metano, um gás de efeito estufa (GHG, do inglês *greenhouse gas*) que contribui para a alteração do clima. Por outro lado, as emissões de GHG a partir da agricultura animal representam apenas 4% das emissões globais de GHG. (Esse valor inclui a emissão de carbono dos animais desde o nascimento até o consumo.) Isso é bem menos do que os 28% da queima de carvão, óleo e gás natural (combustíveis fósseis) na produção de eletricidade, 28% de emissões de GHG a partir dos meios de transporte, e dos 22% oriundos da indústria. Se todos consumissem uma dieta vegana todos os dias, as emissões de GHG poderiam ter uma queda de apenas 2,6% – embora toda ajuda seja útil (Environmental Protection Agency, 2016; White e Hall, 2017).

Se você está preocupado com o meio ambiente, o maior impacto que pode produzir é minimizar o desperdício de alimento. Até 40% dos alimentos que produzimos são descartados e isso é feito em 43% dos casos na nossa própria casa. Produzir e transportar o alimento descartado até o supermercado (e aterro) necessariamente consome bastante energia. O alimento descartado representa 21% de todo o lixo contido nos aterros nos EUA, e, conforme apodrece, gera GHG. Para minimizar o descarte de alimentos, faça compras com cautela e use as sobras. Os restaurantes, lanchonetes e cafeterias de escolas, bem como outros estabelecimentos que produzem alimentos em grande quantidade, precisam encontrar destinos significativos para as sobras, como doações para bancos de alimentos.

## Leite: esse alimento realmente melhora o corpo?

Tenho certeza que você já ouviu os antilaticínios lhe dizerem que o leite de vaca é para os bezerros e não para seres humanos, que faz mal à saúde. Eis aqui o que penso:

- Cada pessoa apresenta uma resposta individual ao leite (bem como a todos os alimentos). Do mesmo modo como há pessoas que não toleram morango ou peixe, algumas são intolerantes ao leite. Se houver distensão abdominal ou indigestão após o consumo de leite, experimente diminuir a sua ingestão diária, para ver se melhora. Caso você se sinta melhor, lembre que o seu corpo continua precisando dos nutrientes oriundos do leite: cálcio, vitamina D, proteína, riboflavina e assim por diante. Aprenda a obtê-los de outras fontes. Leites livres de lactose, leite A2 (diferente do leite convencional, que contém proteínas A1 e A2) e leite de soja são alternativas viáveis que podem ser de fácil digestão.
- Se você pensa que o leite de amêndoa e outros leites vegetais são alternativas equivalentes ao leite de vaca, pense bem. Refiro-me ao leite de amêndoa

como "suco de amêndoa" por ser muito pobre em proteína e não ter o perfil rico em nutrientes do leite de vaca. Se você optar por leites de amêndoa, arroz, coco ou de outros vegetais, garanta a obtenção de proteínas a partir de outras fontes na sua dieta. A melhor alternativa não láctea ao leite de vaca é o leite de soja.

- Se você se preocupa com o fato de as gorduras saturadas causarem cardiopatias, escolha alimentos derivados do leite com baixo teor de gordura ou desnatados. Use azeite de oliva em vez de manteiga.

- Caso a sua preocupação seja que os hormônios presentes no leite causam puberdade precoce, saiba que numerosos hormônios são encontrados tanto nos alimentos de origem vegetal como nos de origem animal. Os hormônios proteicos são digeridos no estômago e isso destrói sua capacidade de atividade biológica. Nenhuma conclusão de base científica sustenta a ideia de que os hormônios contidos nos laticínios são causadores de puberdade precoce.

- Se a sua preocupação for os antibióticos contidos no leite, fique tranquilo, porque todos os tanques de leite são testados quanto à presença de antibióticos e o leite é rejeitado se qualquer antibiótico for detectado. Os fazendeiros de hoje são responsáveis ao usarem antibióticos para curar doenças em vacas. O uso histórico de antibióticos para prevenir doenças representa um custo adicional para os produtores e, nos próximos anos, deverá estar totalmente descontinuado nos Estados Unidos, segundo a diretiva da Food and Drug Administration (FDA).

O leite (de vaca ou de soja) e outros alimentos ricos em cálcio e vitamina D devem ser parte importante da sua dieta, ao longo de toda a sua vida. Como seus ossos estão vivos, necessitam de cálcio e vitamina D diariamente. Crianças e adolescentes precisam de cálcio para crescer. Os adultos também necessitam de cálcio para manter os ossos fortes. Embora você possa parar de crescer por volta dos 20 anos de idade, não atinge o pico de densidade óssea antes dos 30-35 anos. Nesta idade, a quantidade de cálcio armazenada em seus ossos constitui um fator decisivo na sua suscetibilidade a fraturas ao longo do processo de envelhecimento. Após os 35 anos, os ossos começam a afinar, como um evento normal no envelhecimento. Esse processo pode ser retardado por uma dieta rica em cálcio, combinada à ingestão adequada de proteína, exercício de força e músculos fortes.

**Desnatado, semidesnatado ou integral?** Os laticínios fornecem um pacote de vitaminas, minerais e proteínas essenciais à vida, mas também contêm gordura saturada (a menos que sejam produtos desnatados ou sem gordura). A gordura saturada foi associada à cardiopatia, embora alguns pesquisadores questionem essa associação (Chowdhury, 2014) – e se a *gordura saturada como* *gordura ruim* é algo que se aplica ou não ao leite e outros laticínios. Existem perguntas ainda não respondidas: limitar a quantidade de gordura saturada resolve as questões de saúde? Deveríamos prestar atenção naquilo que vem com a gordura saturada (açúcar refinado, como nos biscoitos)? Os alimentos processados ricos em gordura saturada (sorvete, doces de confeitaria, linguiça, bacon, salame) são os maiores vilões, em comparação com a gordura contida no leite, iogurte e queijo?

Até hoje, as *Dietary Guidelines for Americans (2015-2020)* recomenda um padrão alimentar saudável que limita as gorduras saturadas a menos de 10% das calorias (22 g de gordura saturada por indivíduo que consuma 2.000 calorias por dia).

---

**Fato ou mito**

**Um suplemento de cálcio é uma fonte alternativa de cálcio acessível para pessoas que não gostam de tomar leite.**

**Os fatos:** os suplementos de cálcio são substitutos incompletos de laticínios enriquecidos com cálcio ou de derivados de soja fortificados. Leite e iogurte semidesnatados fornecem um espectro inteiro de vitaminas, minerais e proteínas importantes; um suplemento de cálcio fornece apenas cálcio (e, talvez, vitamina D). O leite de vaca, por exemplo, é rico não só em cálcio e vitamina D como também em potássio e fósforo – nutrientes que atuam em combinação, ajudando seu corpo a usar o cálcio. O leite também é uma das melhores fontes de riboflavina, uma vitamina que ajuda a converter o alimento que você ingere em energia. Pessoas ativas, que geram mais energia do que aquelas sedentárias, necessitam de mais riboflavina. Se você evitar os laticínios, a sua ingestão de riboflavina provavelmente será precária.

Certamente, tomar um suplemento de cálcio é melhor do que não consumir nenhum cálcio, mas recomendo firmemente que você procure aconselhamento nutricional junto a um nutricionista registrado, a fim de garantir uma ingestão de cálcio apropriada a partir de suas escolhas de alimentos diárias. O profissional de nutrição pode ajudá-lo a otimizar sua dieta, de modo a conseguir o melhor balanço de todos os nutrientes necessários para uma boa condição de saúde e para o desempenho esportivo ideal.

---

Um copo de 240 mL de leite integral contém 4,5 g de gordura saturada. Uma porção de 42,5 g de queijo *cheddar* contém 8 g de gordura saturada. Ambos podem se adequar ao seu padrão de alimentação saudável. Até mais pesquisas serem concluídas, a minha escolha é limitar a gordura saturada ao consumo de leite semidesnatado junto com cereais matinais e, então, ingerir o mínimo de manteiga, sorvete ou alimentos processados com recheio contendo gordura. Qual é a sua preferência?

## Quanto é suficiente?

Como mostra a Tabela 1.6, as necessidades de cálcio variam de acordo com a idade; adolescentes em fase de crescimento necessitam de quatro porções de alimentos ricos em cálcio, enquanto a maioria dos adultos necessita de três porções. Isso pode parecer demais, caso você não beba leite, porém até mesmo os atletas que precisam manter um peso específico conseguem consumir facilmente a quantidade diária mínima recomendada de três porções de laticínios com baixo teor de gordura correspondente a apenas 300 calorias. Tente conseguir suprir pelo menos a metade ou mesmo toda a necessidade de cálcio a partir dos alimentos.

**Tabela 1.6** Necessidades de cálcio

| Idade | Alvo de cálcio (mg) | Número de porções |
|---|---|---|
| Crianças | | |
| 1-3 anos | 700 | 2,5 |
| 4-8 anos | 1.000 | 3,5 |
| Adolescentes | | |
| 9-18 anos | 1.300 | 4 |
| Mulheres | | |
| 19-50 anos | 1.000 | 3 |
| > 50 anos (pós-menopausa) | 1.200 | 4 |
| Atletas amenorreicas | 1.200 | 4 |
| Gestantes ou em fase de amamentação | 1.000-1.300 | 3-4 |
| Homens | | |
| 19-70 anos | 1.000 | 3 |
| > 70 anos | 1.200 | 4 |

Dados de Institute of Medicine Food and Nutrition Board, 2011, Dietary Reference Intakes for Calcium and Vitamin D. Washington DC: National Academies Press. Disponível em: www.iom.edu/Reports/2010/Dietary-Reference-Intakes-for-Calcium-and-Vitamin-D.aspx.

Algumas pessoas têm problemas para digerir o leite porque não têm a enzima (lactase) que digere o açúcar do leite (lactose). Pessoas intolerantes à lactose continuam necessitando de cálcio e, em muitos casos, conseguem tolerar iogurtes (em particular o iogurte grego), queijos duros como o *cheddar* e o parmesão, ou até pequenas quantidades de leite ingeridas com uma refeição. Essas pessoas também podem tomar leite de soja, leite A2 ou leite sem lactose. Conforme já mencionei, os leites de arroz, amêndoa e de outras oleaginosas não são alternativas nutricionalmente viáveis ao leite de vaca ou ao leite de soja.

## Reforçando a sua ingestão de cálcio

A seguir, são listadas algumas dicas para o ajudar a reforçar a sua ingestão de cálcio, de modo a desenvolver e manter ossos fortes:

- No café da manhã, consuma cereais com 1 xícara de leite de vaca ou leite de soja.
- Cozinhe os cereais no leite quente, ou misture em ⅓ de xícara (40 g) de leite em pó. Jogue lascas de amêndoa por cima.
- Prepare *shakes* e *smoothies* usando *kefir* como base.
- Adicione leite extra (em vez de chantili) ao café, e saboreie um café com leite.
- Leve leite em pó para o local de trabalho, a fim de substituir o chantili no café.
- Mastigue maçã, queijo com baixo teor de gordura pré-cortado e biscoitos.
- Consuma grandes quantidades de brócolis, couve-manteiga, couve-crespa e couve-da-china.
- Adicione *tofu* a sopas asiáticas ou refeições fritas. *Observação*: escolha marcas de *tofu* processado com sulfato de cálcio, caso contrário o *tofu* será pobre em cálcio.
- Tome bastante achocolatado feito com leite de soja, como alimento de recuperação pós-treino.
- Adicione queijo gratinado, salmão enlatado (com ossos), cubos de *tofu* ou amêndoas a uma salada.
- Adicione queijo em um sanduíche ou *wrap*.
- Consuma biscoitos cobertos com salmão ou sardinhas enlatadas e com ossos, como uma opção de almoço simples.
- Em um liquidificador, misture *tofu* ou iogurte a temperos para salada para preparar molhos ricos em cálcio.
- Beba leite de vaca ou de soja com as refeições.
- No lanche, consuma um punhado de amêndoas para inibir o apetite da tarde.
- Conceda a si mesmo o deleite de tomar chocolate quente com leite em vez de café.
- Prepare um *parfait* de iogurte (iogurte, granola, frutas silvestres) para sobremesa ou lanche.
- No lanche, prefira iogurte com sabor de frutas ao sorvete.
- Prepare pudim com leite para se deleitar com algo saboroso e rico em cálcio.

## As melhores escolhas

Para consumir a quantidade de cálcio necessária para desenvolver e manter os ossos fortes (1.000-1.300 mg/dia), você deve incluir em seu planejamento um alimento rico em cálcio em cada refeição. Distribuir uniformemente a ingestão de cálcio ao longo do dia aumenta a absorção de cálcio.

- **Leite de vaca ou de soja, enriquecido com vitamina D.** O leite de vaca ou o leite de soja é uma fonte excelente de cálcio e proteína. Um copo de leite de vaca integral (3,5% de gordura) contém a mesma quantidade de gordura que

2-3 colheres de chá de manteiga, porém o leite desnatado (teor de gordura igual a zero) quase não tem gordura. Optar por queijos, iogurtes e leite com teor reduzido de gordura parece ser uma escolha inteligente, caso você se preocupe com seu peso.

- **Iogurte, natural ou grego.** Embora o iogurte natural seja uma das fontes alimentares mais ricas em cálcio, o iogurte grego fornece mais proteína. As culturas ativas presentes no iogurte aumentam a absorção de cálcio. É importante destacar que o iogurte congelado (incluindo o sorvete) é uma fonte de cálcio nada ideal. Para mim, ambos são tipos de alimentos saborosos à base de açúcar, contendo apenas um pouco de leite. Uma xícara de iogurte congelado cremoso equivale a ⅓ de xícara (40 mL) de leite, em termos de cálcio, mas contém o dobro de calorias.
- **Queijo.** Adicionado a sanduíches, massas, *chili* e outras refeições vegetarianas – ou consumido como lanche, com maçã ou biscoito integral – é uma forma saborosa de reforçar o cálcio e a proteína. Como é fácil consumir a sua carga diária de gordura saturada a partir do queijo, você talvez queira consumir as opções com teor reduzido de gordura. O queijo de soja é outra opção de cálcio.
- **Verduras de cor verde-escura.** Brócolis, couve-da-china (um vegetal comum na culinária chinesa) e couve-crespa estão entre as melhores fontes vegetais de cálcio. Espinafre, couve-manteiga e folhas de beterraba e acelga também contêm cálcio, mas seu corpo consegue absorver apenas uma pequena quantidade porque essas verduras contêm altos níveis de ácido oxálico, que se liga ao cálcio e impede a sua absorção.

## Alimentos ricos em proteína

A proteína oriunda de fontes vegetais (soja, feijão, oleaginosas e legumes) e de fontes animais (carnes, frutos do mar, ovos e aves) é importante em sua dieta diária, mas você deve consumir a proteína como acompanhamento para o carboidrato integral encontrado em frutas, legumes, verduras e grãos. Se ¼ a ⅓ do seu prato em cada refeição for preenchido com um alimento rico em proteína, você pode consumir a quantidade certa de aminoácidos que necessita para desenvolver e reparar os músculos. Ao escolher carnes mais escuras contendo ferro e zinco (carne bovina magra, coxa de frango), você diminui o risco de desenvolvimento de anemia ferropriva.

### Quanto é suficiente?

Os atletas tendem a ingerir uma quantidade exagerada ou deficitária de proteínas, dependendo do nível de conhecimento acerca da própria saúde, do conhecimento acerca dos princípios de nutrição ou do estilo de vida. Alguns atletas exageram no conteúdo de carne do prato, enquanto outros se autodeclaram vegetarianos e, como negligenciam a substituição da carne bovina com feijão, são frequentemente deficientes em proteína.

Embora pedaços de bife e hambúrgueres enormes não caibam na dieta de qualquer atleta – nem na dieta de qualquer pessoa – uma quantidade adequada de proteína distribuída de maneira uniforme ao longo do dia é importante para desenvolver os músculos e reparar os tecidos. O propósito desta seção é destacar as opções rápidas e simples de proteína. Ver no Capítulo 7 as necessidades de proteína específicas de cada esporte.

Para a maioria das pessoas, incluindo os atletas, consumir 150-200 g de alimento rico em proteína, em adição à proteína obtida em duas ou três porções de leite de vaca ou de soja, iogurte ou queijo (que você consome pelo cálcio), fornece uma quantidade adequada de proteína. Cerca de 142 g por dia é bem menos do que as porções ingeridas pela maioria dos norte-americanos em uma única refeição: 300 g de bife, 180 g de peito de frango ou pedaços de carne assada. Muitos atletas completam a necessidade de proteína na hora do almoço e continuam consumindo até 1-2 vezes mais do que necessitam. A proteína em excesso não é convertida em músculos volumosos.

Por outro lado, há pessoas que não obtêm proteína em quantidade adequada por ingerirem uma refeição unicamente à base de frutas, legumes, verduras ou grãos; por exemplo, incluindo banana no café da manhã, salada no almoço e quinoa com legumes grelhados no jantar. Em particular, os adeptos de regimes que comem exclusivamente legumes e verduras costumam negligenciar suas necessidades proteicas.

As melhores escolhas

Todos os tipos de alimentos ricos em proteína contêm aminoácidos valiosos. Ver na Tabela 1.7 uma comparação de alimentos populares ricos em proteína. As escolhas a seguir podem melhorar a dieta esportiva:

- **Feijões.** Feijões cozidos vegetarianos (em um burrito), *homus* (como molho com minicenouras) e grão-de-bico enlatado ou feijões comuns (adicionados à salada) são três formas simples de reforçar a sua ingestão de proteína vegetal – e também de carboidrato. Se você tende a evitar feijões por causarem flatulência, tente consumi-los com Beano[2], um produto disponível em

---

2  N.C.C.: Beano são enzimas digestivas. Recomenda-se o uso sob orientação de um profissional nutricionista ou médico.

**26 Parte I** | Alimentação do dia a dia para pessoas ativas

**Tabela 1.7** Comparação do conteúdo de proteína de alimentos comumente consumidos

| Fontes alimentares | Proteína (g) |
|---|---|
| **Proteína animal** | |
| Clara de ovo, 1 unidade | 3 |
| Atum, 1 lata (150 mL) | 22-26 |
| Carne (120 g), assada | 30 |
| Peito de frango (120 g), cozido* | 30 |
| **Proteína vegetal** | |
| Oleaginosas, ¼ de xícara (30 g) | 6 |
| Leite de soja, 1 xícara (240 mL) | 7 |
| *Homus*, ½ xícara (125 g) | 8 |
| Edamame, ½ xícara | 8 |
| Pasta de amendoim, 2 colheres de sopa | 9 |
| *Tofu*, 120 g | 11 |
| Hambúrguer vegetal, 75 g | 13 |
| **Laticínios** | |
| Iogurte, frasco (170 g) | 6-7 |
| Queijo *cheddar*, 30 g | 7 |
| Leite, 1 xícara (240 mL) | 8 |
| Iogurte grego, frasco (170 g) | 18 |
| Queijo *cottage*, ½ xícara (113 g) | 15 |
| **Pães, cereais, grãos** | |
| Pão, 1 fatia | 2 |
| Cereais, 30 g | 2 |
| Arroz, ⅓ de xícara cru e seco (65 g) ou 1 xícara cozido | 4 |
| Aveia, ½ xícara crua e seca (40 g) ou 1 xícara de mingau | 5 |
| Massa, 60 g crua e seca ou cozida | 8 |
| **Vegetais amiláceos**\*\* | |
| Ervilhas, ½ xícara, cozidas | 2 |
| Cenouras, ½ xícara, cozidas | 2 |
| Milho, ½ xícara, cozido | 2 |
| Beterraba, ½ xícara, cozida | 2 |
| Batata, 1 unidade pequena | 2 |

\*A quantidade de 120 g de alimento cozido é igual a 150-180 g de alimento cru.
\*\*Embora os vegetais amiláceos forneçam pouca proteína, a maioria dos vegetais (e frutas) aquosos fornece quantidades insignificantes de proteína. Esses alimentos podem contribuir com um total de 5-10 g de proteína por dia, dependendo de quanto é consumido.

muitas lojas especializadas em produtos saudáveis e farmácias, que ajuda a eliminar os gases das dietas vegetarianas.

- **Frango e peru.** As aves geralmente contêm menos gordura saturada do que as carnes vermelhas, por isso tendem a ser uma opção mais saudável para o coração. Apenas certifique-se de comprar frango sem pele ou descarte a pele gordurosa antes de cozinhá-lo. A pele de aves preparada até se tornar crocante pode ser uma tentação densa em calorias.
- **Peixe.** Fresco, congelado ou enlatado, o peixe fornece não só uma grande quantidade de proteína como também a gordura insaturada ômega-3, que protege a saúde. A meta recomendada pela American Heart Association é pelo menos 200 g ou duas porções de peixe fresco ou enlatado por semana. As melhores opções incluem as variedades mais ricas em óleo, que vivem nas águas frias dos oceanos, tais como salmão, cavala, atum-voador, sardinha, anchova e arenque, mas qualquer peixe é melhor do que nenhum. O Capítulo 2 traz mais informações sobre peixes.
- **Carne magra.** Um sanduíche de carne assada preparado com duas fatias grossas de pão integral para obtenção de carboidrato é uma escolha excelente como fonte de proteínas e ferro (prevenção da anemia), zinco (necessário ao crescimento e reparo dos músculos), além de vitaminas do complexo B (auxiliam a produção de energia). Os cortes das parte traseira e da perna do boi (p. ex., coxão mole e coxão duro) estão entre os cortes de carne mais magros. Um sanduíche de carne magra assada é preferível, em termos de saúde cardíaca, a um sanduíche de queijo grelhado ou de frango com salada, em razão do menor conteúdo de gordura; em termos de conteúdo de ferro, também é preferível ao sanduíche de peru. Limitar a ingestão a cerca de 340-510 g de carne por semana também minimizará o risco de câncer de cólon (pense bem antes de consumir rotineiramente carnes processadas como presunto, bacon, salame, salsicha e linguiça).
- **Pasta de amendoim e outras pastas de oleaginosas.** Embora só de olhar o pote a manteiga de oleaginosas possa ser um perigoso destruidor de dietas, algumas colheres de sopa no pão de grãos integrais, na maçã ou na banana como um lanche ou uma refeição rápida fornecem proteínas, vitaminas e fibras. As manteigas de oleaginosas são uma boa fonte de gordura poli-insaturada protetora da saúde. As pessoas que consomem ao menos duas porções de pasta de amendoim (ou mesmo de amendoim) por semana tendem a apresentar risco diminuído de doença cardíaca (Kris-Etherton et al., 2001). Saboreie regularmente. As marcas de pasta de amendoim totalmente naturais são a opção preferida. Caso você ou seus familiares não gostem da gordura que surge ao abrir o frasco do produto 100% natural, basta guardá-lo de cabeça

para baixo, assim é possível misturar mais facilmente a fração do óleo que se separa durante a armazenagem.

- **Tofu.** O *tofu* é uma adição simples a uma dieta sem carne porque não é necessário cozinhá-lo. Tem sabor moderado, por isso pode ser adicionado a saladas, *chili*, molho de macarrão, pratos refogados e ensopados. Procure *tofu* na seção de hortaliças do supermercado. Compre um *tofu* que seja firme para fatiar ou cortar em cubos, ou um *tofu* mole ou macio para misturar em *smoothies* ou molhos.

Até os atletas que não cozinham são capazes de incorporar facilmente as proteínas adequadas em uma dieta diária. Entre as opções acessíveis encontradas no supermercado, estão o peito de peru, que pode ser comprado no balcão da padaria; frango de *rotisserie*; um pote de *homus*; sopa de lentilhas enlatada; sachês de atum, salmão ou frango em lascas; amêndoas; e edamame congelado.

## Gorduras e óleos

Os nutricionistas do esporte costumavam dizer "coma menos gordura", mas hoje a nossa mensagem é "coma os tipos certos de gordura". E, em particular, faça o seguinte:

- **Limite a ingestão de gordura saturada sólida.** Isso inclui a gordura da carne e a margarina em tablete. As *Dietary Guidelines for Americans (2015-2020)* nos incentivam a desenvolver um padrão alimentar saudável que forneça menos de 10% das calorias totais a partir de gordura saturada, enfatizando, em vez disso, a gordura insaturada. A American Heart Association recomenda menos de 6% para indivíduos com níveis elevados de colesterol LDL (do inglês, *low density lipoprotein*). Esses 6% equivalem a cerca de 120 calorias (13 g) de gordura saturada por 2.000 calorias, ou cerca de 3 colheres de chá por dia.
- **Escolha gorduras mono e poli-insaturadas mais moles ou líquidas.** Isso inclui margarina (pote), azeite de oliva e óleo de canola. Significa mais azeite de oliva e menos manteiga, mais peixes oleosos e menos carne gordurosa. Minimize parcialmente as gorduras hidrogenadas em alimentos industrializados para comercialização, como bolachas, bolos, biscoitos, salgadinhos (petiscos) e doces.

### Quanto é suficiente?

As *Dietary Guidelines for Americans (2015-2020)* já não estabelecem um limite para as calorias totais oriundas das gorduras. Mesmo assim, alguns atletas

Capítulo 1 | Criação de um plano alimentar de alta energia **29**

podem ingerir gordura saturada em excesso – torradas com manteiga no café da manhã, saladas com grandes quantidades de bacon e queijo no almoço, e pizza de *pepperoni* no jantar. Caso você tenha a tendência a escolher alimentos ricos em gordura saturada em cada refeição, procure substituir as gorduras ruins pela boas. Ou seja, passe pasta de amendoim em vez de manteiga nas torradas, adicione abacate e azeitonas em vez de pedaços de bacon na salada e coloque pimentões no lugar do *pepperoni* na pizza. Se você consome alimentos integrais o suficiente nas refeições, também pode diminuir o apetite por lanches à base de salgadinhos altamente processados, biscoitos e outros alimentos ricos em gordura e pobres em nutrientes.

As melhores escolhas

As formas de gordura a seguir constituem uma adição positiva à dieta esportiva porque acabam com a inflamação e melhoram a saúde.

- **Amêndoas, nozes e outras oleaginosas.** Por conferirem proteção contra cardiopatias, as oleaginosas (e os óleos das oleaginosas, como o óleo de nozes) constituem uma ótima adição a cereais, saladas, legumes e verduras cozidos e até a refeições à base de massas.
- **Abacate.** Densos em nutrientes e ricos em gorduras mono e poli-insaturadas, os abacates são uma adição positiva a uma dieta esportiva. Amassado na forma de guacamole, fatiados em um *wrap* de peru ou picados e espalhados sobre uma salada, essa fruta verde pode ser saboreada como *smoothies*, lanches e refeições. É uma alternativa saudável à maionese e aos molhos cremosos para saladas.
- **Chia e linhaça (trituradas).** Ambas, chia e linhaça, contêm ácido alfalinolênico (ALA), uma gordura ômega-3 que protege a saúde. Espalhe linhaça triturada sobre os cereais, misture com *shakes* e adicione à massa do pão-de--ló. Adicione chia a *smoothies* e sopas, como espessante.
- **Azeite de oliva.** Esta gordura monoinsaturada está associada a um baixo risco de cardiopatia e câncer. Use em saladas, no pão e para impedir que as massas grudem. Se você usar o azeite de oliva por suas propriedades benéficas para a saúde, compre o azeite de oliva extra virgem não refinado (mesmo sendo mais caro). O azeite de oliva extra virgem fornece mais compostos fenólicos – antioxidantes potentes que podem diminuir a inflamação.
- **Pasta de amendoim e outras pastas de oleaginosas.** Todas as marcas naturais são melhores porque são menos processadas, contudo, algumas marcas de pastas de amendoim comercializadas fornecem predominantemente gordura protetora da saúde.

- **Salmão, atum e peixes gordurosos.** Apenas duas porções por semana (um total de 200-360 g) fornecem as gorduras ômega-3 protetoras da saúde chamadas EPA (ácido eicosapentaenoico) e DHA (ácido docosaexaenoico) que conferem proteção contra cardiopatias.

## Açúcares e guloseimas

Até mesmo uma dieta bem balanceada pode incluir doces e guloseimas; a moderação é fundamental. O plano é primeiro fartar-se de alimentos integrais e, então, se desejar, escolher algo doce como um pequeno agrado. Ou seja, há pouco de errado em saborear um tablete de chocolate amargo após um sanduíche na hora do almoço. Mas é muito errado comer barras de chocolate no almoço. A minha recomendação é que os atletas sigam as *Dietary Guidelines for Americans (2015-2020)* para limitar a ingestão de açúcares a 10% das calorias. A American Heart Association sugere um limite de 100 calorias de açúcar para mulheres e 150 calorias de açúcar para homens. Essa é a quantidade presente em 480-720 mL de uma bebida esportiva. Não é muito.

## Alimentos orgânicos são melhores?

Muitos de meus clientes perguntam se devem gastar suas verbas para alimentação comprando frutas, legumes e verduras orgânicas. Os alimentos orgânicos são melhores, mais seguros e mais nutritivos? Segundo uma declaração da American Academy of Pediatrics (Forman et al., 2012), a resposta simples é que os alimentos orgânicos podem minimizar a exposição aos pesticidas e bactérias resistentes a antibióticos, agridem menos o meio ambiente, são mais seguros para os produtores e sustentam os pequenos produtores. Sem dúvida, os pesticidas são um perigo ao meio ambiente e aos produtores que se expõem de forma rotineira a altos níveis de compostos químicos tóxicos. Os alimentos orgânicos não são significativamente melhores em termos de valor nutricional. Apenas consumir uma porção maior de legumes e verduras não orgânicos correspondentes mais do que compensaria qualquer discrepância de nutrientes.

Se o consumo de uma dieta orgânica leva à melhora da saúde ou diminui o risco de doença ainda é algo a ser comprovado (Bradbury et al., 2014; Smith-Spangler et al., 2012). Dito isso, bebês e crianças pequenas são mais vulneráveis à ameaça em potencial, incluindo uma possível ligação com um QI (quociente de inteligência) menor (CSPI, 2012). A discussão sobre cultivo orgânico *versus* cultivo convencional vai além da nutrição e da saúde, entrando na política e nos valores pessoais. A seguir, o assunto será aprofundado conforme o que se sabe até o momento.

Inicialmente, o termo **orgânico** se refere ao modo como os produtores cultivam e processam frutas, legumes, verduras, grãos, carnes, aves, ovos e laticínios. No rótulo dos alimentos, os termos **natural, livre de hormônio** e **bem-estar animal** não necessariamente significam orgânico. Somente os alimentos cultivados e processados conforme os padrões orgânicos estabelecidos pelo U.S. Department of Agriculture (USDA) podem ser rotulados como orgânicos.[3] Os produtores orgânicos não usam fertilizantes químicos, inseticidas nem herbicidas em seus cultivos. Do mesmo modo, não usam hormônios de crescimento, antibióticos nem medicações para intensificar o crescimento dos animais e prevenir doenças. Orgânico também não quer dizer isento de pesticida; vários pesticidas sintéticos são permitidos para uso na produção de alimentos orgânicos. Os pesticidas também podem se dispersar a partir de fazendas não orgânicas vizinhas.

Em comparação à produção padrão, frutas, legumes e verduras orgânicos podem ser 30% mais caros ou até mais. Se justificam o custo extra? Em termos de sabor, alguns atletas alegam que os alimentos orgânicos são mais saborosos. Em termos de nutrição, as diferenças são mínimas (Winter e Davis, 2006).

Um motivo para escolher os orgânicos está relacionado à redução do conteúdo de pesticidas no corpo, portanto, à redução do potencial risco de câncer e defeitos inatos. Os grupos de vigilância nos lembram que pequenas quantidades de pesticidas podem se acumular no corpo, potencialmente aumentando os riscos de câncer, causando perturbação hormonal, impedindo a reprodução e contribuindo para os defeitos inatos. Ainda não foi esclarecido o quanto o ser humano pode tolerar sem ser prejudicado. Os pesticidas podem ser particularmente preocupantes durante os períodos vulneráveis do crescimento, como na primeira infância. Algumas pessoas questionam se podem contribuir para o desenvolvimento de dificuldades de aprendizagem e hiperatividade.

A U.S. Environmental Protection Agency (EPA) estabeleceu padrões que exigem uma margem de segurança de 100-1.000 pontos para resíduos de pesticidas. Os limites foram estabelecidos com base em dados científicos que indicam o nível em que um pesticida não causará "risco excessivo à saúde humana". Um levantamento conduzido em 2016, envolvendo 10.365 amostras de alimentos (frescos, congelados e enlatados), revelou que apenas 48 alimentos apresentaram resíduos de pesticida acima da tolerância (USDA Pesticide Data Program, 2016).

---

3   N.C.C.: No Brasil, os produtos orgânicos devem receber certificação por um Organismo da Avaliação da Conformidade Orgânica (OAC) credenciado junto ao Ministérios da Agricultura, Pecuária e Abastecimento – MAPA. Produtos vendidos em supermercados e lojas devem estampar o selo federal do SisOrg em seus rótulos, sejam produtos nacionais ou estrangeiros.

## Parte I | Alimentação do dia a dia para pessoas ativas

> ### Comprar alimento cultivado localmente
>
> Além da saúde, outros motivos para comprar alimentos localmente cultivados (de preferência orgânicos) incluem ajudar a preservar o planeta e a repor seus recursos, apoiar os pequenos produtores e ajudá-los a terem melhores condições de vida. Caso contrário, os produtores podem ser tentados a vender suas terras para loteamentos ou parques industriais – e, então, lá se vão mais espaços verdes livres de poluição que poderiam ser aproveitados para andar de bicicleta, correr e se divertir ao ar livre.
>
> Ao comprar frutas, legumes e verduras em uma grande cadeia de supermercados, verifique onde a produção é cultivada e avalie o panorama geral. O transporte da produção vinda da Ásia e da África consome o combustível que aumenta as emissões de GHG e contribui para a alteração do clima. Isso realmente está de acordo com a meta de estabelecer um meio ambiente sustentável? O compromisso é comprar qualquer tipo de produção cultivada localmente, sempre que possível.

De acordo com especialistas da vigilância do Environmental Working Group (2018), os níveis de pesticidas admissíveis estabelecidos pelo governo norte-americano são liberais demais. Entretanto, todos concordam que os benefícios propiciados à saúde pelo consumo de mais frutas, legumes e verduras superam os riscos conhecidos da ingestão de resíduos de pesticidas. Sendo assim, o que um pobre atleta com fome deve fazer?

- Consumir uma variedade de alimentos que minimizam a exposição aos resíduos de um pesticida específico.
- Lavar e enxaguar cuidadosamente frutas, legumes e verduras em água corrente; isso pode remover 99% dos resíduos de pesticidas (dependendo do alimento e do pesticida).
- Descascar alimentos como maçãs, batatas, cenouras e peras (tendo em mente que esse procedimento também remove nutrientes importantes).
- Remover as folhas e partes externas do aipo, alface e repolho.
- Comprar as versões orgânicas dos alimentos consumidos com mais frequência (p. ex., maçãs, caso você seja um destes que comem 5 maçãs por dia).
- Ao comprar frutas, legumes e verduras que comprovadamente contêm as maiores quantidades de resíduo de pesticida (ainda que estejam dentro dos limites estabelecidos pela EPA), escolher as versões orgânicas de: morangos, espinafre, nectarinas, maçãs, uvas, pêssegos, cerejas, peras, tomates, aipo, batatas e pimentões.
- Para economizar, escolher frutas, legumes e verduras cultivados do modo convencional, que comprovadamente contenham pouco ou nenhum resíduo de pesticida (ou sem as cascas não comestíveis que serão removidas): aba-

cate, milho, abacaxi, repolho, cebola, ervilhas congeladas, mamão, aspargo, manga, berinjela, melão-doce, kiwi, melão-cantalupo, couve-flor e brócolis.

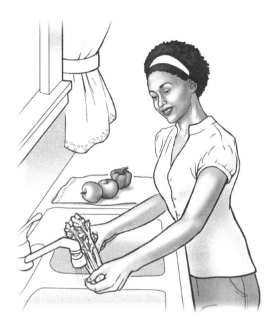

### Obesogênicos e alimentos processados

Ao escolher mais alimentos orgânicos e 100% naturais, é provável que acabe consumindo menos alimentos altamente processados, alguns dos quais contêm obesogênicos. Os obesogênicos são compostos químicos que podem contribuir para células de gordura mais numerosas e mais volumosas. Encontrados em alguns alimentos embalados, fármacos e produtos industrializados (p. ex., plásticos), os obesogênicos alteram os processos metabólicos, perturbam o equilíbrio hormonal e podem predispor algumas pessoas ao ganho de peso. A exposição a esses agentes químicos *in utero* pode explicar, em parte, por que a obesidade na infância está em ascensão; por que até mesmo as pessoas magras estão mais gordas do que costumavam ser; e por que a obesidade mórbida, o diabetes tipo 2 e a reversão do sexo em algumas espécies de peixe (um sinal de perturbação hormonal) estão aumentando (Hollcamp, 2012; Schwartz et al., 2017).

Mais pesquisas se fazem necessárias para estudar o papel dos obesogênicos e as maneiras de diminuir sua presença no meio ambiente. São encontrados no plástico, produtos enlatados e utensílios de cozinha antiaderentes (bem como em certos purificadores, produtos para lavagem de roupas e produtos de higiene pessoal). Até que o conhecimento seja ampliado, isso continua sendo outro motivo para escolher alimentos *in natura*, menos processados e menos embalados. Veja mais informações na seção Obesogênicos, no Apêndice A.

*(continua)*

Ao consumir mais alimentos naturais, você também diminui a ingestão de alimentos ultraprocessados (Cheetos, misturas de sopa instantâneas, macarrão instantâneo, Twinkies e assim por diante), que contêm numerosos aditivos para intensificar o sabor, a cor, a textura e a validade. Esses aditivos, bem como os resíduos químicos liberados durante o aquecimento dos alimentos ultraprocessados, podem estar associados ao risco aumentado de câncer (Fiolet et al., 2018). Com pesquisas adicionais, será possível entender melhor como os alimentos ultraprocessados afetam o corpo humano. Até lá, o foco é a criação de um padrão alimentar saudável, que inclua mais dos melhores alimentos e menos do restante.

## A alimentação deveria ser um dos prazeres da vida

Muitos atletas vão aos extremos para se alimentarem de maneira saudável. Infelizmente, embora a definição de alimentação saudável varie de um indivíduo para outro, muitas vezes pode assumir uma conotação negativa. Os zelosos "consumidores saudáveis" tendem a seguir muitas regras alimentares (bem-intencionadas), incluindo:

- Sem açúcar refinado, bala de goma, refrigerante ou doces.
- Sem batata frita, salgadinhos de milho, salgadinhos de queijo ou outros petiscos salgados.
- Sem rosquinhas, doces de confeitaria, pão-de-ló nem tortas.
- Sem sanduíches do McDonald's e do Burger King, pizza nem cachorro-quente.
- Sem biscoitos, sobremesas, bolo de aniversário nem guloseimas.
- Sem alimentos altamente processados embalados.

Ao eliminar os alimentos "não saudáveis" no esforço de obter uma "alimentação limpa", e de fornecer uma nutrição *premium* ao corpo, surgem as seguintes perguntas:

- Você realmente precisa de uma dieta perfeita para ter uma dieta excelente? Não.
- Saborear um cachorro-quente ou uma barra de chocolate uma única vez, muito raramente, anula "tudo de bom" que você costuma consumir rotineiramente? Não.
- Comer bolo no dia do seu aniversário é trair a dieta? Claro que não.

As guloseimas, com moderação, podem ter espaço em uma dieta esportiva balanceada.

## Desenvolva uma dieta esportiva forte

Agora que você leu este capítulo, sabe quais alimentos são as melhores escolhas. O truque é reunir os melhores alimentos em refeições e lanches integrais. A minha recomendação é que você tente fazer escolhas a partir de pelo menos três dos cinco grupos de alimentos, em cada refeição. A Tabela 1.8 mostra como isso poderia funcionar.

**Tabela 1.8** Ingestão de múltiplos grupos de alimentos em uma refeição

| Grupo de alimentos | Refeição 1 | Refeição 2 | Refeição 3 |
| --- | --- | --- | --- |
| Grãos | Aveia | *Wrap* integral | Massa |
| Frutas | Uva-passa | Abacate | Salada de frutas |
| Legumes e verduras | Abóbora-moranga (enlatada) | Molho | Molho de tomate |
| Laticínios/cálcio | Leite (de soja) com baixo teor de gordura | Queijo com baixo teor de gordura | Iogurte com baixo teor de gordura |
| Proteína | Amêndoas | Peru | Almôndegas de peru |

Os alimentos preparados a partir de uma combinação de ingredientes podem criar uma refeição bem balanceada em um prato. Por exemplo, uma pizza feita com farinha de trigo integral e coberta com pimentões, cebolas e cogumelos está longe de ser *junk food*. É uma refeição que fornece carotenos ricos em cálcio (a partir da muçarela com baixo teor de gordura); legumes ricos em potássio, betacaroteno e vitamina C (a partir do molho de tomate e da cobertura de legumes); além de alimentos à base de grãos ricos em carboidrato na borda. Um jantar tendo uma pizza com bordas espessas como base de carboidratos se adéqua melhor a uma dieta esportiva do que uma salada Caesar de frango, que consiste principalmente em gordura e proteína.

Você pode consumir a ingestão recomendada de vitaminas, minerais e aminoácidos (os componentes construtores das proteínas), além de outros nutrientes necessários para uma boa condição de saúde, na faixa de 1.200-1.500 calorias, se selecionar com sabedoria a partir de uma variedade de alimentos integrais. Como muitas pessoas ativas consomem 2.000-5.000 calorias (dependendo da idade, do nível de atividade, do tamanho do corpo e do sexo), têm a chance de consumir quantidades abundantes de vitaminas e outros nutrientes. Pessoas que fazem dieta, por outro lado, tendem a adicionar menos calorias, por isso precisam selecionar cuidadosamente alimentos densos em nutrientes – alimentos que apresentam o maior valor nutricional para a menor quantidade de calorias – a fim de diminuir o risco de consumir uma dieta deficiente em nutrientes.

Para determinar se a sua ingestão diária de alimentos é balanceada e adequada, você pode acompanhar a sua dieta nos *sites* listados no Apêndice A, na seção de Análise dietética e avaliação nutricional.

Alimentar-se bem não precisa ser uma tarefa difícil. Os próximos capítulos trazem dicas adicionais para lhe ajudar a escolher uma dieta esportiva que invista em uma boa condição de saúde e níveis altos de energia para os esportes, exercícios e uma vida nutritiva. Você "apenas" precisa fazer o seguinte:

- Consumir uma variedade de alimentos integrais para ingerir uma variedade maior de nutrientes protetores da saúde. Estabelecer como alvo pelo menos três tipos de alimento por refeição (e dois tipos por lanche, os quais são abordados no Cap. 5).
- Escolher mais dos melhores alimentos e menos do restante.
- Levar a hora das refeições a sério e usar o alimento para lhe ajudar a progredir, quem sabe, de uma condição de um bom atleta para uma condição de atleta excelente. Não subestime a efetividade de uma dieta esportiva bem planejada.

# 2

## Alimentar-se para ficar saudável em longo prazo

De acordo com o Centers for Disease Control and Prevention, a expectativa de vida do norte-americano gira, em média, em torno de 78,5 anos. Se a vida tem que ser longa, que seja cheia de saúde. Você aproveitará muito mais.

Para começar, uma boa saúde apreciará totalmente o poder dos alimentos na prevenção e no tratamento das chamadas doenças do envelhecimento, que na verdade são doenças causadas por inatividade e má nutrição. Nenhuma medicina sozinha é tão poderosa quanto uma dieta saudável combinada a um estilo de vida ativo. Felizmente, os alimentos integrais necessários para proteger a saúde são os mesmos alimentos que devem fazer parte da dieta esportiva. Uma dieta esportiva de alta qualidade ajuda a prevenir doenças, minimiza a inflamação, cicatriza lesões e mantém as pessoas ativas.

Há muita confusão sobre os alimentos que são "bons" ou "maus" para a saúde. Meus clientes perguntam repetidamente: "Quais alimentos devo evitar?" A minha resposta padrão é que os únicos alimentos "ruins" são os alimentos mofados ou venenosos (ou que criam uma resposta alérgica no corpo); todos os outros, com moderação, podem ser balanceados em um plano alimentar saudável.

Embora não exista alimento ruim, a dieta ruim existe. Consumir repetidamente refeições e lanches contendo alimentos altamente processados, cheios de gordura saturada e açúcar refinado, pode mesmo contribuir para obesidade, cardiopatias, câncer, hipertensão, diabetes, insuficiência renal, inflamação e outras doenças associadas a uma alimentação excessiva. Assim, como destacado no Capítulo 1, escolher um cardápio à base de grãos integrais, frutas, verduras, legumes, oleaginosas, feijões, proteína magra e laticínios ou outros alimentos ricos em cálcio com baixo teor de gordura – além de se beneficiar com um estilo de vida ativo – é claramente um investimento em uma condição ótima de saúde e desempenho esportivo. O propósito deste capítulo é ajudar você a fazer as melhores escolhas alimentares para um bem-estar vitalício.

## Dieta e saúde do coração

A doença cardiovascular (DCV: cardio = coração; vascular = vasos sanguíneos) é a principal assassina de homens e mulheres, nos Estados Unidos. Duas formas de reduzir o risco de DCV são manter uma boa condição física e se alimentar com sabedoria. Ainda assim, algumas pessoas ativas acreditam que não precisam seguir as regras alimentares relacionadas à alimentação cardiossaudável. Essas pessoas consideram que estar em boa forma física as protege de cardiopatias. Errado! Um amigo, maratonista de 48 anos aparentemente saudável, morreu de repente após sofrer um ataque cardíaco fulminante. Ele correu por 2 horas e 10 minutos, parou o cronômetro do relógio e depois foi encontrado morto no percurso da corrida. Todos ficaram chocados.

Infelizmente, até as pessoas mais conscientes em relação à saúde podem se confundir com as atualizações e mudanças constantes relacionadas à nutrição e à saúde do coração. Isso nos faz pensar em quais seriam as verdadeiras respostas para perguntas como: a carne bovina faz mal? E os ovos? Devo usar manteiga ou margarina? As respostas variam de pessoa para pessoa porque cada um de nós tem uma constituição genética única. Não tardará para que as recomendações dietéticas passem a ser baseadas em testes genéticos. Mas, por enquanto, deixo a seguir algumas sugestões para otimizar a sua dieta com base nas últimas pesquisas em nutrição, que lhe permitirão ao menos adiar uma DCV, caso não seja possível escapar dela.

### Alimentar-se para ter um coração saudável

Os benefícios de ajustar a sua ingestão diária de alimentos fazendo pequenas escolhas pró-saúde cardíaca podem se somar e fazer uma grande diferença no longo prazo (Tab. 2.1). A American Heart Association (AHA) recomenda adotar um padrão alimentar saudável, que seja rico em verduras, legumes, frutas e grãos integrais. É possível melhorar seu padrão alimentar com as opções de dieta e estilo de vida listadas a seguir, para minimizar seu risco de DCV:

- Alcançar ou manter um peso corporal saudável.
- Consumir pelo menos 200 g de óleo de peixe por semana.
- Limitar a ingestão de gordura saturada e óleos parcialmente hidrogenados.
- Substituir a gordura saturada animal por gordura insaturada saudável proveniente de oleaginosas, abacate e óleos vegetais.
- Limitar a ingestão de bebidas e alimentos com adição de açúcares, para controlar o peso.
- Escolher e preparar alimentos com pouco ou nenhum sal.

- Consumir álcool com moderação (ou não consumir).
- Fazer escolhas razoavelmente saudáveis quando comer fora de casa.
- Praticar alguma atividade física durante pelo menos 30 minutos, na maioria dos dias da semana.

**Tabela 2.1** Ajuste do cardápio para a saúde do coração

| Alimento padrão | Substituição |
|---|---|
| *Bagel* com *cream cheese* | *Bagel* integral com pasta de amendoim |
| Omelete com queijo integral | Omelete com couve, cogumelos e queijo de baixo teor de gordura |
| *Chips* de batata com molho de cebola | *Chips* de milho assado com guacamole |
| *Wrap* de peru e queijo | *Wrap* de peru, tomate e abacate |
| Verduras cruas com molho gorgonzola | Verduras cruas com *homus* |
| Salada com molho cremoso | Salada com azeite de oliva |
| 180 g de filé-mignon | 180 g de salmão |
| Batata assada com manteiga | Batata assada com *pesto* |

Este livro contém informação detalhada que pode ser usada para seguir as diretrizes da AHA.

## Mingau de aveia e a saúde do coração

O tipo de fibra (fibra solúvel) encontrado tanto na aveia como na cevada, lentilhas, ervilhas e feijões confere proteção contra a cardiopatia. Encontre formas de incluir mais desses alimentos em sua dieta. Por exemplo, troque a torrada ou o *bagel* por uma tigela generosa de mingau de aveia.

Pesquisas sugerem que a ingestão de uma tigela de mingau de aveia (1 ½ xícara, cozido) por dia pode ajudar uma pessoa a alcançar níveis mais baixos de colesterol, em especial quando consumidos como parte de uma dieta cardiossaudável, e sobretudo quando a pessoa apresentar inicialmente níveis de colesterol altos (*Expert Panel on Detection, Evaluation, and Treatment of High Blood Cholesterol in Adults*, 2001).

Se faltar tempo para preparar o mingau de aveia em casa, opte por consumir um ou dois sachês de mingau de aveia instantâneo no lanche da manhã ou da tarde. Ou, faça o que eu faço – apenas adicione aveia crua (seja instantânea ou tradicional) ao cereal frio. Derivados de trigo e aveia crua são uma forma simples de incluir grãos integrais em uma única tigela saborosa.

## Ovos e saúde do coração

Os ovos são uma rica fonte de nutrientes que contém proteína de alta qualidade e fornece carotenoides benéficos contidos na gema, os quais conferem proteção contra a degeneração macular e a catarata, associados ao envelhecimento. Historicamente, os especialistas médicos nos dizem que comer ovos é prejudicial, em razão do alto conteúdo de colesterol.

Estudos mais recentes sugerem que o colesterol do ovo tem pouco efeito sobre os níveis sanguíneos de colesterol, em especial quando consumido como parte de uma dieta saudável de modo geral. Portanto, as *Dietary Guidelines for Americans* não mais especificam um limite para a ingestão de colesterol para a maioria dos indivíduos saudáveis. Em um estudo envolvendo indivíduos com pré-diabetes ou diabetes tipo 2 que apresentavam risco de DCV, não foram relatados problemas de saúde cardíaca com o consumo de mais de 12 ovos por semana (cerca de 2 ovos por dia) durante 12 semanas (Fuller et al., 2015). Mas houve relatos com o consumo baseado no senso comum. Consumir seis ovos por dia pode não ser uma escolha sábia para todos.

Perder o excesso de gordura corporal é um modo eficiente de reduzir os níveis sanguíneos de colesterol, e os ovos densos em nutrientes podem ser uma adição útil em uma dieta redutora. Consumir dois ovos bem cozidos com uma tigela de aveia proporciona um café da manhã que pode ajudar a refrear aquela vontade de comer uma rosquinha no meio do dia. Talvez, ovos inteiros sejam uma boa pedida para o café da manhã, afinal.

Alguns ovos fornecem gordura ômega-3. Alimentar as galinhas com uma ração vegetariana especial, incluindo óleo de canola e linhaça, pode aumentar o conteúdo de gordura da gema do ovo. Daí os "ovos de marca", como o Eggland's Best, fornecerem o dobro do conteúdo de gordura ômega-3 encontrado nos ovos padrão.[1] Ao consumir 2 ovos com esse conteúdo de ômega-3, seriam ingeridas cerca de 250 mg de gordura ômega-3. Considerando que a AHA recomenda 1.000 mg (1 g) por dia para indivíduos com risco de cardiopatia, e tendo em vista que uma porção de salmão fornece 2.000-4.000 mg, sugiro que você continue comendo peixe e consuma ovos como um bônus.

## Pasta de amendoim e outras oleaginosas na saúde do coração

Muitas pessoas tentam ficar longe da pasta de amendoim e das oleaginosas, temendo que sejam engordativas. Mas, pense bem. Aqueles que comem oleaginosas com frequência não são mais gordos do que aqueles que as evitam

---

1 N.C.C.: No Brasil, ainda não existem tabelas de composição de alimentos com informação sobre conteúdo de ômega-3 em ovos enriquecidos/marca (fabricante). Por isso, recomendamos que as fontes de ômega-3 sejam adquiridas por outros alimentos citados neste material.

(Flores-Mateo et al., 2013). Pesquisas envolvendo mais de 260 mil participantes indicam que consumir uma porção de oleaginosas ou pasta de amendoim 5 vezes por semana pode diminuir o risco de cardiopatia em 50% (Kris-Etherton et al., 2001). As pesquisas indicam ainda que comer oleaginosas pode diminuir o risco de diabetes tipo 2 em cerca de 25% (Jiang et al., 2002). As oleaginosas são ricas em gordura monoinsaturada (assim como em folato, niacina, tiamina, magnésio, fibras e outros nutrientes protetores da saúde). Adicionar oleaginosas à aveia, pasta de amendoim ao *bagel*, lascas de amêndoa à salada, e *mix* de castanhas a frutas secas para o lanche de trilha são apenas algumas formas simples de incluir esses alimentos protetores da saúde em sua dieta diária – sem mencionar o prazer de apreciar o bom e velho sanduíche de pasta de amendoim para o lanche.

O truque com as oleaginosas e a pasta de amendoim é manter a porção dentro da sua cota de calorias. Para 170 calorias, pode-se desfrutar de 2 colheres de sopa rasas de pasta de amendoim ou 30 g de oleaginosas: o equivalente a cerca de 22 amêndoas, 28 amendoins, 20 nozes-pecã, 45 pistaches, 10 nozes ou ¼ de xícara de sementes de girassol. A boa notícia é que as oleaginosas saciam bastante, de modo que 30 g (ou menos) são suficientes para conter a fome por algum tempo. Aqueles que fazem dieta conseguem perder e manter o peso incluindo oleaginosas, pasta de amendoim, outras pastas de oleaginosas e fontes diferentes de gordura saudável em suas dietas diárias (McManus, Antinoro e Sacks, 2001).

## Óleos de cozinha e saúde do coração

Quando se trata de selecionar gorduras saudáveis para o coração ao cozinhar, a regra é: quanto mais leve, melhor. Ou seja, os óleos vegetais leves (líquidos) contêm um percentual maior de gordura insaturada do que a gordura mais densa (sólida), como a margarina e a manteiga em tablete. O azeite de oliva e o óleo de canola são os dois tipos preferidos de gordura para incluir em uma dieta saudável para o coração. Esses óleos são ricos em gordura monoinsaturada e são considerados opções melhores do que os óleos de cártamo, milho, girassol e outros óleos vegetais poli-insaturados. Use o azeite de oliva e o óleo de canola com saladas, *pesto* e massas, e também com salteados. Apenas cuide para usar somente quantidades moderadas, caso deseje perder gordura corporal. As calorias desses óleos, ainda que preferíveis às calorias da gordura saturada, também contam e se acumulam rapidamente.

Cozinhar com azeite de oliva e óleo de canola é muito mais saudável do que usar manteiga, óleo de coco, bacon, toicinho, banha de porco salgada ou outra gordura de origem animal, as quais são todas sólidas à temperatura ambiente.

Qual é melhor: manteiga, azeite de oliva ou óleo de coco? Graças à propaganda, muitos atletas acreditam que o óleo de coco é uma gordura saudável, porém a American Heart Association (AHA) discorda dessa informação. Eis o porquê. O óleo de coco, assim como a manteiga, o sebo da carne bovina e o óleo de palma, eleva os níveis de colesterol LDL (ruim). Ademais, o óleo de coco contém uma quantidade significativa de ácido láurico, o qual está associado à elevação dos níveis de colesterol HDL (bom). Como a AHA já não considera que níveis altos de HDL estejam diretamente ligados à diminuição do risco de cardiopatia, o grupo desaconselha o uso de óleo de coco como gordura de escolha (Sacks et al., 2017).

Até o presente, faltam pesquisas que determinem o efeito direto do óleo de coco sobre a doença cardiovascular (DCV). De fato, sabemos que as gorduras da dieta são majoritariamente triglicérides, constituídos por três ácidos graxos. Os ácidos graxos podem ter cadeias curtas, médias e longas, além de cadeias ímpares e pares. Os ácidos graxos podem ser saturados (sem ligações duplas), poli-insaturados (muitas ligações duplas) ou monoinsaturados (apenas uma ligação dupla); e as ligações duplas podem estar na posição cis (mesmo lado) ou trans (lados opostos). Essas diferentes configurações produzem efeitos metabólicos diferentes. Para ilustrar melhor como os diferentes tipos de gordura afetam a saúde do coração, deve-se olhar o conteúdo de ácido graxo e o contexto no qual a gordura é processada e consumida. Isto é, a gordura saturada presente na carne bovina processada (mortadela, salsichas) aumenta de forma mais significativa o risco de cardiopatia do que a carne bovina (bife magro grelhado) propriamente dita? Os laticínios fermentados, como iogurte e queijo, são mais saudáveis para o coração do que a manteiga? Qual é o impacto do nível de condicionamento, microbioma e genética na resposta de cada pessoa à gordura da dieta? (Forouhi et al., 2018; Stanhope et al., 2018).

Não existe uma resposta simples que defina qual é melhor: manteiga, azeite de oliva ou óleo de coco. Assim como com qualquer alimento, o veneno está na dose. A minha recomendação é consumir uma quantidade pequena de manteiga ou óleo de coco, se desejar, e ser mais generoso com o azeite de oliva, que é uma opção comprovadamente saudável para o coração. Preste atenção na quantidade de gordura saturada contida nos outros alimentos incluídos na sua dieta e escolha um estilo de alimentação saudável que siga as recomendações das *Dietary Guidelines for Americans (2015-2020)*, para consumir menos de 10% das calorias a partir de gorduras saturadas.

## Peixes e saúde do coração

Se o que você deseja é uma boa saúde, agarre-se aos peixes. Pesquisas indicam que os peixes protegem não só contra a cardiopatia como também contra hipertensão, câncer, artrite, asma e sabe-se lá o que mais. Os ácidos graxos ômega-3, que são a gordura poli-insaturada especial encontrada no óleo de peixe, bloqueiam numerosas reações bioquímicas prejudiciais que podem causar a coagulação do sangue (predispondo a ataques cardíacos e acidente vascular encefálico), bem como batimentos cardíacos irregulares (como aqueles observados durante um ataque cardíaco). Alguns pesquisadores acreditam que os óleos de peixe podem prevenir a cardiopatia, em vez de meramente produzir um efeito benéfico após a instalação da doença.

A AHA recomenda consumir pelo menos 200 g de óleo de peixe por semana (1 porção grande ou 2 porções pequenas de peixe) para obter a quantidade recomendada de óleo de peixe e minimizar o risco de cardiopatia. Comer peixe no jantar não só contribui para o fornecimento de óleo de peixe da dieta como também, ao mesmo tempo, elimina a gordura saturada da carne que, de outro modo, você consumiria. A lista a seguir pode orientar as suas escolhas de peixes, para que você selecione aqueles que são boas fontes de gordura ômega-3, pobres em contaminantes ambientais como mercúrio e bifenil policlorado (PCB), e não agridem o ambiente (são pescados de maneira sustentável).

### Melhores fontes de ômega-3
Albacora-branca (pescado com isca ou vara)
Salmão-prateado de água fresca (viveiro)
Ostras (viveiro)
Sardinha-do-pacífico (capturada na natureza)
Truta arco-íris (viveiro)
Salmão (capturado na natureza, do Alaska)

### Boas fontes de ômega-3
Truta ártica (viveiro)
Barramunda (viveiro, dos EUA)
Caranguejo *Dungeness* (capturado na natureza, da Califórnia, Oregon e Washington – EUA)
Lula (capturada na natureza, do Atlântico dos EUA)
Mexilhões (viveiro)

Fonte: Monterey Bay Aquarium Seafood Watch, www.montereybayaquarium.org.

Apenas garanta que o seu peixe não seja frito nem grelhado na manteiga. Se você tem receio de cozinhar peixe, pode tirar proveito das formas prontas para consumo de atum, salmão e sardinha enlatados ou em sachês, ou opte por uma entrada à base de peixe quando for ao restaurante.

Entretanto, tenha cuidado com a ingestão exagerada de peixe. Infelizmente, os peixes mais ricos em ácidos graxos ômega-3 também fornecem uma dose de metil-mercúrio proveniente da poluição industrial dos oceanos. O consumo em longo prazo de mercúrio pode contribuir para problemas neurológicos e cardiovasculares em adultos, além de causar danos significativos no cérebro em desenvolvimento de bebês e crianças. Se você pratica pesca esportiva, consumir sushi ou almoçar atum todo dia – e saborear peixe com alto teor de mercúrio

## 44 Parte I | Alimentação do dia a dia para pessoas ativas

várias vezes por semana – exige cautela. O mercúrio pode se acumular no corpo e causar problemas de saúde (entorpecimento e formigamento nas mãos e pés, fadiga e dor muscular).

Mesmo assim, o U. S. Food and Drug Administration recomenda que gestantes consumam até 360 g de peixe por semana, porque o óleo de peixe é importante para o desenvolvimento cerebral normal. Embora essa quantidade apresente uma margem de segurança ampla, as gestantes devem evitar carne de tubarão, peixe-espada, cavala, peixe-batata, bem como limitar a ingestão de albacora-branca a não mais que uma lata de 180 g por semana. Como esses peixes são de vida longa e grandes, acumulam mercúrio em seus tecidos com o passar do tempo, ao se alimentarem de muitos peixes menores contaminados com mercúrio. Os peixes mais seguros são o salmão selvagem do Alaska, salmão enlatado (das espécies *chinook* [salmão-rei], *chum* [salmão-cachorro], *coho* [salmão-prateado], *pink* [salmão-corcunda] e *sockeye* [salmão-vermelho]), escamudo, bagre, camarão e atum *light* enlatado. Para calcular sua potencial ingestão de mercúrio, consulte www.gotmercury.org (em inglês).

### Carne bovina magra e saúde do coração

Os atletas costumam evitar carne bovina por acreditarem que favoreça a formação de coágulos arteriais. Embora isso possa ser válido para hambúrgueres e cachorros-quentes gordurosos, porções pequenas de bife magro não são tão maléficas para a saúde. (As questões ambientais são abordadas no Capítulo 1.) Em termos de nutrientes, a carne bovina magra é uma fonte excelente de ferro, zinco e outros nutrientes que os atletas necessitam. Contudo, a carne bovina gorda tende a conter mais gordura saturada formadora de coágulos arteriais, em comparação às carnes de frango ou peixe. A gordura saturada é sólida à temperatura ambiente. Por exemplo, o sebo denso na carne bovina é diferente da gordura mole (menos saturada) da carne de frango.

Caso você precise diminuir seu colesterol, a recomendação da AHA é consumir menos de 6% das calorias a partir de gorduras saturadas (nos EUA, a ingestão média é de cerca de 11%). Por exemplo, se você é adepto de uma dieta de redução calórica de 1.800 calorias, os 6% correspondem apenas à quantidade de gordura saturada consumida em um quarteirão com queijo do McDonald's. Caso você seja muito ativo e necessite de 3.000 calorias por dia, os 6% de calorias da gordura saturada equivalem aproximadamente à quantidade presente em uma tigela de burrito (incluindo *steak*, queijo e creme azedo) com acompanhamento de batata *chips* e guacamole de um restaurante mexicano.

Nem toda carne bovina é gorda. O benefício proporcionado à saúde pela carne bovina e outras carnes melhorou porque os produtores de hoje aprenderam como criar animais mais magros, e também porque os açougueiros estão removendo mais a gordura da carne encontrada nos mercados. É possível adaptar facilmente a carne bovina (assim como a carne de porco e a de cordeiro) a uma dieta esportiva saudável para o coração, desde que sejam escolhidos cortes magros como lagarto, alcatra assada, ponta de alcatra, fraldinha, coxão-duro e filé-mignon, bem como porções menores, limitando-se a uma porção de proteína magra equivalente ao tamanho da palma da mão (pense em 120 g de carne bovina refogada com brócolis, em vez de 480 g de *steak*).

---

### Fato ou mito

**Se você não gosta de comer peixe, pode simplesmente aderir ao suplemento de óleo de peixe.**

**Os fatos:** a American Heart Association não considera as cápsulas de óleo de peixe uma alternativa suficiente à ingestão de peixe. Os consumidores de peixe adquirem benefícios para a saúde que não ocorrem nos viciados em cápsulas de óleo de peixe. Uma revisão de 22 estudos bem controlados, em que os participantes do grupo de controle receberam placebo, sugere que as cápsulas de óleo de peixe falham em produzir qualquer efeito protetor contra doenças cardíacas (incluindo acidente vascular encefálico, ataque cardíaco, morte por irregularidades de batimento e insuficiência cardíaca) (Smith, 2012). Esses estudos bem controlados diferem dos estudos observacionais anteriores que tinham sugerido os benefícios para a saúde proporcionados pelo consumo de cápsulas de óleo de peixe. Infelizmente, os estudos observacionais não apresentam relação de causa e efeito; apenas mostram que as pessoas que tomaram cápsulas de óleo de peixe provavelmente levavam estilos de vida mais saudáveis. Este é um bom exemplo do motivo pelo qual deve-se enfocar a dieta como um todo, em vez de apenas um componente.

Dito isso, um estudo mais recente – o *2018 VITAL Study* (Manson, 2019) – relata que indivíduos que rotineiramente comem menos de uma porção e meia de peixe por semana diminuíram o risco de ataque cardíaco com o consumo diário de 1 g (1.000 mg) de ômega-3. Portanto, caso você não seja consumidor de peixe, tomar um suplemento pode ser uma boa escolha. Entretanto, garanta que a sua dieta diária inclua gordura ômega-3 embutida em alimentos integrais. Uma forma de ingerir gordura ômega-3 sem comer peixe é a partir de fontes vegetais como óleo de linhaça, nozes, *tofu*, grãos de soja, chia, óleo de canola e azeite de oliva. Os vegetarianos podem consumir suplementos de ômega-3 à base de algas. As fontes vegetais fornecem um tipo de gordura ômega-3 menos potente conhecido como ácidos alfalinoleicos (ALA), mas qualquer gordura ômega-3 é melhor do que nenhuma. Os alimentos enriquecidos com ômega-3, como alguns ovos, leites e sucos, são outras opções. A carne bovina de animais alimentados no pasto fornece uma quantidade trivial de ômega-3.

---

É mais fácil consumir carne bovina magra quando se prepara as refeições em casa, do que quando se está em um restaurante que se orgulha de suas carnes suculentas e macias (leia-se *carregadas de gordura saturada*). (No restaurante, caso você escolha salmão em vez de *steak*, não só evitará a gordura saturada como também reforçará as gorduras ômega-3 cardioprotetoras.) Algumas pessoas apreciam carne de búfalo (bisão) como uma alternativa magra à carne bovina.

### Suplementos e saúde do coração

Muitas pessoas perguntam sobre o papel dos suplementos vitamínicos na melhora da saúde cardíaca. Viver de maneira saudável seria tão mais simples se apenas pudéssemos tomar uma pílula que fosse capaz de compensar tanto os déficits de alimentação como os déficits genéticos. Infelizmente, os estudos sobre vitaminas e antioxidantes que investigaram as reduções na incidência de cardiopatias constataram poucos benefícios – e até mesmo um potencial prejuízo – da ingestão de doses altas de betacaroteno, selênio e vitamina E. O mesmo se aplica para o folato e outras vitaminas do complexo B; os resultados das pesquisas foram desapontadores. Por isso, a AHA incentiva fortemente que se obtenha vitaminas e antioxidantes a partir de frutas, verduras, legumes, grãos integrais e óleos vegetais. Os alimentos certos podem ser potentes promotores da saúde. Ver no Capítulo 11 informação adicional sobre os suplementos vitamínicos.

## Dieta e pressão arterial elevada

A pressão arterial elevada, ou hipertensão, é um dos principais fatores de risco para cardiopatia, e é o principal fator de risco de acidente vascular encefálico. A hipertensão é mais comum em pessoas afro-americanas, com idade acima de 55 anos, com sobrepeso, inativas e fumantes. Ao medir a pressão arterial, é possível determinar se ela está dentro da faixa saudável. Diminuir a pressão arterial minimiza o risco de cardiopatias.

## O que causa hipertensão?

Os fatores de risco que predispõem as pessoas à hipertensão incluem obesidade, tabagismo, alto nível de estresse, comprometimento da função renal e dieta precária. Em sua maioria, as pessoas que praticam exercício regularmente não são obesas, não fumam e consomem dietas mais saudáveis do que a média, por isso eliminam vários fatores de risco. Na verdade, muitos atletas têm pressão arterial baixa. Contudo, não é possível mudar outros fatores predisponentes adicionais – como a genética, a idade e a etnia – os quais, às vezes, promovem uma pressão arterial elevada a despeito de todos os hábitos salutares que a pessoa adota. Do mesmo modo, não é possível desconsiderar o fato de que a pressão arterial aumenta com o avanço da idade; até 70% das pessoas com idade acima de 65 anos têm pressão arterial elevada. Em um estudo envolvendo participantes com 30 a 54 anos de idade que apresentavam pressão arterial elevada limítrofe, aqueles que haviam reduzido a ingestão de sódio por 10-15 anos sofreram 25% menos ataques cardíacos e outros eventos cardiovasculares, em comparação com os que consumiam refeições-padrão ricas em sódio (Cook et al., 2007).

---

**Fato ou mito**

**Consumir uma dieta com alto teor de sal causa elevação da pressão arterial, enquanto ingerir menos sal fará a pressão arterial diminuir.**

**Os fatos:** reduzir a ingestão de sal nem sempre faz a pressão arterial diminuir. Nos EUA, apenas 10% dos casos de pressão arterial elevada têm causa conhecida. Nos restantes 90%, nenhuma causa pode ser identificada. Os profissionais de saúde discutem a necessidade de recomendar amplamente a redução da ingestão de sal. Mesmo assim, na Finlândia, em consequência de uma consistente campanha de educação sobre o sal, a população reduziu a ingestão de sal em cerca de um terço, ao longo de 30 anos. Isso foi associado a uma grande diminuição na pressão arterial e um drástico declínio de 75-80% nas mortes por cardiopatia e acidente vascular encefálico em finlandeses com menos de 65 anos de idade (Karppanen e Mervaala, 2006). Assim, reduzir a ingestão diária de sódio para diminuir o risco de doença cardiovascular parece ser um investimento sensato em longo prazo.

---

## Atletas e o sal

O sal consiste em 40% de sódio e 60% de cloreto. O sódio ajuda a manter um equilíbrio hídrico apropriado entre a água que está dentro e ao redor das células corporais; portanto, podemos ingerir um pouco de sódio – cerca de 2.300 mg por dia. A vasta maioria dos norte-americanos, porém, consome rotineiramente mais de 3.400 mg por dia; cerca de 70% são oriundos de alimentos processados pré-embalados e de restaurante – bem menos dos 5-10% provenientes do saleiro. Consumir refeições preparadas em casa, bem como frutas, oleaginosas e outros alimentos integrais no lanche, pode reduzir significativamente a ingestão de sódio.

As *Dietary Guidelines for Americans (2015-2020)* recomenda consumir menos de 2.300 mg de sódio por dia (1 colher de chá de sal equivale aproximadamente a 2.300 mg). Para pessoas com pressão arterial elevada, diabetes e doença renal crônica; afro-americanos; e adultos não atletas com idade acima de 51 anos – cerca de metade da população dos EUA – a recomendação é de 1.500 mg por dia. Embora perca-se sódio com a transpiração intensa, além de alguns atletas apresentarem perdas maiores que a de outros, as pessoas mais ativas podem obter a quantidade adequada de sódio a partir das concentrações naturalmente presentes nos alimentos. O indivíduo comum necessita somente de 180-500 mg de sódio por dia para funcionar adequadamente.

Ao se exercitar em intensidade moderada por mais de 4 horas, sob condições de calor, você deve propositadamente consumir sólidos e líquidos salgados. Também deve ingerir sal quando se exercitar intensamente por períodos menores. Exemplificando, o sódio presente no suor de jogadores de futebol profissionais variou amplamente (1.500-11.000 mg) durante os treinos de verão de 2 horas (Greene et al., 2007). Ver nos Capítulos 8 e 10 informação sobre a reposição das perdas de sódio no suor.

O valor diário para o sódio parece ser baixo para os atletas que transpiram bastante. Consumir uma dieta pobre em sódio (< 2.300 mg/dia) pode não ser uma prioridade quando se treina duro e transpira intensamente, a pressão arterial é normal ou baixa, e não há história familiar de hipertensão. Entretanto, se você não transpira muito, reduzir a ingestão diária de sódio é provavelmente um investimento prudente para a saúde.

## Redução da ingestão de sal

Se você deseja uma dieta favorável a uma baixa pressão arterial, a sua melhor pedida é comprar alimentos *in natura*, como amendoins crus sem sal e vegetais frescos (não enlatados). Planeje consumir grandes quantidades de frutas, legumes e verduras frescas, laticínios com baixo teor de gordura e proteína magra. A Tabela 2.2 compara os alimentos quanto ao conteúdo de sódio.

Os alimentos comercializados e preparados em restaurantes são os maiores contribuintes para o sódio na dieta, por isso, consumir mais alimentos não processados preparados em casa é a forma mais simples de diminuir a ingestão de sódio. (Os consumidores de *fast-food* costumam ingerir mais de 4.000 mg de sódio por dia.) Caso você esteja acima do peso, tente perder um pouco do excesso de gordura corporal para diminuir a sua pressão arterial. Comer menos dos alimentos listados a seguir também reduzirá a ingestão de sódio, além de poder contribuir para uma diminuição mais significativa na pressão arterial:

- **Refeições e alimentos industrializados.** Incluem jantares congelados, sopas enlatadas e refeições instantâneas, exceto quando rotuladas com indicação de baixo teor de sódio. Os alimentos processados contribuem para a vasta maioria do sódio na dieta norte-americana. Os atletas esfomeados que consomem alimentos de conveniência em grande quantidade podem facilmente ingerir muito sódio. Eis o porquê: 1 xícara de molho de macarrão Ragu contém 960 mg de sódio; 1 porção de macarrão instantâneo Maruchan Chicken Ramen Noodles contém 1.660 mg; uma lata de sopa de frango com macarrão

Capítulo 2 | Alimentar-se para ficar saudável em longo prazo **49**

**Tabela 2.2**  Comparação do conteúdo de sódio de alimentos populares

| Tipo de alimento | Conteúdo médio de sódio | Comentários |
|---|---|---|
| Cereais matinais | 250 mg/30 g | Ler o rótulo do alimento; varia conforme a marca |
| Itens assados | 250 mg/porção | 1 vez/dia, quando incluir |
| Queijo (baixo teor de gordura) | 200 mg/30 g | Quantidades moderadas, 30-60 g/dia |
| Pães | 150 mg/fatia | Ler o rótulo do alimento; varia conforme a marca |
| Leite, iogurte (baixo teor de gordura) | 125 mg/240 mL ou g | Ler o rótulo do alimento |
| Carne, peixe, aves | 80 mg/120 g | Não processado, não salgado |
| Ovos | 60 mg/ovo | Não processado, não salgado |
| Manteiga, margarina | 50 mg/colher de sopa | Manteiga sem sal; substituir por azeite de oliva |
| Verduras e legumes | 10 mg/porção | Frescas e congeladas; lavar bem as enlatadas |
| Frutas (suco) | 5 mg/porção | Naturalmente pobres em sódio |

da Campbell contém 2.225 mg; e meia pizza congelada de massa fina e crocante sabor quatro queijos da Newman's Own contém 1.155 mg.

- **Sal de mesa.** Retire o saleiro da mesa. Elimine ou reduza o sal dos cozidos ou assados. Muitas vezes, é possível deixar o sal de lado sem prejudicar o resultado final. Caso tenha que adicionar sal, faça isso imediatamente antes de servir e não durante o cozimento, a fim de mantê-lo na superfície dos alimentos para torná-los mais salgados.
- **Lanches salgados.** Incluem as bolachas salgadas, salgadinhos, *pretzels*, pipoca, oleaginosas salgadas, azeitonas e picles. Compre as versões com baixo teor de sal, quando disponíveis.
- **Carnes e peixes defumados e curados.** Incluem presunto, bacon, linguiça, carne enlatada, salsichas, mortadela, salame, *pepperoni*, salmão defumado, arenque em conserva e carne-seca. Opte pelas versões com baixo teor de sódio, se gostar desses alimentos.
- **Queijos.** Em particular, restrinja os queijos processados e com baixo teor de gordura, alguns dos quais podem conter mais sódio do que as versões regulares.
- **Temperos e condimentos.** Incluem *ketchup*, mostarda, realçadores de sabor, molho inglês, molho de soja (*shoyu*), molho para churrasco (*barbecue*), glutamato monossódico (MSG) e alho em conserva.

**50** Parte I | Alimentação do dia a dia para pessoas ativas

- **Fermento, água com gás e antiácidos.** Do mesmo modo, alguns laxantes podem ser ricos em sódio.

Para adicionar sabor aos alimentos, experimente ervas e especiarias. Ao experimentar um tempero novo, acrescente cuidadosamente uma quantidade pequena. A seguir, são listadas algumas combinações testadas e aprovadas:

- **Carne bovina:** mostarda desidratada, pimenta, manjerona, vinho tinto, xerez.
- **Frango:** salsinha, tomilho, sálvia, estragão, *curry*, vinho branco, vermute.
- **Peixe:** folha de louro, pimenta-de-caiena, endro, *curry*, cebola, alho.
- **Ovos:** orégano, *curry*, cebolinha, pimenta, tomate, pitada de açúcar.

## A dieta DASH

Para esclarecer a conexão existente entre pressão arterial e dieta, o U. S. National Institutes of Health lançou um amplo estudo sobre abordagens dietéticas para contenção da hipertensão (DASH, do inglês *dietary approaches to stop hypertension*). A dieta DASH requer o dobro das porções médias diárias de frutas, legumes, verduras e laticínios; um terço da ingestão usual de carne bovina, carne suína e presunto; metade do uso típico de gorduras, óleos e molhos para salada; e um quarto da quantidade ordinária de lanches e doces (Blackburn, 2001). Quando mais de 400 pessoas seguiram a dieta DASH por 3 meses, a pressão arterial delas caiu. Os pesquisadores concluíram que uma dieta rica em cálcio, potássio, magnésio e fibras contribui para a pressão arterial mais baixa. Quando a ingestão de sódio é reduzida simultaneamente, a pressão arterial cai ainda mais. Aqueles que consomem 1.500 mg de sódio por dia sofrem uma queda mais significativa da pressão arterial do que aqueles que consomem 3.300 mg (uma típica ingestão norte-americana). Uma versão atualizada da dieta DASH – o estudo OmniHeart – eliminou a restrição de gorduras e permitiu um consumo maior de azeite de oliva, criando uma dieta DASH ao estilo mediterrâneo que proporciona os mesmos benefícios à saúde (Appel et al., 2005).

O estudo DASH destaca que a ingestão de sódio apenas não é o único fator que afeta a pressão arterial. As mesmas frutas, legumes, verduras e grãos integrais, além de carnes e laticínios com baixo teor de gordura que otimizam a dieta esportiva também podem otimizar a saúde. Consumir uma dieta rica em potássio parece proteger contra a hipertensão. O potássio ajuda a manter as artérias mais fortes e mais capazes de resistir ao dano vascular sanguíneo que pode ocorrer com o envelhecimento. O cálcio também pode compensar o efeito do excesso de sódio na dieta. Consultar nas Tabelas 1.2 e 1.3 o conteúdo de po-

Capítulo 2 | Alimentar-se para ficar saudável em longo prazo **51**

tássio de legumes, verduras e frutas populares, e ver na Tabela 1.5 uma lista de alimentos ricos em cálcio.

### Aumento da ingestão de potássio

Se o sódio é o vilão que contribui para a pressão arterial elevada, então o potássio é o mocinho que ajuda a diminuir a pressão arterial. O potássio é encontrado na maioria dos alimentos integrais: frutas, legumes, verduras, pães e cereais integrais, lentilhas, feijões, oleaginosas e alimentos proteicos. Os alimentos refinados ou altamente processados, doces e gordurosos (p. ex., molho para salada, manteiga) são fontes pobres de potássio. É possível aumentar a ingestão de potássio ao ingerir os seguintes tipos de alimentos:

- Trigo integral, aveia e pães escuros, em vez de pão branco e produtos à base de farinha de trigo.
- Mais saladas e verduras cruas ou cozidas no vapor com pouca quantidade de água, porque o potássio sofre lixiviação na água. O cozimento no vapor remove apenas 3-6% do potássio, em comparação com a remoção de 10-15% que ocorre com a fervura. O micro-ondas é melhor para uma retenção ótima do potássio.
- Batatas mais frequentemente do que arroz, macarrão instantâneo e massas.
- Suco de frutas naturais, em vez de bebidas com sabor artificial de fruta ou refrigerantes.

A ingestão diária sugerida para o potássio é de 4.700 mg por dia para um indivíduo comum. A típica dieta norte-americana contém 4.000-7.000 mg de potássio. Uma pequena quantidade de potássio é perdida no suor; uma perda de 0,5 kg de suor pode conter 85-105 mg. A maioria das pessoas ativas consome alimentos ricos em potássio em quantidade suficiente para substituir o potássio perdido no suor; mesmo assim, devem reforçar sua ingestão de potássio como forma de investir em uma boa saúde.

## Dieta e câncer

Nos EUA, o câncer é a segunda causa mais frequente de morte, perdendo apenas para a cardiopatia. Entretanto, o câncer não é uma doença única e sim muitas. Cada uma tem seus próprios grupos de risco, suas próprias taxas de incidência e cura, e suas próprias causas. Apesar das estimativas sombrias de que 2 em cada 5 pessoas irão desenvolver câncer, a boa notícia é que alterações na dieta podem prevenir, talvez, um terço das mortes por câncer. Aqueles que consomem pelo menos 5 porções diárias de frutas, legumes e verduras, por exemplo, têm um risco 40% menor de desenvolverem certos tipos de câncer (pulmão, cólon, estômago, esôfago e boca), em comparação com aqueles que ingerem até 2 porções de frutas, legumes e verduras. Uma dieta anticâncer abundante em

## Nutrientes protetores

Um aspecto-chave do papel da dieta na prevenção do câncer pode estar na capacidade antioxidante, ou na habilidade do nutriente de desativar compostos químicos prejudiciais no corpo, os quais são conhecidos como radicais livres. Os radicais livres são formados diariamente pelos processos corporais normais. Poluentes ambientais como a fumaça de cigarro, o exaustor automotivo, a radiação e os herbicidas também geram precursores de radicais livres. Esses compostos instáveis podem atacar, infiltrar e lesar estruturas celulares vitais. Felizmente, o nosso corpo dispõe de sistemas de controle naturais que desativam e minimizam as reações de radicais livres junto às células. Esses sistemas de controle naturais envolvem numerosas vitaminas e minerais.

Embora tenha havido um tempo em que os pesquisadores acreditaram que ingestões elevadas de antioxidantes em cápsulas reduziam a incidência de alguns tipos de câncer, as evidências atuais são desapontadoras. Vários estudos amplos demonstraram poucos benefícios proporcionados pela suplementação com antioxidantes à saúde. Os estudos que levaram à esperança de que os antioxidantes seriam protetores contra o câncer envolveram pessoas que consumiam grandes quantidades de frutas, legumes e verduras (e tinham níveis sanguíneos de antioxidantes mais altos). Hoje, a maioria dos profissionais de saúde enfatiza a importância de obter esses nutrientes a partir dos alimentos e não somente a partir de suplementos. A seguir são listadas opções de alimentos que podem conferir proteção contra o câncer.

- **Carotenoides.** Esses precursores da vitamina A são encontrados em plantas e, subsequentemente, convertidos no corpo em vitamina A. O betacaroteno, assim como mais de 40 carotenoides diferentes encontrados na laranja, bem como em frutas, legumes e verduras verdes, ajuda a prevenir a formação de radicais livres. Entre as melhores fontes estão a cenoura, o espinafre, a batata-doce, a couve, o damasco e o melão. (Se você consumir excessivamente frutas, legumes e verduras ricas em caroteno, sua pele pode se tornar amarelada. Caso isso ocorra, diminua.)
- **Vitamina C.** Essa vitamina protege contra reações danosas ao nível celular. Entre as melhores fontes estão o kiwi, as frutas cítricas, o brócolis, os pimentões verdes e vermelhos, e os morangos. Os tecidos corporais ficam saturados de vitamina C com uma ingestão aproximada de 200 mg por dia, que

é uma quantidade facilmente conseguida ingerindo as 4 xícaras de frutas, legumes e verduras recomendadas.

- **Vitamina E.** A vitamina E protege as paredes celulares contra o dano causado por radicais livres. Garanta a inclusão de alimentos ricos em vitamina E ao balancear sua carga diária de calorias, porém consuma-os com cautela porque são densos em calorias. As melhores fontes são os óleos vegetais (e os alimentos preparados com esses óleos, como os molhos para salada), amêndoas, amendoim, sementes de girassol e gergelim, germe de trigo, linhaça e grãos integrais (Tab. 2.3). A ingestão dietética recomendada (RDA, do inglês *recommended dietary allowance*) para a vitamina E é de 15 mg.
- **Selênio.** O selênio protege as paredes celulares contra os danos causados por radicais livres e intensifica a resposta do sistema imune, resultando em aumento da resistência ao crescimento tumoral. As melhores fontes de selênio são os frutos do mar (p. ex., atum), carnes, ovos, leite, grãos integrais e alho. Os suplementos não são recomendados em razão do perigo de toxicidade associado à suplementação prolongada com mais de 200 mcg.

**Tabela 2.3**  Vitamina E nos alimentos

| Alimento | Porção | Vitamina E (mg) |
|---|---|---|
| Germe de trigo (em óleo) | 1 colher de sopa | 20 |
| Sementes de girassol | ¼ de xícara (30 g) | 8 |
| Amêndoas | ¼ de xícara (30 g) | 7 |
| Germe de trigo | ¼ de xícara (30 g) | 5 |
| Espinafre (cozido) | 1 xícara (180 g) | 4 |
| Amendoim | ¼ de xícara (30 g) | 3 |
| Pasta de amendoim | 2 colheres de sopa | 3 |
| Óleo de canola | 1 colher de sopa | 3 |
| Azeite de oliva | 1 colher de sopa | 2 |
| Abacate | ¼ de unidade grande (60 g) | 2 |
| Couve (cozida) | 1 xícara (130 g) | 2 |

*Nota*: a RDA é 15 mg.
National Institutes of Health Office of Dietary Supplements, http://ods.od.nih.gov/factsheets/vitaminEHealthProfessional (2018).

Outros itens que previnem o câncer incluem os alimentos ricos em fibras. Embora estudos populacionais sugiram que aqueles que consomem grande quantidade de fibras a partir de grãos, frutas, legumes e verduras apresentam risco diminuído de câncer, para os cientistas não está claro se as fibras são o nutriente protetor. Em adição às vitaminas e aos minerais conhecidos presentes em grãos, frutas, legumes e verduras frescos, esses alimentos ricos em fibras contêm centenas (talvez, milhares) de outras substâncias menos conhecidas chamadas fitoquímicos, as quais podem proteger a saúde. É por isso que se deseja colocar mais energia na ingestão de uma dieta variada do que tentando decidir qual fibra escolher.

### Prevenção do câncer

Até o presente, poucos componentes dietéticos específicos (álcool, mais de 540 g de carne vermelha por semana, carnes processadas como salsichas e mortadela, possivelmente carne calcinada, e excesso de calorias que levam ao excesso de gordura corporal) estão fortemente ligados ao risco aumentado de câncer. Alguns estudos mostram uma associação com um risco maior (ou menor) de câncer, no entanto a existência de uma associação não comprova a causa do câncer. Por exemplo, indivíduos que consomem chá-verde podem ter risco diminuído de câncer. Será por causa dos polifenóis presentes no chá? Ou será pelo fato de os consumidores de chá terem um estilo de vida mais saudável?

O câncer (e outros problemas de saúde) pode ser causado não só pela dieta como também pelo estilo de vida de cada um. O relaxamento, a paz de espírito, uma perspectiva positiva acerca da vida, um espírito contente, a ausência de inveja, o amor pela humanidade e a fé são potentes fatores promotores de saúde, sem os quais uma saúde ótima não pode ser alcançada. Uma abordagem holís-

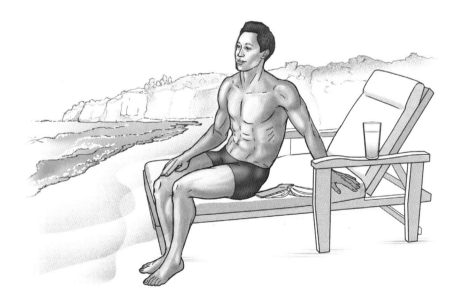

tica para a prevenção do câncer e a proteção da saúde inclui se alimentar com refeições bem balanceadas agradáveis, incluir exercícios como parte da rotina diária e reservar algum tempo para apreciar as coisas simples da vida. Desfrutar de brócolis, cenouras, couve, batata-doce e outros vegetais coloridos em abundância não causará mal, por outro lado nenhuma quantidade de suplementação poderá compensar um estilo de vida cheio de estresse e corrosivo para a saúde. Para as pessoas em processo de recuperação de um câncer, os melhores resultados são alcançados honrando essa abordagem de estilo de vida saudável, sendo fisicamente ativo e incluindo a assistência médica convencional (Johnson et al., 2018).

## Dieta e diabetes

Estima-se que 9,4% da população dos EUA tenha diabetes, enquanto outros 34% apresentam níveis de glicose suficientemente altos para serem caracterizados como pré-diabetes (Centers for Disease Control and Prevention, 2017). Com a atual epidemia de obesidade que assola os EUA, uma epidemia concomitante de diabetes está ocorrendo em paralelo em adultos e crianças. Consumir *fast-food* em porções tamanho família e passar tempo demais na frente das telas da TV e do computador, em vez de movimentar o corpo, prejudica a saúde. Embora um tipo de diabetes – o diabetes dependente de insulina – resulte da incapacidade do corpo de produzir adequadamente insulina para levar os açúcares até as células, um segundo tipo de diabetes, que é mais comum – o diabetes tipo 2 –, ocorre com frequência em pessoas que apresentam sobrepeso e falta de condicionamento. Essas pessoas precisam perder peso, praticar mais exercício, dormir de forma adequada e consumir alimentos de melhor qualidade (ou tomar medicação). Caso contrário, os altos níveis sanguíneos de glicose resultantes aumentam o risco de ataques cardíacos, acidentes vasculares encefálicos, doença renal, cegueira e amputação de membro.

---

**Fato ou mito**

**Consumir muito açúcar causa diabetes.**

**Os fatos:** o excesso de gordura corporal e a falta de condicionamento são os dois grandes culpados que contribuem para o diabetes. Em um estudo envolvendo 3.200 participantes (em média com idade entre 50 e 60 anos) que estavam acima do peso e com glicemia elevada, tanto em jejum como após as refeições (um fator de risco de diabetes), alguns indivíduos receberam medicação (metformina) para abaixar a glicemia. Outros, porém, foram instruídos a se exercitar durante pelo menos 150 minutos por semana (5 vezes por semana, durante 30 minutos) e a perder peso (cerca de 7% do peso

---

*(continua)*

corporal ou aproximadamente 5 kg para um indivíduo pesando 73 kg). Outros ainda foram orientados a não fazerem nenhuma mudança (grupo de controle). Aqueles que se tornaram mais ativos e perderam um pouco de peso reduziram drasticamente (em 58%) o risco de desenvolver diabetes. Em contraste, o grupo de participantes que tomou a medicação apresentou uma queda de 31% no risco ao longo do período de quase 3 anos em que o estudo foi conduzido (Knowler et al., 2002). Tornando-se ativo e assim permanecendo no decorrer de toda a vida, você diminuirá significativamente o risco de desenvolver diabetes na fase adulta, bem como outras doenças do envelhecimento.

A melhor cura para o diabetes é a prevenção. Uma dieta esportiva balanceada com refeições de tamanhos regulares consumidas em horários regulares pode ser uma dieta que previne o diabetes, em particular quando promove um peso corporal apropriado. É desnecessário eliminar os carboidratos, e até as pessoas que usam insulina podem consumir 30-60 g (120-240 calorias) de carboidrato por refeição – ou mais, dependendo do nível de atividade de cada uma. O truque é distribuí-los de maneira uniforme ao longo do dia, na forma de refeições e lanches à base de frutas, legumes, verduras, grãos integrais e amido integral (arroz integral, quinoa, feijão-carioquinha), os quais são balanceados com proteína magra, laticínios com baixo teor de gordura e gorduras saudáveis – conforme recomendado pelas *Dietary American Guidelines for Americans*. Para os não atletas, uma dieta muito pobre em carboidratos e amidos pode ajudar a controlar os níveis glicêmicos, porém a sustentabilidade de um estilo restritivo como esse ainda precisa ser determinada por estudos de longo prazo. Ver informações mais aprofundadas sobre o diabetes no Apêndice A.

## Dieta e saúde óssea

A saúde óssea é determinada pela construção de ossos fortes nas primeiras fases da vida, acompanhada da taxa de perda óssea observada com o envelhecimento. A osteoporose, ou o adelgaçamento dos ossos com o avanço da idade, resulta em dorso encurvado e ossos quebradiços; é um sério problema de saúde, particularmente entre mulheres idosas em pós-menopausa. Em um levantamento incluindo mais de 200 mil mulheres saudáveis com 50 anos de idade ou mais, constatou-se que 40% tinham osteopenia (massa óssea reduzida, estágio inicial da osteoporose), enquanto 7% tinham osteoporose – e nem sequer sabiam disso. As mulheres diagnosticadas com osteoporose eram quatro vezes mais propensas a fraturar um osso dentro do período subsequente de 12 meses; aquelas com osteopenia apresentaram uma propensão quase duas vezes maior (Siris et al., 2001). A osteoporose também é uma preocupação relevante para homens com mais de 70 anos, por isso eles também precisam cuidar dos ossos nos primeiros anos da vida. Ciclistas e nadadores, que praticam esportes sem carga, também precisam se preocupar com a saúde de seus ossos.

Mulheres atletas mais jovens cujos ciclos menstruais regulares cessaram apresentam risco aumentado de baixa densidade óssea, a qual pode se desenvolver em osteoporose. Tanto as mulheres amenorreicas como aquelas em pós-menopausa têm níveis inadequados de estrógeno, o hormônio que contribui para a menstruação e ajuda a manter a densidade óssea. A boa notícia é que a osteoporose é uma condição evitável. Não é um resultado inevitável do envelhecimento. Você pode diminuir o seu risco de desenvolver osteoporose ao adotar um estilo de vida saudável, que evita o consumo excessivo de álcool e o tabagismo, ao mesmo tempo que inclui:

- **Dieta rica em cálcio.** Uma dieta rica em cálcio vitalícia ajudará a construir ossos fortes, bem como a manter a densidade óssea, reduzindo a taxa de perda de cálcio subsequente. Para garantir a melhor proteção, o objetivo deve ser consumir 1.000-1.300 mg de cálcio por dia (ver Tab. 1.6). Você também deve ingerir 400-800 unidades internacionais (UI) de vitamina D por dia, o que ajudará o seu corpo a absorver o cálcio consumido. Se você tiver filhos na faixa de 11-14 anos de idade, garanta que eles consumam mais leite do que refrigerante. O cálcio é mais importante durante os três anos próximos à puberdade e até os 30 anos, mais ou menos.

  Infelizmente, uma típica mulher de 25-40 anos de idade consome apenas metade da ingestão recomendada de 1.000 mg de cálcio. Isso pode ser um dos motivos pelos quais 25% das mulheres com mais de 65 anos têm osteoporose (e 12% delas podem morrer em consequência de complicações médicas dessa condição). Se estiver pensando que consumir cápsulas de cálcio é a alternativa simples a beber leite, reflita mais um pouco. As mulheres que obtêm cálcio a partir de fontes alimentares tendem a ter ossos mais fortes do que aquelas que usam suplementos (Napoli et al., 2007). Desfrutar de alimentos ricos em cálcio a cada refeição (de modo a distribuir uniformemente a ingestão de cálcio ao longo do dia) poderá ajudá-lo a alcançar a ingestão recomendada. Isso é importante não só para crianças em crescimento como também para adultos. Com o avanço da idade, o seu corpo absorve um percentual menor do cálcio que você consome.
- **Proteína adequada.** A proteína é importante para a saúde óssea, por ser um importante componente estrutural do osso. Há quem especule que uma dieta rica em proteínas enfraquece os ossos, por propositadamente acarretar a lixiviação do cálcio dos ossos para neutralizar os ácidos gerados pelo metabolismo proteico. Embora esse aspecto possa ser um fator atuante nos casos em que a dieta, de modo geral, é pobre tanto em cálcio como em frutas, legumes, verduras, oleaginosas e sementes, os quais neutralizam os ácidos, pesquisas atuais sugerem que, na verdade, as proteínas têm um efeito líqui-

do positivo. A proteína fortalece os ossos, otimizando a massa muscular. A tração que os músculos exercem sobre os ossos pode melhorar a densidade óssea (Dolan e Sale, 2018). Ver no Capítulo 7 a informação sobre a ingestão proteica adequada.

- **Exercício regular.** Participe de um programa regular de exercício, incluindo exercícios de desenvolvimento muscular e aeróbicos com carga. (Nadadores e ciclistas podem desejar alternar os treinos com corrida, pular corda ou outro exercício com carga para fortalecimento ósseo.) Os exercícios de fortalecimento dos ossos devem ser acompanhados de ingestões adequadas de cálcio, vitamina D e proteína.

- **Hormônios normais.** Mulheres com deficiência de estrógeno podem apresentar densidade mineral óssea reduzida mesmo com ingestões adequadas de cálcio e participação em programas de exercício com carga. (Essa é uma das explicações para as atletas com amenorreia – ausência de menstruações normais – terem risco aumentado de fraturas por estresse.) As atletas amenorreicas comumente tomam pílula anticoncepcional, por acreditarem que isso irá proteger seus ossos, mas pesquisas sugerem que tomar anticoncepcional pode ser ineficaz (Gordon et al., 2017). Para essas atletas, a melhor pedida é se alimentar o suficiente para garantir menstruações regulares (ver mais informações no Cap. 12).

- **Baixa ingestão de sódio.** Como o excesso de sal interfere na retenção de cálcio (Sellmeyer, Schloetter e Sebastian, 2002), a sua melhor escolha é moderar a ingestão de sal, especialmente se tiver predisposição genética à osteoporose.

Infelizmente, um número muito grande de mulheres adere somente a poucas dessas diretrizes. Certa vez, atendi uma líder de grupo de exercícios, que tinha 24 anos de idade e era amenorreica, cujos ossos eram os de alguém com 60 anos. Ela raramente tomava leite (acreditando que era uma bebida gordurosa), consumia uma dieta restritiva, pobre em calorias e proteínas, e estava sempre tentando ficar mais magra, apesar de sua evidente magreza.

Mal sabia ela que sua dieta estava contribuindo para a amenorreia e que ela mesma estava se colocando em uma situação de risco de desenvolvimento de fraturas por estresse, um dos primeiros sinais de saúde óssea precária. Ela pensava que o exercício manteria seus ossos fortes, porque ouvira dizer que o exercício ajuda a manter a densidade óssea. De fato, o exercício ajuda, porém o cálcio, o estrógeno e a quantidade adequada de proteínas e calorias são, todos, simultaneamente essenciais.

O médico dela havia recomendado que ela restabelecesse o período menstrual regular para proteger sua saúde óssea. Como a falta de menstruação é associada a uma nutrição inadequada, recomendei que ela reforçasse a ingestão calórica, consumindo mais leite e iogurte ricos em proteína e cálcio. Decorridos dois meses de incrementos na dieta, ela voltou a ter ciclos menstruais – um passo favorável na direção de uma saúde vitalícia. Ver nos Capítulos 12 e 17, bem como no Apêndice A, informações adicionais sobre amenorreia, deficiência energética relativa no esporte (RED-S, do inglês *relative energy deficiency in sport*) e osteoporose.

### Reforçar o consumo de cálcio

Uma forma excelente de reforçar a sua ingestão de cálcio é desfrutar de leite com sabor (sejam laticínios ou bebida de soja, achocolatado ou sabor baunilha), como alimento de recuperação pós-treino. Você obterá não só cálcio e vitamina D como também líquidos, eletrólitos (inclusive sódio) e proteína de alta qualidade. (Ver no Cap. 10 mais informação sobre essa opção de recuperação popular.) Note que as bebidas à base de amêndoa e arroz são realmente sucos à base de água e não alternativas de laticínios. Embora sejam enriquecidas com cálcio, são pobres em nutrientes. Por exemplo, o leite de amêndoas fornece apenas 1 g em cada 240 mL, em comparação às 6 g de proteína do leite de soja e às 8 g contidas no leite de vaca.

O iogurte é uma forma popular de reforçar a ingestão de cálcio. O iogurte regular fornece mais cálcio do que o leite (400 *versus* 300 mg em cada 230 g); o iogurte grego contém um pouco menos (230 mg). Ambos contêm probióticos – bactérias protetoras da saúde que reforçam o sistema imune e melhoram a digestão. Ao comprar iogurte, busque aqueles em cujo rótulo está especificado "culturas vivas e ativas". O iogurte é especialmente útil para aqueles que passaram por tratamento antibiótico. Os antibióticos destroem tanto as bactérias boas, que habitam nos intestinos, quanto as ruins, causadoras de problemas de saúde; o iogurte ajuda a repor as bactérias boas. As bactérias também digerem a maior parte da lactose (açúcar do leite) contida no iogurte, por isso tantas pessoas intolerantes à lactose podem desfrutar do iogurte como alternativa ao leite.

Como os iogurtes com sabor podem ter um alto conteúdo de açúcar – superior às 12 g de açúcar naturalmente presentes em 240 mL de leite – a melhor pedida é optar pelo iogurte natural e adicionar uma colher de chá de mel ou geleia, ou adicionar iogurte natural ao iogurte com sabor. Você avançará bastante na questão do conteúdo de açúcar. Tenha em mente que no iogurte congelado não há culturas ativas, o conteúdo de açúcar é alto e o valor nutricional é insignificante. Não se engane.

Para os atletas, o iogurte é uma combinação de carboidrato-proteína de fácil digestão que constitui uma opção inteligente para o pré e o pós-treino. Um estudo envolvendo atletas fatigados sugere que aqueles que consumiram iogurte regularmente apresentaram uma função imune melhor (Clancy et al., 2006). Que tal um *smoothie* com fruta e iogurte no pós-treino?

## Fibras para uma boa saúde

A fibra é um componente intensificador da saúde que torna os carboidratos "bons". A fibra é encontrada em alimentos como grãos integrais, legumes, frutas e verduras. Ela faz parte das células vegetais que os seres humanos não conseguem digerir. O processamento do alimento – como a moagem do trigo integral em farinha de trigo branca e a remoção das cascas – remove as fibras. Portanto, para alcançar a meta de ingestão especificada nas *Dietary Guidelines for Americans (2015-2020)*, a qual é de 25-38 g de fibras por dia (mais especificamente, 14 g de fibras por 1.000 calorias), tente consumir os alimentos em seu estado natural.

As fibras diminuem os níveis sanguíneos de colesterol, promovem movimentos intestinais regulares e melhoram o controle da glicemia. Os alimentos ricos em fibras constituem uma base forte para uma dieta esportiva – desde que não sejam consumidos excessivamente, a ponto de acarretar os indesejáveis *"pit stops"*. Embora seja difícil pontuar quais benefícios de saúde estão relacionados às fibras e quais se devem aos outros componentes saudáveis de frutas, verduras, grãos integrais, feijões, legumes e oleaginosas, você não erraria ao adicionar fibras à sua dieta.

Antigamente, acreditava-se que as fibras diminuíam o risco de câncer do cólon. Porém, resultados desapontadores de estudos falharam em mostrar um benefício protetor das fibras (Rock, 2007). Mesmo assim, a associação positiva das fibras com a diminuição do risco para cardiopatia, o auxílio no controle do diabetes, o auxílio no controle do peso, além de prevenção e tratamento da constipação, fornece motivos suficientes para montar a dieta com alimentos ricos em fibras. Os micróbios protetores da saúde que vivem no intestino prosperam com as fibras.

Você deve tentar consumir uma variedade de alimentos ricos em fibras porque diferentes alimentos fornecem diferentes tipos de fibra, promotoras de diversos benefícios para a saúde. É necessário consumir os dois tipos principais de fibras:

- **Fibras insolúveis.** Esse tipo de fibra é o que confere aos vegetais a sua estrutura. É insolúvel em água. Suas fontes comuns incluem farelo de trigo, legumes, verduras e grãos integrais. A fibra insolúvel absorve água, aumenta o bolo fecal e facilita a evacuação das fezes.
- **Fibras solúveis.** Esse tipo de fibra forma um gel em água. É encontrado na aveia, cevada e feijão-vermelho (bem como na pectina e goma guar, duas fibras adicionadas com frequência aos alimentos e listadas entre os ingredientes). As fibras solúveis diminuem o colesterol sanguíneo, particularmen-

te naqueles com níveis altos de colesterol. Além disso, a fibra solúvel pode ajudar a estabilizar os níveis de glicemia, por isso os lanches ricos em fibras são uma escolha sábia para o pré-treino (considerando que se assentam confortavelmente e não o tornam "movido a gás"). Alguns defendem o consumo de aveia, sopa de lentilha e *homus* para o lanche pré-treino, conforme a tolerância.

### Frutas, legumes e verduras são importantes

Sejam quais forem as suas preocupações relacionadas à saúde – prevenção do câncer, cardiopatia, diabetes, obesidade, hipertensão, entre outras – a mensagem básica de qualquer instituição de saúde (incluindo a AHA; a American Cancer Society; o National Heart, Lung, and Blood Institute; e o USDA) é consumir mais frutas, legumes e verduras. Mesmo assim, mais de 90% dos norte-americanos falham em consumir as quantidades recomendadas.

De modo ideal, você deve incluir uma porção robusta de frutas ou legumes e verduras nas refeições e lanches diários. A seguir, são listadas algumas dicas que o ajudarão a reforçar a sua ingestão de alimentos ricos em carboidratos que, além de abastecer seus músculos, também protegem a sua saúde.

- Bata um *smoothie* de frutas para o café da manhã: suco de laranja, manga, frutas silvestres congeladas.
- Prepare uma omelete de ovos, adicionando pimentões, tomate e cogumelos picados.
- Adicione mirtilos ou banana em rodelas às panquecas; regue com calda de maçã.
- Sem frutas frescas para o cereal? Use pêssego enlatado, uva-passa, tâmaras picadas ou frutas silvestres congeladas.
- Acrescente as sobras de verduras e legumes do jantar na salada ou sopa do almoço.
- Tenha sempre à mão lanches para viagem, como caixinhas de uva-passa, *mix* de oleaginosas e com frutas desidratadas, picolés de suco de frutas 100% congeladas, tomates-cereja, minicenouras e aipo em palitos.
- Adicione cenouras raladas a refogados, *chili*, lasanha, bolo de carne ou sopa.

Ver dicas adicionais e outras receitas usando frutas, legumes e verduras nas receitas da Parte IV.

Você pode aumentar a ingestão de fibras para as 28 g a cada 2.000 calorias recomendadas pelas *Dietary Guidelines for Americans*, adotando as seguintes ações:

- Consuma frutas, legumes e verduras no máximo de refeições e lanches possíveis.

**62 Parte I | Alimentação do dia a dia para pessoas ativas**

- Opte por cereais ricos em fibras (com pelo menos 5 g de fibras por porção), ou por uma mistura de cereais pobres e ricos em fibras. Cubra os cereais com frutas silvestres e outras frutas.
- Compre pães, cereais e biscoitos 100% integrais, contendo pelo menos 2 g de fibras por porção.
- Opte por arroz integral, quinoa, farro, bagas de trigo, milho e outros grãos integrais.
- Adicione germe de trigo, semente de linhaça, chia, oleaginosas ou sementes de gergelim ao iogurte, cereais e itens assados.
- Consuma mais feijão – no *chili*, salpicado na salada, misturado ao arroz, no *homus* e adicionado a sopas.
- No lanche, inclua pipoca (feita em casa, estourando o milho no calor ou usando óleo de canola) ou frutas desidratadas e oleaginosas.
- Leia o rótulo dos alimentos. Alimentos inesperados, incluindo algumas marcas de suco de laranja e iogurte, contêm fibra adicionada.

A informação apresentada na Tabela 2.4 pode ajudá-lo na escolha dos alimentos mais ricos em fibras.

---

**Fato ou mito**

**As fibras diminuem o tempo de passagem do alimento pelo sistema digestivo.**

**Os fatos:** as fibras podem aumentar o peso fecal e o número de idas ao banheiro, mas geralmente não aceleram o tempo de trânsito. Este varia para cada indivíduo, mas sua média normalmente está entre 2 e 4 dias. Isso varia conforme o estresse, o exercício e a dieta. A sua melhor pedida, como uma pessoa ativa, é determinar a combinação certa de alimentos ricos em fibras que promovam movimentos intestinais regulares. Talvez, seja necessário restringir a ingestão de fibras, caso o exercício em si passe a ser um potente estimulante intestinal. Ver no Capítulo 9 mais informação sobre questões referentes ao intestino.

---

## Para ter uma boa saúde

Se você deseja diminuir seu risco de câncer, cardiopatia, hipertensão arterial ou diabetes, é consenso entre os profissionais de saúde que a sua melhor opção é adotar uma dieta rica em frutas, legumes, verduras, grãos integrais e laticínios; moderada em proteínas magras; e reduzida em sódio (menos alimentos processados). Assim, pense duas vezes antes de cavar a própria sepultura com o garfo e a faca. Guarde na mente as seguintes recomendações básicas:

**Tabela 2.4** Fibras nos alimentos

| Cereais | Fibras (g) | Grãos | Fibras (g) |
|---|---|---|---|
| Fiber One | 14 | Quinoa, 1 xícara | 5 |
| All-Bran Extra Fiber, ½ xícara | 13 | Pipoca, 3 xícaras | 5 |
| All-Bran, ½ xícara | 10 | Arroz integral, 1 xícara | 5 |
| Kashi Go Lean, 1 xícara | 10 | Biscoito salgado integral, 7 | 4 |
| Raisin Bran, Kellogg's, 1 xícara | 7 | Pão multigrãos, 1 fatia | 2 |
| Cheerios, 1 xícara | 3 | Espaguete, 1 xícara | 2 |
| Aveia instantânea, Quaker, 1 sachê | 3 | Arroz branco, 1 xícara | 1 |
| **Verduras** | **Fibras (g)** | **Frutas** | **Fibras (g)** |
| Batata, 1 unidade grande, com casca | 7 | Pera, 1 unidade média, com casca | 6 |
| Couve-de-bruxelas, 1 xícara | 4 | Maçã, 1 unidade média, com casca | 4 |
| Espinafre, 1 xícara | 4 | Mirtilos, 1 xícara | 4 |
| Vagem, ½ xícara | 4 | Laranja, 1 unidade média | 3 |
| Cenoura, 1 unidade média | 2 | Banana, 1 unidade média | 3 |
| Milho, ½ xícara | 2 | Kiwi, 1 unidade média | 2 |
| Alface, 1 xícara | 1 | Uva-passa, ¼ de xícara | 2 |
| Legumes | Fibras (g) | Oleaginosas | Fibras (g) |
| Lentilhas, cozidas, ½ xícara | 8 | Linhaça, 1 colher de sopa | 3 |
| Grão-de-bico, enlatado, ½ xícara | 7 | Amêndoas (~23 unidades) | 3 |
| Feijão-vermelho, enlatado, ½ xícara | 6 | Pasta de amendoim, 2 colheres de sopa | 2 |
| Edamame, com casca, ½ xícara | 5 | Castanha-de-caju (~18 unidades) | 1 |

Dados do USDA National Nutrient Database for Standard Reference (2018).

Planeje incluir uma ou duas frutas ou legumes e verduras em cada refeição. O café da manhã pode facilmente incluir suco de laranja e uma banana; no almoço, um punhado de minicenouras e uma maçã; no jantar, uma porção dupla de legumes e verduras variados.

Reforce a ingestão de "gorduras boas" (dentro da sua cota de calorias) ao escolher azeite de oliva e óleo de canola para cozinhar e preparar saladas. Consuma mais abacate, oleaginosas e pastas de oleaginosas.

Consuma porções menores de carne magra e porções maiores de feijão e legumes (ver o Cap. 7).

Combinando as melhores opções de alimentos a um programa de exercícios regular, você pode investir em seu bem-estar no futuro. Embora a genética tenha papel significativo na cardiopatia, no câncer, na hipertensão e na osteoporose, você pode fazer a sua parte e colocar a probabilidade a seu favor, alimentando-se com sabedoria. Como dizia Hipócrates, "Que o alimento seja teu remédio".

# 3

# Café da manhã: o segredo para uma dieta esportiva bem-sucedida

Assim como o seu carro funciona melhor quando tem combustível no tanque, seu corpo e seu cérebro trabalham melhor quando você os abastece adequadamente pela manhã. Mesmo assim, no decorrer de um dia atarefado, muitas pessoas forçam seus corpos a funcionar com o tanque vazio. Isso contraria os ritmos circadianos e o modo como eles foram projetados para funcionar. Os alimentos afetam o relógio interno que controla os ritmos circadianos. Pular o café da manhã, restringir os alimentos do dia e se alimentar seguindo padrões caóticos quebra os ritmos biológicos normais. O resultado é a baixa energia, ânsia por alimentos açucarados, uma elevada ingestão de doces e petiscos, e o ganho de peso frequentemente indesejado – sem falar no desenvolvimento de doença cardiovascular, diabetes tipo 2 e obesidade (St-Orange et al., 2017). Nos tempos de hoje, da geração dos "puladores de café da manhã", tenho pouca dúvida quanto à importância de consumir refeições regularmente espaçadas ao longo do dia – começando pelo café da manhã – não só para promover a saúde e o bem-estar como também para o desempenho atlético. Então, alimente-se!

## Não pule o café da manhã

Dentre todos os erros de nutrição que você possa cometer, pular o café da manhã é o maior. Raiya, que pratica exercício no início da manhã em uma academia local, aprendeu essa lição do jeito difícil: entrou em colapso hipoglicêmico após um de seus treinos matinais. Ela planejara dar duro na aula de *spinning* (ciclismo estacionário) de 1 hora, mas sentiu intensa vertigem e tontura, e acabou estatelada no chão, cercada por outras pessoas assustadas que também treinavam. Raiya apagou porque seu cérebro estava sem combustível.

A história de Raiya é um drástico exemplo de como pular o café da manhã pode prejudicar o treino no início do dia. Em comparação, um café da manhã altamente energético estabelece as condições para um dia com a energia em alta, propiciando uma melhor recuperação para os que se exercitam pela manhã e treinos mais eficientes para aqueles que se exercitam à tarde (Clayton et al., 2015). Mesmo assim, muitas pessoas ativas aparecem com desculpas familiares para pular a refeição matinal:

Não tenho fome de manhã.
Não tenho tempo.
Não gosto de comida de café da manhã.
Estou de dieta.
Se tomo café da manhã, sinto mais fome ao longo do dia.

Desculpas, desculpas. Se pular o café da manhã, é provável que se concentre de forma menos efetiva ao final da manhã, trabalhe ou estude com menos eficiência, sinta-se irritado e sem paciência, ou fique sem energia para treinar à tarde. Caso tenha filhos e pule o café da manhã, saiba que eles serão mais propensos a pularem o café da manhã também, o que resulta em consumo aumentado de lanches, padrões irregulares de alimentação e uma dieta de pouca qualidade – tudo isso pode ter influência negativa sobre a energia e o peso deles (e seus também) (Affenito, 2007). Ademais, é provável que eles não consigam se concentrar na aula, antes do almoço (Wesnes, Pincock e Scholey, 2012). Para cada desculpa esfarrapada para pular o café da manhã, existe um motivo ainda melhor para não pular essa refeição.

## Falta de apetite pela manhã

Se não tem fome no café da manhã, é provável que tenha consumido calorias em excesso na noite anterior. Com frequência, presto aconselhamento a atletas que têm o hábito de consumir uma refeição enorme no jantar, por volta das 21h, mastigar inconscientemente um pacote de salgadinhos enquanto assistem à TV de noite, ou devorar uma tigela de sorvete na hora de dormir, como forma de autorrecompensa por terem sobrevivido a um dia cansativo. Esses lanches certamente podem refrear o apetite matinal. Infelizmente para a sua saúde, quando os lanches substituem um café da manhã completo, você pode acabar com uma dieta esportiva inadequada.

Mark, de 35 anos, programador de computador e corredor, não tinha fome no café da manhã por outro motivo: seu treino matinal acabava com seu apetite. Entretanto, por volta das 10h da manhã, seu apetite renascia. Ele tentava se controlar até a hora do almoço, mas assaltava a máquina de doces em 3 dos 5 dias de trabalho. A minha recomendação é que Mark guarde alimentos do café da manhã em seu local de trabalho – barras energéticas, *mix* de oleaginosas e frutas desidratadas, sachês de aveia instantânea. Esses alimentos não perecíveis devem estar prontos e esperando para servirem de refeição rápida, porém nutritiva.

Para os que se exercitam de manhã, um café da manhã completo que combine carboidrato com proteína – cereais com leite, granola com iogurte grego, torrada com banana e pasta de amendoim – repõe prontamente as reservas de glicogênio depletadas, além de ajudar a reabastecer e cicatrizar os músculos de modo que estejam renovados para a próxima sessão de treino. Quanto mais cedo você se alimentar, mais rápido irá se recuperar. Ver no Capítulo 10 informações adicionais sobre reabastecimento após o exercício.

O café da manhã é particularmente importante quando se faz dois treinos diários. Sempre converso com triatletas que afirmam ainda não sentirem fome no café da manhã, após o primeiro treino. Eles então fazem restrições na hora do almoço, temendo que uma refeição substancial possa interferir no treino da tarde. Por fim, acabam se arrastando ao longo de uma sessão de treino ineficiente. Nessa situação, recomendo tomar o café da manhã, *brunch* ou almoçar cedo (por volta das 10h ou 11h da manhã). O alimento será adequadamente digerido a tempo para abastecer os músculos para o período da tarde. Caso tenha sede e não fome, tome líquidos refrescantes ao longo da manhã, como chá de maçã, achocolatado com leite ou *smoothies*, que poderão ajudá-lo a reabastecer e, ao mesmo tempo, matar a sede. Você descobrirá que tem mais energia e o seu segundo treino será melhor.

## Você tem, sim, tempo para o café da manhã

> *Não tenho tempo para tomar café da manhã; levanto às 5h30 da manhã, vou para a pista, faço patinação por 1 hora e, então, saio correndo para a escola às 7h45.*

Evidentemente, o esquema de horários matinais desse jogador de hóquei impede que ele relaxe e desfrute de uma refeição com tranquilidade. Por outro lado, Nick continua precisando de energia para enfrentar as aulas do colégio. Lembrei a Nick que o café da manhã não tem que ser uma refeição formal, cozinhada. Pode ser um lanche reforçado após a prática de hóquei, a caminho da escola. Aconselhei-o a planejar e preparar o café da manhã para viagem na noite anterior. Se ele consegue arranjar tempo para treinar hóquei, pode fazer o mesmo para se alimentar corretamente para o treino.

Nick descobriu que, de fato, o seu "café da manhã na mochila" valia o esforço. Dois sanduíches de pasta de amendoim com uva-passa e uma garrafa de suco de uva satisfaziam seu apetite voraz e melhoravam sua capacidade de concentração

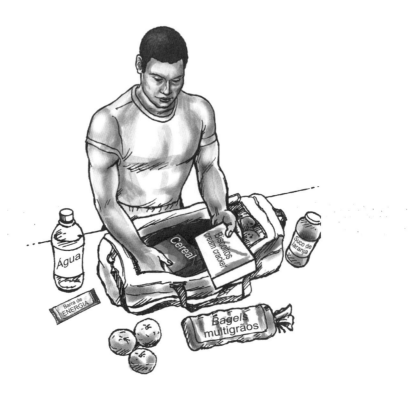

na escola. Ele nunca mais ficou sentado na sala de aula contando os minutos até a hora do almoço, enquanto ouvia seu estômago roncar. Em vez disso, conseguia se concentrar nas tarefas da aula e até melhorou suas notas.

Maria, uma enfermeira que treinava para sua primeira maratona, apresentava a mesma desculpa da falta de tempo para o café da manhã. Tinha que levantar às 6h da manhã e estar no hospital às 6h45; não queria tomar café da manhã tão cedo, alegando que seu estômago ainda estava dormindo. No entanto, na hora do intervalo, que era às 10h da manhã, ela estava mal-humorada, sem conseguir se concentrar no trabalho e buscava vorazmente rosquinhas ou biscoitos na sala dos enfermeiros.

Recomendei que Maria comesse alguma coisa nutritiva entre as 7h e 9h da manhã, para diminuir a forma esmagadora das 10h que interferia em sua capacidade de concentração e de ser simpática com os pacientes. Maria se empenhou em realizar diariamente uma das seguintes alterações:

- Levar aveia para o trabalho, na noite anterior, para comer nas quatro horas após o despertar. (Ver no Cap. 18, Sugestões com aveia.)
- Comprar um sanduíche com ovo e queijo, em uma lanchonete.

- Fazer uma pausa mais cedo e tomar um café da manhã quente, na lanchonete.
- Manter alimentos de emergência na gaveta de sua mesa: biscoitos de cereais integrais, pasta de amendoim, frutas desidratadas.

Ela rapidamente se tornou uma defensora do café da manhã, sentindo-se muito melhor quando estava bem abastecida do que quando estava subnutrida.

Caso faltem ideias rápidas e criativas para o café da manhã, a seguir são listadas algumas opções de alimentos que podem ajudá-lo a passar de alguém que apenas faz uma pausa matinal rápida para alguém que toma café da manhã regularmente:

- **Iogurte.** Mantenha a geladeira bem abastecida; adicione cereais e castanhas picadas para obter crocância.
- **Banana.** Consuma uma extra grande, coberta com pasta de amendoim e seguida de um copo grande de leite.
- ***Smoothie* de frutas.** Bata suco ou leite com frutas congeladas e leite em pó (ou proteína em pó), e despeje em uma caneca de viagem. (Ver ideias para *smoothies* no Cap. 25.)
- ***Mix* de oleaginosas e frutas desidratadas.** Combine amêndoas, granola e tâmaras picadas (ou outra fruta desidratada) e pré-embale as porções em sacos plásticos pequenos que caibam no bolso.
- **Sanduíche integral.** Coloque duas fatias de queijo; em seguida, limpe o paladar com suco de laranja.
- **Biscoitos de cereais integrais.** Saboreie os biscoitos como pequenos "sanduíches crocantes de pasta de amendoim", acompanhados de café com leite preparado com leite contendo baixo teor de gordura.
- ***Wrap.*** Recheie com *homus*, queijo, peru fatiado ou outros recheios que estiverem à mão.

## Café da manhã para quem está de dieta

Todo aquele que deseja perder peso sabe que as dietas começam com o café da manhã, certo? Opa, não é bem assim! Pular o café da manhã para poupar calorias pode ser uma abordagem malsucedida para perder peso. Pesquisas sugerem que aqueles que fazem dieta e pulam o café da manhã tendem a ganhar peso com o passar do tempo (Neumark-Sztainer et al., 2006). Outros estudos sugerem que o café da manhã pode contribuir para o ganho de peso em uma pessoa comum (não atleta) (Sievert, 2018). Convido os atletas a lembrarem que, caso sejam tentados a economizar calorias pulando o café da manhã, não ganha-

## 70 Parte I | Alimentação do dia a dia para pessoas ativas

rão peso por consumirem essa refeição. Mas ganharão peso se pularem o café da manhã, ficarem famintos (como pode facilmente ocorrer com praticantes de exercício) e, então, exagerarem à noite. Se tiver que pular uma refeição, pule o jantar e não o café da manhã. A meta deve ser manter-se abastecido de dia e comer menos à noite, para assim perder peso enquanto dorme e não quando é necessário estar totalmente funcional.

---

### Fato ou mito

**Comer bolo de chocolate no café da manhã fará você engordar.**

**Os fatos:** de acordo com a pesquisadora Daniela Jakubowicz et al. (2012), consumir diariamente 300 calorias de bolo de chocolate (ou outro doce) com outras 300 calorias advindas de alimentos incluídos em um café da manhã completo pode, na verdade, ajudar a perder peso. A pesquisadora estudou 193 adultos obesos não diabéticos que consumiram um café da manhã pobre em carboidrato, contendo 300 calorias, ou um café da manhã de 600 calorias, incluindo proteína e bolo de chocolate (ou outro doce). Ambos os grupos foram instruídos a consumir a mesma quantidade total diária de calorias: 1.400 para mulheres e 1.600 para os homens. Ao final de 32 semanas, aqueles que consumiram bolo tinham perdido cerca de 9 kg a mais do que os que não consumiram bolo, porque conseguiram aderir melhor ao plano de dieta.

Jakubowicz percebeu que os participantes que incluíram bolo no café da manhã apresentavam menos ânsia por carboidrato e doces mais tardiamente, ao longo do dia. O fornecimento antecipado de calorias fez com que eles sentissem menos fome e tendessem menos a se desviar do plano alimentar. Esses participantes refrearam suas ânsias por guloseimas e petiscos, em comparação àqueles que consumiram um café da manhã mais moderado.

---

Um levantamento envolvendo quase 3 mil adeptos de dietas que haviam perdido mais de 14 kg e conseguiram manter as perdas durante pelo menos 1 ano, relatou que 78% dessas pessoas tomavam café da manhã todo dia, enquanto 88% tomavam café da manhã em pelo menos 5 dias por semana. Apenas 4% relataram que nunca tomavam café da manhã. Aqueles que tomavam café da manhã relataram ser um pouco mais ativos durante o dia. Esse estudo sugere que o café da manhã é de fato uma parte importante de um programa de perda de peso bem-sucedido (Wyatt et al., 2002). Não se erra quando o café da manhã é incluído.

Repetidamente, aconselho os que fazem dieta a se abastecerem durante o dia e comerem menos à noite. E eles repetidamente me olham cheios de medo nos olhos. É como explicou Pat, uma mãe dona de casa que queria perder peso: "Quando tomo café da manhã, sinto mais fome e aparentemente como mais ao longo do dia". O café da manhã dela consistia em apenas dois ovos cozidos

Capítulo 3 | Café da manhã: o segredo para uma dieta esportiva bem-sucedida **71**

firmes, que bastavam para manter seus sucos gástricos fluindo, mas eram insuficientes para satisfazer seu apetite. Quando ela consumiu um café da manhã substancial, contendo 500 calorias (1,5 *muffin* inglês com dois ovos mexidos, com ½ xícara de queijo *cottage*), sentiu-se bem e não cometeu exageros mais tardiamente, ao final do dia. Quando uma pessoa ingere uma quantidade *suficiente de calorias* no café da manhã, não se sentirá mais faminta – especialmente, se o café da manhã incluir 20-30 g de proteína (p. ex., ovos com queijo *cottage*). Embora não pudesse acreditar a princípio que um café da manhã de 500 calorias a ajudaria a perder peso, Pat descobriu que estava enganada. A Tabela 3.1 traz alguns exemplos de café da manhã contendo 500 calorias.

**Tabela 3.1**   Cafés da manhã de 500 calorias

| Alimento | Calorias |
| --- | --- |
| **Café da manhã na correria** | |
| *Bagel*, médio-grande | 300 |
| Pasta de amendoim, 2 colheres de sopa | 200 |
| **Total** | **500** |
| **Café da manhã não tradicional** | |
| 2 fatias de pizza de queijo | 500 |
| **Total** | **500** |
| **Café da manhã para a gaveta do escritório** | |
| Aveia instantânea, 2 sachês | 250 |
| Uva-passa, 1 caixa pequena (45 g) | 130 |
| Amêndoas, 17 unidades | 120 |
| **Total** | **500** |

## Cereais: um café da manhã para campeões

Meus clientes costumam perguntar o que eu recomendo para o café da manhã. Em geral, a minha resposta é qualquer combinação de opções integrais de pelo menos três ou até quatro grupos alimentícios. De modo mais específico, a minha resposta é cereais, por ser uma forma simples de obter todos os quatro tipos de alimentos – grãos integrais, leite com baixo teor de gordura, oleaginosas e frutas – somados a uma gama de outros benefícios. Ao ingerir uma tigela de cereais integrais com frutas, é possível obter metade das porções diárias recomendadas de frutas e grãos integrais, antes mesmo de tirar o pijama. Para maior saciedade, acrescente uma porção de proteína (ovos cozidos firmes, queijo *cottage*, oleaginosas, iogurte grego).

## O que há de tão bom no cereal?

Meu entusiasmo com cereais se deve ao fato de eles apresentarem todas as características positivas a seguir:

- **Rapidez e simplicidade.** Pessoas de todas as idades e habilidades culinárias podem facilmente verter cereais em uma tigela – sem ter que cozinhar nem limpar a sujeira depois.
- **Conveniência.** Ao estocar na despensa, na bolsa de ginástica ou na gaveta do escritório, você pode ter um café da manhã pronto para a correria matinal. Um saco plástico de cereais desidratados é melhor do que nada. Ao misturar um punhado de nozes picadas e alguns oxicocos (*cranberries*) desidratados, tem-se uma refeição balanceada – sem ter que cozinhar nem usar o liquidificador.
- **Ricos em carboidratos de grãos integrais.** Os músculos precisam de carboidrato para obter energia. Os cereais integrais, a banana e os sucos fornecem carboidratos ricos em nutrientes; o leite fornece um acompanhamento proteico. Para reforçar o valor proteico do seu café da manhã à base de cereais, adicione uma porção de oleaginosas, iogurte grego ou 1-2 ovos (cozidos firmes), conforme desejar.
- **Ricos em fibra.** A escolha de cereais na forma de farelo ou de grãos integrais diminui o risco de constipação, uma inconveniência que certamente pode interferir em seu aproveitamento no exercício. As fibras também têm qualidades protetoras que podem minimizar o risco de doença cardíaca, bem como refrear seu apetite e auxiliar na perda de peso. O farelo de cereais pode fornecer muito mais fibras do que a maioria das frutas e verduras. Os cereais ricos em fibras com conteúdo mínimo de 3 g de fibras/30 g incluem *Kashi Good Friends*, *All-Bran*, *Fiber One*, *Raisin Bran*, *Oat Bran*, *Bran Flakes* e qualquer um da multitude de cereais contendo *bran* [farelo] ou *fiber* [fibra] no nome (Tab. 3.2). Outra forma de reforçar o conteúdo de fibras de qualquer cereal é apenas salpicar *Kashi*, *All-Bran* ou *Fiber One*, bem como oleaginosas picadas, linhaça triturada, sementes de girassol ou chia.
- **Ricos em ferro.** Os vegetarianos que tomem nota: ao selecionar as marcas fortificadas ou enriquecidas, pode-se facilmente reforçar a ingestão de ferro e minimizar o risco de desenvolver anemia. Escolha uma marca que forneça pelo menos 25% dos valores diários (ver Tab. 3.2). Consuma frutas silvestres ou outra fonte de vitamina C com o cereal para intensificar a absorção do ferro oriundo do cereal.

Caso prefira cereais 100% naturais ou orgânicos sem aditivos, lembre-se de que "sem aditivos" significa sem adição de ferro, como é comum no cereal

**Tabela 3.2** Valor nutricional em cereais consumidos com frequência nos EUA

| Cereal | Quantidade | Calorias | Açúcar (g) | Ácido fólico (%DV*) | Fibras (g) | Sódio (mg) | Ferro (%DV) |
|---|---|---|---|---|---|---|---|
| *All-Bran Original* [flocos de trigo e aveia] | ½ xícara | 80 | 6 | 50 | 10 | 80 | 25 |
| *Cap'n Crunch* [cereal matinal] | ¾ de xícara | 110 | 12 | 25 | 1 | 200 | 25 |
| *Cheerios* [cereal matinal] | 1 xícara | 100 | 1 | 50 | 3 | 160 | 45 |
| *Bran Flakes, Trader Joe's* [flocos de cereais] | ¾ de xícara | 100 | 6 | 35 | 5 | 220 | 45 |
| *Corn Flakes, Kellogg's* [cereal matinal em flocos de milho] | 1 xícara | 100 | 3 | 30 | 1 | 200 | 45 |
| *Fiber One* [cereal matinal] | ½ xícara | 60 | 0 | 25 | 14 | 105 | 25 |
| *Fruit Loops* [cereal matinal com sabor artificial de frutas] | 1 xícara | 110 | 9 | 25 | 3 | 170 | 25 |
| *Frosted Flakes* [cereal matinal em flocos de milho] | ¾ de xícara | 110 | 11 | 25 | < 1 | 140 | 25 |
| *Frosted Mini-Wheats* [cereal matinal de trigo integral] | 21 biscoitos | 190 | 11 | 25 | 6 | 0 | 90 |
| *Golden Grahams* [cereais integrais] | ¾ de xícara | 120 | 10 | 25 | 2 | 140 | 25 |
| *Grape-Nuts* [cereal matinal] | ½ xícara | 200 | 5 | 50 | 7 | 290 | 90 |
| *Great Grains* [cereal matinal] | ¾ de xícara | 210 | 13 | 25 | 4 | 135 | 50 |
| *Honey Nut Cheerios* [cereal matinal sabor mel e amêndoas] | ¾ de xícara | 110 | 9 | 50 | 2 | 160 | 25 |
| *Kashi Go Lean*** [cereal granola] | 1 xícara | 140 | 6 | 0 | 10 | 85 | 10 |
| *Kashi Heart to Heart*** [cereal matinal em formato de coração] | ¾ de xícara | 120 | 5 | 0 | 5 | 85 | 10 |
| *Life Original* [chá emagrecedor] | ¾ de xícara | 120 | 6 | 100 | 2 | 160 | 50 |

*(continua)*

**74 Parte I** | Alimentação do dia a dia para pessoas ativas

**Tabela 3.2** Valor nutricional em cereais consumidos com frequência nos EUA (*continuação*)

| Cereal | Quantidade | Calorias | Açúcar (g) | Ácido fólico (%DV*) | Fibras (g) | Sódio (mg) | Ferro (%DV) |
|---|---|---|---|---|---|---|---|
| Musli** | ⅔ de xícara | 210 | 8 | 0 | 6 | 15 | 15 |
| *Oatmeal Flakes, Trader Joe's* [cereal matinal sortido] | ¾ de xícara | 110 | 7 | 50 | 3 | 190 | 50 |
| *Puffins** [cereal matinal multigrãos] | ¾ de xícara | 90 | 5 | 0 | 5 | 190 | 2 |
| *Quaker Oatmeal Squares* [cereal matinal multigrãos em formato de quadrado] | 1 xícara | 210 | 9 | 100 | 5 | 190 | 90 |
| *Quaker 100% Natural** [cereal matinal multigrãos] | ½ xícara | 210 | 15 | 0 | 3 | 25 | 6 |
| *Raisin Bran* [cereal matinal de farelo de trigo com passas] | 1 xícara | 190 | 18 | 25 | 7 | 250 | 25 |
| *Rice Krispies* [biscoito de arroz] | 1 ¼ xícara | 130 | 4 | 50 | < 1 | 190 | 50 |
| *Special K* [cereal matinal de flocos de milho] | 1 xícara | 120 | 4 | 100 | < 1 | 220 | 45 |
| *Total* [cereal matinal de flocos de milho] | ¾ de xícara | 100 | 5 | 100 | 3 | 140 | 100 |
| *Wheaties* [cereal matinal de flocos de milho] | ¾ de xícara | 100 | 4 | 100 | 3 | 190 | 45 |

*Valor diário.
**100% natural, sem adição de vitaminas ou minerais.
Informação nutricional contida nos rótulos – novembro de 2018.

matinal multigrãos, granola, trigo triturado, arroz tufado e outras marcas 100% naturais. Se gostar, pode adicionar cereais 100% naturais a variedades enriquecidas com ferro (p. ex., granola com Cheerios, trigo triturado com Wheat Chex), ou pode ainda optar por alimentos ricos em ferro em outras refeições, ou até usar suplemento de ferro.

- **Ricos em ácido fólico.** O ácido fólico está associado a um risco menor de certos tipos de defeitos inatos. Essa vitamina do complexo B é encontrada apenas em pequenas quantidades nos grãos, porém está em quantidades maiores (100-400 mcg, 25-100% dos valores diários) em alimentos fortificados, como os cereais matinais.

- **Ricos em cálcio.** O cereal é rico em cálcio quando ingerido com leite com baixo teor de gordura, iogurte ou leite de soja fortificado com cálcio. As mulheres e crianças em particular (mas também os homens) são beneficiados por esse reforço de cálcio, o qual ajuda a manter os ossos fortes e protege contra a osteoporose. Os leites vegetais são fortificados com cálcio, mas geralmente contêm pouca proteína; a alternativa não láctea mais nutritiva é o leite de soja.
- **Equilíbrio eficiente de carboidratos e proteínas.** Um café da manhã esportivo efetivo fornece três vezes mais carboidrato que proteínas. (Pense em 60 g de carboidrato para abastecer a musculatura e 20 g de proteína para desenvolvê-la e repará-la.) Farelo de passas com leite e dois ovos, ou granola e iogurte grego com frutas silvestres, podem fazer um ótimo trabalho.
- **Versatilidade.** Em vez de cansar de comer sempre a mesma marca, experimente misturar cereais para inventar infinitas variedades de sabor. Tipicamente, tenho 6-10 variedades na minha despensa. Meus amigos se divertem quando descobrem esse meu estoque impressionante. Vario ainda mais os sabores ao adicionar misturas diferentes como damascos picados, mirtilos desidratados, amêndoas em lascas, chia, linhaça triturada, sementes de abóbora, canela, noz-moscada, xarope de bordo ou extrato de baunilha.

### Escolha cereais integrais

Por "cereais integrais" refiro-me àqueles sem açúcar entre os principais ingredientes. Ler as informações nutricionais nos rótulos das embalagens permite conhecer a quantidade de açúcar presente em um cereal. Basta multiplicar o valor em gramas de açúcares adicionados (listado como Carboidratos Totais) por 4 calorias/g para determinar a quantidade de calorias provenientes de açúcar por porção. O Quaker Oatmeal Squares, por exemplo, contém açúcar mascavo e açúcar listados como o 3º e o 4º ingredientes, respectivamente. Uma porção de 1 xícara contém 9 g de açúcar (9 g de açúcar x 4 cal/g = 36 cal) em 210 calorias. Isso significa que cerca de 17% das calorias são advindas do açúcar adicionado.

Considerando que 10% das calorias diárias podem vir adequadamente de açúcar, as 9 g (36 calorias) de açúcar contidas no Oatmeal Squares sem dúvida podem se ajustar à sua carga diária de 200-300 calorias de açúcar. O açúcar é um carboidrato que abastece os músculos – sem envenená-los. Convido você a se concentrar mais no conteúdo de fibras de cereais e grãos integrais do que no conteúdo de açúcar. Os benefícios gerais para a saúde proporcionados por um cereal matinal podem superar as poucas calorias nutricionalmente vazias fornecidas pelo açúcar (Fig. 3.1).

*(continua)*

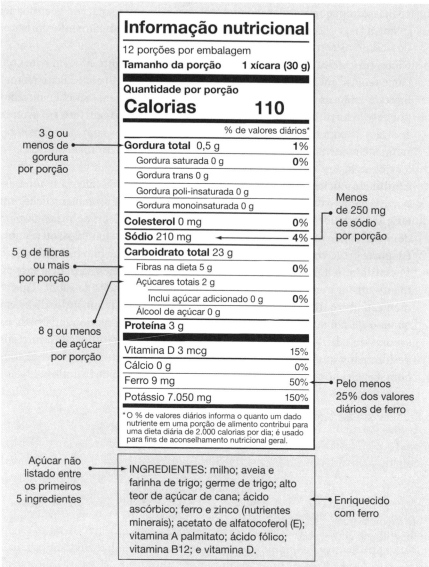

**Figura 3.1** Verifique as informações nutricionais para esses elementos-chave no rótulo da embalagem do seu cereal favorito. Caso não atenda aos critérios, combine com outros para obter um *mix* saudável.

## Outros cafés da manhã poderosos

Os cereais podem ser o café da manhã dos campeões, mas não são os únicos. Aqueles que não comem cereais podem ficar tranquilos porque existem outros cafés da manhã que podem fornecer combustível para um dia altamente energético. Ver na Parte IV as receitas de pães e *muffins* de cafés da manhã completos que possam lhe instigar a saboreá-los com um copo de leite e frutas ou suco de fruta 100% natural.

Para fins de controle do peso, um café da manhã rico em proteína pode proporcionar vantagens duradouras. Pesquisas mostraram que pessoas que consumiram um café da manhã rico em proteínas (contendo ovos) ingeriram menos calorias no jantar, comparativamente àquelas que consumiram flocos de milho com leite ou um *croissant* e suco de laranja (Fallaize et al., 2012). Talvez seja por isso que Dimitri, um homem de negócios e antigo jogador de futebol universitário, perdeu 9 kg de gordura com facilidade, a partir do momento em que passou a consumir porções generosas de frango, peixe e carne bovina magra no café da manhã, acompanhadas de uma tigela grande de salada de frutas e torradas de trigo integral. No jantar, ele passou a consumir cereais (com uma salada colorida no almoço, para incluir sua cota diária de legumes e verduras).

## Café da manhã para viagem

Caso deseje tomar café da manhã em uma padaria, cuide para fazer escolhas de alimentos sensatas:

- No lugar de combinações de alimentos altamente processados como bacon, linguiça, *croissant* ou biscoitos, opte por ovo e *muffin* inglês ou *wrap*. Aveia, panquecas de trigo integral, cereais frios, omelete com verduras e uma porção de batatas, *bagels* (com pasta de amendoim), *muffins* ingleses e *parfaints* de fruta-iogurte-granola são outras alternativas.
- Como pode ser difícil encontrar frutas frescas no cardápio, lembre-se de guardar uma maçã ou laranja na bolsa. Ou tome um gole de suco de fruta 100% natural antes de sair de casa.
- Aproveite um café com leite, em vez de café com creme, para obter mais proteína e cálcio.
- Encontre uma *delicatessen* onde haja *bagels* frescos, frutas, sucos e iogurte.
- Evite as tentações do café da manhã (rosquinhas, *croissants*) e leve para o escritório uma caixa de cereais integrais, amêndoas em lascas e passas. No local de trabalho, pegue um pouco de leite e, se desejar, acrescente café. Caso esteja viajando e hospedado em um hotel, você pode economizar tempo e di-

Parte I | Alimentação do dia a dia para pessoas ativas

nheiro, além de evitar tentações, levando consigo seu próprio cereal e frutas desidratadas (e uma colher). Leve leite em pó ou compre um frasco pequeno de leite no mercado da esquina. Um copo de água ou uma caixa de leite podem dobrar a quantidade de uma tigela de cereais.

## Cafés da manhã criativos

Se você pula o café da manhã porque não gosta dos alimentos dessa refeição, inclua o que gosta. Quem disse que você tem que comer cereais ou torrada? Qualquer alimento que você consome em outros momentos ao longo do dia pode ser consumido no café da manhã. A propósito, adoro comer sobras de pizza ou comida chinesa de manhã, para quebrar a rotina.

### Maximizar as proteínas no café da manhã

Para atletas que desejam otimizar a massa muscular, o objetivo é consumir pelo menos 20 g de proteína a cada 3-4 horas. O mesmo se aplica aos atletas que querem perder peso. A proteína satisfaz e pode refrear a urgência em lanchar. A seguir, veja como adicionar cerca de 20 g de proteína ao seu café da manhã:

- 3 ovos.
- 3 palitos de queijo ou 90 g de queijo com baixo teor de gordura.
- 90-120 g de presunto ou peru.
- 180 g de iogurte grego.
- ¾ a 1 xícara (240 g) de queijo *cottage*.

Para criar um café da manhã rico em proteínas, inclua ovos mexidos com queijo (*cottage*), iogurte grego com granola rica em proteína, um *smoothie* de fruta preparado com iogurte grego ou (sim!) uma porção das sobras de frango do último jantar com a sua tigela de cereais. Ver no Capítulo 18 mais ideias de cafés da manhã ricos em proteína, incluindo panquecas de aveia com alto teor proteico e ovos mexidos concentrados em proteína.

Você pode até desejar incluir a maioria dos alimentos que gosta no café da manhã. Uma de minhas clientes aprendeu que, ao deleitar-se com um *croissant* de chocolate pela manhã, ela acabava com o desejo de comer doces no resto do dia. Assim, ela já não desejava comer bolachas no lanche da tarde. Em vez disso, preferia saborear a tigela de cereais que, às 8h da manhã, parecia-lhe monótona.

A sua meta é consumir ¼ a ⅓ das suas calorias diárias, de manhã. Algumas opções aceitáveis são as sobras planejadas do jantar, uma batata (doce) assada ou cozida no micro-ondas com queijo *cottage*, um sanduíche de pasta de amendoim com mel, um "sundae" de iogurte com frutas picadas e sementes de girassol, sopa de tomate com biscoitos *cream cracker*, uma torrada com abacate e ovo cozido firme, ou até mesmo pratos de datas especiais. Ocasionalmente, por que não se deleitar com um item divertido no café da manhã, como as sobras de um bolo de aniversário ou da torta do dia de ação de graças? Será melhor comê-los pela manhã e queimar suas calorias ao longo do dia do que deixar para fazer isso à noite, quando você pode sucumbir ao consumo excessivo em um momento de fraqueza. No fim das contas, qualquer café da manhã é melhor do que nenhum, enquanto um café da manhã maior é preferível a um café da manhã simples, e um café da manhã farto, incluindo grãos integrais, oleaginosas, proteína e frutas ou legumes e verduras, é melhor para a saúde e o desempenho.

## Café: aquele que te acorda pela manhã

O café é uma bebida matinal universalmente amada. Todas as culturas do mundo desfrutam de algum tipo de bebida cafeinada, seja o chá na Inglaterra e na China; o expresso na Itália; ou um "café regular" nos EUA. Um norte-americano típico consome cerca de 200 mg de cafeína por dia, o que equivale a 300-360 g – uma caneca grande, ou 300-360 mL – de café.

---

**Fato ou mito**

**O café eleva a pressão arterial, aumenta o risco de câncer e eleva o risco de doença cardíaca.**

**Os fatos:** se você consome café com ou sem cafeína, é provável que viva mais do que aqueles que se abstêm de café (Floegel et al., 2012). Os benefícios de proteção da saúde não advêm da cafeína, mas dos compostos presentes no grão de café, como os polifenóis ou o magnésio. Até o presente, nenhuma conexão negativa evidente foi encontrada entre cafeína e doença cardíaca, câncer ou hipertensão arterial. Do lado positivo, os consumidores de café podem, na verdade, apresentar risco diminuído de diabetes e doença de Parkinson. E sabemos que o café no pré-exercício pode aumentar o desempenho atlético (ver o Cap. 9).

---

Cerca de 10% dos norte-americanos ingerem mais de 1.000 mg de cafeína por dia, sustentando-se na base do creme e do açúcar que adicionam ao café (além de alguns cigarros). Para essas pessoas, a doença do coração realmente é mais comum – e está ligada a uma dieta precária e a um estilo de vida prejudicial à saúde.

Além dos fumantes, entre os que devem se abster de cafeína, estão os pacientes com úlcera e aqueles propensos ao sofrimento gástrico. (A cafeína estimula as secreções gástricas e pode acarretar o chamado "estômago do café".) Atletas

**80** **Parte I** | Alimentação do dia a dia para pessoas ativas

anêmicos também devem evitar a alta ingestão de cafeína. Substâncias presentes no café e no chá podem interferir na absorção do ferro. Se você tem anemia e costuma tomar café ou chá com as refeições, ou até 1 hora após a refeição, pode estar sendo nutricionalmente desonesto consigo mesmo. Uma xícara de café consumida com um hambúrguer pode diminuir em cerca de 40% a absorção do ferro contido no hambúrguer. Entretanto, tomar bebidas cafeinadas até 1 hora antes de comer o sanduíche não produzirá efeito negativo sobre a absorção do ferro.

As maiores preocupações com a saúde relacionadas ao café têm a ver com os seguintes hábitos em torno da bebida:

- Adicionar creme ou chantili contendo gordura hidrogenada (saturada), a qual contribui para o desenvolvimento de doença cardíaca. Pelo menos, troque por leite ou leite em pó para suavizar o café.
- Tomar somente café, em vez do café da manhã completo. Uma dose grande de café com chantili e dois sachês de açúcar contém 70 calorias nutricionalmente vazias. Multiplique isso por três canecas e você poderia ter consumido uma tigela nutritiva de cereais contendo a mesma quantidade de calorias. A Tabela 3.3 fornece o conteúdo de gordura das bebidas mais comuns à base de café. Muitas pessoas que afirmam "viverem de café" poderiam facilmente consumir bem menos, se tivessem um café da manhã e um almoço que as satisfizesse. Comida é um combustível melhor do que a cafeína.
- Tomar café para ficar alerta. Uma boa noite de sono pode ser um investimento melhor. Outra possibilidade é tentar beber um copo grande de água gelada para acordar. A desidratação às vezes contribui para a fadiga.

Há muitas dúvidas sobre o papel do café em uma dieta saudável. A seguir, são listadas algumas respostas para as perguntas mais frequentes.

## Qual é o efeito do café no corpo?

A cafeína presente no café é um estimulante leve que intensifica a atividade do sistema nervoso central. Portanto, a cafeína o ajuda a permanecer alerta e aumenta o foco mental. Esse efeito estimulante atinge o pico em cerca de 1 hora e, então, declina, à medida que o fígado quebra a cafeína. Se você toma café ocasionalmente, tenderá a ser mais sensível aos efeitos estimulantes da cafeína do que alguém que consome café todos os dias e já desenvolveu tolerância à cafeína.

Embora um pouco de café proporcione benefícios agradáveis de alerta, aumento do desempenho e melhora do humor, o consumo excessivo começa a produzir efeitos colaterais: nervosismo associado à cafeína, acidez estomacal e

**Tabela 3.3** Opa! É um café calórico!

Pense duas vezes antes de pedir rotineiramente um café especial. As calorias líquidas também contam.

| Bebida | Calorias | Gordura (g) |
|---|---|---|
| Café preto Dunkin – 480 mL | 5 | 0 |
| Café gelado Dunkin, com creme e açúcar – 480 mL | 120 | 6 |
| Café gelado batido com caramelo Dunkin – 480 mL | 170 | 6 |
| Café Coolatta Dunkin com leite desnatado – 480 mL | 280 | 0 |
| *Mocha Coolatta* Dunkin batido com creme – 480 mL | 630 | 22 |
| *Coolatta* Dunkin com morango – 480 mL | 300 | 0 |
| Starbucks Vanilla Chai – 360 mL | 200 | 5 |
| Chocolate quente com leite integral Starbucks – 360 mL | 280 | 10 |
| Café *Mocha* Starbucks com leite desnatado – 360 mL | 250 | 9 |
| *Smoothie* de morango Starbucks – 720 mL | 300 | 2 |
| Café com leite integral Starbucks – 360 mL | 180 | 9 |
| Café com leite desnatado Starbucks – 360 mL | 100 | 0 |
| Café *frappuccino* Starbucks – 360 mL | 180 | 2,5 |
| Café *frappuccino* Starbucks – 720 mL | 350 | 5 |
| *Frappuccino* Java Chip Starbucks, com chantili – 480 mL | 470 | 18 |
| Frappuccino e chá-verde *matcha* Starbucks, com leite integral – 480 mL | 430 | 16 |

Informação nutricional retirada de www.dunkindonuts.com e www.starbucks.com, novembro de 2018.

ansiedade. Beber mais de 1 L de café ou 2 L de chá por dia é forçar os limites de "ingestão razoável" (CSPI, 2006b).

## O café vicia as pessoas?

Embora o café seja uma bebida popular há séculos, a sua popularidade continua falha em classificá-lo como "viciante". O café não está associado aos comportamentos observados com o uso de drogas pesadas (como a necessidade de quantidades cada vez maiores de café, comportamento antissocial e uma séria dificuldade para cessar o consumo). Se uma pessoa toma café regularmente, mas decide cortá-lo da dieta, poderá apresentar cefaleia, fadiga ou sonolência. A solução é diminuir a ingestão de cafeína de maneira gradual, em vez de eliminar o café de repente. Tenha em mente que, se tiver cefaleia por abstinência da cafeína, existem medicamentos (p. ex., Anacin e Excedrin) contendo essa substância que frustram seus esforços para reduzir a ingestão de cafeína.

Mudar para o chá diminui a ingestão de cafeína. Outras formas de minimizar a cafeína são aumentar o consumo das seguintes alternativas isentas de cafeína: café descafeinado, chá-verde ou de ervas, água quente com uma rodela de limão, caldo de carne com baixo teor de sódio, chocolate quente, Ovomaltine, outras bebidas à base de leite, cidra quente e suco de maçã ou de oxicoco (*cranberry*) quente. Sem dúvida, a melhor alternativa isenta de cafeína a uma xícara de café para manter os olhos abertos é o exercício. Uma caminhada rápida e ar fresco podem ser muito mais efetivos do que um copo de bebida.

## Quanta cafeína tem um expresso?

Contando-se os miligramas, o expresso é cerca de duas vezes mais forte que o café (35 *versus* 17 mg de cafeína em cada 30 g – porém um expresso *gourmet* da Starbucks contém 65 mg de cafeína em cada 30 g). Entretanto, como a porção de expresso é pequena, acaba fornecendo menos cafeína: 35-65 mg de um expresso (30 g) *versus* 135 mg de uma xícara (240 mL) de café regular.

## Existe alguma preocupação com mulheres que consomem cafeína?

Gestantes devem prudentemente limitar a cafeína a menos de 30 mg por dia (menos de 445 mL de café). A cafeína atravessa prontamente a placenta e, em excesso, pode estar associada ao parto prematuro. Mulheres que estão amamentando também devem limitar a ingestão. A cafeína vai para o leite e pode tornar os bebês agitados e com sono perturbado. As mulheres que tentam engravidar podem desejar restringir a ingestão de cafeína a menos de 200-300 mg por dia. Aquelas que se preocupam com o desenvolvimento de osteoporose podem ter ouvido dizer que a cafeína está associada a uma baixa densidade óssea. Isso pode ser resolvido com a adição de leite ao café ou ao consumir café com leite, para reforçar a ingestão de cálcio até os níveis recomendados.

---

**Fato ou mito**

**Coca-Cola e Pepsi são carregadas de cafeína.**
**Os fatos:** 1 latinha (360 mL) de Coca contém, em média, 35-50 mg de cafeína. Isso é bem menos que os típicos 360 mg contidos em uma caneca de café, fornecendo em média 200 mg de cafeína. Até o Red Bull tem "só" 80 mg de cafeína por latinha de 254 mL. O real problema com os refrigerantes e energéticos está no açúcar e não na cafeína.

## Se eu exagerar no álcool, o café me ajudará a ficar sóbrio?

Não. Esse é um equívoco bastante comum. O café apenas o tornará um bêbado bem alerta. O café não acelera o tempo necessário para o fígado desintoxicar o álcool. Entretanto, o café traz um pouco de água para o seu corpo e isso pode ter efeito positivo, mas você continuará precisando de um motorista.

## O café conta para as minhas necessidades diárias de líquido?

Sim. Todos os líquidos contam – água pura, suco, sopa, melancia e até café. Os rumores de que o café causa desidratação nas pessoas não tem fundamento científico (Armstrong, 2002). É verdade que o café pode fazer você urinar mais em um período de 2 horas, mas não em 24 horas. E mesmo durante o exercício sob condições de calor, os atletas podem consumir café sem se preocuparem com a desidratação.

Ver nos Capítulos 9 e 11, bem como no Apêndice A, informações sobre café e desempenho.

# 4

# Almoço e jantar: em casa, na correria e fora de casa

Almoços e jantares relaxantes – preparados com carinho, servidos de maneira atraente e compartilhados com familiares e amigos – são eventos raros para muitas pessoas ativas e famílias do esporte. Em vez disso, eles devoram rapidamente suas refeições a esmo, na correria. Mesmo assim, quando a vida está cheia e as agendas são insanas, consumir refeições bem balanceadas em um esquema de horários previsível pode fornecer a energia necessária para administrar melhor o estresse e prevenir a fadiga. Este capítulo traz dicas de gerenciamento das refeições, para que você possa cuidar de sua saúde e, ao mesmo tempo, conciliar o trabalho, os treinos e a família, além de controlar o estresse.

## A hora do almoço

Para as pessoas ativas que devem estar em um ciclo contínuo de abastecimento para os treinos e subsequente reabastecimento, o almoço é a segunda refeição mais importante do dia. O café da manhã continua em primeiro lugar. O almoço reabastece os exercícios matinais, ou do meio-dia, e fornece combustível àqueles que se preparam para sessões vespertinas. Considerando que as pessoas tendem a ficar com fome a cada 4 horas (às vezes até antes), se você tomar o café da manhã às 7-8h da manhã certamente estará pronto para almoçar somente às 11-12h. Por outro lado, se comer pouquíssimo no café da manhã (como é comum), você sentirá fome para almoçar por volta das 10h da manhã – e isso arruína o resto do esquema de horários de alimentação do dia.

A solução para o dilema "não vejo a hora de dar meio-dia para almoçar" é simples: consumir um café da manhã mais farto, que o sustente até o meio-dia; comer um lanche no meio da manhã (mais corretamente, a segunda metade do seu café da manhã tão diminuto); ou consumir o primeiro de dois almoços – um às 10h e o outro às 14h.

Para uma nação de pessoas que pulam o almoço, consumir dois almoços pode parecer uma ideia maluca. Mas, por que não? De modo ideal, você deve comer de acordo com a fome e não seguindo o relógio. Afinal, a fome é simplesmente o seu corpo clamando por mais combustível. Quando apenas se toma um café da manhã leve ou pratica exercícios intensos pela manhã, é fácil estar pronto para o almoço 1 às 10h e para o almoço 2 às 14h. É isso que faço e esse sistema me mantém regularmente abastecida, além de me ajudar a chegar em casa agradavelmente pronta para jantar, mas sem estar faminta.

Em geral, quando se planeja a alimentação para o dia, deve-se tentar distribuir as calorias de maneira uniforme. Dada a tendência a ficar com fome a cada 4 horas, as pessoas ativas podem consumir adequadamente 25% de suas calorias em cada uma das quatro refeições (café da manhã, almoço 1, almoço 2 e jantar); isso engloba um intervalo de tempo de 16 horas. Se você é do tipo que gosta de "beliscar", cada refeição é suficiente para as 4 horas; consuma a sua "refeição balanceada" dentro do bloco de horário. Alternativamente, é possível ingerir ⅓ das calorias a partir de cada uma das três refeições, em blocos de tempo de 6 horas (café da manhã + lanche; almoço + lanche; jantar + lanche). Ao experimentar esse conceito de refeições de tamanho uniforme a intervalos regulares, é provável que você erradique a sua ânsia por doces da tarde ou os desastres dietéticos pós-jantar. Você não estará consumindo mais calorias totais; apenas estará substituindo lanches por uma refeição extra mais saudável.

Apesar da importância do almoço, a logística tende a ser uma chatice. Se você prepara seu próprio almoço, o que prepara? Se compra o almoço, o que seria uma opção saudável? Caso esteja de dieta, o que é melhor para comer? A seguir, apresento algumas dicas úteis para melhorar a sua alimentação no almoço.

## Organizando a geladeira

Se você acondiciona o seu almoço, o dilema "o que acondicionar" rapidamente se torna cansativo. De modo ideal, você encontra tempo para ir às compras e preparar comida o suficiente para toda a semana, no fim de semana. Caso contrário, a maioria das pessoas tende a guardar mais ou menos os mesmos alimentos todo dia, e acaba com outro sanduíche de peru, salada ou refeição congelada. Enquanto estiver contente com as suas escolhas, ótimo. Mas se estiver cansado de ter sempre a mesma coisa, considere as seguintes sugestões:

- Esforce-se para ter ao menos 500 calorias (mesmo que esteja seguindo uma dieta redutora) de no mínimo três (de preferência quatro) tipos de alimentos no almoço. Isso significa biscoitos *cream cracker* com gergelim + iogurte grego + oleaginosas (soja) + uma banana ou salada + peru + queijo *cottage* +

quinoa. Somente iogurte ou somente salada provavelmente fornecem pouquíssimo combustível e proteína, carboidrato, vitaminas e minerais.

- Embale as sobras planejadas do jantar e esquente no micro-ondas. Isso é preferível ao macarrão instantâneo altamente processado ou aos almoços congelados, que custam mais do que valem.

Caso você seja tão sortudo que disponha de uma cafeteria no local do trabalho, ou participe de um almoço de negócios, aproveite a oportunidade para desfrutar uma refeição quente. Consumir um jantar na hora do almoço produz os seguintes efeitos:

- Abastece seu corpo para uma sessão de exercício de alto nível energético após o trabalho.
- Simplifica o dilema rotineiro de "o que jantar", por fazer você sentir menos fome e até contente por poder saborear uma tigela de cereais ou um sanduíche.
- Minimiza os horrores da fome que, de outro modo, você poderia ter que enfrentar, caso pulasse o almoço ou aguentasse até o jantar. Eventualmente, você consumirá calorias, então que sejam para matar sua fome agora.

## Almoço para quem está de dieta

Como muitos norte-americanos consideram as refeições engordativas, os que fazem dieta tendem a pular ou fazer restrições no almoço. Conforme uma praticante de caminhada de peso mais alto confidenciou: "como sou gorda, não me permito comer demais no almoço, pois tenho que manter a dieta. Não quero que ninguém me veja comendo uma refeição de verdade". Essa triste declaração é comum em nossa sociedade. Insisti que ela deveria cuidar melhor de si mesma e, ao menos, consumir "alimentos *diet*" em quantidade suficiente para manter seu metabolismo funcionando e abastecer seus músculos para o programa de caminhadas. Tão logo começou a comer um *wrap* de peru e queijo com laranja no almoço, ela descobriu os benefícios que poderia obter ao fazer essa refeição. Ela passou a ser mais efetiva no trabalho, a sentir menos fome à tarde, a ser menos propensa a atacar a geladeira no exato instante que chegava em casa e conseguir perder peso de forma mais eficiente. Ela aprendeu que almoçar dá certo.

## Supersaladas

As saladas são um almoço popular e uma forma excelente de reforçar a sua ingestão de legumes e verduras. Em uma única tigela grande cheia, é possível obter 2 ½ xícaras (5 porções diárias) de verduras – ou até mais. Entretanto, as saladas na hora do almoço podem ser boas ou más, dependendo da salada.

Se você faz dieta e é daqueles que consideram as saladas um almoço apropriado, tenha cuidado. Uma salada pobre fornece pouquíssimas calorias. Você provavelmente acabará visitando a máquina de lanches no período da tarde. Sugiro que os praticantes de dieta consumam salada no jantar, mas tenham uma refeição substancial na hora do almoço. Se você aproveita totalmente o *buffet* repleto de saladas no restaurante, preste atenção. Uma típica refeição de *buffet* de saladas pode facilmente conter 1.000 calorias, das quais 45% são oriundas de gorduras (molhos para salada). Isso não é uma refeição de dieta.

Para criar uma salada esportiva de alta energia que constitua a base do seu almoço ou jantar, inclua alimentos ricos em carboidratos e proteínas em quantidade suficiente para tornar a refeição substancial, porém limite a gordura para controlar as calorias. A seguir, listo seis dicas para ajudá-lo a aproveitar ao máximo a sua tigela de salada.

---

**Fato ou mito**

**A pasta de amendoim é engordativa; não coma isso no almoço.**

**Os fatos:** embora um sanduíche de pasta de amendoim possa conter mais calorias do que um sanduíche de peru, satisfaz mais e pode ajudá-lo a evitar os biscoitos e lanches da tarde, que de outro modo se infiltrariam na sua ingestão diária. A pasta de amendoim (ou de qualquer oleaginosa) é um alimento esportivo incrível – até mesmo para quem está de dieta – porque satisfaz e promove a saúde, além de ajudar a pessoa a permanecer abastecida por toda a tarde. Consumo dois sanduíches de pasta de amendoim e mel, quase todos os dias – almoço 1 e almoço 2 – e não sou gorda. As pessoas que consomem oleaginosas com frequência são, na verdade, mais magras do que aquelas que as evitam.

---

Dica 1: escolha uma variedade de legumes e verduras coloridos e escuros

Inclua em sua salada tomates, pimentões verdes, cenouras, folhas verdes (p. ex., rúcula, couve, espinafre-*baby*) e alfaces de folhas escuras. Legumes e verduras coloridos superam, do ponto de vista nutricional, as alfaces de folhas mais claras, pepino, aipo e rabanete. Exemplificando, uma salada feita com espinafre contém sete vezes mais vitamina C do que uma salada feita com alface-americana; uma salada feita com alface-romana de folhas escuras contém o dobro de vitamina C. Ademais, legumes e verduras coloridos estão repletos de nutrientes antioxidantes e fitoquímicos que protegem a saúde. Branco também é cor; a couve-flor branca é uma boa fonte de vitamina C (70 mg por xícara de couve-flor

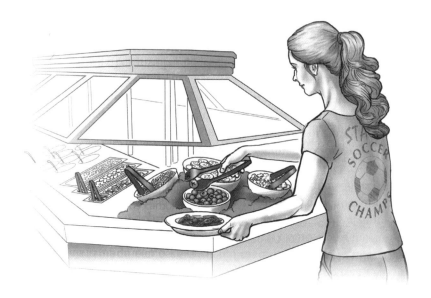

crua) e dos nutrientes anticâncer encontrados na família de vegetais crucíferos à qual ela pertence.

### Dica 2: inclua grandes quantidades de legumes, verduras e frutas ricos em potássio

O potássio é um eletrólito perdido no suor; também ajuda a proteger contra a hipertensão arterial. Consumir legumes, verduras e frutas ricos em potássio, além de limitar o sal, é uma escolha sábia para quem é hipertenso ou tem familiares com pressão arterial elevada. Tente consumir ao menos 3.500 mg de potássio todo dia – uma tarefa fácil para os amantes de salada. Entre os legumes e as verduras mais ricos em potássio, estão a alface-romana, o brócolis, tomates e cenouras (ver a Tab. 1.2, no Cap. 1). Algumas frutas ricas em potássio que podem ser agradavelmente misturadas às saladas incluem damascos desidratados em pedaços, tâmaras picadas e abacate (ver a Tab. 1.3, no Cap. 1).

### Dica 3: inclua proteína em quantidade adequada

Adicione proteína à sua salada salpicando por cima queijo *cottage*; atum ralado; salmão enlatado; ovos cozidos firmes picados; ou fatias de peru, frango ou outra carne magra. Para acrescentar proteínas de origem vegetal, use *tofu* picado, grão-de-bico, feijão-vermelho, edamame (grãos de soja verdes), nozes, sementes de girassol, soja em grãos, amêndoas em lascas ou amendoim. Os atletas que consomem apenas legumes e verduras e negligenciam a proteína frequentemente acabam anêmicos, lesionados e cronicamente doentes, com resfriado ou gripe.

## Dica 4: inclua carboidrato em quantidade adequada

Uma boa ideia é encher a salada com opções ricas em carboidrato que abastecem seus músculos e fornecem mais substância do que a simples crocância das folhas verdes:

- Legumes com alto teor de carboidrato como milho, milho em conserva, ervilhas, beterrabas e cenouras.
- Grãos e legumes como grão-de-bico, feijão-vermelho, *homus* e lentilhas.
- Arroz cozido, massas, quinoa e fatias de batata (doce).
- Laranja em gomos, maçã em pedaços, oxicocos (*cranberries*) desidratados e morangos fatiados.
- *Croutons* tostados (limitar a ingestão de *croutons* na manteiga, no ponto que deixam os dedos gordurosos).
- Uma fatia grossa de pão integral para acompanhar a salada.

## Dica 5: lembre-se do cálcio

Para obter cálcio (e proteína), adicione queijo (o gorgonzola reforça a microbiota); *tofu* em cubos; molho feito com iogurte natural temperado com orégano, manjericão e outras ervas italianas; uma colherada de queijo *cottage* (na verdade, esse queijo é melhor como fonte de proteína que de cálcio); ou uma pitada de sementes de girassol ou gergelim. Beba café com leite (descafeinado) com a salada, ou consuma iogurte como sobremesa. Não tente comer somente alface.

### Coberturas para salada: oleaginosas

Alguns atletas salpicam oleaginosas ricas em nutrientes por cima das saladas. A Tabela 4.1 mostra como ¼ de xícara (2 colheres cheias ou um punhado grande) dessas adições contribuem com nutrientes importantes, mas também com muitas calorias. Se você se preocupa com seu peso corporal, note que a adição de uma xícara de queijo *cottage* à salada pode fornecer muito mais proteína (30 g) com a mesma quantidade ou até menos calorias. Os vegetarianos que tomem nota: é possível conseguir um pequeno reforço (5-10 g) com oleaginosas, mas também é necessário incluir grãos e *tofu* para alcançar a meta mínima de 20 g de proteína por refeição.

*(continua)*

**90 Parte I** | Alimentação do dia a dia para pessoas ativas

**Tabela 4.1** Valor nutricional de oleaginosas

| Oleaginosa (¼ de xícara, 30 g) | Calorias | Proteína (g) | Fibra (g) | Cálcio (mg) | Ferro (mg) |
|---|---|---|---|---|---|
| Sementes de chia | 140 | 5 | 10 | 180 | 8 |
| Linhaça, moída | 150 | 5 | 8 | 70 | 1,5 · |
| Miolo de cânhamo | 220 | 12 | 2 | 30 | 3 |
| Sementes de abóbora | 170 | 9 | 2 | 50 | 2 |
| Sementes de gergelim | 200 | 6 | 4 | 350 | 5 |
| Sementes de girassol | 190 | 6 | 3 | 20 | 1 |
| Nozes | 190 | 4 | 2 | 30 | 1 |
| | | Meta por refeição: ~ 20-30 g | Meta diária: 25-35 g | Meta diária: 1.000 mg | Meta diária: 8 mg para homens; 18 mg para mulheres |

Dica 6: consuma gorduras saudáveis

Abacate, oleaginosas picadas, azeitonas e azeite de oliva são gorduras saudáveis que podem se adequar eficientemente a uma dieta esportiva balanceada, desde que se possa arcar com as calorias.

Tenha em mente que até os molhos isentos de gordura têm calorias – 15-45 a cada 2 colheres de sopa – e devem ser usados com parcimônia. Os molhos *light* chegam a ter 30-80 calorias a cada 2 colheres de sopa. Duas colheres de sopa não são muito para uma salada grande, por isso duplique ou triplique essa quantidade para obter uma estimativa honesta.

Nos restaurantes, peça sempre que o molho seja servido à parte, para que você possa controlar a quantidade que consome. Adicione pouco molho, ou mergulhe uma garfada de salada no molho antes de levar à boca. Algumas conchas inocentes de molho para salada podem transformar uma salada potencialmente saudável em um pesadelo nutricional cheio de gordura. Até o azeite de oliva, uma adição "saudável" para uma dieta esportiva, pode fornecer calorias em excesso. (O vinagre é "livre"; mas o azeite não.) Em uma salada grande, uma dose generosa de molho pode facilmente acrescentar 800-1.000 calorias. E mesmo em uma salada pequena, um molho pode arruinar o benefício da salada para a saúde, acrescentando 400 calorias de gordura. Essas calorias de gordura aplacam o apetite e se somam à sua cintura – mas falham em abastecer os músculos com carboidrato. Sempre aconselho meus clientes a se autoeducarem com relação às calorias oriundas dos molhos para salada, medindo a quantidade de molho que normalmente usam na salada. A informação contida no rótulo da garrafa de óleo de salada ou no frasco de molho para salada permite estimar as calorias e, ao verem o resultado, tendem a ficar chocados.

Para reduzir a gordura e as calorias oriundas do molho para salada, opte por molhos com baixo teor de gordura ou dilua um molho regular usando uma quantidade extra de vinagre, suco de limão, água ou, para molhos cremosos, leite. Ao consumir apenas pequenas quantidades dessa versão diluída, você conseguirá muito sabor e umidade com menos calorias. Outra possibilidade que você pode desejar experimentar é usar diversos tipos de vinagre. O balsâmico é um dos meus favoritos.

## Jantar em casa e fora de casa

Nos EUA, os jantares costumam ser a maior refeição do dia – a recompensa por ter sobrevivido a mais um dia cansativo e cheio de estresse. Convido você a começar a colocar o jantar entre as últimas prioridades da sua lista de refeições, e a dar maior ênfase ao café da manhã e ao almoço. Desse modo, você terá mais energia para enfrentar os estresses da manhã, usufruir de um treino mais eficiente e sentir menos necessidade de recompensas altamente calóricas à noite. Sim, você ainda pode e deve desfrutar de uma refeição agradável durante a noite – mas não precisa ser um enorme banquete, seguido de petiscos intermináveis.

As pessoas ativas comumente consomem jantares enormes porque comem pouquíssimo durante o dia. Se isso soa familiar, experimente reorganizar o seu plano estratégico para uma boa nutrição, de modo a dar mais ênfase ao café da manhã e ao almoço (ou almoços) para abastecer-se e permanecer abastecido no decorrer de um dia agitado. Use a refeição da noite como um momento para relaxar – sem comer demais – e, sempre que possível, mantenha o jantar relativamente menor, para que seja proporcional em termos de tamanho ao café da manhã e ao almoço (ou almoços) mais saudáveis.

Como disse Gretchen, uma professora do jardim da infância, "Eu costumava me entupir à noite, como forma de recompensa por ter sobrevivido a um dia frenético. Chegava em casa faminta, estressada e cansada, e então comia de maneira exagerada e me sentia horrível. Agora, consumo um café da manhã que realmente me satisfaz e, depois, o almoço 1. Tenho muito mais energia para me dedicar aos alunos, ao longo do dia. Consumo meu segundo almoço quando o expediente escolar termina, e isso me dá mais energia para estar com a família à noite. Com um jantar mais leve, durmo muito melhor e, de modo geral, sinto-me muito melhor".

## Jantar em casa

Quando o jantar é em casa, torna-se necessário um plano estratégico para montar um time de alimentos nutritivos. Algumas pessoas tiram proveito dos *kits* de refeições e cozinham sem esforço os ingredientes pré-preparados. Outras planejam e criam jantares saudáveis sem gastar muito tempo nem esforço – com pouco ou nenhum cozimento. As dicas a seguir, aliadas às receitas fornecidas na Parte IV, oferecem sugestões de cardápio testadas e aprovadas que podem lhe ajudar a desfrutar tanto da refeição quanto do momento do jantar.

### Dica 1: não chegue em casa faminto

Um pré-requisito para um momento de jantar prazeroso é ter um almoço saudável aliado a um segundo almoço ou a um lanche da tarde. Irina, uma atarefada corretora de valores, seguiu minha sugestão e passou a consumir um almoço mais saudável aliado a um segundo almoço às 16h, antes de sua aula de *kickboxing*, às 17h30. Certo dia, ela descobriu que essa alimentação aumentava a sua energia para o exercício, além de ter transformado a sua costumeira tigela "faminta-demais-para-cozinhar" de sorvete para o jantar, às 19h, em uma tigela de sopa. Um ou dois almoços substanciais diminuem a fadiga da tarde, abastecem o corpo para treinos vespertinos de qualidade superior, fornecem a energia física e mental necessária para preparar uma refeição nutritiva para o jantar e o ajudam a enfrentar os estresses do dia.

### Dica 2: planeje um tempo para comprar alimentos

A boa nutrição começa no supermercado. Ao usar os armários e o congelador da sua cozinha para estocar alimentos saudáveis, que estão prontos e à espera de serem consumidos, você se tornará mais propenso a comer melhor no jantar. Kirsten, uma auxiliar de dentista de 24 anos, costumava gastar a maior parte de seus *tickets* de alimentação em restaurantes, no caminho de volta do trabalho, porque se deparava com armários vazios e uma geladeira sem nada quando chegava em casa. Embora gostasse de cozinhar, raramente o fazia, apenas porque não planejava um tempo para ir ao supermercado. Ademais, ela ficava desanimada com as carnes, legumes e verduras que frequentemente estragavam antes de ela conseguir cozinhá-los.

Aconselhei Kirsten a agendar um dia e horário específicos para ir comprar alimentos, seja no supermercado ou pela internet, e solicitar que fossem entregues em sua casa. Ela seguiu esse esquema e, então, conseguiu montar um estoque no congelador com pacotes individuais de peito de frango, hambúrguer de carne magra, hambúrguer de peru e legumes e verduras congelados – em particular, brócolis, espinafre e abóbora-moranga, ricos em vitaminas. Uma vez

Capítulo 4 | Almoço e jantar: em casa, na correria e fora de casa **93**

que tinha montado seu estoque de alimentos congelados e outros itens básicos na cozinha, Kirsten descobriu que preferia jantar em casa.

---

**Fato ou mito**

**O congelamento destrói o valor nutricional dos alimentos.**

**Os fatos:** o congelamento retém o valor nutricional do alimento. Brócolis congelados podem fornecer muito mais nutrientes do que, digamos, os "talos" de 5 dias que você manteve na geladeira. Os alimentos congelados fornecem nutrição rápida, com menos confusão e desperdício do que os itens frescos.

---

Sempre estoco alimentos básicos que não estragam rápido. Nos dias em que chego em casa e me deparo com a geladeira vazia, posso preparar uma refeição não cozida ou esquentar rapidamente um prato semipronto.

A seguir, listo algumas de minhas refeições-padrão:

- *Muffins* ingleses e pizza.
- Biscoitos *cream cracker* integrais, pasta de amendoim, banana e leite.
- Sopa de lentilhas com brócolis extra, sobras de arroz e uma xícara de iogurte.
- Feijões cozidos (no micro-ondas), molho vinagrete e/ou salada de tomates frescos e queijo (*cottage*) enrolado em uma *tortilla* ou *wrap*.
- Sanduíche de atum com sopa de vegetais.
- Mingau de aveia com leite, salpicado com tâmaras picadas e amêndoas em lascas.

Alguns ingredientes básicos que você talvez queira estocar estão listados a seguir.

*Armário*

| | | |
|---|---|---|
| Espaguete | Aveia | Sopas (lentilhas, minestrone) |
| Molho para espaguete | Amêndoas | Bananas |
| Arroz integral | Pasta de amendoim | Uva-passa |
| Batata-inglesa | Molho vinagrete e/ou salada de tomates frescos | Pêssego em calda |
| Batata-doce | Atum | Tâmaras |
| Biscoito de cereais integrais | Salmão enlatado | |
| Biscoito salgado integral | Feijão-vermelho | |
| Milho para pipoca | Feijão enlatado | |

# 94 Parte I | Alimentação do dia a dia para pessoas ativas

### Geladeira

| Queijo muçarela ralado | Leite com baixo teor de gordura | Minicenouras |
|---|---|---|
| Queijo *cottage* com baixo teor de gordura | Ovos (ômega-3) | Pimentões vermelhos e verdes |
| *Homus* | Fruta da estação | Tomates-cereja |
| Iogurte grego com baixo teor de gordura | Suco de laranja | *Tortillas* |

### Congelador

| Pão integral | Mirtilos | Peru moído |
|---|---|---|
| *Bagels* | Abóbora-moranga | Hambúrguer de carne extra magra |
| *Muffins* ingleses | Brócolis | |
| Morangos | Peito de frango | |

Ao criar uma refeição a partir desses itens básicos, a intenção é escolher itens de pelo menos três (se não quatro) dos cinco grupos de alimentos, usando combinações de carboidrato-proteína em cada refeição. A Tabela 4.2 mostra quatro refeições bem balanceadas, de 650 calorias e 60% de carboidrato, que não requerem cozimento. As porções são apropriadas para mulheres ativas que necessitam de 2.000-2.400 calorias por dia; um homem faminto pode querer mais.

**Tabela 4.2** Refeições de 650 calorias

| Grupo de alimento | Cardápio 1: biscoitos *cream cracker* com atum | Cardápio 2: sanduíches de pasta de amendoim e uva-passa |
|---|---|---|
| 1. Grãos | 12 biscoitos salgados integrais | 2 fatias de pão de aveia |
| 2. Proteínas | 1 lata (150 g) de atum com 1 colher de sopa de maionese | 2 colheres de sopa de pasta de amendoim |
| 3. Frutas | 1 xícara de frutas silvestres | ¼ de xícara (30 g) de uva-passa |
| 4. Legumes e verduras | 8 tomates-cereja | 10 minicenouras |
| 5. Laticínios | 1 xícara (230 g) de iogurte (+ frutas silvestres) | 1 xícara (240 mL) de leite com baixo teor de gordura |
| Grupo de alimento | Cardápio 3: pizza | Cardápio 4: *burrito* |
| 1. Grãos | 2 *muffins* ingleses | 2 *tortillas* |
| 2. Proteínas | Amêndoas (aperitivo) | 1 xícara (250 g) de feijão cozido vegetariano |
| 3. Frutas | 1 xícara (240 mL) de suco de laranja | ½ xícara (120 g) de pêssego em calda |

*(continua)*

Capítulo 4 | Almoço e jantar: em casa, na correria e fora de casa **95**

**Tabela 4.2**   Refeições de 650 calorias (*continuação*)

| Grupo de alimento | Cardápio 3: pizza | Cardápio 4: *burrito* |
|---|---|---|
| 4. Legumes e verduras | ¾ de xícara (180 g) de molho para espaguete | ¼ de xícara (60 g) de molho vinagrete e/ou salada de tomates frescos |
| 5. Laticínios | ½ xícara (120 g) de queijo muçarela ralado | 1 xícara (230 g) de queijo *cottage* de baixo teor de gordura |

## Dica 3: planeje tempo para preparar os alimentos

Lauren, uma professora universitária de 53 anos, gostava de preparar as refeições nos fins de semana, quando tinha tempo para cozinhar. Ela sempre criava uma grande porção de alguma coisa no domingo, de modo que a encontrasse à sua espera quando chegasse em casa cansada e faminta após o trabalho e os treinos. Ela preferia a conveniência à variedade e seguia com arroz e feijão durante

### Refeições sem carne

Ao planejar o cardápio, que tal incluir segundas-feiras (e até mais dias da semana) sem carne? Embora a carne magra não seja prejudicial à saúde (as carnes gordas podem ser as culpadas), o meio ambiente se beneficia com o consumo diminuído de carne. Animais criados como gado de corte geram emissões de gases do efeito estufa que contribuem para o aquecimento global. Se todos nós comêssemos um pouco menos de carne, ajudaríamos a reduzir nossas emissões de carbono. As entradas simples e sem carne, que até quem não é vegetariano pode apreciar, incluem arroz e feijão; massa com feijão-branco, azeite de oliva e alho; *burritos* de feijão; omelete de cogumelos e cebola; sopa de minestrone com um *wrap* de *homus*; e pizza (de preferência, feita em casa, com massa à base de trigo integral e recheio de legumes e verduras em abundância).

Uma refeição sem carne, à base de massa, é popular e fácil de cozinhar. Embora a massa seja rica em carboidratos e forneça combustível aos músculos, que movem o seu corpo, uma tigela cheia de massa feita com farinha de trigo branca e manteiga ou óleo constitui uma fonte mínima de vitaminas e minerais – exigindo das "velas de ignição" (enzimas que ajudam a converter alimento em energia) um desempenho superior. As massas integrais proporcionam um valor nutricional apenas um pouco maior. O trigo (e outros grãos, de modo geral) é uma fonte melhor de combustível muscular que de vitaminas. Até as massas à base de espinafre e tomate são superestimadas; elas contêm uma pequena parte de legumes e verduras.

Para reforçar o poder nutricional das massas, combine-as com molho de tomate (fresco ou pré-preparado), que é rico em vitaminas, além de espinafre e molho de alho, *pesto*, ou legumes e verduras refogados (brócolis, espinafre ou pimentões verdes congelados), e garanta a adição de um acompanhamento proteico (feijão enlatado, queijo *cottage*, *homus*, *tofu*).

## 96 Parte I | Alimentação do dia a dia para pessoas ativas

a semana, então mudava para lasanha na semana seguinte, sopa de ervilhas na terceira semana e assim por diante. Quando Lauren já não conseguia encarar outro jantar repetido, cozinhava outra coisa e guardava as sobras no congelador.

## Jantar fora

Algumas pessoas comem no restaurante (ou encomendam refeições prontas para entrega em domicílio) porque suas despensas estão vazias ou preferem não cozinhar. Outras gostam de jantar em restaurantes na companhia dos amigos. Por fim, há aqueles que acabam indo para o restaurante em função das reuniões de negócios. Seja qual for a situação, toda pessoa ativa que conta com restaurantes para obter uma dieta esportiva balanceada enfrenta o desafio de escolher refeições saudáveis em meio a uma abundância de tentações. Infelizmente, muitas pessoas selecionam qualquer coisa que seja mais rápida e que atice suas papilas gustativas naquele momento, em particular quando estão cansadas, com fome, estressadas, ansiosas ou solitárias. A seguir, apresento algumas sugestões para o que comer quando não é você quem cozinha.

### Escolhas saudáveis

O primeiro passo mais importante para selecionar refeições saudáveis no restaurante é frequentar regularmente os restaurantes que oferecem alimentos esportivos ricos em nutrientes; não vá a uma churrascaria se está interessado em comer massa para abastecer os músculos. Avalie o cardápio na internet ou no expositor do lado de fora da porta, antes de sentar e constatar que o restaurante oferece arroz, batata assada, pão e outros alimentos à base de carboidrato. Tente evitar lugares que sirvam somente fritura. Além disso, descubra se eles aceitam pedidos especiais. Caso o cardápio avise claramente "não fazemos substituições", talvez você esteja no lugar errado.

Quando estiver em um restaurante adequado, escolha os alimentos com sabedoria. De modo geral, você deve optar por alimentos assados, grelhados, tostados ou cozidos no vapor – qualquer coisa que não seja fritura. Itens feitos com aves e peixes, com baixo teor de gordura, são opções melhores do que os itens naturalmente ricos em gordura, como um *steak* suculento, costeletas, queijo e linguiça. Mantenha em sua mente os alimentos listados a seguir, enquanto examina o cardápio:

- **Aperitivos.** Coquetel de camarão, taça de frutas ou *homus* são entradas excelentes para a sua refeição.
- **Pães.** Pãezinhos sem manteiga são ótimos – em particular, quando integrais. Se os pratos-padrão são feitos com manteiga (como o pão de alho), peça tam-

# Capítulo 4 | Almoço e jantar: em casa, na correria e fora de casa

bém um pão simples e desfrute o pão amanteigado com moderação. Molhe o pão simples com um pouco de azeite de oliva, em vez de passar manteiga.

- **Sopas.** As sopas saudáveis à base de caldo (como sopas de legumes, frango e arroz, missô[1] e sopa chinesa) e minestrone, ervilha, feijão-branco e lentilha podem ser boas fontes de carboidrato, além de serem mais saudáveis do que as sopas cremosas e *bisques*.[2] Além disso, são fontes de líquido.

- **Saladas.** Consuma verduras e legumes, mas, se estiver controlando o peso, limite os complementos altamente calóricos (queijo, cubos de bacon, *croutons* amanteigados, azeitonas, oleaginosas, abacate). Peça sempre que os molhos sejam servidos à parte, para poder controlar a quantidade que você deve usar.

- **Frutos do mar e aves.** Peça frango ou peixe assado, tostado, cozido no vapor, refogado ou grelhado – e lembre-se do *sushi*. Como muitos *chefs* adicionam muita manteiga ao grelhar os alimentos (p. ex., peixe), talvez seja prudente pedir que a sua entrada seja grelhada sem nada (cozida sem a gordura extra). Se a entrada for *sautée*, peça que o *chef* a refogue com pouca quantidade de manteiga ou óleo, e não adicione gordura extra antes de servir.

- **Carne bovina.** Muitos restaurantes se orgulham de servir enormes pedaços de carne bovina ou *steaks* de 360 g. Se você pedir carne bovina, planeje dividir a porção dupla ao meio, consumir uma metade e levar o restante para casa, para ser consumido no próximo jantar; compartilhe com alguém (decida na hora de fazer o pedido); ou apenas deixe no prato. Remova toda a gordura visível, e peça para servirem todo e qualquer molho ou caldo à parte, para que você possa dosar a quantidade ou até não usar. O seu objetivo é comer carne como o acompanhamento da refeição e não como o prato principal. Seus músculos apresentarão melhor desempenho se ⅔ do seu prato estiverem cobertos com alimentos ricos em carboidrato, como batatas, legumes, verduras e pães. Que tal carne bovina refogada com bastante arroz, uma *fajita* ou até um hambúrguer vegetariano, em vez de uma fatia de *steak*?

- **Batatas.** Batatas assadas – tanto a inglesa como a doce – são ótimas fontes de carboidrato. Não permita que o *chef* as mergulhe em manteiga ou creme azedo; peça para essas coberturas serem servidas à parte, para que você possa controlar a quantidade consumida. Mas a melhor opção é trocar essas calorias gordas por mais carboidrato. Adicione umidade ao amassar a batata com leite (pedido especial). Isso pode parecer confuso, mas é uma deliciosa alternativa com baixo teor de gordura para saborear o que, de outro modo, seriam batatas sem nada.

---

1    N.T.: Pasta de soja usada em sopas na culinária japonesa.
2    N.T.: Sopa cremosa de frutos do mar.

**98 Parte I** | Alimentação do dia a dia para pessoas ativas

- **Massas.** Escolha massas servidas com molho de tomate (carboidrato) em vez de molhos à base de queijo, óleo ou cremosos, com alto teor de gordura. Além disso, tenha cuidado ao escolher lasanha recheada com queijo, *tortellini* e *manicotti*. Essas opções costumam fornecer mais gordura que carboidrato.
- **Arroz.** Em um restaurante chinês, é melhor encher uma tigela extra com arroz branco, outra boa fonte de carboidrato, do que os rolinhos primavera ou outro aperitivo frito. O arroz integral, quando disponível, é preferível ao arroz branco.
- **Legumes e verduras.** Peça legumes e verduras simples e sem manteiga, com algum molho especial (holandês, limão com manteiga) servido à parte.
- **Comida asiática.** Arroz integral cozido no vapor com combinações refogadas, como frango com vagem ou camarão com vegetais asiáticos, são as melhores escolhas. Peça uma porção extra. Você também pode pedir que o alimento seja preparado com menos óleo. Tenha cautela nos *buffets*; os *chefs* tendem a adicionar óleo extra para que os alimentos fiquem mais soltinhos.
- **Sobremesas.** *Sorbet, frozen yogurt*, bolo papo-de-anjo e frutas silvestres estão entre as melhores opções para a sua dieta esportiva. As frutas frescas normalmente estão disponíveis, mesmo quando não estão listadas no cardápio. Caso você não resista a uma sobremesa indecente, assegure-se de desfrutá-la após ter consumido carboidrato suficiente para abastecer seus músculos. Ou seja, não coma uma salada pobre em carboidratos no jantar economizando para poder consumir *cheesecake* como sobremesa.

Quando se deparar com uma refeição contendo principalmente proteína e gordura, que enche o estômago sem abastecer os músculos, complemente com seus próprios lanches pós-jantar ricos em carboidrato, que estão sempre à mão; podem ser barras de figos desidratados, biscoitos *cream cracker* ou abacaxi desidratado. Entretanto, tente ainda fazer pedidos especiais. Lembre-se de que é você quem manda quando se trata de comer no restaurante. O trabalho do restaurante é lhe servir alimentos esportivos de alta qualidade que melhoram a sua saúde e o seu desempenho. *Bon appetit*!

## Alimentação de posto de gasolina

Se você é um dos numerosos atletas, árbitros, técnicos, treinadores de atletismo e membros de equipes de apoio – incluindo os pais, cônjuges e irmãos – que passam tempo demais na estrada, viajando de um evento esportivo ao outro, provavelmente está familiarizado com o termo "alimentação de posto de gasolina". As dicas a seguir podem ajudá-lo a se alimentar de maneira razoavelmente satisfatória em um posto de gasolina ou a partir das máquinas de venda automáticas – ou, pelo menos, se alimentar melhor do que se não planejasse nada. Mas, primeiro, para os propósitos desta seção, é preciso que você entenda a definição de **dieta esportiva bem balanceada** – e note que o termo "bem balanceada" se aplica à alimentação do seu dia inteiro e não só a uma refeição ou lanche. Portanto, um bom café da manhã, almoço e jantar podem ajudar a compensar as guloseimas desnecessárias da madrugada.

Conforme disse no Capítulo 1, uma dieta esportiva bem balanceada inclui alimentos de pelo menos três – idealmente, quatro – dos seguintes grupos de alimentos:

1. **Frutas e verduras**, para obtenção de vitaminas e minerais que reforçam o sistema imune e ajudam a manter o corpo saudável.
2. **Alimentos à base de grãos**, que abastecem os músculos e o cérebro.
3. **Alimentos ricos em proteína**, para desenvolver e reparar os músculos.
4. **Alimentos ricos em cálcio**, como laticínios, para intensificar a saúde dos ossos e também fornecer proteína de alta qualidade para os músculos.

O **balanço** também inclui o balanço calórico. Lembre-se de ler a informação sobre as calorias contida nos rótulos dos alimentos e consuma somente a porção que se adéqua à sua carga de calorias: 600-800 calorias por refeição para mulheres ativas, e 800-1.000 calorias por refeição para homens ativos.

A Tabela 4.3 lista lanches típicos de alimentação de posto de gasolina e agrupa os alimentos de acordo com o perfil nutricional. A sua tarefa é escolher um alimento de pelo menos três dos quatro grupos. Usando esse padrão, é possível se ajustar para escolher alguma coisa balanceada e meio decente como refeição esportiva, enquanto se está na estrada (ou diante de uma máquina de venda automática).

A sua "dieta balanceada" pode parecer uma destas "saborosas" refeições:

Suco de laranja, pipoca, barra de proteína e iogurte.

Molho vinagrete e/ou salada de tomates frescos, salgadinho de milho, amêndoas e leite.

Banana, amendoim, biscoito salgado integral e um salgadinho de queijo.

As frutas, os legumes e as verduras são os alimentos mais difíceis de encontrar quando se está na estrada. Uma vez que o corpo estoca vitaminas no fígado, a sua dieta pode conter poucas frutas, legumes e verduras por cerca de uma semana, sem que você fique desnutrido. (O fígado de uma pessoa saudável estoca vitamina C suficiente pelo menos para 3 semanas.) Ao chegar em casa, você pode repor o suprimento diminuído do seu fígado consumindo *smoothies* de fruta, saladas coloridas e porções generosas de frutas, legumes e verduras frescos.

**100** **Parte I** | Alimentação do dia a dia para pessoas ativas

**Tabela 4.3** Lanches típicos de posto de gasolina

| 1. Frutas, legumes e verduras | 2. Alimentos à base de grãos | 3. Alimentos ricos em proteína | 4. Alimentos ricos em cálcio e laticínios* |
|---|---|---|---|
| Suco de fruta 100% natural | Biscoitos belVita | Amêndoas | Palitos de queijo |
| Maçãs | Xícaras de farelo de passas | Atum enlatado | Leite aromatizado: chocolate, morango, baunilha |
| Purê de maçã | Salgadinhos de milho, *chips* multigrãos | Barras de proteína | |
| Bananas | Biscoitos de cereais integrais | Ovo, cozido firme | |
| Fruta em calda | Barras de cereais | Carne-seca (bovina, peru) | Leite, laticínio ou soja |
| Fruta desidratada | *Muffin* (farelo, milho) | Barras de cereais e chocolate | Queijo pré--fatiado (enrolado individualmente) |
| Suco de laranja | Biscoitos *cream cracker* com pasta de amendoim | Leite | Iogurte, integral ou grego |
| Laranjas | Pipoca | *Mix* de oleaginosas | |
| Uva-passa | Barras energéticas | Amendoim | |
| Molho vinagrete e/ou salada de tomates frescos | *Pretzels* | Sementes de girassol | |
| Suco de legumes e verduras | Biscoitos salgados integrais | *Mix* de oleaginosas e frutas desidratadas | |
| | | Iogurte, queijo | |

*Se você é intolerante à lactose, o queijo *cheddar* é uma opção de laticínio sem lactose – mas provavelmente será útil levar comprimidos de Lactaid quando viajar. Alimentos não derivados do leite e ricos em cálcio, como leite de soja ou suco de laranja enriquecido com cálcio, podem ser difíceis de encontrar na estrada.

## Leve uma bolsa térmica na viagem

Uma alternativa sábia para o "jantar" em postos de gasolina é viajar levando uma bolsa térmica e bolsas de gelo recongeláveis. Abasteça a térmica com sanduíches (pasta de amendoim e geleia, *homus* e queijo), bebidas e alimentos esportivos integrais apropriados para repor a energia durante a viagem a um evento, e também para reposição subsequente. Uma maratona pré-viagem para compra de alimentos em um supermercado grande pode lhe render (e também aos seus colegas de equipe) uma economia considerável de dinheiro. Eis algumas sugestões:

- **Itens perecíveis:** mexerica-clementina, banana, minicenouras, pimentões (coma-os como se fosse maçã), iogurte grego, palitos de queijo, achocolatado, peito de peru, ovos cozidos firmes, *homus*, *wraps*, mini-*bagels*.
- **Itens não perecíveis:** atum em sachê, pasta de amendoim, amêndoas, barras de cereais, biscoitos de cereais integrais, barras energéticas, suco de maçã, tâmaras, suco de legumes e verduras (para o sódio, em clima quente).

## Opções de *fast-food*

Comer em um restaurante *fast-food* pode ser desastroso para uma dieta esportiva, se você escolher o caminho da "cidade da gordura". Você terá facilmente a oportunidade de selecionar itens contendo alto teor de gordura e calorias, porém baixo conteúdo de carboidrato, fibras, frutas, legumes e verduras. Embora a refeição ocasional à base de hambúrguer e fritas seja menos preocupante após um evento, os *fast-foods* como parte da sua dieta precisam ser balanceados com grãos integrais, frutas, legumes e verduras. Felizmente para a nossa saúde, a maioria dos restaurantes *fast-food* de hoje oferece opções saudáveis. A Tabela 4.4 sugere formas de aparar gordura e calorias das refeições rápidas.

**Tabela 4.4**  Ajustando a gordura e as calorias no *fast-food*

Optando por alternativas um pouco diferentes, é possível evitar quantidades significativas de calorias e gordura saturada – e ainda desfrutar de uma refeição satisfatória.

| Em vez disso... | Calorias | Gordura (g) | Experimente isso... | Economia de calorias | Economia de gordura (g) |
|---|---|---|---|---|---|
| McMuffin com linguiça e ovo | 450 | 27 | McMuffin com ovo | 150 | 15 |
| Big Mac | 550 | 29 | 2 hambúrgueres pequenos | 50 | 13 |
| Filet-O-Fish | 390 | 19 | *Wrap* de frango grelhado | 130 | 10 |
| BK Whopper | 670 | 40 | BK Whopper, sem maionese | 160 | 17 |
| Pizza MeatZZa Domino's (34 cm), 2 fatias | 740 | 34 | Pizza de queijo Domino's (34 cm), 2 fatias | 160 | 14 |
| Peito de frango extra crocante KFC, 1 pedaço | 530 | 35 | Peito de frango (receita original) KFC, 1 pedaço | 150 | 14 |
| Salada de taco Taco Bell, carne bovina | 760 | 39 | Salada de taco Taco Bell Express | 180 | 13 |

*Informação nutricional de *sites*. Outubro, 2018.

Os viajantes, em particular, precisam aprender a se abastecer com sabedoria, mesmo que o orçamento seja limitado. Se você é um atleta que pesa 68 kg e precisa de 2.700-3.000 calorias por dia, a forma mais econômica de afastar a fome é se encher de *fast-food* – como refeições tentadoras. Má ideia. Essas refeições ricas em gordura não só formam coágulos nas artérias e avolumam a cintura como também falham em abastecer adequadamente os músculos. A

**102 Parte I** | Alimentação do dia a dia para pessoas ativas

melhor pedida é sempre levar consigo alimentos ricos em carboidrato. Algumas opções fáceis de levar são *bagels*, barras energéticas, barras de figos desidratados, *pretzels*, cereais desidratados (p. ex., Toasted Oatmeal Squares ou granola), frutas desidratadas (p. ex., tâmaras, damascos) e garrafinhas de 350 mL de suco de fruta 100% natural.

As ideias para cardápios listadas a seguir poderão ajudá-lo a navegar de maneira saudável pelo mundo dos *fast-foods*:

- Não importa em qual versão, os hambúrgueres e as batatas fritas sempre apresentam um alto conteúdo de gordura. É melhor ir a um lugar que ofereça mais do que apenas hambúrgueres. Descubra um cardápio que ofereça sanduíches de frango grelhado ou *wraps* de *homus* acompanhados de sopa (caldos ou com grãos). Outras opções são refeições à base de frango assado ou grelhado, com purê de batatas, arroz e legumes, além de saladas completas com feijão-vermelho, grão-de-bico e pães multigrãos.
- Caso você peça um hambúrguer, peça também mais um pãozinho ou uma porção extra de pão (ou guardanapos). Esprema a gordura no primeiro pãozinho (ou guardanapo) e, em seguida, substitua pelo outro pão.
- Reforce a sua ingestão de carboidratos com bebidas como sucos, *smoothies* e *shakes* de baixa caloria. Embale carboidratos suplementares, incluindo uva--passa ou barras de cereais.
- Fuja das refeições caras. É melhor comer hambúrguer e tomar leite do que jogar seu dinheiro "no ralo" ao escolher um combo com batatas fritas.
- Cuidado com os sanduíches de frango com molho especial à base de maionese. Esse tipo de molho pode tornar o sanduíche de frango tão gordo quanto os sanduíches de frango frito. Peça ao atendente para não colocar o molho ou tire a maionese.
- Se pedir frango frito, pegue os pedaços grandes, retire toda a pele e coma somente a carne. Removendo a pele e o empanado da receita original de peito de frango da KFC, você consegue eliminar 200 calorias e 17 g de gordura. Peça porções extra de pãezinhos, pão de milho com mel ou geleia, espiga de milho e outros legumes, para obter mais carboidrato.

  Embora o frango assado ou grelhado seja preferível ao frango frito, esteja atento para o fato de que a pele crocante do frango ainda é gordurosa. Além disso, muitos acompanhamentos de refeições à base de frango brilham de tanta manteiga; contudo, qualquer legume tende a ser melhor do que nenhum. Pergunte se há opção de legumes sem manteiga, cozidos no vapor.
- Resista à tentação de escolher batatas assadas com coberturas ricas em gordura. A sua melhor pedida é uma porção extra de batatas simples, dividindo a cobertura de brócolis e queijo (14 g de gordura) entre ambas. Com essa

Capítulo 4 | Almoço e jantar: em casa, na correria e fora de casa **103**

---

**Fato ou mito**

**Uma salada *fast-food* é preferível a um hambúrguer.**

**Os fatos:** muitas saladas vêm carregadas de frutas desidratadas, castanhas, abacate, milho, sementes de girassol e feijão. Sim, são ingredientes nutritivos, porém calóricos – especialmente quando grandes quantidades de queijo são espalhadas por cima, aliadas a uma inundação de molho para salada. A Tabela 4.5 mostra algumas saladas que podem ser mais ricas em calorias e sódio do que um hambúrguer de *fast-food*.

**Tabela 4.5**  Saladas altamente calóricas

| Entrada | Calorias | Gordura total (g) | Gordura (% de calorias) | Sódio (mg) |
|---|---|---|---|---|
| Big Mac | 550 | 30 | 50 | 1.000 |
| Olive Garden: salada *caesar* com frango grelhado | 600 | 40 | 60 | 1.230 |
| Panera: salada *ranch* com lima do sudoeste do Chile, com frango | 670 | 35 | 45 | 800 |
| BK Whopper | 670 | 40 | 50 | 970 |
| Wendy's: salada *caesar* com frango e especiarias | 720 | 40 | 55 | 1.760 |
| Applebee's: salada oriental de frango grelhado, sem molho | 1.050 | 65 | 55 | 2.150 |
| Cheesecake Factory: salada com frango grelhado | 1.150 | 65 | 55 | 2.150 |
| Applebee's: salada oriental de frango grelhado, com molho | 1.300 | 85 | 60 | 2.240 |

---

escolha, você acaba consumindo uma refeição saudável de 800 calorias, rica em carboidrato, com apenas 15% das calorias oriundas de gordura. Para obter proteína adicional, tome leite com baixo teor de gordura.

- Peça pizza com crosta grossa, em vez de queijo extra. Mais massa significa mais combustível para os músculos. Uma fatia de pizza de crosta espessa da Domino's contém 9 g a mais de carboidrato que uma fatia de pizza de crosta fina. Exagere nos legumes e verduras (pimentões verdes, cogumelos, cebolas), mas afaste-se do *pepperoni*, linguiça e carne bovina moída. Não tenha vergonha de usar o guardanapo para descartar a gordura que sai do queijo com o cozimento.

- Procure uma padaria que ofereça pães integrais. Peça um sanduíche que enfatize o pão, em vez do recheio. Um *wrap* grande (de preferência de trigo integral) fornece ampla quantidade de carboidrato. Dispense a maionese e adicione umidade com *homus*, molhos para salada *light* (quando disponível), mostarda ou *ketchup*. Os recheios com menor teor de gordura são peru, presunto e carne bovina magra assada.

- As sopas de feijão saudáveis acompanhadas de biscoitos *cream cracker*, pão ou pão de milho fornecem uma refeição que satisfaz e é rica em carboidrato e pobre em gordura. O *chili*, desde que não esteja brilhando com uma camada de gordura, pode ser uma boa opção. Por exemplo, uma porção grande de *chili* da Wendy's, com 8 biscoitos *cream cracker*, fornece 350 calorias que satisfazem; desse total, apenas 20% (7 g) são oriundas de gordura.

É possível encontrar uma dieta esportiva energizante mesmo quando se come na estrada. Basta apenas se alimentar antes de ficar com muita fome, a ponto de sucumbir às opções ricas em gordura que satisfazem a fome, mas deixam os músculos com pouco combustível.

### Jantar da equipe

Houve um tempo em que o jantar das equipes era massa com almôndegas. Hoje, a equipe provavelmente inclui atletas vegetarianos (e até veganos), atletas que não podem comer trigo nem laticínios, e atletas alérgicos ao amendoim. Para simplificar os jantares da equipe, pense em promover algo como "monte a sua refeição", disponibilizando um *buffet* que inclua opções sem glúten, sem lactose e sem carne. Cada atleta pode montar seu próprio prato de grãos, burrito, salada ou taco. Um caos organizado, sem dúvida, porém divertido para todos. As refeições são momentos para desfrutar da companhia uns dos outros, sejam quais forem as limitações dietéticas.

# 5

# Entre as refeições: lanches para ter saúde e energia constantes

A maioria dos meus clientes faz refeições precárias e exagera nos lanches; estão para sempre em busca de uma solução rápida para a falta de energia, e os lanches comumente representam 20-50% do total de calorias que eles consomem. Se você é um campeão dos lanches, convido-o a redefinir os lanches em refeições, para que assim você seja menos propenso a escolher biscoitos, doces, cafeína e outros alimentos típicos dos lanches. Na realidade, costumo eliminar a palavra **lanche** quando aconselho meus clientes. Ensino-os a pensar em **dois** almoços, em vez de **almoço** e **lanche da tarde**. Desse modo, eles acabam escolhendo alimentos completos (como banana e pasta de amendoim) e não os lanches típicos (como doces e salgadinhos) para comer à tarde.

## Lanchar com sabedoria

Embora algumas pessoas tentem não lanchar por acreditarem que comer entre as refeições é pecaminoso e engorda, a verdade é que lanchar é importante. As pessoas ativas tendem a sentir fome pelo menos a cada 4 horas; portanto, se almoçar ao meio-dia, seu corpo irá pedir um lanche (ou um segundo almoço) por volta das 16h, ou até antes. Caso se exercite à tarde, precisará de combustível extra para energizar seu treino. Lanchar é benéfico tanto para você como para seus treinos e deve ser integrado à sua dieta esportiva, de preferência com um **segundo almoço**, em vez das **guloseimas doces da tarde**. Um lanche integral planejado é uma opção muito melhor do que uma bebida estimulante como o Red Bull ou outro energético (ver Cap. 8).

## Lanches rápidos

Ao comer em meio à correria e agarrando um lanche qualquer, em vez de consumir refeições de verdade, assegure-se de escolher alimentos completos, que combinem proteína com carboidrato. É possível fazer escolhas sábias a partir dos inúmeros itens nutritivos e convenientemente disponíveis. Listo a seguir algumas sugestões populares. A informação entre parênteses fornece uma opção adicional.

- Um *muffin* inglês integral, com pasta de amendoim e café com leite (descafeinado).
- Uma fatia de pizza de crosta grossa (integral) com pimentões verdes.
- *Homus*, pita e minicenouras.
- Torradas de pão de centeio cobertas com abacate amassado e fatias de ovo cozido firme.
- Cereal com iogurte (grego) e mirtilos (congelados).
- Comida chinesa para viagem – frango refogado com legumes e arroz (integral) cozido no vapor.
- Aveia instantânea preparada com leite contendo baixo teor de gordura e lascas de amêndoas.

Observe que cada uma dessas minirrefeições inclui alimentos dos três grupos alimentares. O ideal é que você escolha alimentos de diferentes grupos para balancear a sua dieta. Desse modo, mesmo que belisque ao longo do dia, você consumirá a variedade de nutrientes que necessita para ter boa saúde e desempenho superior. A lista a seguir fornece ideias adicionais para lanchar e beliscar tanto em casa como na estrada:

- **Cereais desidratados.** Faça uma mistura com seus cereais favoritos, incluindo uva-passa, frutas desidratadas, canela ou oleaginosas.
- **Aveia instantânea.** Leve a aveia ao micro-ondas, com algum laticínio ou leite de soja, em vez de água, para reforçar seu poder nutritivo. Salpique oxicoco (*cranberry*), tâmaras picadas ou qualquer fruta fresca ou desidratada com oleaginosas picadas.
- **Pipoca.** Consuma pipocas simples ou polvilhadas com especiarias como *chili* em pó, alho em pó, cebola em pó ou molho de soja. Caso goste, borrife azeite de oliva para fixar as especiarias.
- ***Pretzels.*** Se deseja diminuir a ingestão de sal, não o use, ou compre *pretzels* sem sal.
- **Biscoito *cream cracker*.** Biscoitos de cereais integrais, com gergelim, de farelo e com baixo teor de gordura são boas escolhas.
- ***Muffins.*** Os feitos em casa com óleo de canola são melhores; os *muffins* integrais de farelo ou milho são preferíveis àqueles feitos com farinha de tri-

go branca (ver receitas na Parte IV). Quando comprar para estocar, escolha *muffins* pequenos ou corte um grande ao meio e compartilhe com um amigo.
- **Bagels.** As variedades integrais contendo mais vitaminas e minerais são preferíveis aos *bagels* feitos com farinha de trigo branca.
- **Frutas.** Escolha bananas, maçãs, frutas silvestres ou qualquer fruta fresca. Quanto maior a variedade de cores, melhor para a sua saúde. Ao viajar, embale frutas desidratadas para obter nutrição concentrada.
- ***Smoothies.*** Bata com leite, iogurte ou suco; frutas frescas ou congeladas; e germe de trigo, chia ou farinha de linhaça (ver as receitas no Cap. 25).
- **Picolés de frutas congeladas.** Você pode saborear lentamente essas guloseimas agradáveis e, ao mesmo tempo, ter uma boa saúde.
- **Iogurte.** Compre iogurte natural com baixo teor de gordura – escolha o iogurte grego, se desejar proteína extra – aromatize com baunilha, mel, xarope de bordo, canela, café instantâneo descafeinado, purê de maçã, fruta (enlatada) ou frutas silvestres (congeladas).
- **Barras energéticas, biscoitos simples (p. ex., fatias de pão), sachês de carboidratos, barras de cereais.** Pré-embaladas e portáteis, podem ser levadas no bolso e na mochila da academia, e podem ser bastante acessíveis.

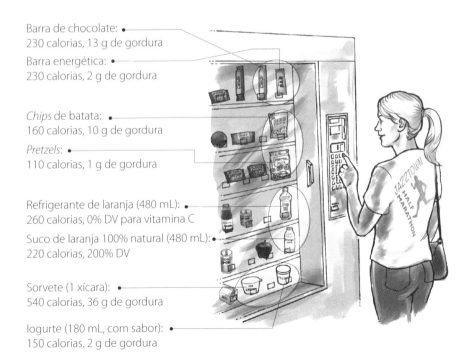

Barra de chocolate:
230 calorias, 13 g de gordura
Barra energética:
230 calorias, 2 g de gordura

*Chips* de batata:
160 calorias, 10 g de gordura
*Pretzels*:
110 calorias, 1 g de gordura

Refrigerante de laranja (480 mL):
260 calorias, 0% DV para vitamina C
Suco de laranja 100% natural (480 mL):
220 calorias, 200% DV

Sorvete (1 xícara):
540 calorias, 36 g de gordura

Iogurte (180 mL, com sabor):
150 calorias, 2 g de gordura

## 108 Parte I | Alimentação do dia a dia para pessoas ativas

- **Oleaginosas e *mix* de oleaginosas e frutas desidratadas.** Amendoins, nozes, amêndoas, sementes de girassol, sementes de abóbora, grãos de soja, além de outras castanhas e sementes, são excelentes fontes de proteínas, vitaminas do complexo B, vitamina E e gordura saudável.
- **Sanduíches.** Os sanduíches não precisam ser restringidos ao almoço; são ótimos para os lanches. Escolha pasta de amendoim, peru, *homus*, rosbife magro ou atum (com maionese *light*).
- **Batatas (doces) assadas.** Graças ao micro-ondas, este pode ser um lanche prático. As batatas são saborosas quentes ou frias, e constituem uma opção rica em carboidrato para reabastecer os músculos após um treino intenso. Experimente batatas-doces com purê de maçã e uma pitada de noz-moscada – é delicioso.

### Barras energéticas:[1] pré-embaladas para praticidade

As barras energéticas esperam por você na loja de conveniência; cada uma delas reforça sua habilidade de melhorar o desempenho. As informações a seguir o ajudarão a decidir quanto de sua carga alimentar será destinada a esses lanches populares. O ideal é que você inclua mais cascas de banana do que embalagens de barras energéticas na sua lixeira.

- **As barras energéticas são portáteis.** É possível transportar facilmente no bolso essas barras compactas, leves e muitas vezes enriquecidas com vitaminas, para servirem de "comida de emergência". As barras energéticas são práticas para corredores e ciclistas que desejam carregar um lanche duradouro em uma corrida longa, para dançarinos que querem se abastecer com pouco, e para os que gostam de fazer longas caminhadas e querem levar pouco peso na mochila.
- **As barras energéticas proporcionam alimentação pré-exercício.** Abastecer-se antes de iniciar o exercício é uma ótima forma de reforçar o vigor e a resistência. A indústria de barras energéticas tem feito um excelente trabalho em ensinar como a alimentação pré-exercício é importante para melhorar o desempenho. O reforço energético associado às barras não resulta de ingredientes mágicos (cromo, aminoácidos), mas sim das 200 a 300 calorias

---

1 N.C.C.: O mercado brasileiro também dispõe de uma ampla variedade de marcas de barras energéticas capaz de atender públicos e objetivos diferentes. Porém, é preciso sempre se atentar às listas de ingredientes e de aditivos encontradas no rótulo nutricional dos produtos. Além disso, é importante observar o teor de nutrientes presentes nesses produtos e discutir com um nutricionista se esses atendem aos objetivos de cada pessoa.

ingeridas. Essas calorias claramente são mais capazes de abastecê-lo do que zero caloria ou nenhum lanche. É importante destacar que as calorias das barras de figos desidratados, biscoitos de cereais integrais, bananas e barras de cereais também são efetivas para fornecer energia pré-exercício.

- **As barras energéticas proporcionam alimentação durante o exercício prolongado.** As barras energéticas também são uma ótima forma de reforçar o vigor e a resistência durante o exercício prolongado, como caminhadas e corridas de bicicleta, de modo que você não precise contar somente com o que come antes do exercício.

- **A maioria das barras energéticas alega ser altamente digerível.** É discutível se as barras energéticas são mais fáceis de digerir do que um alimento padrão, porque a capacidade de digestão varia amplamente de um atleta[2] para outro. Como para todos os lanches esportivos, você terá que aprender por tentativa e erro, no decorrer dos treinos, quais alimentos funcionam melhor para o seu sistema, e quais não servem. O segredo para tolerar confortavelmente as barras energéticas é beber bastante água ao ingeri-las. Caso contrário, o produto poderá cair mal.

- **Algumas barras energéticas reforçam o alto conteúdo de proteína.** Embora 10 ou 20 g de proteína contidas em uma barra possam ser uma forma conveniente de inserir proteína nos seus lanches, o seu corpo realmente necessita de proteína extra? (Ver o Cap. 7.)

---

2   N.C.C.: No Brasil, a Resolução RDC n. 18, de 27 de abril de 2010, da Agência Nacional de Vigilância Sanitária (Anvisa) define como devem se apresentar alguns alimentos especialmente formulados para auxiliar os atletas a atender suas necessidades nutricionais específicas e auxiliar no desempenho do exercício. Nesse regulamento são adotadas algumas definições, entre elas destacam-se os suplementos energéticos para atletas, que devem atender aos seguintes requisitos: o produto pronto para consumo deve conter, no mínimo, 75% do valor energético total proveniente dos carboidratos; a quantidade de carboidratos deve ser de, no mínimo, 15 g na porção do produto pronto para consumo; este produto pode ser adicionado de vitaminas e minerais, conter lipídios, proteínas intactas e ou parcialmente hidrolisadas e não pode ser adicionado de fibras alimentares. Os suplementos proteicos devem conter, no mínimo, 10 g de proteína na porção; o produto pronto para consumo deve conter, no mínimo, 50% do valor energético total proveniente das proteínas, podendo ser adicionado de vitaminas e minerais e não conter adição de fibras. Outra classificação é dos suplementos para substituição parcial das refeições para atletas. Esses devem conter concentrações variadas de macronutrientes e apresentar os seguintes requisitos: a quantidade de carboidratos deve corresponder a 50-70% do valor energético total do produto pronto para consumo; a quantidade de proteínas deve corresponder a 13-20% do valor energético total do produto pronto para consumo; a quantidade de lipídios deve corresponder, no máximo, a 30% do valor energético total do produto pronto para consumo, esse produto deve fornecer, no mínimo, 300 kcal por porção.

**110** Parte I | Alimentação do dia a dia para pessoas ativas

- **Algumas barras energéticas reforçam o baixo conteúdo de carboidrato.** Essa é uma má escolha para atletas. O lanche contendo carboidrato é desejável por ser a melhor fonte de combustível para os músculos. E, apesar da crença popular, o carboidrato não é engordativo; o que engorda é o excesso de calorias.
- **As barras energéticas são caras.** Você terá que gastar pelo menos 5 a 10 reais para comprar a maioria das barras esportivas. A alternativa mais econômica é comprar barras de cereais no supermercado, a um custo menor (Tab. 5.1). Um punhado de uva-passa também é bastante eficiente.
- **As barras energéticas não contêm ingredientes mágicos.** São apenas uma fonte conveniente de calorias (energia). Elas atendem às necessidades de muitas pessoas famintas que buscam algo nutritivo, pré-embalado e sem complicação para lanchar.

**Tabela 5.1** Barras energéticas *versus* alimento padrão

Se você pretende comprar barras de cereais e barras energéticas, a sua opção mais econômica é fazer isso no supermercado ou em um atacado. Comprar as barras em uma loja de conveniência sairá bem mais caro do que o custo por 100 calorias listado na tabela, o qual é baseado na compra das barras no supermercado. Em geral, os alimentos não processados e não embalados (p. ex., maçãs, frutas desidratadas, oleaginosas) são os lanches preferidos.

| Lanche esportivo | Calorias/ embalagem | Custo/100 calorias (U$) | Custo/ unidade (U$) |
| --- | --- | --- | --- |
| Fig Newtons (60 g) | 200 | 0,27 | 0,54 |
| belVita Breakfast Biscuit (54 g) | 230 | 0,32 | 0,74 |
| Nature Valley Granola Bar, Oats 'N Honey (45 g) | 190 | 0,34 | 0,66 |
| Quaker Chewy Bar, com lascas de chocolate (24 g) | 100 | 0,44 | 0,44 |
| Uva-passa (30 g) | 90 | 0,60 | 0,57 |
| Clif Bar, com lascas de chocolate (72 g) | 250 | 0,64 | 1,59* |
| KIND Bar, oleaginosas e chocolate amargo (42 g) | 200 | 0,75 | 1,59* |
| RX Bar, com lascas de chocolate (54 g) | 220 | 1,22 | 2,49* |

*As barras Clif, Kind, RX são vendidas individualmente nos EUA, e não em embalagem com 6 unidades.
*Nota*: informação nutricional contida nos rótulos dos alimentos. Preços baseados em Massachusetts, dezembro de 2018.

## Capítulo 5 | Entre as refeições: lanches para ter saúde e energia constantes  **111**

## Existe a "melhor" barra?

Se você está confuso quanto à melhor barra, saiba que não está só. Meus clientes costumam perguntar quais barras eu recomendo. A minha resposta depende das necessidades nutricionais de cada um deles. A melhor barra é aquela que supre suas necessidades de saúde, filosofia alimentar e papilas gustativas. Para alguns, a melhor barra é a que não contém glúten. Para outros, a melhor barra é a feita com ingredientes orgânicos. E, para muitos, a melhor barra é apenas a que tem o melhor sabor.

Para ajudá-lo a se desvencilhar da confusão das barras energéticas, apresento a seguir uma lista abrangente, porém incompleta, de barras organizadas pelo tipo. (É apenas uma lista e não uma recomendação dos produtos.) Talvez, essa lista o ajude a ver como a indústria vende aparentemente para todo e qualquer nicho possível. Tente não se deixar levar pelo nome de um produto – pode ser mais potente do que o próprio alimento esportivo.

- **Livre de aditivos (o que também significa sem adição de vitaminas nem minerais).** Clif Mojo and Nectar, Epic, Good Greens, Gnu, Honey Stinger Waffle, Kashi, KIND, Larabar, Optimum, Peak Energy, Perfect 10, PowerBar Nut Naturals, ProBar, Pure, Raw Revolution, Red Square Powerflax, RX, thinkThin, Trail Mix Honey-bar, Zing.
- **Economicamente acessível.** Nutri-Grain, Nature Valley Granola, Kashi Chewy, Quaker Chewy.
- **Com cafeína.** Better Than Coffee, Clif CoolMint Chocolate, Clif Peanut Toffee Razz, Honey Stinger Caffeinated, Peak Energy Plus, Picky Bar Game, Set, Matcha, Verb.
- **Sem derivados do leite (ver também vegetariano).** Bonk Breaker, Bumble Bar, Clif Builder's and Nectar, Enjoy Life, GoMacro, KIND, Larabar, Perfect 10, Picky, RX, thinkThin Crunch, Vega Endurance.
- **Enriquecido e fortificado com vitaminas adicionais.** Balance, Zone-Perfect.
- **Rico em fibra (gramas de fibra).** Fiber One Chewy (5-6 g), Gnu Flavor and Fiber (12 g), NuGo Fiber d'Lish (12 g), Oatmega (7 g), Quest (13-14 g), thinkThin Protein and Fiber Bar (5 g).
- **Saudável para o intestino, FODMAP baixo.** Fody, GoMacro Peanut Butter Protein Replenishment, EnjoyLife Dark Chocolate (e outros sabores), GoodBelly, Happy.
- **Sem glúten.** Bonk Breaker, BumbleBar, Elev8Me, Enjoy Life, EnviroKidz Rice Cereal, Fody, Good Belly, GoMacro, Hammer, KIND, Lara, Picky, PowerBar Protein Plus, Pure Protein, ProBar, RX, Quest, Raw Revolution, That's It Fruit, thinkThin, Truwomen, Zing, 88 Acres Seed and Oat.
- **Sem glúten e sem derivados do leite.** Bonk Breaker, Bumble Bar, Enjoy Life, Kind, Larabar, Picky, thinkThin.
- **Baixo carboidrato.** OhYeah! One, Pure Protein, Quest, Keto.
- **Kosher.** GoMacro, Extend, Larabar, Pure Fit, ReNew Life Organic Energy, thinkThin, Truwomen.
- **Sem oleaginosas.** Don't Go Nuts, Enjoy Life, Freeyumm, Go Raw, Honey Stinger Waffle, Jumpstarter Bodyfuel, Luna Bar Lemon Zest, That's It, 88 Acres Seed and Oat.

*(continua)*

- **Orgânico.** Cascadian Farms, Clif, Pure, GoMacro, Red Square Powerflax.
- **Sem amendoim.** Clif, Truwomen (alguns sabores), Enjoy Life.
- **Barra de proteína (à sua escolha – soja, *whey*, ovo ou fonte mista de proteína) (gramas de proteína):** Clif Builder (20 g), Gatorade Whey Protein Bar (20 g), GoMacro Protein Replenishment (10-12 g), Honey Stinger Protein (10 g), Lenny and Larry's Muscle Brownie (20 g), NuGo (10-12 g), Oatmega (14 g), PowerBar ProteinPlus (30 g), PowerCrunch (13 g), Pure Protein (20 g), Quest (21 g), RX (12 g), thinkThin Protein (20 g).
- **Cru.** Good Greens, Pure, Raw Revolution, Vega Whole Food Raw Energy Bar.
- **Barra de recuperação (3-4 g de carboidrato:1 g de proteína).** Clif, KIND Breakfast Protein, PowerBar Performance, Picky, RX.
- **Sem soja.** BumbleBar, Clif Nectar, Enjoy Life Chewy, GoRaw, KIND, Larabar, NuGo Fiber d'Lish, Oatmega, Picky, ProBar, Pure, Quest, Raw Revolution, Vega Endurance, Zing.
- **Vegetariano (gramas de proteína).** Clif (a maioria dos sabores, 11 g), Clif Builder's (20 g), Go Macro (11 g), Good Greens (10 g), Hammer Vegan (15 g), Larabar (5 g), Picky (7 g), Pure Organic (4 g), ProBar (8-11 g), thinkThin High Protein (alguns sabores são vegetarianos, 13 g), Truwomen (12 g), Vega (10 g), 88 Acres Seed and Oat (6 g).
- **Barras para mulheres (menos calorias; adição de cálcio, ferro e ácido fólico).** Healthwarrior Chia, Iron Girl Energy, Larabar, Luna, PowerBar Pria, Truwomen.
- **Barras 40-30-30 (40% carboidrato, 30% proteína, 30% gordura)** Balance, ZonePerfect.

## Ataques ao lanche

Os lanches previnem não só a sensação de fome como também o desejo por doces. Muitos de meus clientes se queixam desse desejo constante. Eles acreditam estarem total e completamente viciados em lanches açucarados. Ajudei muitos clientes a resolverem seus desejos problemáticos por doces, de maneira simples e indolor. A solução é fácil: comer antes de ficar com fome demais. A pessoa faminta tende a desejar doces (e gordura) e a comer de forma exagerada. Uma maçã não resolve o caso; ela quer uma torta de maçã... e também sorvete. Quando as pessoas ficam com muita fome, anseiam por alimentos densos em calorias como biscoitos doces, sorvete, chocolate – carboidrato com gordura (Gilhooly et al., 2007).

Se você passa pela experiência dos ataques incontroláveis a lanches com frequência, examine os estudos de caso e soluções apresentados a seguir, para aprender a domar o monstro do biscoito que vive em você. Lembre-se de que o problema são os ataques a lanches e não os lanches em si.

## Caso 1: ataque ao lanche antes do jantar

*Eu tenho a pior das gulodices. Faço de tudo para lutar contra o desejo por doces até chegar em casa e, então, inevitavelmente ataco os biscoitos com gotas de chocolate. Sinto-me impotente e sem controle sobre os doces. Espero que você consiga me colocar nos eixos.*
— David, maratonista de 47 anos, contador e pai.

Histórias como a de David são comuns entre meus clientes. Ele veio a mim sentindo-se culpado pelo seu descontrole em relação aos doces. Embora necessitasse de 3.000 calorias diárias, consumia zero caloria no café da manhã e mal comia no almoço, nada além de um iogurte com 200 calorias, alegando que não tinha tempo. Não admira que estivesse incontrolavelmente faminto na hora de ir para casa; havia acumulado um déficit de 2.800 calorias. A natureza assumia o controle, estimulando-o a comer mais do que o suficiente, para que assim ele conseguisse adequar a energia em seu sistema.

Sugeri que David consumisse suas 1.600 calorias oriundas dos biscoitos na forma de refeições completas, ao longo do dia. Então, ele passou a ingerir 800 calorias no café da manhã (cereais, leite, banana e *muffin* inglês com pasta de amêndoa) e 1.000 calorias na forma de lanches, fáceis de comer, na hora do almoço e no decorrer do período da tarde (2 iogurtes, 2 bananas grandes, 2 barras de proteína). Bastou um dia para ele descobrir que o biscoito não era um monstro. Ele conseguiu chegar em casa com um humor melhor, sem se sentir tentado pelos biscoitos, e teve energia para curtir a família, em vez de ser distraído por sua necessidade de comê-los. Essa mudança diminuiu sua ingestão de gordura saturada, melhorou a qualidade de sua dieta no geral, ajudou a esvaziar o pneu sobressalente que havia ao redor de seu abdome e diminuiu os níveis de colesterol – sem mencionar a melhora em sua qualidade de vida.

## Caso 2: ataque ao lanche no período pré-menstrual

*Posso saber com facilidade o período do mês, com base em meus hábitos alimentares. Os brownies e outros desejos por chocolate no período pré--menstrual me vencem.*
— Charlene, 21 anos, corredora universitária.

Charlene, como muitas mulheres, reconhecia que seus padrões alimentares mudavam com os estágios do ciclo menstrual. Na semana que antecedia o período, ela era esmagada pelo desejo por alimentos açucarados e gordurosos (sorvete) ou alimentos salgados e gordurosos (*chips* de batata frita); na semana subsequente ao período, ela tendia a desejar alimentos com menos gordura ou tinha pouquíssimo apetite. Os pesquisadores verificaram esses padrões alimentares e relataram que uma complexa relação de alterações hormonais parece influenciar as escolhas alimentares das mulheres. Níveis elevados de estrógeno podem ter ligação com desejos pré-menstruais por carboidrato (Reed, Levin e Evans, 2008).

As mulheres também podem vivenciar o desejo por carboidrato por sentirem mais fome. Antes da menstruação, a taxa metabólica de uma mulher pode aumentar em 100-500 calorias (Barr, Janelle e Prior, 1995). Essa adição seria equivalente a outra refeição. Entretanto, quando Charlene sentia-se estufada e gorda em razão do aumento pré-menstrual do peso em água, assim como a maioria das mulheres, ela aderia a uma dieta restritiva. O resultado era uma privação dupla. Ela tinha uma necessidade fisiológica por calorias extras exatamente quando aderia a uma dieta restritiva deficiente em calorias. Não admira que sentisse uma fome esmagadora e um desejo por doces.

Recomendei a Charlene que não restringisse as calorias e, em vez disso, quando sentisse fome na semana anterior ao período, se permitisse ingerir até 500 calorias semi-integrais adicionais. Então, ela começou adicionando chocolate quente ao café da manhã padrão, um biscoito de aveia com uva-passa no almoço, e um lanche da tarde com amêndoas cobertas por chocolate amargo. Ela resolveu a fome persistente que até então a atormentava, e estava menos irritável. Até seus amigos e familiares notaram a diferença em seu humor. Ela estava feliz por sobreviver ao ciclo menstrual sem ganhar peso pelas noites de compulsão por *brownies*.

## Chocolate em uma dieta saudável

O chocolate é feito de cacau, um alimento vegetal. Contém compostos protetores da saúde chamados flavonoides, que ajudam a relaxar e dilatar os vasos sanguíneos, diminuem a pressão arterial e intensificam o fluxo sanguíneo para o cérebro. Esses flavonoides também são encontrados em outros alimentos vegetais, como chá-verde, vinho tinto, maçãs e cebolas. Duas colheres de sopa de cacau natural em pó (do tipo usado na culinária) fornece o mesmo poder antioxidante de ¾ de xícara de mirtilos ou 1 ½ copo de vinho tinto.

De todos os tipos de chocolate, o chocolate amargo (contendo 70% de cacau) é a fonte mais rica de fitonutrientes. O chocolate amargo pode ajudar a diminuir o colesterol sanguíneo e proporciona benefícios à saúde do coração, de modo específico, melhorando a saúde dos vasos sanguíneos e abaixando a pressão arterial (Taubert et al., 2007). Levantamentos epidemiológicos de grandes populações indicam que aqueles que consomem chocolate regularmente obtêm mais desses fitonutrientes protetores da saúde do que aqueles que não consomem chocolate. Isso diminui o risco de doença cardíaca. Na Holanda, homens idosos que regularmente comiam produtos contendo chocolate diminuíram o risco de doença cardíaca em 50%, bem como o risco de morte por causas diversas em 47% (Buijsse et al., 2006).

*(continua)*

Capítulo 5 | Entre as refeições: lanches para ter saúde e energia constantes **115**

Apesar dessas notícias animadoras sobre o chocolate, ele continua sendo apenas um confeito e não um alimento essencial. Consuma chocolate (amargo) por prazer; não é preciso evitá-lo. O cacau puro é amargo e não palatável, por isso precisa de muita adição de açúcar para ser transformado em uma deliciosa barra de chocolate. O truque é saborear o chocolate amargo integrado a uma carga arbitrária de 150-200 calorias provenientes de açúcar, que pode ser incluída em sua dieta esportiva diária. Não há nada de muito errado em saborear um pedaço pequeno de chocolate amargo após uma refeição, quando uma pequena quantidade funciona e até comprovadamente promove uma discreta redução na pressão arterial (Taubert et al., 2007). No meu caso, aprecio chocolate amargo durante as caminhadas e passeios de bicicleta. Seu sabor me agrada mais do que o da maioria dos alimentos esportivos comercializados, além de abastecer efetivamente tanto o meu corpo quanto a minha mente.

## Caso 3: ataque ao lanche de chocolate

> *Chocolate é meu alimento favorito. Luto contra a urgência de almoçar biscoitos com gotas de chocolate, lanchar bombons de chocolate e jantar sorvete de chocolate.*
> — Jocelyn, 17 anos, estudante e jogadora de basquete.

Há pessoas que simplesmente amam doces. Elas não precisam de desculpas para se entregar aos seus desejos açucarados. Consomem doces todo dia, pelo menos três vezes, começando com um *muffin* com gotas de chocolate no café da manhã, um bombom enorme no almoço e carne de porco agridoce no jantar, seguida de sorvete como sobremesa. Naturalmente, esse alto consumo de doces resulta em uma dieta precária porque o açúcar não contém vitaminas nem minerais.

Como uma adolescente saudável e ativa, Jocelyn tinha espaço na dieta para incluir os doces sem prejudicar a saúde. Para as pessoas que consomem uma dieta completa de modo geral, as *Dietary Guidelines for Americans (2015-2020)* estabelecem que cerca de 10% das calorias podem ser obtidas do açúcar refinado, se desejado. Como Jocelyn precisava de pelo menos 2.800 calorias por dia, certamente poderia incluir 280 calorias de açúcar, que é uma quantidade razoável.

Os atletas que abusam de doces apresentam risco aumentado de problemas nutricionais, em comparação àqueles que costumam incluir uma pequena guloseima na rotina. Comer uma forma inteira de *brownies* no jantar é muito diferente de comer um *brownie* por prazer na sobremesa, após uma refeição nutritiva. Os chocólatras exageram à noite e, então, comumente pulam o café da manhã no dia seguinte por estarem sem fome de manhã, após terem comido chocolate demais na noite anterior. Eles poderiam se nutrir melhor ao consumir uma pequena sobremesa de chocolate após o jantar e, então, despertar com fome para comer um café da manhã completo na manhã seguinte.

No caso de Jocelyn, o problema com o chocolate estava na falta de tempo para o café da manhã, não gostar do almoço da escola, e ter acesso fácil às máquinas de vendas automáticas de alimentos. Eu a incentivei a comer o café da manhã a caminho da escola, e isso a ajudou a consumir menos doces ao longo do dia.

# 6

## Carboidrato: simplificação de um assunto complexo

Hoje em dia, com as dietas ricas em proteína (para desenvolver músculos) e as dietas cetogênicas ricas em gordura (para perder peso), além do falatório sobre **treino reduzido** (com as reservas de carboidrato depletadas), há uma enorme confusão acerca do papel dos carboidratos em uma dieta esportiva. Estudo constantemente as pesquisas na área e continuo convencida de que algumas formas integrais de carboidrato são as melhores escolhas tanto para atletas como para aqueles que se exercitam tendo em vista o condicionamento físico, com o intuito de abastecer os músculos e promover uma boa saúde. Neste capítulo, explicarei o porquê.

Pessoas de todas as idades e habilidades atléticas serão beneficiadas ao nutrirem-se com alimentos ricos em carboidratos minimamente processados, como frutas, verduras, feijões, legumes e itens integrais, aliados ao balanço certo de proteínas e gorduras saudáveis. Mas por que alguns atletas insistem em relatar que se sentem melhor quando param de comer pão, cereais e massas? Carolyn, uma ávida triatleta, delirava sobre o quanto ela passou a se sentir melhor depois que cortou os carboidratos. Perguntei: "O que você comia antes de fazer a mudança?". Sua resposta foi a dieta padrão americana (SAD, do inglês *Standard American Diet*), pulando refeições, incluindo muito *fast-food* e comendo mais lanches e guloseimas do que refeições de qualidade. Não admira que ela se sentisse melhor depois que passou a se alimentar melhor.

Outros motivos que fazem as pessoas se sentirem muito melhor após abdicarem os carboidratos podem estar relacionados com as sensibilidades alimentares. Quando se corta muitos alimentos, elimina-se um ou dois itens que poderiam gerar uma sensação de mal-estar. Um nutricionista registrado pode ajudar a alcançar o mesmo nível de sensação de bem-estar, trabalhando com você para descobrir quais alimentos contribuem para a sensibilidade.

Alguns atletas adotam uma dieta isenta de carboidrato como forma de refrear as compulsões por açúcar que levam à ingestão de muito carboidrato. Um modo mais fácil de minimizar as compulsões por carboidrato é evitar a fome extrema. Apesar da crença popular, é improvável que as compulsões por carboidrato sejam causadas pelo vício em carboidrato, mas sim pelos efeitos fisiológicos da fome. Consultar os Capítulos 5 (sobre o desejo por doces) e 16 (sobre o controle do peso).

O propósito deste capítulo é eliminar essa confusão, para que você possa fazer as escolhas que melhor promovem a boa saúde, o peso apropriado e o desempenho ótimo nos esportes.

## Carboidratos simples e complexos

A família dos carboidratos inclui tanto carboidratos simples como carboidratos complexos. Os simples são mono e dissacarídeos (contendo 1 e 2 moléculas de açúcar, respectivamente). A glicose, a frutose e a galactose são monossacarídeos, os açúcares mais simples, e podem ser simbolicamente representados do seguinte modo:

Os dissacarídeos podem ser simbolizados assim:

Quatro fontes comuns de dissacarídeos incluem o açúcar de mesa (sacarose), o açúcar do leite (lactose, uma combinação de glicose e galactose), xarope de milho e mel.

- O açúcar de mesa, o xarope de milho e o mel contêm, todos, glicose e frutose, mas em quantidades diferentes.
- O açúcar de mesa, mediante digestão, é quebrado em 50% de glicose e 50% de frutose.
- O xarope de milho rico em frutose (XMRF), comumente usado em refrigerantes, é quebrado em cerca de 55% de frutose e 45% de glicose. (O XMRF é feito por meio de processos químicos que primeiro convertem o amido de milho em xarope de milho; e, em seguida, convertem cerca de 55% da glicose contida no xarope em frutose, para intensificar o sabor doce.)

O mel contém cerca de 31% de glicose, 38% de frutose, 10% de outros açúcares, 17% de água e 4% de partículas diversas.

Finalmente, o corpo converte todos os mono e dissacarídeos em glicose. Esta viaja pelo sangue (glicose sanguínea) para abastecer os músculos e o cérebro.

As frutas, os legumes e as verduras fornecem diversos açúcares, em diferentes proporções. Como o organismo absorve açúcares diferentes a velocidades distintas e por vias diversas, pesquisas indicam que o consumo de vários açúcares proporciona uma melhor absorção durante o exercício. Isso significa que você deve ler o rótulo de ingredientes contido na embalagem das bebidas esportivas para garantir que forneçam mais de um tipo de açúcar.

O mel é erroneamente descrito como superior ao XMRF ou açúcar branco refinado. Se você prefere mel pelo sabor agradável, tudo bem. Mas o mel não é superior em termos de vitaminas ou desempenho. O açúcar em qualquer forma – mel, xarope de bordo, xarope de milho, açúcar mascavo, açúcar demerara ou agave – proporciona valor nutricional insignificante, e o corpo digere qualquer tipo de açúcar ou carboidrato em glicose para usá-la como combustível.

Outro tipo de açúcar encontrado em muitos alimentos esportivos artificiais são as maltodextrinas, também conhecidas como polímeros da glicose. As maltodextrinas são cadeias contendo cerca de cinco moléculas de glicose. As bebidas esportivas adoçadas com maltodextrinas podem fornecer energia com rápida absorção e sabor menos doce do que aquele conferido pelo açúcar regular. Entre os combustíveis esportivos contendo maltodextrinas, estão os produtos da Hammer Nutrition.[1]

Os carboidratos complexos, como o amido contido nos alimentos vegetais e o glicogênio presente nos músculos, são formados quando os açúcares se ligam e se unem, formando longas cadeias complexas, semelhantes a cordões com centenas de pérolas. Podem ser representados simbolicamente assim:

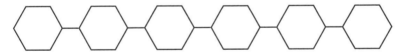

Os vegetais armazenam quantidade extra de açúcar na forma de amido. Por exemplo, o milho é doce quando novo, mas se torna amiláceo conforme envelhece. Seu açúcar extra é convertido em amido. Em contraste com o milho e outros vegetais, as frutas tendem a converter amido em açúcar conforme amadurecem. Um bom exemplo é a banana:

---

1 N.C.C.: No Brasil, temos os produtos da Integral Médica e Atlhetica Nutrition.

# 120 Parte I | Alimentação do dia a dia para pessoas ativas

- Uma banana verde e pouco amarelada contém cerca de 80% de amido e 7% de açúcar.
- Uma banana predominantemente amarela contém 25% de amido e 65% de açúcar.
- Uma banana coberta de pintas e manchas contém 5% de amido e 90% de açúcar.

Batata, arroz, pão e outros amidos que você consome são digeridos em glicose e, então, queimados para a obtenção de energia ou estocados para uso futuro. Os seres humanos armazenam a glicose extra principalmente na forma de glicogênio muscular e glicogênio hepático (e, de modo geral, não na forma de gordura). Esse glicogênio é prontamente disponibilizado para a obtenção de energia durante o exercício.

## Discussão: o açúcar é maléfico ou benéfico para atletas?

Tenho certeza de que você conhece pessoas que evitam açúcar como se fosse uma praga. Também é provável que você tenha amigos que o amem e desfrutem de uma carga fixa diária de açúcar. Embora os indivíduos antiaçúcar relatem que o açúcar é erosivo para a saúde, os cientistas do exercício alegam que o açúcar melhora o desempenho. Isso talvez leve você a se perguntar: devo comer açúcar ou evitá-lo? Eis a seguir uma informação que o ajudará a entender melhor os dois lados da discussão sobre o açúcar – evitar o açúcar (DiNioloantonio e O'Keefe, 2018) e permitir o açúcar (Archer, 2018).

### Açúcar: diga não

- O açúcar não é um nutriente essencial. Nossos corpos podem produzir açúcar (glicose) a partir da gordura e da proteína que obtemos da dieta ou pela quebra de músculo e tecido adiposo.
- O norte-americano comum consome aproximadamente 45 kg de açúcar por ano, o que equivale a cerca de 900 g por semana e contribui para uma grande quantidade de calorias vazias.
- Populações com alta ingestão de açúcares adicionais tendem a ter problemas de saúde. Diminuir a adição de açúcar a menos de 10% das calorias totais diminui o risco de sobrepeso, obesidade e deterioração dental.
- O açúcar da dieta eleva a glicemia. O consumo rotineiro de 150 calorias de açúcar por dia (p. ex., uma lata de refrigerante) aumenta o risco de desenvolvimento de diabetes em 1%. Grande parte desse açúcar está oculta nos alimentos embalados.
- A metabolização do açúcar adicionado (sem valor nutricional) requer vitaminas e minerais. Com um consumo muito alto de açúcar (e baixa ingestão de outros alimentos nutritivos), é possível se tornar depletado de nutrientes.
- Trocar as calorias vazias do açúcar por calorias ricas em nutrientes é uma decisão simples. Limitar a ingestão de açúcar não prejudica ninguém.

*(continua)*

## Açúcar: OK para os fisicamente ativos

- O consumo de açúcar aumentou de menos de ~4,5 kg por pessoa ao ano, no final do século XIX, para cerca de 45 kg por pessoa ao ano, na época da II Guerra Mundial (1942), e então permaneceu relativamente estável até os anos 1980. A nossa saúde também melhorou entre 1880 e 1980 – portanto, seria justo afirmar que aumentar o açúcar faz mal à saúde?
- O açúcar (e amido – um cordão de moléculas de açúcar unidas) está contido no leite materno, laticínios, frutas, mel, batata, trigo, milho, quinoa e em todos os grãos. Ao redor do mundo, as pessoas têm consumido esses carboidratos há anos. Então, por que só agora o açúcar e o amido, repentinamente, se tornaram responsáveis por desenvolver obesidade e doenças no ser humano?
- Os temidos termos *não saudável*, *tóxico* e *venenoso* são simplesmente não científicos. As pessoas que desconhecem a fisiologia aceitam essa retórica antiaçúcar. Mas o fato é que nenhum alimento é *saudável* ou *não saudável*. É preciso avaliar a dieta inteira.
- A saúde precária não está relacionada com o açúcar e sim com a inatividade. Baixos níveis de atividade física reduzem a capacidade corporal de metabolizar de modo ideal o açúcar, e isso explica a verdadeira causa da obesidade e das doenças metabólicas.
- Em termos de diabetes, o que importa é o açúcar *no sangue* e não o açúcar *na dieta*. A elevação da glicemia que ocorre após a alimentação não é patológica, mas constitui a falha dos músculos e do fígado em captar o açúcar. Ou seja, não é o que você come, mas o que o seu corpo faz com aquilo que você come. Os corpos de pessoas fisicamente ativas captam prontamente o açúcar, ao contrário dos corpos das pessoas inativas.
- A atividade física afeta o apetite e a ingestão calórica. Pessoas que têm um estilo de vida sedentário tendem a ter o apetite desregulado e podem facilmente ingerir mais calorias do que queimam. A falta de atividade física afeta de modo negativo a saúde e o metabolismo do açúcar.

## Comentários finais: a dieta tamanho único não é adequada para todos

A falta de atividade física, portanto, mais do que o açúcar, é a grande ameaça à saúde. Já que tantas pessoas estão gordas e sem condicionamento, uma dieta pobre em açúcares e amidos provavelmente é a melhor para elas. Mas para você – um esportista ativo e condicionado, com risco diminuído de cardiopatia, diabetes e obesidade – os açúcares e carboidratos não tendem a ser tóxicos, sendo mesmo úteis para aumentar o desempenho atlético (Lavie, 2018).

Ninguém está sugerindo que os atletas devem consumir quantidades irrestritas de açúcar. Mas você deve entender que, como atleta, deseja abraçar um padrão alimentar saudável que inclua um balanço apropriado de carboidratos (açúcares e amidos) em cada refeição. O antigo conselho para desfrutar de uma variedade de alimentos – com um pouco de açúcar, se desejar – parece ser uma meta razoável.

Açúcares e amidos têm habilidades similares de abastecer os músculos, porém diferem quanto à habilidade de nutri-los com vitaminas e minerais:

- O carboidrato refinado contido nos refrigerantes adoçados fornece energia, mas não fornece vitaminas nem minerais.
- O carboidrato altamente processado contido nas bebidas esportivas, confeitos e géis fornece energia, mas não fornece vitaminas nem minerais, a não ser que os alimentos sejam enriquecidos.
- Os açúcares naturais e carboidratos não refinados presentes em frutas, legumes, verduras e grãos integrais fornecem energia, vitaminas, minerais, fibras e fitoquímicos – o combustível e as velas de ignição que a máquina do seu corpo necessita para funcionar melhor.

## O carboidrato engorda?

Stacey, uma *personal trainer*, queria comer pão, massa e outros alimentos ricos em carboidrato para abastecer os músculos, mas também desejava manter um físico magro. Como muitas pessoas que têm consciência do peso corporal e se exercitam, Stacey considerava os alimentos à base de carboidrato engordativos, por isso estava frustrada. "Na minha casa não entram biscoitos *cream cracker*, pão, cereais nem *bagels*, senão eu os como – demais. Quero perder e não ganhar peso com todo esse carboidrato."

O fato é que o carboidrato em si não engorda. O excesso de calorias é o que engorda; em particular, o excesso de calorias provenientes da gordura que acompanha os carboidratos – manteiga no pão, óleo na massa, maionese nos sanduíches e queijo nos biscoitos *cream cracker* – é engordativo. A gordura fornece 36 calorias por colher de chá, em comparação às 16 calorias fornecidas pelo carboidrato. Além disso, a conversão do carboidrato em excesso de gordura corporal é limitada, pois há queima preferencialmente de carboidratos quando você se exercita. O corpo armazena o excesso de gordura da dieta porque o custo metabólico da conversão do excesso de carboidrato em gordura corporal é 23% das calorias ingeridas. O excesso de gordura da dieta, por outro lado, é facilmente estocado como gordura corporal; o custo metabólico da conversão do excesso de gordura da dieta em gordura corporal é 3% das calorias ingeridas (Sims e Danforth, 1987).

As pessoas costumam acreditar que os carboidratos são engordativos porque podem promover a rápida elevação da glicemia, estimular o corpo a secretar mais insulina e, assim, promover armazenamento de gordura. Na verdade, não é tão simples assim. As calorias em excesso engordam e não o excesso de insulina. Entretanto, a insulina pode estimular tanto o apetite como a deposição de gordura, e é nisso que os carboidratos rapidamente digeridos acabam ganhando uma má reputação. A adoção de padrões alimentares saudáveis, incluindo carboidratos de digestão lenta (frutas, legumes, verduras e grãos integrais ricos em fibras), em geral implica comer menos alimentos refinados, confeitos e doces que podem facilmente adicionar calorias indesejadas.

Se for seu destino ser guloso, é melhor exagerar no consumo de uvas (carboidrato) do que de salgadinhos (gordura). Assim, você estará abastecendo melhor seus músculos e, no dia seguinte, seus músculos estarão bem abastecidos para um treino de alta energia. Entretanto, é preciso ter em mente que a ingestão contínua de calorias em excesso a partir de carboidratos eventualmente contribuirá para o ganho de peso. Quando as suas reservas de glicogênio estão repletas, as calorias em excesso são estocadas na forma de gordura corporal.

Em vez de tentar ficar longe de pães, *bagels* e outros grãos, lembre-se dos seguintes pontos:

- O carboidrato, de preferência na forma de grãos integrais, frutas, legumes e verduras, é um combustível importante para os músculos durante o exercício intenso.
- As calorias em excesso, particularmente as oriundas de gordura dietética excessiva, são o "inimigo" na batalha do volume.
- Quando aderir a uma dieta para perder peso, planeje energizar seus treinos com carboidratos integrais, como cereais e pães integrais, massas, legumes e verduras; porém, diminua a ingestão de manteiga, óleo e maionese, que frequentemente os acompanha.
- Para intensificar a saciedade, combine carboidrato com proteína (p. ex., aveia com amêndoas, maçã com pasta de amendoim, e massa com almôndegas de peru).

Caso você tenda a ser demasiadamente permissivo em relação às fontes de carboidrato, incluindo pães e massas, deve de fato planejar consumir seus "alimentos problemáticos" com mais frequência, para torná-los menos especiais. As compulsões por carboidrato costumam surgir do sentimento de negação e privação desses alimentos saborosos. Ver no Capítulo 16 informações sobre como fazer as pazes com os carboidratos.

## As formas de carboidratos rápidos e lentos

Assim como o carboidrato é referido como **simples** ou **complexo** e **açúcar** ou **amidos**, ele também pode ser classificado como **rápido** ou **lento**. Esses termos se referem a um sistema complexo chamado índice glicêmico (IG). O IG se baseia em como 50 g (200 calorias) de carboidrato (excluindo as fibras) contidas em um alimento afetarão os níveis sanguíneos de glicose após um jejum durante a noite. Por exemplo, o pão branco é carboidrato de alto IG porque causa um rápido pico na glicemia, enquanto o feijão-carioquinha é considerado de baixo IG por produzir um aumento mais gradativo nos níveis de glicemia.

O IG foi desenvolvido inicialmente para ajudar as pessoas com diabetes a regularem os níveis de glicose no sangue. Todavia, os diabéticos geralmente consomem alimentos combinados (p. ex., um sanduíche com pão, peru e queijo), que podem alterar o IG da refeição (Franz, 2003). Os atletas, por outro lado, costumam comer alimentos individuais (p. ex., banana ou *bagel*). Isso fez os cientistas do exercício ficarem curiosos acerca da possibilidade de as formas rápida e lenta de carboidrato afetarem diferentemente o desempenho no exercício, uma vez que afetam a glicemia de diferentes modos. Os atletas poderiam usar esse sistema de classificação para determinar o que comer antes, durante e após o exercício?

Os alimentos de baixo IG (maçãs, iogurte, lentilhas, feijões e outros alimentos contendo proteína ou fibra) proporcionam uma liberação lenta da glicose na circulação sanguínea; os alimentos de alto IG (p. ex., bebidas esportivas, bala de goma e *bagels* de farinha branca) elevam rapidamente a glicemia. Desse modo, os alimentos de baixo IG possivelmente seriam úteis para os atletas de resistência alcançarem um melhor desempenho, por fornecerem energia de forma constante durante as sessões prolongadas de exercício. O consumo dos alimentos de alto IG seria mais efetivo imediatamente após o exercício, para um rápido reabastecimento dos músculos em uma situação de torneio, quando o atleta se exercita de modo intensivo por cerca de 6 horas.

Embora isso pareça lógico, a teoria não é sustentada pela pesquisa (Burdon et al., 2017). Por isso, recomendo que meus clientes diminuam o foco no IG (Tab. 6.1) e, em vez disso, consumam os alimentos à base de carboidrato que caem bem e os ajudam a ter um bom desempenho. Um número muito grande de fatores influencia o IG de um alimento, incluindo o lugar onde o alimento foi cultivado, a quantidade consumida, a adição de gordura, o modo de preparo do alimento, o consumo na forma quente ou fria, e se a pessoa estava saciada ou com fome. E para tornar o IG ainda mais insignificante, cada um de nós apresenta uma resposta glicêmica diária que pode variar em até 43% em um dia qualquer (Vega-Lopez et al., 2007).

Certamente, não há perigo em consumir lanches ou refeições de digestão lenta antes de entrar em uma sessão de exercícios de resistência, em particular se você não consegue ingerir combustível durante a sessão – digamos que você seja um nadador que tem dificuldade para se alimentar durante o exercício. Para você, é possível que a liberação lenta e estável de energia beneficie o desempe-

Capítulo 6 | Carboidrato: simplificação de um assunto complexo **125**

**Tabela 6.1** Índice glicêmico e carga glicêmica de alimentos esportivos populares

Observe a diferença entre o índice glicêmico de um alimento (com base em 50 g de carboidrato) e sua carga glicêmica (com base em uma porção padrão).

| Alimento | Índice glicêmico (com base em 50 g de carboidrato) | Carga glicêmica (com base em uma porção padrão) | Tamanho de 1 porção |
|---|---|---|---|
| Biscoito de arroz | 82 | 18 | 30 g |
| Cornflakes | 81 | 20 | 30 g |
| Gatorade | 78 | 12 | 240 mL |
| Pão de forma | 73 | 10 | 30 g |
| *Bagel*, branco | 69 | 24 | 75 g |
| Coca-Cola | 63 | 16 | 240 mL |
| PowerBar, chocolate | 58 | 24 | 70 g |
| Espaguete | 58 | 28 | 180 g |
| Barra de Snickers | 57 | 18 | 30 g |
| Mingau de aveia | 55 | 14 | 1 xícara |
| Banana, verde | 47 | 11 | 120 g |
| Suco de maçã | 44 | 13 | 240 mL |
| Laranja | 40 | 4 | 120 g |
| Achocolatado (1,5% de gordura) | 37 | 9 | 240 mL |

*Nota*: ver uma lista abrangente em www.glicemicindex.com (em inglês).
Criada a partir dos dados de F.S. Atkinson, K. Foster-Powell, and J.C. Brand-Miller, "International Table of Glycemic Index and Glycemic Load Values: 2008," Diabetes Care 31, nº 12 (2008) 2281-2283; e tabelas disponíveis somente *on-line* em http://dx.doi.org/10.2337/dc08-1239.

nho (Moore et al., 2010). Entretanto, consumir bebidas esportivas, géis, frutas ou alguma forma de carboidrato durante o exercício confere um benefício seguramente maior (Burke, Collier e Hargreaves, 1998). Para energia contínua, a melhor escolha é simplesmente ingerir um lanche ou refeição de fácil digestão no pré-exercício e, então, após a primeira hora, consumir 200-350 calorias de um carboidrato de boa tolerância a cada hora de exercício de resistência (Burke et al., 2011). Ver nos Capítulos 9 e 10 informações adicionais sobre o abastecimento antes e durante o exercício.

Para os atletas que redobram os treinos ou competem em 4-6 horas após a primeira sessão, a escolha de alimentos de recuperação com alto IG para obter um rápido reabastecimento constitui outra prática sem aval científico (Brown et al., 2013). Caso haja necessidade de reabastecimento rápido após uma sessão de exercícios exaustivos, a fim de se preparar para uma segunda sessão, a recomendação é ingerir carboidrato de fácil digestão em **quantidade suficiente** – pelo menos 0,5 g de carboidrato a cada ~450 g de peso corporal (1 g/kg), ou cerca de 300 calorias para uma pessoa pesando 68 kg, a cada 2 horas, durante 4-6 horas. Do mesmo modo, consuma um balanço de gordura saudável e proteína, para assim cuidar de todas as necessidades da recuperação, e não só do carboidrato para obtenção de glicogênio. (Ver no Cap. 10 informações adicionais sobre recuperação.) Mas se nada mais for necessário, uma dieta de baixo IG contendo grãos integrais, frutas, legumes e verduras tende a propiciar os benefícios adicionais de combater a inflamação e investir no seu bem-estar futuro.

## Altos e baixos do açúcar

Alguns atletas alegam que são sensíveis ao açúcar, ou seja, depois de ingerirem açúcar, relatam um pico de energia seguido de queda. Se isso soa familiar, o truque é combinar carboidrato com proteína ou gordura, como pão com pasta de amendoim ou maçã com queijo. Isso modifica a resposta glicêmica do carboidrato. Ao experimentar diversos tipos de lanches, você perceberá que alcançará um desempenho melhor após ingerir 200 calorias a partir de aveia (um alimento de baixo IG) do que após ingerir 200 calorias oriundas de balas de goma (um alimento de alto IG). Seja responsável ao escolher alimentos que sustentem uma margem vencedora para o seu corpo.

Tenha em mente que a maioria dos atletas não atinge os altos e baixos de glicemia observados nas pessoas não condicionadas, pois a musculatura bem treinada consegue captar prontamente o carboidrato a partir da circulação sanguínea, sem precisar de muita insulina. Portanto, os atletas têm menor necessidade de insulina, em comparação às pessoas não condicionadas, e tendem menos a desenvolver hipoglicemia de rebote ("queda do açúcar"). Como o exercício é um modo eficaz de manter a glicemia dentro da faixa normal, as pessoas atléticas em geral não atingem os altos níveis de açúcar no sangue associados ao diabetes tipo 2, exceto se apresentarem alta secreção de insulina geneticamente determinada.

Quando há "queda" nas pessoas atléticas, isso se deve ao fato de elas simplesmente estarem sem combustível. Megan, uma corredora universitária preocupada com o peso corporal, procurou-me queixando-se de frequentemente sentir a "cabeça leve", tontura e até náuseas durante ou após as corridas intensas. Esses sintomas de hipoglicemia (níveis baixos de açúcar no sangue) têm origem em um consumo insuficiente de combustível no café da manhã e no almoço. Ela resolveu o problema comendo mais nessas refeições, bem como adicionando um lanche à base de biscoito *cream cracker* e palito de queijo com baixo teor de gordura antes das corridas.

> **Fato ou mito**
>
> **O pão branco não tem valor nutricional e representa um total desperdício de calorias.**
>
> **Os fatos:** embora o pão branco falhe em fornecer os benefícios proporcionados pelos grãos integrais, como aqueles encontrados no pão de trigo integral, de centeio ou outros pães saudáveis, não é veneno nem um alimento ruim. Pode ser balanceado como integrante de uma dieta completa geral. Conforme mencionei no Capítulo 1, as *Dietary Guidelines for Americans (2015-2020)* estabelecem que pelo menos metade dos grãos consumidos deve ser obtida de grãos integrais. Portanto, se você come aveia no café da manhã e arroz integral no jantar, a sua dieta pode acomodar um sanduíche feito com pão branco (ou um *wrap*) no almoço.
>
> A maioria dos pães de farinha branca é enriquecida com vitaminas do complexo B e ferro, por isso constituem boas fontes desses nutrientes. É por isso que não há problemas no fato de metade dos seus grãos serem grãos enriquecidos (refinados). Se você tivesse que consumir somente grãos integrais 100% naturais, é provável que não conseguisse obter a vitamina B folato em quantidade suficiente. A farinha branca enriquecida é uma fonte dietética primária de folato para muitas pessoas, em particular aquelas que ingerem quantidades insuficientes de frutas, legumes e verduras (boas fontes de folato). Ver a Tabela 3.2 sobre a diferença nos níveis de folato entre cereais matinais enriquecidos e 100% naturais.

## Carboidrato para glicogênio

Conforme mencionado, se você está tentando se manter afastado dos carboidratos nas formas de *bagels*, batatas e pães, por acreditar equivocadamente que os carboidratos engordam, pense bem. Eles não são engordativos e você precisa deles para abastecer seus músculos e, assim, poder aproveitar seu programa de exercícios.

Um homem comum que pesa 68 kg tem cerca de 1.800 calorias de carboidrato estocadas no fígado, músculos, sangue e líquidos corporais, seguindo aproximadamente a distribuição mostrada na Tabela 6.2.

**Tabela 6.2** Armazenamento de carboidrato para um homem de 68 kg

| | |
|---|---|
| Glicogênio muscular | 1.400 calorias |
| Glicogênio hepático | 320 calorias |
| Glicose no plasma, líquidos corporais | 80 calorias |
| **Total** | **1.800 calorias** |

O carboidrato contido nos músculos é usado durante o exercício. O carboidrato presente no fígado é liberado na circulação sanguínea para manter o nível de glicemia normal e alimentar o cérebro (bem como os músculos). Essas reservas limitadas de carboidrato influenciam o tempo em longo prazo que você pode se exercitar de maneira proveitosa. Quando as reservas de glicogênio ficam baixas demais, você fica sem forças – ou seja, sente-se imensamente fatigado e quer parar. Em uma pesquisa recente, ciclistas com reservas musculares de glicogênio depletadas conseguiram se exercitar por apenas 55 minutos antes de apresentarem fadiga (medida pela incapacidade de manter uma determinada velocidade de pedalada especificada na bicicleta estacionária), em comparação ao período mais que duas vezes maior – em torno de 120 minutos – quando foram abastecidos com carboidrato (Green et al., 2007). Os alimentos funcionam.

Em comparação com cerca de 1.800 calorias dos carboidratos armazenados, o homem comum de 68 kg também tem 60.000-100.000 calorias de gordura estocada – suficiente para correr centenas de quilômetros. Durante o exercício de baixo nível, como uma caminhada, os músculos queimam primariamente gordura para obter energia. Durante o exercício aeróbico leve a moderado, como a corrida em trote, as reservas de gordura fornecem 50-60% do combustível. Quando você se exercita de forma intensa, como nos tiros de velocidade, corrida, levantamento de peso ou outro exercício intenso, conta primariamente com as reservas de glicogênio. Infelizmente, para os atletas competitivos, a gordura não pode ser usada de forma exclusiva como combustível, uma vez que os músculos precisam de certa quantidade de carboidrato para funcionar a intensidades maiores, como na subida de uma colina ou na reta final de uma corrida. Aqueles que praticam exercícios de condicionamento físico podem se dar bem com uma ingestão de carboidratos menor, em comparação aos atletas que se esforçam até a exaustão.

As alterações bioquímicas que ocorrem durante o treino influenciam a quantidade de glicogênio que é possível armazenar nos músculos. As figuras a seguir indicam que músculos bem treinados chegam a armazenar 20-50% mais glicogênio do que os músculos não treinados (Costill et al., 1981; Sherman et al., 1981). Essa modificação intensifica a capacidade de resistência e é um dos motivos pelos quais um corredor novato não consegue se abastecer de carboidrato e correr em uma maratona de qualidade superior (Tab. 6.3).

**Tabela 6.3** Glicogênio muscular por 100 g de músculo

| Músculo não treinado | 13 g |
| Músculo treinado | 32 g |
| Músculo carregado de carboidrato | 35-40 g |

Em virtude dos temores infundados de que o carboidrato engorda, ou da crença de que é necessário consumir uma dieta rica em proteína para desenvolver músculos ou uma dieta rica em gordura para ter resistência, muitos atletas hoje ignoram alimentos à base de carboidrato. Alguns aderem à dieta paleo ou a uma dieta ceto; outros viram adeptos dos alimentos sem glúten. A baixa ingestão de carboidrato resultante tem o potencial de prejudicar o desempenho; contrasta agudamente com a dieta de 5-10 g de carboidrato por quilograma de peso corporal – ou 55-65% de carboidrato – recomendada pela maioria dos profissionais do esporte e da saúde para aqueles que treinam por 1-3 horas por dia (Tab. 6.4).

**Tabela 6.4** Diretrizes para a ingestão diária de carboidrato

| Quantidade de exercício | Gramas de carboidrato por kg de peso corporal ao dia | Gramas de carboidrato por dia para um atleta de 55 kg | Gramas de carboidrato por refeição* | Gramas de carboidrato por dia para um atleta de 68 kg | Gramas de carboidrato por refeição* |
|---|---|---|---|---|---|
| Exercício leve (< 1 h/dia) | 3-5 | 180-300 | 45-75 | 225-375 | 55-95 |
| Exercício moderado (~ 1 h/dia) | 5-7 | 300-360 | 75-90 | 375-450 | 95-110 |
| Exercício de resistência (1-3 h/dia) | 6-10 | 360-540 | 90-135 | 450-675 | 110-170 |
| Exercício intenso (> 4-5 h/dia) | 8-12 | 420-660 | 105-165 | 525-825 | 130-205 |

*Considerando as suas necessidades diárias de carboidrato e dividindo-as em quatro grupos de alimentos (café da manhã, almoço 1, almoço 2, jantar), é possível determinar a sua meta de carboidrato por fase do dia.
Dados do ACSM, AND e DC Joint Position Statement: Nutrition and Athletic Performance, 2016.

Um caso pontual é a modalidade do hóquei no gelo, um esporte incrivelmente intenso que conta com a força e a potência musculares. Durante uma partida, o carboidrato é o combustível primário, de modo que as reservas musculares de carboidrato (glicogênio) declinam em 38-88%. A depleção do glicogênio muscular está estreitamente relacionada à fadiga muscular. Uma análise do movimento em times de elite de hóquei no gelo mostrou que os jogadores que consumiam uma dieta rica em carboidrato (60%) não só patinaram distâncias 30% maiores como também foram mais rápidos do que os jogadores que consumiam uma dieta pobre em carboidratos (40%) padrão. Nos momentos finais da partida, que geralmente são determinantes da vitória ou derrota do time, o grupo da dieta rica em carboidrato patinou uma distância 11% maior do que a distância percorrida no primeiro tempo; por outro lado, o grupo da dieta pobre em carboidrato patinou por uma distância 14% menor. Os pesquisadores chegaram às seguintes conclusões (Ackermark et al., 1996):

- Baixas reservas musculares de glicogênio no início do jogo podem comprometer o desempenho no final da partida.
- Um intervalo de 3 dias entre os jogos (com treinos em dois deles) aliado a uma dieta pobre em carboidrato (40%) não repõe as reservas musculares de glicogênio normais (os jogadores do grupo da dieta rica em carboidrato tinham 45% mais glicogênio).
- As diferenças no desempenho entre os jogadores bem abastecidos e os jogadores com níveis inadequados de carboidrato foram mais evidentes no último período do jogo.

Seja o seu esporte hóquei no gelo, futebol, rúgbi, futebol americano, basquete ou qualquer esporte intenso, lembre-se de se alimentar com responsabilidade. Transforme o carboidrato na base de cada refeição, e a proteína em acompanhamento.

Após o exercício, é importante consumir carboidrato para repor as reservas de glicogênio. Em um estudo de referência, o fisiologista do exercício J. Bergstrom et al. (1967) compararam a taxa de reposição do glicogênio muscular em indivíduos que se exercitaram até a exaustão e, em seguida, ingeriram uma dieta rica em proteína, gordura ou carboidrato. Os indivíduos que ingeriram a dieta rica em proteína e a dieta rica em gordura (semelhante à dieta do dr. Atkins ou outra dieta qualquer com alto teor de proteína e baixo teor de carboidrato, contendo grande quantidade de ovos, frango, carne bovina, queijo e oleaginosas) permaneceram depletados de glicogênio por 5 dias (Fig. 6.1). Os indivíduos que consumiram a dieta rica em carboidrato repuseram totalmente o glicogênio muscular em 2 dias. Esses resultados mostram que proteína e gordura não são estocadas na forma de glicogênio muscular, enquanto o carboidrato é importante para repor as reservas de glicogênio depletadas. Outra pesquisa sugere que três séries de rosca direta (8-10 repetições por série) diminuem o glicogênio muscular em 35% (Martin, Armstrong e Rodriguez, 2005). Após dias repetidos de pouco carboidrato e repetições intensas, os músculos de fisiculturistas e maratonistas podem rapidamente se tornar depletados. Portanto, qualquer atleta deveria consumir refeições em que ⅔ do prato são reservados para carboidratos integrais (grãos, legumes, verduras, frutas) e ⅓ a proteínas.

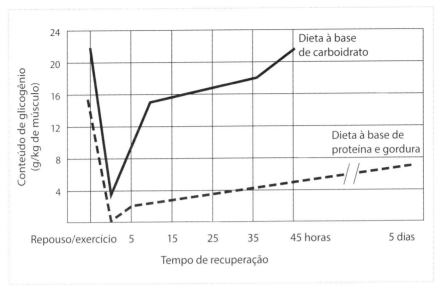

**Figura 6.1** Uma dieta à base de carboidrato repõe o conteúdo de glicogênio dos músculos mais rapidamente do que uma dieta à base de proteína e gordura.

Reproduzida com permissão de J. Bergström, L. Hermansen, E. Hultman, and B. Saltin, "Diet, Muscle Glycogen and Physical Performance," *Acta Physiologica Scandinavica* 71, nº 2-3 (1967); 140-150.

### Treinar com pouco, competir com muito?

Os atletas sérios de resistência e ultrarresistência por vezes se perguntam se deveriam treinar com músculos precariamente abastecidos (pouca disponibilidade de carboidrato) para: 1) ensinar o corpo a queimar mais gordura, de modo a poupar as reservas de glicogênio limitadas; e 2) promover as adaptações metabólicas que melhoram a capacidade de exercício.

Treinar com pouca disponibilidade de carboidrato significa se exercitar com níveis baixos de glicose ou reservas musculares de glicogênio diminuídas (ou ambos). Por exemplo, isso ocorre quando você treina intensamente à noite, ingere apenas uma salada com frango no jantar (sem pão nem amido) e, no dia seguinte, se exercita antes de tomar o café da manhã. Ou quando você duplica os treinos, mas está "ocupado" demais para se alimentar o suficiente antes do segundo treino. Quando os atletas se exercitam com as reservas de glicogênio depletadas, não conseguem se exercitar a uma intensidade muito alta (Burke, 2010). Portanto, devem planejar cuidadosamente seus treinos de alta intensidade e programá-los para quando estiverem totalmente abastecidos de glicogênio, de modo a poderem ter treinos de alta qualidade. Em 1 ou 2 dias da semana em que treinam pouco abastecidos, podem desejar tomar café (ou outras fontes de cafeína) no pré-exercício, comer proteína extra (para ajudar a diminuir a quebra muscular)

*(continua)*

132 **Parte I** | Alimentação do dia a dia para pessoas ativas

e tomar um gole de bebida esportiva (para enviar sinais positivos ao cérebro), com o intuito de tornar o treino menos extenuante (Bartlett, Hawley e Morton, 2015). Embora treinar depletado posa ser vantajoso para os atletas de resistência altamente competitivos (ainda que também possa aumentar o risco de lesão), incentivo os atletas recreativos a enfocarem as práticas de abastecimento básicas que contribuem não só para um desempenho forte como também para um maior aproveitamento de seu programa de exercícios. Essas práticas incluem tomar o café da manhã, dormir o suficiente, seguir um padrão alimentar saudável, abastecer e reabastecer antes e após os treinos, e permanecer bem hidratado. Até dominar essas práticas básicas, não se preocupe em mergulhar nas práticas finamente ajustadas para atletas muito competitivos.

## E quanto à dieta cetogênica, muitíssimo pobre em carboidrato?

Uma dieta ceto é uma dieta que contém pouquíssimo carboidrato (menos de 50 g [200 calorias] de carboidrato por dia) e alto teor de gordura, com apenas uma porção de proteína a cada refeição. Pelo menos 70% das calorias advêm das gorduras, incluindo manteiga, creme, azeite de oliva, oleaginosas, abacate, bacon, queijo e *pepperoni*. O corpo muda e passa da queima de glicose como combustível primário para a queima de gordura (uma transição desconfortável). Isso gera um subproduto chamado cetonas. As cetonas são um combustível alternativo que o corpo usa quando a glicose está acabando. *É importante destacar que* uma dieta cetônica **não** é uma dieta rica em proteína. A proteína pode ser convertida em glicose, o que pode fazer o corpo sair da cetose, que é o modo queimador de gordura.

Alguns atletas são atraídos para uma dieta cetônica como forma de controlar o peso (ler mais sobre esse assunto no Cap. 16). Outros, incluindo os corredores de ultrarresistência, experimentam a dieta ceto para diminuir a necessidade de consumir combustível durante o exercício prolongado. E os atletas com estômagos sensíveis a experimentam para minimizar o sofrimento intestinal.

Mais pesquisas se fazem necessárias para determinar se a dieta ceto melhora ou não o desempenho (Burke e Hawley, 2018; McSwiney et al., 2018). Caso melhore, em quais circunstâncias? A dieta sustenta uma boa condição de saúde em longo prazo? Ou envolve muitas restrições alimentares em troca de um benefício questionável? Se a dieta ceto é apelativa para você, a minha dica é primeiro consultar um nutricionista do esporte registrado que possa sugerir meios de ajustar a sua ingestão atual de modo a ajudá-lo a alcançar suas metas de desempenho e peso dentro dos limites de um padrão alimentar saudável que seja mais facilmente sustentável.

## Combustível para o exercício de resistência

Se você está se preparando para um evento de resistência intenso, com duração superior a 90 minutos – uma competição de maratona, triatlo, corrida de esqui *cross-country* ou corrida de bicicleta de longa distância – deve começar o evento com os músculos totalmente abastecidos com carboidrato. Embora a carga de carboidrato pareça algo simples (apenas se entupir de massa, certo?), a verdade é que muitos atletas de resistência cometem erros alimentares que prejudicam seu desempenho. Conforme disse uma maratonista após ter se empanturrado na noite anterior à sua primeira maratona, "Acordei me sentindo muito pesada e estufada... não era como eu queria me sentir no início da corrida".

Os atletas sábios se abastecem de carboidrato em cada dia de treino, o que implica consumirem quantidades suficientes de grãos, frutas, legumes e verduras para reabastecer completamente seus músculos, todos os dias. (Ou seja, com exceção dos atletas de elite que optam por treinar depletados em treinos cuidadosamente planejados, como explicado na seção anterior, "Treinar com pouco, competir com muito".) A seguir, listo as minhas nove dicas para ajudar todos os atletas de resistência a se abastecerem de modo ideal para seus eventos.

1. **Sem alterações drásticas na alimentação.** Os atletas de resistência podem treinar melhor com uma ingestão diária de 6-10 g de carboidrato/kg de peso corporal. Isso previne a depleção crônica do glicogênio e permite que você treine intensamente, o que significa que você pode correr a uma alta intensidade no dia do evento. As diretrizes apresentadas na Tabela 6.4 podem ajudar a determinar as suas necessidades diárias de carboidrato, com base na fase de treino em que você se encontra (ascensão, afunilamento, fora da temporada). Use a informação contida na Tabela 6.6, mais adiante neste capítulo, sobre rótulos de alimentos ou rastreadores alimentares, para ver quanto falta para atingir suas metas.

Alterações dietéticas pré-evento podem contribuir para o sofrimento intestinal (diarreia resultante do excesso de frutas e grãos integrais ricos em fibras; constipação por excesso de pão branco e grãos refinados), por isso permaneça firme com os alimentos já testados e aprovados que você tem usado para abastecer suas sessões de treino. Caso fique nervoso demais para comer no dia anterior ao evento, ou se ficar preocupado com *pit stops* indesejáveis, talvez seja bom reforçar sua ingestão de carboidrato 2 ou 3 dias antes do evento, dando tempo suficiente para os alimentos percorrerem seu trato intestinal. Desde que você não se exercite muito, o glicogênio permanecerá em seus músculos. Então, no dia anterior à competição, belisque biscoitos *cream cracker*, sopa de macarrão instantâneo de frango e outros alimentos com baixo conteúdo de fibras facilmente toleráveis.

**2. Afunile seu treino.** Esqueça quaisquer planos de treinos intensivos de última hora. Faça seu treino de resistência de alto volume final e comece a afunilar o volume do treino em 8-14 dias antes do evento. Embora o treino intenso o fortaleça, também causa lesões, e você precisa de tempo para curar quaisquer danos que eventualmente ocorram durante o treino, bem como para se reabastecer por completo com carboidrato. Os cientistas do exercício sugerem treinos pré-evento de alta intensidade, curtos e suaves, aliados à redução semanal do volume de exercícios em 40-60% (Mujika, 2010). Para atletas de força, dar um intervalo de 4 dias sem levantar pesos melhora o pico de força no dia do evento (Pritchard, 2018).

O afunilamento correto requer grande controle e disciplina mentais. Alguns atletas receiam ficar fora de forma por estarem se exercitando menos. Não se preocupe. A prova surgirá quando você tiver um desempenho melhor – talvez 9% melhor. Nadadores, por exemplo, maximizaram seu desempenho ao fazer um afunilamento de duas semanas (Costill et al., 1985). Mais uma vez, o segredo é reduzir o volume de treino, mas manter algumas sessões de treino de alta intensidade (Mujika, 2010).

Como você se exercitará menos durante o afunilamento pré-evento, não terá que ingerir centenas de calorias adicionais para a carga de carboidrato. Apenas mantenha a sua ingestão padrão (esta deve consistir em grãos, frutas, legumes e verduras como base de todas as refeições e lanches, com acompanhamento de proteína). As 600-1.000 calorias, mais ou menos, que você geralmente queima durante os treinos serão usadas para dar combustível extra aos seus músculos. Economizando as calorias que você teria queimado nos treinos, pode quase duplicar suas reservas de glicogênio e conseguirá se exercitar mais intensamente no final do evento.

Você saberá que estocou uma carga adequada de carboidrato se ganhar 1-2 kg, que são principalmente peso de água. Para cada 30 g de glicogênio armazenado, você estoca cerca de 90 mL de água. Essa água é disponibilizada durante o exercício e minimiza a desidratação.

**3. Consuma proteína suficiente.** Como os atletas de resistência queimam um pouco de proteína para obter energia, devem ter o cuidado especial de incluir alimentos ricos em proteína em cada refeição. Mesmo na carga de carboidrato, a sua dieta deve incluir 1,2-1,7 g de proteína/kg de peso corporal. O corpo necessita de proteína diariamente para prevenir a quebra muscular e possibilitar o reparo da musculatura.

**4. Não estoque gordura.** Para conseguir uma dieta baseada em carboidrato contendo o equivalente a cerca de 600 g de carboidrato para um indivíduo que

## Carga de carboidrato sem massas

Nem todo atleta pode se abastecer de carboidrato com massa, pães e cereais. Cerca de 1% da população dos EUA e do Canadá tem doença celíaca, um distúrbio em que o corpo não consegue tolerar o glúten, uma proteína encontrada no trigo, centeio, cevada e, às vezes, na aveia (quando contaminada com trigo durante o processamento). Nessas pessoas, o glúten deflagra inflamação intestinal, danifica o intestino delgado e, eventualmente, pode interferir na absorção de nutrientes, incluindo ferro e cálcio. A intolerância ao glúten leva facilmente à anemia (se o ferro não for absorvido) e à osteoporose (se o cálcio não for absorvido).

A doença celíaca pode ser difícil de diagnosticar, pois os sintomas variam de um indivíduo para outro. Algumas pessoas apresentam diarreia e cólica; outras se queixam de constipação e inchaço. Uma cliente não sabia que tinha doença celíaca – até começar a ter fraturas por estresse. A melhor opção é conversar com o médico, caso esteja tendo problemas intestinais ou outras preocupações de saúde irritantes, incluindo fadiga inexplicável, anemia, múltiplas fraturas por estresse, infertilidade e intolerância à lactose. Se desejar fazer o teste para doença celíaca, faça-o antes de aderir a uma dieta livre de glúten; assim, o teste apresentará melhores resultados.

Para atletas, abastecer sem glúten é um obstáculo transponível. Ainda é possível estocar carboidrato com arroz, milho, batatas, inhame, grão-de-bico, trigo-sarraceno, quinoa, banana, frutas, legumes, verduras, sucos e inúmeras outras fontes de carboidrato. Procure o termo "certificado de isenção de glúten" no rótulo dos alimentos embalados porque os produtos fabricados em indústrias que fazem o processamento de alimentos à base de trigo podem ser contaminados com glúten. Ver na Tabela 6.5 uma amostra de cardápio para carga de carboidrato isento de glúten.

Para ajudá-lo com sua dieta livre de glúten, recomendo fortemente que consulte um nutricionista esportivo local e leia livros sobre o assunto; uma indicação é *Gluten-Free: The Definitive Resource Guide* (2016), de Shelley Case, RD. Ver mais fontes no Apêndice A.

---

pesa 68 kg, que corresponde a 2.400 calorias, é preciso reduzir a ingestão de calorias provenientes de gordura para dar espaço a mais carboidrato. Um pouco de gordura não faz mal, porém não carregue na gordura. Por exemplo, escolha massa com molho de tomate (não Alfredo); troque as calorias de gordura contidas em 2 colheres de sopa de manteiga e uma porção de creme azedo por uma segunda batata assada simples. Quando você troca gordura por mais carboidrato, precisa comer um volume maior de alimentos para obter a quantidade adequada de calorias. Uma caixa de 480 g de espaguete é uma montanha de massa, porém fornece apenas 1.600 calorias. Essa é uma meta razoável de calorias para uma refeição robusta antes de uma corrida desafiadora de bicicleta de 160 km, mas pode ser um volume maior do que o previsto. Ver na Tabela 6.5 uma amostra de cardápio para carga de carboidrato.

**136** Parte I | Alimentação do dia a dia para pessoas ativas

**Tabela 6.5** Amostra de cardápio de carga de carboidrato – com ou sem massa

Mesmo que você não coma trigo, ainda pode estocar carboidrato. A dieta rica em carboidrato de 3.200 calorias a seguir fornece cerca de 8 g de carboidrato/kg de peso corporal, para um atleta de resistência que pesa 68 kg. (*Nota*: caso você não possa comer trigo, substitua as 2 xícaras de massa por 2 xícaras de arroz.) O cardápio inclui uma quantidade adequada de proteína (2,2 g/kg) para manter os músculos. Para obter ajuda ao avaliar seu próprio cardápio de carga de carboidrato incluindo seus alimentos preferidos, use o rastreador de alimentos (ver Apêndice A).

| Alimento | Calorias | Carboidrato (g) |
|---|---|---|
| **Café da manhã** | | |
| Mingau de aveia*, 1 xícara (80 g) seco, cozido no leite, 1% (480 mL) | 500 | 70 |
| Uvas-passas, 45 g | 130 | 35 |
| Açúcar mascavo, 1 colher de sopa | 55 | 15 |
| Chá de maçã, 360 mL | 170 | 45 |
| **Almoço** | | |
| Batata, grande e cozida, recheada com queijo *cottage*, 1% de gordura, 1 xícara (230 g) | 435 | 70 |
| Minicenouras, 8 unidades, passadas em *homus*, ½ xícara | 240 | 35 |
| Suco de uva, 360 mL | 220 | 55 |
| **Lanche** | | |
| Banana, extra grande | 150 | 40 |
| Pasta de amendoim, 3 colheres de sopa | 270 | 10 |
| **Jantar** | | |
| Massa, 2 xícaras, cozida (ou arroz integral, 2 xícaras, cozido) | 430 | 90 |
| Frango, 150 g, salteado em azeite de oliva, 2 colheres de chá | 330 | — |
| Vagem, 1 xícara | 50 | 10 |
| **Sobremesa** | | |
| Abacaxi desidratado, ½ xícara (75 g) | 220 | 55 |
| **Total** | **3.200** | **530** |

*As pessoas que têm doença celíaca devem comprar mingau de aveia, certificado como "sem glúten". O mingau de aveia padrão pode ser contaminado com glúten, caso seja processado em uma fábrica que processe trigo.

5. **Preste atenção em sua ingestão de fibras.** Alimentos ricos em fibra promovem movimentos intestinais regulares e mantêm seu sistema funcionando normalmente. Farelo de cereais, pães de trigo integral, aveia, linhaça, frutas, legumes e verduras são boas escolhas. Se você estocou carboidratos com muito pão branco, massa, arroz e outros produtos refinados, é provável que sofra constipação, em particular se estiver treinando menos. Mesmo nos dois dias

ou no dia anterior ao evento, os atletas que se preocupam mais com diarreia do que com constipação preferem consumir dietas com baixíssimo teor de fibras. Sua carga de carboidrato é baseada em sucos, pão branco, arroz, massa e *sorbet* [sorvete preparado apenas com a fruta congelada]. Por tentativa e erro, você aprenderá o que funciona para o seu organismo.

6. **Planeje cuidadosamente os horários das refeições.** A rainha da NYC Marathon, Grete Waitz, disse uma vez que nunca fazia uma refeição grande na noite anterior a uma maratona porque isso geralmente lhe causava problemas no dia seguinte. Ela preferia consumir um almoço maior. É possível que esse padrão também funcione bem para o seu trato intestinal. Ou seja, em vez de jantar muita massa na noite anterior ao evento, talvez seja desejável desfrutar um banquete de carboidrato substancial no café da manhã ou no almoço. Essa refeição mais antecipada dá tempo suficiente para o alimento se mover pelo seu sistema digestivo – e diminui o estresse de ter que recorrer aos banheiros quími-cos. Ademais, você também poderá dormir melhor. Se for atleta em viagem, será mais facilmente servido nos restaurantes, que costumam lotar na hora do jantar.

É melhor que você coma um pouco excessivamente do que pouco demais no dia do evento, porém não se superalimente. Aprenda que o balanço ideal requer prática. Cada sessão de treino longa até um evento de resistência oferece a opor-tunidade de aprender quais alimentos – e quanto deles – comer. É preciso treinar seu trato intestinal, bem como seu coração, pulmões e músculos. Lembre-se de praticar a sua refeição de carregamento de carboidrato pré-evento durante os treinos, assim você não terá surpresas no dia da competição.

7. **Beba um volume extra de líquidos.** Para diminuir o risco de iniciar o evento desidratado, garanta a ingestão de um volume extra de água e suco. Abs-tenha-se de vinho e álcool em excesso porque essas bebidas não só são pobres como fonte de carboidrato como também causam desidratação. Consuma be-bidas sem álcool, para assim produzir um volume de urina significativo a cada 2-4 horas. A urina deve ter cor amarela-clara, como a da limonada. Não se inco-mode em promover uma super-hidratação, de modo que você tenha que urinar a cada meia hora, várias vezes no decorrer da noite. Seu corpo é como uma esponja e somente pode absorver um tanto de líquido.

Na manhã do dia da competição, beba mais 2-3 copos de líquido em até 2 horas antes do evento (de modo a dar tempo de sobra para excretar o excesso), e depois tome mais 1-2 copos em 5-10 minutos antes da hora da corrida. Ver nos Capítulos 8 e 10 informações adicionais sobre táticas apropriadas de hidratação.

**8. Seja sensato em suas escolhas.** Não estoque os carboidratos somente com frutas, caso contrário você provavelmente terá diarreia. Não estoque os carboidratos apenas com itens como pão de farinha de trigo branca refinada porque você provavelmente ficará constipado. Não estoque os carboidratos com cerveja porque você terá que se exercitar de ressaca. Não exagere nos treinos de última hora porque isso fatigará seus músculos. Enfim, não jogue tudo para o alto consumindo alimentos que não lhe sejam familiares e que possam perturbar seu organismo. Modifique mais o seu programa de exercícios do que a sua dieta.

**9. Tome café da manhã no dia do evento.** Aquilo que você come no dia anterior ao evento é apenas parte do plano de abastecimento. É importante comer o suficiente no café da manhã, antes do início do evento de resistência, porque prevenirá a fome e ajudará a manter os níveis normais de glicemia. Igualmente importante é escolher alimentos que lhe sejam familiares. Como mencionado, você deve praticar o abastecimento pré-evento em suas sessões de treino prolongadas, a fim de aprender quais alimentos e em quais quantidades funcionam melhor para você e seu trato intestinal.

Não experimente novos alimentos. Aquele café da manhã festivo com panquecas pode cair como lama do Mississippi, e assim também poderá ser com os alimentos esportivos não familiares que você talvez tenha reservado para a ocasião. Ver nos Capítulos 8 a 10 mais informações sobre abastecimento pré-exercício, bem como sobre abastecimento durante o evento. Com uma alimentação sábia, você poderá desfrutar de quilômetros de sorrisos.

## Depleção das reservas de glicogênio

O carboidrato é armazenado não só nos músculos como também no fígado. O glicogênio hepático é lançado na circulação sanguínea para manter os níveis de glicemia normais, essenciais à "nutrição cerebral". O glicogênio hepático depletado pode causar um baque ou pane. Mesmo que o glicogênio muscular esteja adequado, o atleta pode se sentir descoordenado, com vertigem, incapaz de se concentrar e enfraquecido porque o fígado está liberando quantidade inadequada de açúcar na circulação sanguínea. Atletas com glicemia baixa tendem a apresentar um desempenho ruim porque o cérebro pouco abastecido limita a função muscular e o impulso mental. Eles também tendem ao mau humor, à irritação e a se divertirem menos. A solução está em se alimentar antes do exercício.

Gianni, bancário e corredor de 28 anos de idade, consumiu fielmente uma dieta rica em carboidrato durante os 3 dias que antecederam a sua estreia na Boston Marathon. Na noite anterior ao dia da maratona, ele jantou às 17h e foi dormir às 20h30, para garantir uma boa noite de repouso. Entretanto, como sempre acontece com atletas ansiosos, ele passou a noite inteira virando de um lado para outro na cama (o que queimou uma quantidade significativa de calorias). Na manhã seguinte, Gianni acordou cedo e preferiu não tomar café da manhã, embora a maratona só fosse começar depois das 10h30. Então, quando a hora chegou, ele havia depletado suas reservas de glicogênio do fígado. Ele perdeu o impulso mental por volta dos 13 km de corrida, e parou aos 19 km. Seus músculos estavam bem abastecidos, mas não havia energia disponível para o cérebro, por isso ele ficou sem vigor mental para resistir à maratona.

Gianni poderia ter evitado essa fadiga desnecessária comendo aveia, cereais ou outras formas de carboidrato no café da manhã, para reabastecer suas reservas hepáticas de glicogênio, e também começando a se abastecer pouco depois do início da maratona. O êxito atlético depende de músculos bem abastecidos e de uma mente bem abastecida.

## Recuperação do treino diário

O carboidrato é importante no dia a dia daqueles que treinam de forma intensa, dia após dia, e desejam manter um alto nível de energia. Se você tem o hábito de limitar a sua ingestão de grãos, frutas e vegetais amiláceos, seus músculos apresentarão fadiga crônica. Você treinará, mas não em sua melhor condição.

A Figura 6.2 ilustra a depleção de glicogênio que pode ocorrer quando os atletas consomem quantidades inadequadas de carboidrato e continuam tentando se exercitar intensamente, dia após dia (Costill et al., 1971). Nesse estudo referencial, durante 3 dias consecutivos, os participantes correram intensamente uma distância de 16 km, a um ritmo de 6-8 minutos para cada 1,6 km. Eles consumiram suas refeições padrão, contendo proteína e gordura (e talvez álcool) em excesso, mas pouquíssima quantidade de grãos, frutas, legumes e verduras. Os músculos dos corredores foram se tornando progressivamente depletados de glicogênio. Se tivessem consumido porções maiores de carboidrato (e porções menores de proteína e gordura), teriam reposto melhor suas reservas de glicogênio, bem como investido melhor em um desempenho superior.

Esse estudo enfatiza a necessidade não só da ingestão diária de grãos, frutas e vegetais amiláceos como também da inclusão de dias de recuperação com treino leve ou sem treino. Caso esteja fazendo treinos intensos diários, tenha cuidado: seus músculos depletados necessitam de pelo menos 1 dia (ou até 2 dias) para se reabastecerem após as sessões exaustivas. (Se você for um praticante de exercícios casual que consome uma quantidade significativamente menor de glicogênio durante, digamos, meia hora de caminhada ou natação leve, os dias de recuperação são menos essenciais.)

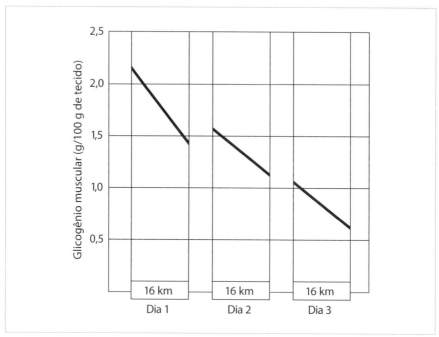

**Figura 6.2** Uma dieta esportiva à base de carboidrato é necessária diariamente para prevenir os efeitos cumulativos da depleção de glicogênio que podem ocorrer quando se corre 16 km por dia, todos os dias.

Adaptada com permissão de D.L. Costill, R. Bowers, G. Branam, and K. Sparks, "Muscle Glycogen Utilization During Prolonged Exercise on Successive Days," *Journal of Applied Physiology* 31, nº 6 (1971): 834-838.

Crystal, uma enfermeira de 28 anos de idade, que se dedicava aos exercícios, aprendeu a importância dos dias de recuperação e da ingestão adequada de carboidratos por meio de um experimento em nutrição esportiva. Quando me procurou pela primeira vez, insistia em treinar todo dia para manter a forma para sua primeira maratona. Recomendei-lhe que não treinasse por 1-2 dias na semana.

Crystal decidiu experimentar isso em sua corrida de 2 horas do domingo para determinar se a corrida melhoraria se ela corresse menos e se alimentasse melhor. Ela descobriu que conseguia treinar melhor quando treinava pouco ou nada no dia anterior ao de sua corrida longa (para descansar os músculos), e depois parava por 1 dia após a corrida longa (para reabastecer). Então, parou de se forçar ao treino diário de corrida obrigatório nos dias em que sua musculatura estava fatigada. Em vez disso, ela passou a planejar 2 dias de descanso por semana e começou a focar a **qualidade** dos treinos, em vez da **quantidade**. Sua corrida melhorou, assim como sua perspectiva mental e o entusiasmo por seu esporte. Ela deu o melhor de si na maratona, diminuindo em 7 minutos o seu próprio tempo.

---

**Fato ou mito**

**Os atletas perdem o condicionamento nos dias em que descansam.**

**Os fatos:** você não perderá o condicionamento nos dias em que descansar. Esses dias melhoram a sua força e resistência ao possibilitarem um melhor abastecimento dos músculos. Lembre-se de que coisas ruins acontecem quando se exercita de maneira intensa; coisas boas acontecem quando você descansa. Os atletas que subestimam o valor do descanso e treinam sem parar estabelecem o cenário propício para lesões, depleção crônica de glicogênio, fadiga crônica e queda do desempenho. Tais atletas costumam se apegar a suplementos vitamínicos, cápsulas de ferro e outras poções sedutoras, na esperança de reforçarem sua energia. Porém, tudo que realmente precisam para alcançarem um melhor desempenho é se exercitar menos.

Se você estiver em uma séria condição de treinamento excessivo, pode necessitar de semanas ou até meses para se recuperar. Não subestime o valor do descanso – bem como de quantidades adequadas de sono, calorias, carboidratos e líquidos.

---

## Alimentos ricos em carboidrato

Muito comumente, converso com atletas que acreditam estarem consumindo uma dieta rica em carboidrato, quando na verdade não estão. Eric, gerente de loja e triatleta de 33 anos de idade, pretendia estocar os carboidratos na noite anterior ao seu primeiro triatlo. Em razão do conhecimento inadequado sobre nutrição, ele "carregou os carboidratos" ingerindo uma pizza de *pepperoni* com o dobro de queijo. Mal sabia ele que, das 1.800 calorias contidas na pizza grande, 1.200 calorias eram oriundas da proteína e da gordura presentes na cobertura dupla de queijo e no *pepperoni*. Apenas 35% das calorias, provenientes da crosta fina e do molho de tomate, eram carboidrato (160 g). Assim, não foi por acaso que ele se sentiu letárgico durante o evento. Dei a Eric uma lista de alimentos comuns contendo carboidrato (Tab. 6.6) para afixar na porta da geladeira. Com essa ferramenta, ele aprendeu a selecionar alimentos ricos em carboidrato.

Adicionalmente, ensinei Eric a fazer melhores escolhas com base nas informações nutricionais contidas nos rótulos dos alimentos. E, do mesmo modo, você pode usar esses rótulos para orientar as suas escolhas. As informações nutricionais contidas nos rótulos listam a quantidade em gramas de carboidrato, proteína e gordura (e, quando presente, álcool) por porção. Para converter as gramas em calorias, use os seguintes dados:

**142 Parte I** | Alimentação do dia a dia para pessoas ativas

**Tabela 6.6** Conteúdo de carboidrato de alimentos comuns

| Alimento | Quantidade | Carboidrato (g) |
| --- | --- | --- |
| Uva-passa | ⅓ de xícara | 45 |
| Banana | 1 média | 25 |
| Damasco, desidratado | 10 metades | 25 |
| Maçã, desidratada | 1 média | 20 |
| Laranja | 1 média | 20 |
| | | |
| Milho | ½ xícara | 20 |
| Abóbora-moranga | ½ xícara | 15 |
| Ervilhas | ½ xícara | 15 |
| Cenoura | 1 média | 10 |
| Brócolis | ½ xícara | 5 |
| | | |
| *Bagel*, Starbucks | 1 | 55 |
| Cereal matinal integral, Grape-Nuts | ⅔ de xícara | 50 |
| Farelo de trigo com adição de passas, Kellogg's | 1 xícara | 45 |
| *Tortilla* (para *burrito, wrap*) | 55 g | 40 |
| Barra de cereais, Nature Valley | 2 barras (1 pacote) | 30 |
| Mingau de aveia, instantâneo | 1 sachê | 35 |
| *Muffin* inglês, Thoma's | 1 | 25 |
| Cereal matinal, Cheerios | 1 xícara | 20 |
| Pão de centeio | 1 fatia | 15 |
| Biscoitos de cereais integrais | 2 unidades | 12 |
| | | |
| Suco de uva | 240 mL | 35 |
| Suco de framboesa e oxicoco (*cranberry*) | 240 mL | 30 |
| Suco de laranja | 240 mL | 25 |
| Leite, chocolate | 240 mL | 25 |
| Bebida hidroeletrolítica, Gatorade | 240 mL | 20 |
| | | |
| Batata assada | 1 grande | 65 |
| Sopa de minestrone, Progresso | 1 lata | 50 |
| Macarrão com queijo, Annie's | 1 xícara | 45 |
| Pizza, congelada | 2 fatias | 45 |
| Arroz, cozido | 1 xícara | 45 |

*(continua)*

## Capítulo 6 | Carboidrato: simplificação de um assunto complexo 143

**Tabela 6.6** Conteúdo de carboidrato de alimentos comuns (*continuação*)

| Alimento | Quantidade | Carboidrato (g) |
|---|---|---|
| Lentilhas, cozidas | 1 xícara | 45 |
| Espaguete, cozido | 1 xícara | 40 |
| Quinoa, cozida | 1 xícara | 40 |
| *Burrito* de feijão, congelado | 150 g | 35 |
| Feijões cozidos, enlatados | 1 xícara | 25 |
| | | |
| *Frozen yogurt* | 1 xícara | 35 |
| Biscoito recheado com pasta de frutas, Fig Newton | 2 | 20 |
| Iogurte grego, baunilha | 150 g | 15 |
| Mel | 1 colher de sopa | 15 |
| Xarope de bordo | 1 colher de sopa | 15 |

*Nota*: informação nutricional fornecida nos rótulos dos alimentos e pelo USDA National Nutrient Database for Standard Reference.

1 g de carboidrato = 4 calorias
1 g de proteína = 4 calorias
1 g de gordura = 9 calorias
1 g de álcool = 7 calorias

Para determinar a quantidade de calorias de carboidrato contida em um item alimentício, multiplique o número de gramas de carboidrato por 4 (calorias por g). Em seguida, compare as calorias provenientes do carboidrato com as calorias totais por porção, a fim de determinar o percentual de calorias oriundas de carboidratos. Por exemplo, uma porção de ½ xícara de sorvete de baunilha *gourmet* possivelmente contém 200 calorias totais e 20 g de carboidrato.

20 g de carboidrato × 4 calorias/g = 80 calorias de carboidrato

80 calorias de carboidrato ÷ 200 calorias totais =
40% de calorias oriundas de carboidrato

Usando a informação contida no rótulo do alimento, você pode determinar que o sorvete contém relativamente menos gramas de carboidrato do que o *frozen yogurt*. Por exemplo, para cada 100 calorias de sorvete de baunilha (¼ de xícara; 2 colheres de sopa cheias), somente se obtém 10 g (40 calorias) de carboidrato. Isso equivale a 40% das calorias totais. Por outro lado, para cada 100

# 144 Parte I | Alimentação do dia a dia para pessoas ativas

calorias de *frozen yogurt* (½ xícara; 4 colheres de sopa cheias), são obtidas cerca de 22 g (88 calorias) de carboidrato – 88% das calorias totais.

A sua dieta deve fornecer carboidrato como base de cada refeição – mais especificamente, 5-10 g de carboidrato/kg, se você treina 1-3 horas por dia. Os praticantes de exercícios têm necessidades menores que a dos atletas de resistência (ver a Tab. 6.4). Embora não seja preciso ficar obcecado por rastrear as gramas de carboidrato (exceto quando há interesse), é preciso escolher mais amidos e grãos, e menos alimentos ricos em gordura. Substitua os *muffins* por *bagels*, as saladas por sanduíches, e o molho Alfredo por molho de tomate sobre as massas.

Pode ser útil aprender sobre a composição da sua dieta de treino. A internet oferece opções para calcular a sua ingestão de carboidrato (e de outros nutrientes), o que pode ser mais fácil do que reunir as informações contidas nos rótulos dos alimentos. (Ver no Apêndice A a seção "Rastreadores de alimentos".) Isso pode ser particularmente revelador para os adeptos da dieta paleo, dieta livre de glúten ou dieta (do tipo Atkins) pobre em carboidratos, que não consomem alimentos à base de grãos. Por exemplo, Brian, fanático por *CrossFit*, rotineiramente lanchava punhados de amendoim, amêndoas e sementes de girassol. Ao pesar seus alimentos e registrar sua ingestão no aplicativo *MyFitnessPal*, aprendeu rapidamente que precisava reforçar sua ingestão de carboidrato. Ele começou combinando castanhas e sementes a itens mais ricos em carboidrato – uva-passa, damasco desidratado e tâmaras, bem como lanchando batatas-doces assadas. "Meu treino melhorou desde que fiz a troca. Meus músculos estão mais maleáveis e a minha resistência aumentou. Sinto-me melhor. Estou satisfeito por ter aprendido essa solução simples para a minha fadiga desnecessária."

# 7

## Proteína: desenvolvimento e reparação dos músculos

Tradicionalmente, a mensagem (equivocada) é clara: se deseja desenvolver músculos, você precisa consumir muita proteína – 6 ovos no café da manhã, 450 g de peru no almoço e pelo menos 2 (ou até 3) vezes essa quantidade de frango no jantar. A verdade é que os exercícios de resistência, como o levantamento de carga pesada e as flexões – e não a ingestão excessiva de proteína –, são o que desenvolve e fortalece a musculatura. Se consumir mais proteína do que necessita, você simplesmente queimará mais proteína como fonte de combustível.

Existe confusão quanto à melhor dieta esportiva. Treinando na sala de musculação de uma academia, é provável que você tenha ouvido dizerem que é preciso consumir grandes quantidades de carne e tomar *shakes* de proteína entre as refeições para ficar mais forte. Por outro lado, passando pela área da cárdio, ouve-se que os carboidratos devem ser a base das refeições. Então, você sai de lá se perguntando qual é o balanço certo.

Grãos, frutas, legumes e verduras, todos ricos em carboidrato, são de fato a melhor base para todo tipo de programa de treinamento. Até os fisiculturistas precisam de uma dieta baseada em carboidrato porque este é armazenado nos músculos para a obtenção de energia. Não é possível realizar levantamento de peso e exigir demais das sessões de treino se os músculos estiverem depletados de carboidrato. As dietas à base de proteína e pobres em carboidrato fornecem combustível muscular inadequado para a realização dos exercícios intensos necessários à construção do seu potencial. Como relata Alex, um praticante de exercícios que tentou perder peso consumindo uma dieta rica em proteína e gordura, "Não conseguia levantar cargas pesadas tão bem quando cortei os carboidratos".

A melhor dieta esportiva contém uma quantidade ampla, porém não excessiva, de proteína para o desenvolvimento e a reparação do tecido muscular, o crescimento de pelos e unhas, a produção de hormônios, o reforço do sistema imune e a substituição das hemácias. A maioria das pessoas que consomem porções moderadas de alimentos ricos em proteína todos os dias obtém mais proteína do que necessita. Qualquer excesso de proteína é queimado para obtenção de energia ou, como último recurso, armazenado na forma de gordura ou glicogênio. Os seres humanos não estocam o excedente de proteína como músculo ou aminoácidos (os blocos de construção das proteínas). Por isso, é preciso consumir quantidades adequadas de proteína a cada dia e, de preferência, distribuir essa ingestão de proteína de maneira uniforme ao longo do dia. Isso é particularmente importante para os adeptos de dietas que restringem calorias, os quais queimam a proteína (dos alimentos e dos músculos) para obter energia diante da escassez de carboidratos e calorias.

O físico dos fisiculturistas não é atribuível às quantidades exageradamente altas de proteína que eles costumam consumir e sim ao treinamento intenso. Os fisiculturistas treinam com uma intensidade incrível. Eles preferem uma dieta rica em proteína, pois esta não só desenvolve e protege seus músculos enquanto as calorias são cortadas como também evita que sintam fome – ademais, a proteína magra é mais difícil de ser consumida em excesso do que, digamos, uma pizza.

## Proteína e aminoácidos

A necessidade de proteína é, na verdade, uma necessidade de aminoácidos. As proteínas são constituídas por até 20 aminoácidos que o corpo usa para construir o tecido muscular – daí serem apelidadas de "blocos de construção". Todo tecido é constituído por alguma combinação deles. Seu corpo é capaz de produzir alguns aminoácidos, mas os oito aminoácidos chamados "essenciais" devem ser obtidos dos alimentos que você ingere.

Embora o aminoácido leucina possa deflagrar a construção de músculo, seu corpo necessita de todos os aminoácidos essenciais para desenvolver músculos novos. Os alimentos naturais ricos em proteína são as melhores fontes de todos os aminoácidos porque fornecem uma matriz complexa e completa que é mais efetiva do que as proteínas processadas. Por exemplo, pesquisas sobre os ovos destacam os benefícios da proteína oriunda dos alimentos integrais. Um ovo inteiro promove uma síntese proteica muscular 40% maior no período de 5 horas pós-exercício, em comparação ao observado com a ingestão somente da clara do ovo (van Vliet et al., 2017). As interações entre todos os nutrientes contidos nos alimentos favorecem uma resposta mais robusta, em comparação ao observado com a ingestão de uma proteína isolada.

## Transformando proteína em músculo

Como ovos, queijo *cottage* e pasta de amendoim se transformam em músculos maiores? A seguir, são listadas as etapas da produção de músculos.

- Quando você consome proteína (p. ex., ovos, leite, carnes, soja, feijão), seu estômago começa a digeri-la e os intestinos concluem o processo, digerindo a proteína em aminoácidos individuais. Os aminoácidos são absorvidos, enviados ao fígado e, então, ao sangue e aos músculos.
- Os músculos usam os aminoácidos para produzirem mais músculos, convertê-los em outros tipos de aminoácidos (p. ex., alanina e glutamina), ou queimá-los para obter energia. A leucina é o aminoácido-chave que "aciona" o processo de construção de músculo. Os alimentos mais ricos em leucina tendem a ser proteínas animais (8-13% de leucina), em comparação às proteínas vegetais (6-8% de leucina). Assim, os atletas vegetarianos desejam consumir quantidades generosas de proteínas vegetais para reforçar sua ingestão de leucina (van Vliet, Burd e van Loon, 2015).
- A quantidade aproximada de proteína que otimiza a construção dos músculos é 0,25-0,30 g de proteína/kg de peso corporal, nas primeiras 2 horas após o exercício de resistência. Consumir mais proteína somente propicia um benefício mínimo. Portanto, sim, você poderia ingerir o dobro, contudo sem obter nenhum benefício significativo em termos de músculos maiores.
- A maioria das pessoas só consegue construir algumas gramas de músculo por mês. Isso está longe do sonho delas.

Você pode economizar muito dinheiro ao consumir alimentos naturais, em vez dos suplementos de aminoácidos e proteína caros. Os atletas raramente necessitam de suplementos de leucina ou aminoácidos de cadeia ramificada. Ao contrário do que as propagandas podem afirmar, os alimentos comuns ricos em proteína de alta qualidade (laticínios, peixes, ovos, carnes, soja), aliados à prática regular de exercícios, podem ajudá-lo a conseguir aumentar a musculatura.

## Qual é o balanço certo?

Quando se trata de ingestão de proteína, os atletas parecem cair em duas categorias. Na primeira, estão aqueles que consomem proteína em excesso – fisiculturistas, halterofilistas e jogadores de futebol, os quais não parecem obter o suficiente. Os atletas incluídos na segunda categoria consomem pouquíssima proteína – corredores, dançarinos e atletas que se preocupam com o peso corporal, que raramente tocam em carnes e trocam as calorias de proteína por mais saladas e legumes. Em ambos os grupos, os atletas podem apresentar desempenho precário em razão dos desequilíbrios dietéticos.

148 **Parte I** | Alimentação do dia a dia para pessoas ativas

Josh, por exemplo, encheu seu cardápio de proteína. Sendo jogador de hóquei universitário, ele costumava incluir em sua rotina de recuperação pós-treino uma barra grande de proteína (30 g de proteína) e um *shake* de proteína (20 g de proteína). Mal sabia que 20-25 g de proteína no pós-exercício estimulam ao máximo o crescimento muscular, e somente atletas muito grandes ou que adotam dietas restritivas contendo pouquíssimas calorias podem consumir até 40 g de proteína de uma vez (ACSM, 2016; Moore et al., 2009). Para um atleta que consome bastante calorias, mais proteína não se traduz em músculos maiores.

Paulo, um maratonista vegetariano que consumia massa com molho de tomate 7 noites por semana, subestimava sua necessidade de proteína. "A maioria dos norte-americanos exagera nas proteínas; tenho certeza de que também consumo bastante." Mas ele consumia poucos alimentos ricos em proteína de qualquer tipo – de origem vegetal ou animal. Foi humilhado quando aprendeu que sua ingestão proteica era deficiente não só em proteína como também em ferro (para as hemácias), zinco (para a cicatrização), cálcio (para os ossos) e vários outros nutrientes que acompanham as dietas ricas em proteína. Não surpreende que tenha se tornado anêmico, contraído gripe e resfriado persistentes, e apresentado um desempenho ruim mesmo com treinos consistentes.

Hal, um estudante que se autodescrevia como fraco, vivia à base de mingau de aveia, *ramen* e barras de cereais na maioria das refeições. Aos domingos, ele consumia uma "refeição de verdade", quando visitava os familiares, pensando que uma fatia de rosbife por semana poderia sustentá-lo durante a semana. Estava errado. Ele tem uma necessidade diária de proteína.

## Definição das necessidades proteicas

Ao examinar as necessidades proteicas dos atletas, os cientistas do esporte constataram que eles necessitam de um pouco mais de proteína do que as outras pessoas para reparar as pequenas quantidades de dano muscular que ocorrem durante os treinos, obter energia (em quantidades mínimas) para o exercício, e sustentar a construção de tecido muscular novo. Os requisitos de proteína exatos para pessoas que praticam esporte variam com base nas necessidades individuais. As pessoas incluídas nos grupos a seguir apresentam as maiores necessidades proteicas:

- Atletas de resistência e outros praticantes de exercícios intensos. Cerca de 5% da energia pode vir das proteínas durante o exercício de resistência, em particular se as reservas musculares de glicogênio estiverem depletadas e a glicemia estiver baixa.

- Adeptos de dieta que consomem pouquíssimas calorias. Quando a ingestão calórica é baixa, a proteína é convertida em glicose e queimada para obtenção de energia, em vez de ser usada no desenvolvimento e na reparação dos músculos.
- Atletas adolescentes em desenvolvimento. A proteína é essencial ao crescimento e desenvolvimento muscular.
- Pessoas não treinadas que iniciam um programa de exercícios. As pessoas incluídas nessa categoria necessitam de proteína extra para desenvolver os músculos.
- Pessoas com mais de 50 anos de idade. Na verdade, as necessidades proteicas aumentam com o avanço da idade, por isso os atletas seniores devem garantir a inclusão de alimentos ricos em proteína adequados em cada refeição.

Em geral, apontar com exatidão as necessidades de proteína é um ponto discutível porque a maioria dos atletas famintos tende a consumir mais proteína do que necessita por meio de refeições-padrão. Ou seja, um atleta recreativo de 68 kg faminto pode facilmente consumir as 0,15 g de proteína/kg de peso corporal recomendadas para a recuperação, após o treino. Isso é apenas cerca de 20 g de proteína, a quantidade presente em 360 mL de achocolatado (rico em proteína, sem lactose). Note que o desejado é consumir proteína de maneira uniforme ao longo do dia, com uma meta de 0,30 g de proteína/kg a cada 3-5 horas (ACSM, 2016). Caso esteja restringindo rigorosamente a sua ingestão calórica, aumente-a um pouco (Helms et al., 2014).

As necessidades proteicas devem ser consideradas em gramas de proteína por quilograma de peso corporal e não em percentual de calorias. A Tabela 7.1 traz recomendações seguras e adequadas para a ingestão proteica diária para uma gama de pessoas. Essas recomendações incluem uma margem de segurança e não são quantidades mínimas. Se você tem gordura corporal em excesso, torne a sua necessidade proteica basal mais próxima do seu peso corporal ideal.

## Estimativa da ingestão proteica

Siga as etapas descritas adiante para saber se você está atendendo as suas necessidades proteicas com a sua dieta atual. Primeiro, usando a Tabela 7.1, identifique a categoria à qual você pertence. Por exemplo, se você é um ciclista de 35 anos de idade que pesa 64 kg, seria incluído na categoria "atleta de resistência, adulto" e precisaria consumir 85-100 g de proteína por dia:

$$64 \text{ kg} \times 1,3 \text{ g/kg} = 83 \text{ g de proteína}$$
$$64 \text{ kg} \times 1,6 \text{ g/kg} = 102 \text{ g de proteína}$$

## 150 Parte I | Alimentação do dia a dia para pessoas ativas

**Tabela 7.1** Recomendações para proteína

Embora os requisitos de proteína sejam tradicionalmente estabelecidos em termos de necessidades diárias, a visão corrente para os atletas consiste em focar a distribuição uniforme das proteínas ao longo do dia. Dependendo do tamanho do seu corpo, você pode necessitar de 15-25 g de proteína (mais precisamente, 0,3 g de proteína/kg) a cada 3-5 horas, com um foco particular no reabastecimento após os treinos com proteína adequada. Caso esteja restringindo rigorosamente a sua ingestão alimentar, você precisará de uma quantidade ainda maior de proteína (ACSM, 2016). A informação a seguir fornece uma perspectiva geral das necessidades proteicas diárias.

| Tipo de indivíduo | Gramas de proteína por kg de peso corporal por dia |
|---|---|
| Adulto sedentário | 0,8 |
| Praticante de exercícios recreativo, adulto | 1,1-1,6 |
| Atleta de resistência, adulto | 1,3-1,6 |
| Atleta adolescente em crescimento | 1,6-2,0 |
| Adulto, desenvolvendo massa muscular | 1,6-1,8 |
| Atleta em restrição calórica | 1,8-2,0 |
| Atleta em rigorosa restrição calórica para compor o peso | 2,1-3,0 |
| **Requisitos de proteína *versus* quantidade consumida** | |
| Requisito máximo estimado para adultos | 2,0 |
| Ingestão proteica média para atletas de resistência do sexo masculino | 1,1-2,0 |
| Ingestão proteica média para atletas de resistência do sexo feminino | 1,1-1,8 |

Dados compilados de ACSM 2016; Helms E. 2014; e Institute of Medicine Food and Nutrition Board, 2002. Dietary reference intakes for energy, carbohydrate, fiber, fatty acids, cholesterol, protein and amino acids. Washington, DC: National Academies Press.

Em segundo lugar, divida a necessidade proteica diária em 4-6 refeições ou lanches. Usando o exemplo anterior, isso equivale a 20-25 g de proteína a cada 4 horas. Ou, caso prefira três refeições e três lanches, estabeleça a meta de 20-25 g de proteína em cada refeição e 10 g de proteína em cada lanche.

Ajuste a sua ingestão proteica usando a informação contida nos rótulos dos alimentos que você consome (ver na Tab. 7.2 uma lista do conteúdo proteico de alimentos comuns), ou use um rastreador de alimentos, ou ainda um dos *sites* listados na seção Análise dietética e avaliação nutricional, no Apêndice A, para analisar sua dieta e avaliar a sua ingestão proteica.

Observe que você necessita ingerir uma porção generosa (mais calorias) de feijões ou outra forma de proteína vegetal para igualar a quantidade de proteína contida nos alimentos de origem animal. A maioria das frutas, dos legumes e das verduras contém apenas pequenas quantidades de proteína, o que pode con-

## Tabela 7.2 Proteína em alimentos comuns

| Fontes de proteína | Tamanho da porção | Proteína (g) |
|---|---|---|
| **Fontes animais** | | |
| Clara de ovo | De 1 ovo grande | 3 |
| Ovo | 1 unidade grande | 6 |
| Iogurte, Yoplait de baunilha | 1 unidade de 180 g | 6 |
| Queijo *cheddar* | 30 g | 7 |
| Leite, 1% | 240 mL | 8 |
| Leite em pó | ½ xícara de leite em pó | 10 |
| Iogurte grego, Chobani | 1 unidade de 150 g | 13 |
| Queijo *cottage* | ½ xícara (115 g) | 15 |
| Hadoque | 120 g, cozido | 23 |
| Atum | 1 lata de 150 g | 25 |
| Hambúrguer | 120 g, grelhado | 30 |
| Lombo de porco | 120 g, assado | 30 |
| Peito de frango | 120 g, assado | 35 |
| **Fontes vegetais** | | |
| Amêndoas, torradas | 12 unidades | 3 |
| Sementes de girassol | 2 colheres de sopa | 4 |
| Hambúrguer vegetal, Gardenburger (original) | 1 unidade de 75 g | 5 |
| Quinoa | ¾ de xícara cozida; ¼ de xícara seca | 6 |
| Feijões cozidos e amassados | ½ xícara | 6 |
| Feijão-vermelho | ½ xícara | 8 |
| Pasta de amendoim | 2 colheres de sopa | 9 |
| *Homus* | ½ xícara | 10 |
| Sopa de lentilha | 315 g | 11 |
| *Tofu*, extra firme | 105 g | 11 |
| Feijão cozido | 1 xícara | 12 |
| Hambúrguer vegetal, Boca Burger | 1 unidade de 75 g | 12 |
| **Produtos comercializados** | | |
| Barra proteica, Clif Builder's | 70 g | 20 |
| Barra proteica, PowerBar ProteinPlus | 70 g | 20 |

Dados de USDA National Nutrient Database for Standard Reference (2011).

tribuir com um total de 5-10 g de proteína por dia, dependendo do quanto você consome. Manteiga, margarina, óleo, açúcar, bebida gaseificada, álcool e café não contêm proteína, enquanto a maioria das sobremesas contém muito pouco.

152 **Parte I** | Alimentação do dia a dia para pessoas ativas

A Tabela 7.3 mostra o que seria um valor amplo de proteína para um adulto ativo de 68 kg. Certamente, você precisará consumir outros alimentos para preencher suas necessidades calóricas e nutricionais, e esses alimentos também fornecerão um pouco mais de proteína.

**Tabela 7.3** Proteína diária

Quanto alimento rico em proteína um atleta de 68 kg deve consumir para atender a suas necessidades proteicas? Como se vê na tabela, um atleta pode facilmente consumir proteína adequadamente, a partir de suplementos.

| Refeição | Fonte primária de proteína | Proteína (g) |
| --- | --- | --- |
| Café da manhã | 3 ovos ¼ de xícara de leite no café | 20 |
| Almoço | 1 lata (~140 g) de atum | 25 |
| Tarde | 1 frasco (~150 g) de iogurte grego 24 amêndoas | 20 |
| Jantar | 120 g de frango | 25 |
| Hora de dormir | ⅔ de xícara de queijo *cottage* | 20 |

Para o desenvolvimento ideal dos músculos, distribua uniformemente a sua ingestão proteica ao longo do dia, incluindo um pouco antes da hora de dormir, de modo a ter um suprimento contínuo de aminoácidos no decorrer da noite (Phillips e van Loon, 2011). Isso contrasta com o padrão de consumo, com pouquíssima proteína no café da manhã (mingau de aveia) e no almoço (barra energética e banana), com um *steak* enorme no jantar.

### Proteína sem cozinhar

Se você está procurando um acompanhamento para o carboidrato da sua refeição de recuperação, um lanche que sacie ou proteína para atender às necessidades diárias, a seguir estão algumas sugestões de alimentos que dispensam cozimento, caso você seja daqueles que fazem as refeições e lanches na correria.

Amêndoas, pistaches ou outras oleaginosas
Palitos de queijo ou porções individuais de queijos com baixo teor de gordura
Frango assado
Queijo *cottage*
Peru ou rosbife magro
Edamame
Ovos, cozidos firmes

*Homus*
Carne-seca, peru ou carne bovina
Café com leite (preparado usando leite com baixo teor de gordura)
Goles de leite (~500 mL)
Pasta de amendoim
Grãos de soja, torrados
Atum, enlatado ou sachê
Hambúrguer vegetariano
Iogurte, grego ou integral

## Proteína em pó, *shakes* e barras

A propaganda maciça nas revistas esportivas e na internet pode facilmente convencê-lo de que os suplementos proteicos são essenciais para um desenvolvimento muscular ideal. Os atletas que me procuram para obter aconselhamento sobre as proteínas muitas vezes carregam mochilas de ginástica cheias de frascos de proteína em pó e barras. Eles perguntam se esses suplementos são melhores do que a proteína contida nos alimentos comuns, se o preço compensa e se são melhores do que os alimentos integrais (ver a Tab. 7.4). As pesquisas não sustentam as alegações de que os suplementos proteicos proporcionam músculos volumosos e superfortes. Em um estudo envolvendo homens jovens não treinados, foram adicionadas 20 g de proteína do soro do leite (*whey*) à dieta padrão dos participantes, antes ou após um programa de treinos de força com duração de 12 semanas. Observou-se que o crescimento muscular foi o mesmo nos grupos suplementado e não suplementado com proteína (Erskine et al., 2012). O corpo necessita de apenas 20-25 g de proteína em uma dose para estimular o crescimento muscular.

Em certos casos, os suplementos proteicos podem ser uma adição prática a uma dieta esportiva. Por exemplo, as barras de proteína podem ser convenientes para os atletas que viajam, atletas ocupados na correria diária e vegetarianos. Os suplementos de proteína em pó são um modo fácil de transformar um *smoothie* de frutas ou uma tigela de mingau de aveia em um café da manhã balanceado. Suzy, praticante de exercícios vegetariana, optou pelos suplementos de proteína porque isso eliminava as suposições; o rótulo lhe informava a quantidade exata de proteína consumida. Na atual sociedade do *fast-food* para viagem, os suplementos de proteína são um modo de obter proteína aparentemente saudá-

**Tabela 7.4**  Comparação entre proteína em pó, barras e alimentos ricos em proteína

| Fonte de proteína | Custo* (U$) | Proteína (g) | Custo por grama de proteína (centavos de U$) |
|---|---|---|---|
| Atum, 150 g, enlatado, branco | 2,39 | 24 | 10 |
| Barra proteica, Clif Builder's | 1,89 | 20 | 9,5 |
| Proteína vegetal em pó, Vega, frasco de 520 g | 30,89 | 360 | 8,5 |
| Atum, 150 g, enlatado, em pedaços, *light* | 1,29 | 20 | 6,5 |
| Leite desnatado, 1 L | 1,69 | 32 | 5,0 |
| Leite desnatado, 2 L | 2,59 | 64 | 4,0 |
| Leite desnatado, 4 L | 3,99 | 128 | 3,1 |

*Preços em um supermercado de Massachusetts, EUA, 2018.

vel (baixo teor de gordura) que demanda pouco esforço. No caso das refeições perdidas, qualquer proteína é melhor do que nenhuma, por isso ter sempre uma barra de proteína à mão, como alimento de emergência, é uma escolha sábia. A minha recomendação é usá-las para suplementar uma alimentação razoável e não para substituí-la.

Dito isso, os suplementos proteicos podem ser úteis em algumas situações médicas, como no caso dos pacientes desnutridos com Aids ou câncer. Os suplementos de proteína podem beneficiar pessoas anoréxicas que cortaram os produtos de origem animal como forma de eliminar calorias da dieta.

As principais preocupações com relação aos suplementos proteicos (à parte do custo) é o fato de serem altamente processados e falharem em fornecer o pacote completo de nutrientes protetores da saúde encontrados em uma dieta balanceada. Como os suplementos não estão sujeitos a uma regulação tão rigorosa quanto a dos alimentos e fármacos, é possível que você não obtenha a quantidade de proteína listada nas informações nutricionais contidas no rótulo. Os suplementos de proteína também podem conter ingredientes duvidosos. De acordo com o Consumer Reports (2018), muitas marcas continham quantidades significativas de chumbo e arsênio, dois metais pesados erosivos para a saúde. (Consumidor, tenha cuidado!) Ademais, se você está exagerando no consumo de proteína, pode facilmente estar deslocando os carboidratos necessários ao reabastecimento dos seus músculos.

### Qual é a diferença entre *whey* e caseína?

O *whey* (que consiste em 20% da proteína encontrada no leite) é digerido e rapidamente absorvido na circulação sanguínea, de modo mais imediato do que outras formas de proteína (p. ex., caseína). A caseína representa até 80% da constituição proteica do leite e sua absorção é lenta. O *whey* é uma fonte rica de aminoácidos de cadeia ramificada (BCAA, do inglês *branched-chain amino acids*), leucina, isoleucina e, também, valina. Os BCAA são captados diretamente pelos músculos, em vez de serem metabolizados primeiro no fígado. Sendo assim, o *whey* tem ação mais rápida e é uma boa fonte de matéria-prima para proteger os músculos contra a quebra que ocorre durante o exercício, bem como para o desenvolvimento dos músculos após o exercício. A caseína representa uma fonte mais duradoura e constante de aminoácidos, e também é importante no processo de desenvolvimento muscular (Tipton et al., 2004). A caseína na hora de dormir (pense em queijo *cottage*) pode melhorar a disponibilidade de aminoácidos durante a noite.

O leite de vaca fornece ao corpo uma atividade proteica rápida e estendida. Tanto o leite de vaca como o leite em pó (mas não o leite de amêndoa nem outros leites vegetais, com exceção do leite de soja) são boas alternativas aos suplementos proteicos caros, além de serem fáceis de usar em *smoothies*. Eles fornecem proteína na forma encontrada na natureza, bem como compostos promotores do crescimento possivelmente bioativos que ainda devem ser descobertos. Lembre-se, ainda, que o *whey* em pó frequentemente é deficiente nos carboidratos necessários ao reabastecimento dos músculos. Portanto, um achocolatado (contendo carboidrato e proteína) pode ser melhor como opção para recuperação do que um *shake* de proteína de *whey* com baixo teor de carboidrato, após o treino.

## Proteína demais

Alguns atletas de hoje consomem quantidades excessivas de proteína, incluindo os fãs da dieta paleo e de outras dietas de baixo teor de carboidrato. Embora uma alta ingestão proteica seja improvável, em razão dos problemas renais implicados (os rins excretam os subprodutos do metabolismo das proteínas) (Phillips, Chevalier e Leidy, 2016), proteína demais pode acarretar outros problemas relacionados à saúde e ao desempenho. Jasper, aspirante a fisiculturista, devorava frango e carne bovina, mas evitava massas e batatas, o que contrariava bastante as suas aspirações atléticas. Cansava-se com facilidade e perguntou-me se essa dieta rica em proteína poderia estar prejudicando seu desempenho. A minha resposta foi a seguinte:

- Se você encher seu estômago com proteína demais, não abastecerá seus músculos com carboidrato.
- Uma dieta rica em proteína pode ser facilmente saturada em gordura (p. ex., *steaks* suculentos, costeletas, pizza de *pepperoni*). Até o presente, a American Heart Association recomenda diminuir a ingestão da gordura saturada encontrada nas proteínas animais. Uma dieta rica em proteína animal processada (p. ex., salame, *pepperoni*, linguiça) também pode aumentar o risco de certos tipos de câncer.
- O corpo consegue usar apenas 20-25 g de proteína de uma vez, para desenvolver músculo (Phillips e van Loon, 2011). Isso significa que, se você ingerir 240 g de peito de frango (cerca de 70 g de proteína) no jantar, queimará (ou estocará como gordura) *menos da metade dessa proteína* – um desperdício de dinheiro. Além disso, se você não tem consumido muita proteína no café da manhã ou no almoço, pensando que o jantar rico em proteínas compensará a falta de proteína durante as refeições anteriores do dia, é melhor repensar.
- A proteína é quebrada em ureia, um resíduo eliminado na urina. Qualquer um que consuma proteína em excesso deve ingerir um volume extra de lí-

## 156 Parte I | Alimentação do dia a dia para pessoas ativas

quidos. Idas frequentes ao banheiro podem ser inconvenientes durante os treinos e competições.

- Uma dieta baseada em proteína animal afeta tanto a sua carteira quanto o meio ambiente. Você pode poupar dinheiro (e o meio ambiente) ao consumir porções menores de carne bovina, cordeiro e outras formas de proteína animal. Use o dinheiro economizado para comprar mais fontes de proteína vegetal (feijão, lentilha, *tofu*) e mais frutas, legumes, verduras, grãos e batatas.

Incentivei Jasper a reduzir a ⅓ do prato as suas porções de carne bovina no jantar, e a completar os restantes ⅔ com batata-doce, verduras de folhas verdes e pão integral. Em 2 dias, ele percebeu uma melhora em seus níveis de energia. Então, mudou seu café da manhã de uma omelete de quatro ovos com presunto e queijo, para dois ovos cozidos firmes com cereal e uma banana; e mudou o almoço para um *burrito*, em vez dos hambúrgueres. A dieta dele foi gradativamente se tornando vencedora. "Estou maravilhado", diz ele agora, "com o poder dos alimentos. Consumir refeições à base de carboidrato que abastecem meus músculos definitivamente melhora meu desempenho esportivo".

### Escolhas saudáveis e convenientes de carne bovina

"Raramente como carne bovina, exceto quando visito minha família", comentou Christina, uma universitária que vivia fora do *campus* e era responsável por sua própria alimentação. "Gosto de carne bovina, mas é caro e parece estragar antes que eu a cozinhe para o jantar". Como consumia muito *ramen* em jantares rápidos e fáceis, perguntava-se se estava consumindo pouca proteína.

Se você, como Christina, acredita que está ingerindo pouca proteína e, portanto, pouquíssimos dos nutrientes ferro e zinco que a acompanham; e se é receptivo ao consumo de proteína animal, optar por uma pequena quantidade de carne vermelha magra com uma frequência de 2-4 vezes por semana pode melhorar a densidade nutricional da sua dieta esportiva – em particular, se você for propenso à anemia. A seguir, são listadas dicas que você deve ter em mente para consumir carne bovina contendo pouca gordura e de modo a promover a saúde.

- Aproveite os frios. No caso das carnes pré-cozidas, compre frango assado ou fatias de rosbife magro, presunto e peru na seção de frios do supermercado.
- Compre cortes extra magros de carne de boi, porco e cordeiro, para diminuir a ingestão de gordura saturada. Abstenha-se dos cortes com aspecto marmorizado, e elimine a gordura presente nos *steaks* e costeletas antes de cozinhá-los.

## Capítulo 7 | Proteína: desenvolvimento e reparação dos músculos **157**

- Livre-se da gordura adicional. Após dourar a carne de boi ou de peru moída, drene em um escorredor e lave em água quente para remover a gordura, antes de adicioná-la ao molho do espaguete.
- Na lanchonete, peça que o hambúrguer seja servido no prato, com o pãozinho do lado. Coloque o hambúrguer entre alguns guardanapos e aperte para retirar a gordura. Então, coloque o hambúrguer assim desengordurado no pãozinho e desfrute a refeição com teor reduzido de gordura.
- Integre a carne bovina a uma refeição como acompanhamento. Adicione pouco hambúrguer extra magro ao molho do espaguete; refogue um pedaço pequeno de *steak* com bastante legumes, ou sirva um monte de arroz com uma costeleta de porco magra.

## A proteína e o vegetariano

Muitas pessoas ativas não consomem proteína animal. Algumas simplesmente não comem carne vermelha, enquanto outras não comem carne vermelha, frango, peixe, ovos nem laticínios. É possível que considerem a proteína animal difícil de digerir ou acreditem que faça mal à saúde, que seja antiético consumir esses alimentos ou que seja prejudicial ao meio ambiente. (Os gados são fonte de gases do efeito estufa, que contribui para o aquecimento global.) A iniciativa da Segunda Sem Carne (incluindo também outros dias da semana) é uma boa ideia para o planeta. E uma dieta vegetariana balanceada é de fato um bom investimento para uma boa condição de saúde. Dietas à base de vegetais contêm mais fibras, menos gordura saturada e mais fitoquímicos – compostos ativos que sustentam o sistema imune, diminuem a inflamação e protegem a saúde.

O truque para consumir uma dieta vegetariana balanceada está em se empenhar em substituir a carne por proteína vegetal. Ou seja, se você eliminar as almôndegas do jantar à base de massa, adicione uma fonte alternativa de proteína vegetal. Não se abasteça apenas com a massa, negligenciando suas necessidades de proteína. É possível obter proteína adequada para sustentar seu programa esportivo ao incluir feijão-vermelho, grão-de-bico, *homus*, pasta de oleaginosas, *tofu*, oleaginosas, hambúrguer vegetariano, edamame e outras formas de proteína vegetal, em cada refeição.

Peter, um corredor de 68 kg, é um exemplo de atleta vegano com ingestão proteica mínima. Todo dia, ele consumia apenas cerca de 0,85 g de proteína por kg de peso corporal. Isso é um pouco menos do que a ingestão recomendada para atletas. Sugeri meios que lhe permitissem reforçar facilmente sua ingestão de proteína (Tab. 7.5).

**158** Parte I | Alimentação do dia a dia para pessoas ativas

**Tabela 7.5** Como reforçar a ingestão de proteína vegetal

| | Refeição vegetariana com baixo teor de proteína | Proteína (g) | Refeição vegetariana com teor de proteína mais alto | Proteína (g) |
|---|---|---|---|---|
| Café da manhã | Aveia, seca, 1 xícara, cozida em água | 10 | Aveia, seca, 1 xícara, cozida em ~350 mL de leite de soja com pasta de amendoim | 20 |
| | Pão Ezekiel, tostado, 2 fatias | 8 | 2 colheres de sopa de pasta de castanha (misturada em mingau de aveia) | 9 |
| Café da manhã total | | 18 | | 29 |
| Almoço | Salada de folhas verdes, molho para salada | — | Salada de folhas verdes, molho para salada | — |
| | Beterraba, ½ xícara | 1 | *Homus*, ¼ de xícara (~60 mL) | 4 |
| | Batata-doce, 1 xícara | 3 | Quinoa, 1 xícara | 8 |
| | Sementes de girassol, ¼ de xícara | 14 | Sementes de girassol, ¼ de xícara | 14 |
| Almoço total | | 18 | | 26 |
| Jantar | *Tofu*, extra firme, ¼ da unidade | 10 | *Tofu*, ½ unidade | 20 |
| | Arroz, 1 xícara | 4 | Arroz, ⅔ de xícara | 3 |
| | Brócolis, 2 talos médios | 8 | Brócolis, 2 talos médios | 8 |
| Jantar total | | 22 | | 31 |
| **Total do dia** | | **58** | | **86** |

Todas as alterações eram de simples execução. Sim, Peter poderia adicionar *shakes* e barras de proteína veganos para incrementar sua ingestão proteica, porém os alimentos reais fornecem um pacote nutricional mais completo que inclui todos os compostos que promovem a saúde, alguns dos quais possivelmente nem sequer conhecemos.

O *tofu* (coalho de soja) e outros produtos à base de soja, como os hambúrgueres de soja e o leite de soja, constituem adições inteligentes para uma dieta isenta de carnes. Esses alimentos contêm uma fonte de proteína de alta qualidade, de valor similar ao da proteína animal. Note, porém, que o Boca Burger (hambúrguer de proteína da soja) contém muito menos proteína do que um hambúrguer (consultar a Tab. 7.2). Apesar da crença popular entre os atletas do sexo masculino, os estrógenos presentes na soja não têm efeito feminilizante, não diminuem a testosterona nem comprometem a fertilidade (Messina, 2010). Todos os atletas podem desfrutar dos alimentos à base de soja, com moderação, como outro alimento qualquer, como parte promotora de saúde de uma dieta esportiva balanceada.

Para os lactovegetarianos (que consomem laticínios), leite e iogurte (grego) são formas simples de adicionar proteína extra de alta qualidade às refeições e aos lanches. Apesar da má reputação em decorrência do alto conteúdo de gordura saturada, estudos recentes questionam a existência de uma conexão entre a gordura dos laticínios, a doença cardíaca e o acidente vascular encefálico, independentemente dos níveis de gordura do leite (de Oliveira Otto et al., 2018). Esse tópico controverso justifica uma pesquisa continuada; e, desse modo, até que a American Heart Association dê sinal verde para os alimentos derivados do leite com gordura integral, um plano sábio é escolher principalmente laticínios com teor reduzido de gordura e equilibrar as escolhas com gordura integral em um padrão de alimentação saudável no geral. Dito isso, o gorgonzola e outros "queijos com mofo" podem ser adições positivas à dieta, independentemente da gordura saturada – são alimentos que sustentam as bactérias intestinais promotoras da boa saúde (Petyaev e Bashmakov, 2012).

O leite e seus derivados, ovos e todas as fontes animais de proteína contêm todos os aminoácidos essenciais e costumam ser referidas como proteínas completas. A proteína contida em alimentos à base de soja, como *tofu*, *tempeh*, edamame e leite de soja, também é completa. As proteínas encontradas no arroz, feijão, massa, lentilha, oleaginosas, frutas, legumes, verduras e outros alimentos vegetais são incompletas porque contêm baixos níveis de alguns aminoácidos essenciais. Portanto, os vegetarianos devem consumir vários alimentos para obter uma variedade de aminoácidos que combinem com as proteínas incompletas e as tornem completas. Os vegetarianos que tomam leite podem fazer isso com facilidade, adicionando leite de soja ou laticínios a cada refeição – p. ex., combinando leite (de soja) com aveia ou salpicando queijo (de soja) ralado com baixo teor de gordura no feijão. Note que os leites de arroz e amêndoa não são nutricionalmente equivalentes ao leite de soja, sendo na verdade muito pobres como fonte de proteína (ver o Cap. 1).

Os veganos (estritamente vegetarianos, que não comem laticínios, ovos nem proteína animal) precisam consumir consistentemente uma variedade de alimentos para otimizar sua ingestão de diversos aminoácidos no decorrer do dia. As combinações a seguir funcionam particularmente bem juntas, e se complementam umas às outras, reforçando os aminoácidos limitados:

- Grãos com feijão ou legumes, como arroz e feijão, pão e sopa de ervilha, *tofu* e arroz integral, pão de milho e *chili* com feijão-vermelho.
- Legumes e sementes, como grão-de-bico e *tahini* (como no *homus*), *tofu* e sementes de gergelim.

160 **Parte I** | Alimentação do dia a dia para pessoas ativas

- Itens (ou, para os não veganos, laticínios) contendo soja, como cereais e leite (de soja), batata assada e iogurte grego ou de soja, *wrap* de *homus* com queijo (de soja) de baixo teor de gordura.

Seguindo essas diretrizes, os atletas vegetarianos podem consumir uma quantidade adequada de proteínas completas todos os dias. Entretanto, podem faltar ferro e zinco, minerais encontrados primariamente nas carnes e em outros produtos de origem animal. Os veganos também precisam garantir uma obtenção adequada de riboflavina, cálcio e vitamina B12, seja por meio de suplementos ou a partir de fontes cuidadosamente selecionadas.

---

### Fato ou mito

**Atletas que optam por consumir uma dieta vegana comprometem a capacidade de ter um bom desempenho.**

**Os fatos:** os veganos, que comem só alimentos de origem vegetal, certamente podem atender a suas próprias necessidades de proteína ao consumir uma variedade de alimentos vegetais. A maioria dos grãos contém todos os nove aminoácidos essenciais, só que em quantidades menores do que a encontrada em porções equivalentes de alimentos de origem animal. Sendo assim, os veganos precisam consumir porções generosas de proteína vegetal (grãos, feijão, legumes, oleaginosas, soja) para compensar tanto a densidade proteica reduzida como a menor biodisponibilidade das proteínas vegetais (em virtude do conteúdo de fibras).

A forma mais sábia de qualquer vegetariano otimizar a ingestão de proteínas é consumir calorias de maneira adequada, pois um déficit calórico facilmente leva à perda muscular. Os veganos que seguem dietas e desejam perder gordura (mas não músculo) precisam focar sua ingestão alimentar limitada nos alimentos vegetais ricos em proteína, e se concentrar menos nas gorduras e frutas pobres em proteína. Felizmente, o feijão, a lentilha e o edamame, além de fornecerem proteína, também fornecem carboidrato para abastecer os músculos.

---

## Mulheres vegetarianas e amenorreia

Jessica, uma ginasta vegetariana que se preocupa com o peso corporal, costumava viver à base de melão no café da manhã, uma salada no almoço e legumes cozidos no vapor com arroz integral no jantar. Uma ou duas vezes por semana, ela adicionava um pouco de grão-de-bico à salada ou queijo de soja aos legumes. Ela pensava que sua dieta vegetariana era ótima, mas na verdade era deficiente em vários nutrientes. Em uma ocasião, ela sofreu uma fratura por estresse cuja cicatrização foi muito lenta. Tinha braços e pernas esguios com músculos diminutos (apesar de seu programa de exercícios), e seus períodos menstruais não estavam acontecendo – sinal de um corpo não saudável.

Assim como Jessica, algumas mulheres atletas ficam obcecadas em perder peso e acabam consumindo uma dieta "vegetariana" muito pobre em calorias e proteínas. Essa restrição drástica da ingestão alimentar pode levar à amenorreia (perda dos ciclos menstruais regulares) e à deficiência proteica. Pesquisas sugerem que as atletas amenorreicas apresentam um risco 2-3 vezes maior de fraturas por estresse, em comparação às atletas que menstruam regularmente (Mountjoy et al., 2014; Nattiv, 2000). Consumir uma dieta balanceada, que contenha uma quantidade adequada de calorias, pode melhorar a retomada das menstruações, fornecer proteína adequada para o desenvolvimento e a proteção dos músculos, bem como melhorar a condição de saúde geral. (Ver no Cap. 12 mais informações sobre a amenorreia.)

## Requisitos de ferro e zinco

O ferro é um componente essencial da hemoglobina, a proteína que transporta oxigênio dos pulmões para os músculos ativos. Uma pessoa com deficiência de ferro tende a apresentar fadiga com facilidade mediante esforço. Outros sintomas incluem tontura, cefaleias, unhas dos dedos das mãos e dos pés com formato de colher e ânsias por alcaçuz ou gelo. Procure o médico, caso você esteja mastigando uma quantidade anormal de cubos de gelo. A ingestão recomendada de ferro para homens é 8 mg; para mulheres, é 18 mg até a menopausa e, subsequentemente, passa a ser 8 mg. Essa meta alta de ingestão de ferro foi estabelecida porque apenas um pequeno percentual é absorvido. Ver na Tabela 7.6 o conteúdo de ferro de alguns alimentos. As melhores fontes de ferro são os produtos de origem animal (incluindo peixes escuros); o corpo absorve bem menos ferro dos alimentos vegetais.

A seguir, são listados os grupos de atletas que apresentam maior risco de desenvolver anemia por deficiência de ferro (anemia ferropriva):

- Atletas mulheres, que perdem ferro por meio do sangramento menstrual.
- Vegetarianos, que não comem carnes vermelhas (uma das melhores fontes dietéticas de ferro) ou que optam por cereais matinais **100% naturais** em vez dos **enriquecidos com ferro**.
- Maratonistas (e outros atletas de esportes de corrida), que podem danificar as hemácias ao baterem os pés no chão durante os treinos.
- Atletas de resistência, que podem perder ferro por meio da sudorese intensa.
- Atletas adolescentes, em particular as meninas, que estão crescendo rápido e podem consumir ferro em quantidade inadequada para atender às necessidades expandidas.

162 **Parte I** | Alimentação do dia a dia para pessoas ativas

**Tabela 7.6**   Ferro e zinco nos alimentos

| Alimentos | Ferro (mg) | Zinco (mg) |
|---|---|---|
| **Fontes animais*** | | |
| Caranguejo real do Alaska, 120 g | 1 | 9 |
| Carne bovina, 120 g de filé-mignon | 4 | 5 |
| Coxa de frango, 120 g | 1,5 | 2 |
| Ovo, 1 grande | 1 | 0,5 |
| Ostras, 6 médias e cruas | 4 | 50 |
| Lombo de porco, 120 g | 1 | 3 |
| Atum, 90 g, enlatado, *light* | 1,5 | 1 |
| Peru, 120 g de peito | 2 | 2 |
| **Fruta e suco** | | |
| Suco de ameixa desidratada, 240 mL | 3 | 0,5 |
| Uva-passa, ⅓ de xícara | 1 | 0,1 |
| **Verduras e legumes**** | | |
| Brócolis, ½ xícara | 0,5 | 0,3 |
| Ervilhas, ½ xícara | 1,5 | 0,5 |
| Feijões cozidos, 1 xícara | 4 | 1,5 |
| Espinafre, ½ xícara, cozido | 3 | 0,7 |
| **Fontes de soja** | | |
| Edamame, ½ xícara | 2 | 1 |
| Hambúrguer vegetal, Gardenburger, original | 1 | 0,8 |
| *Tofu*, 90 g, firme | 2 | 1 |
| **Grãos** | | |
| Pão, 1 fatia enriquecida | 1 | 0,5 |
| Arroz integral, ½ xícara, cozido | 1 | 1,2 |
| Farelo de passas, Kellog's, 1 xícara | 4,5 | 2 |
| Cereais, Total, ¾ de xícara | 18 | 15 |
| Mingau de amido, Cream of Wheat, 1 xícara, cozido | 12 | 0,4 |
| Massa, 1 xícara, cozida e enriquecida | 1 | 1 |
| Germe de trigo, ¼ de xícara | 2 | 3,5 |
| **Outros** | | |
| Melaço, escuro, 1 colher de sopa | 3,5 | 0,2 |

*As fontes animais de zinco e ferro são mais bem absorvidas (exceto o ferro contido nos ovos).
**As fontes vegetais de ferro e zinco são precariamente absorvidas.
Dados do USDA National Nutrient Database for Standard Reference (2011).

Capítulo 7 | Proteína: desenvolvimento e reparação dos músculos **163**

Até mesmo a deficiência mínima de ferro (encontrada em cerca de 12% das mulheres, nos EUA) pode prejudicar o desempenho atlético. Por isso, é desejável que você consuma alimentos ricos em ferro, diariamente. À parte de usar multivitamínicos e cápsulas de minerais contendo ferro, é possível reforçar a ingestão de ferro de vários modos simples:

- Se você não se opõe ao consumo de proteína animal, consuma os cortes magros de carne de boi, cordeiro, porco, bem como a parte escura e sem pele da carne de peru ou de frango, 3-4 vezes por semana (dois almoços e dois jantares).
- Combine as fontes vegetais de ferro de absorção precária (ferro não heme, taxa de absorção de 10%) com fontes animais (ferro heme, taxa de absorção de 40%). Por exemplo, coma brócolis com carne bovina, espinafre com frango, *chili* com hambúrguer magro, e sopa de lentilha com peru.
- Se você for vegetariano, escolha pães e cereais em cujos rótulos constem as palavras *enriquecido* ou *fortificado com ferro*. Esse ferro adicional suplementa a pequena quantidade naturalmente presente nos grãos. Consuma esses alimentos com uma fonte de vitamina C (p. ex., suco de laranja com cereais, tomate no sanduíche), a qual pode intensificar a absorção do ferro. *É importante destacar que* os cereais **100% naturais** ou **orgânicos** não são fortificados com ferro nem zinco. Misturar esses cereais com cereais enriquecidos permite reforçar o conteúdo de ferro do seu café da manhã.
- Use frigideira de ferro fundido para cozinhar. Esses utensílios aumentam o valor nutricional, em comparação com os utensílios de aço inoxidável. O conteúdo do molho de espaguete cozinhado em fogo brando em uma frigideira de ferro fundido por 3 horas pode aumentar de 3 para 88 mg a cada ½ xícara (120 mL) de molho.
- Não beba café nem chá a cada refeição, particularmente se você tiver propensão à anemia. Nessas bebidas, existem substâncias que podem interferir na absorção do ferro. Tomá-las 1 hora antes da refeição é melhor que tomá-las depois.

Se estiver sentindo uma fadiga inusitada durante os treinos, você deve determinar se a causa do seu desempenho precário é uma deficiência de ferro. Uma cliente seguia uma dieta restritiva para tentar melhorar o desempenho, porém a deficiência de ferro – e não o excesso de gordura – era o que a estava retardando. Faça exames de sangue não só para hemoglobina e hematócrito (que são os exames-padrão para anemia), mas também para ferritina sérica. A ferritina mede as reservas de ferro em seu corpo; os níveis desejáveis mínimos são de 20 nanogramas por decilitro (ng/dL), porém níveis $\geq$ 60 são preferíveis. (A faixa

**164** Parte I | Alimentação do dia a dia para pessoas ativas

normal é 12-300 ng/dL para homens, e 12-150 ng/dL para mulheres.) Se as reservas estiverem baixas, você pode estar pré-anêmico e isso pode prejudicar o desempenho (DellaValle e Haas, 2011). Se você for diagnosticado com anemia ferropriva, precisará tomar suplementos de ferro, tipicamente na forma de sulfato ferroso, gluconato ferroso ou bisglicinato ferroso (que talvez seja mais fácil de tolerar). Seu médico pode prescrever 25-65 mg de ferro elementar, 1 vez ao dia, caso sua ferritina esteja entre 20 e 35 ng/dL; ou 65-100 mg, se a sua ferritina sérica estiver abaixo de 20 ng/dL. Você pode precisar de cerca de 4 meses de suplementação para resolver o problema, mas já irá se sentir melhor em 2-3 semanas.

Por outro lado, você não deve tomar suplementos de ferro sem recomendação médica porque o excesso de ferro foi associado à doença cardíaca. Cerca de 1 em cada 250 indivíduos tem uma condição genética que o torna suscetível à sobrecarga de ferro. Homens e mulheres em pós-menopausa são os mais suscetíveis, porque suas necessidades de ferro são relativamente baixas. A melhor forma de identificar a sobrecarga de ferro é fazer um exame de sangue para ferritina sérica, a fim de medir a quantidade de ferro armazenada no corpo. Níveis acima do normal são sinal de perigo.

Além do ferro, o corpo precisa de zinco. Esse mineral faz parte de mais de 100 enzimas que ajudam o corpo a funcionar de maneira adequada. Por exemplo, o zinco ajuda a remover o dióxido de carbono dos músculos quando você se exercita. O zinco também intensifica o processo de cicatrização. Como o zinco da proteína animal é absorvido melhor do que o zinco dos vegetais, os atletas vegetarianos apresentam risco de consumir uma dieta deficiente em zinco.

A ingestão recomendada de zinco é 8 mg para mulheres e 11 mg para homens (consultar na Tab. 7.6 os alimentos que fornecem zinco). Do mesmo modo como a meta de ferro, essa meta também foi estabelecida em um nível alto que pode ser difícil de alcançar. Os atletas que transpiram intensamente e incorrem em perdas de zinco no suor devem tentar alcançar a meta de ingestão.

### *Timing* nutricional

Para quem deseja desenvolver músculos, quando é a melhor hora para consumir proteína: antes, durante ou após os levantamentos de peso? Talvez isso não seja relevante porque o exercício de resistência estimula um efeito de desenvolvimento de músculos que é mais robusto nas primeiras 4 horas, mas dura somente 1-2 dias. Não é preciso levar um *shake* de proteína para a academia nem acordar de madrugada para comer queijo *cottage*. O mais importante é que a sua ingestão proteica tenha um ritmo regular ao longo do dia.

Como se pode ver na Tabela 7.7, os efeitos anabólicos (construção de músculo) máximos são observados com 12-40 g de proteína por refeição (com os cor-

**Tabela 7.7**  Ritmo da proteína

Caso deseje uma estimativa mais precisa das suas necessidades proteicas, estabeleça como meta cerca de 1,7 g de proteína por kg de peso corporal ao dia; ou, melhor ainda, 0,2-0,4 g de proteína por kg de peso corporal por refeição. Na tabela, são listadas algumas metas para ajudá-lo a estabelecer um ritmo regular de ingestão de proteína ao longo do dia.

| Peso (kg) | Proteína (g) por dia | Proteína (g) por refeição | Exemplo de refeição |
|---|---|---|---|
| 57 | 95 | 12-25 | 2-4 ovos |
| 68 | 115 | 15-30 | ½-1 xícara de queijo *cottage* |
| 80 | 130 | 18-35 | *Burrito* de feijão ou de frango |
| 91 | 150 | 20-40 | 85-170 g de frango |

pos pequenos necessitando de menos proteína que os corpos grandes). Quantidades maiores proporcionam pouco ou nenhum benefício adicional.

Por outro lado, essas recomendações mudam de acordo com a idade. Se você tem mais de 50 anos e deseja otimizar sua musculatura, não economize. Estabeleça como meta uma porção um pouco maior de proteína de alta qualidade (leite, ovos, peixe, soja) por refeição. Dito isso, o exercício de resistência é muito mais potente para intensificar os ganhos de força e músculos do que a adição de proteína extra. A maioria dos atletas condicionados pode observar um ganho aproximado de apenas 1 kg de músculo em 13 semanas. Isso não é muito, comparado ao que eles realmente desejam ganhar.

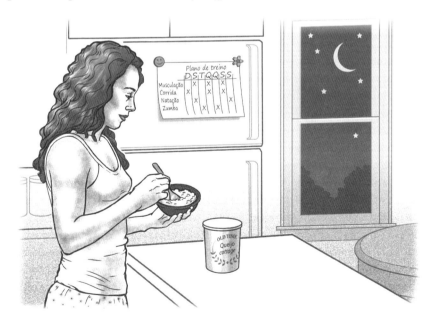

A seguir, são apresentadas as perguntas que os atletas comumente fazem sobre quando e o que comer.

## O que devo comer antes da musculação?

Ao consumir proteína com carboidrato no lanche pré-exercício, você começará a digerir a proteína em aminoácidos, os quais são usados pelos músculos durante e após o exercício. A proteína no pré-exercício também pode diminuir a quebra muscular que ocorre durante o exercício (van Loon, 2013). Ainda resta determinar se isso se traduz ou não em músculos maiores, mas certamente não é prejudicial.

## O que devo comer depois da musculação?

Após um treino intenso na academia, seus músculos estão prontos para a quebra – suas reservas de glicogênio (carboidrato) são reduzidas; os níveis de cortisol e outros hormônios de quebra muscular estão aumentados; o dano muscular ocorrido durante o exercício causa inflamação; e o aminoácido glutamina que fornece combustível para o sistema imune está reduzido. Se você apenas tomar água após o treino e correr para o trabalho, perderá a janela de oportunidade de 45 minutos pós-exercício para nutrir, reparar e desenvolver os músculos de maneira ideal. Você poderá desligar o modo de quebra ao ingerir uma combinação de carboidrato-proteína, assim que for tolerável, após o exercício. Caso não esteja com fome, coma assim que conseguir tolerar líquidos ou combustível. Se possível, programe seu exercício para pouco antes de uma refeição, assim você logo consumirá o café da manhã, o almoço ou o jantar. Caso contrário, as opções populares para recuperação incluem o achocolatado (ou leite com outro sabor), um *smoothie* de fruta (preparado com leite, iogurte grego, banana e frutas silvestres), e um sanduíche de pasta de amendoim com geleia inteiro ou pela metade, com um copo de leite. O reabastecimento rápido é particularmente importante, caso você faça dois treinos por dia.

Não se aflija caso perca a janela de oportunidade de 45 minutos para se reabastecer no pós-exercício. A recuperação prossegue durante os próximos 1-2 dias, porém mais devagar. Por isso, garanta um consumo de 20-25 g de proteína aproximadamente a cada 4 horas (ou algo entre 3 e 5 horas). Um lanche rico em proteínas na hora de dormir também pode ser uma boa ideia; embora mais pesquisas sejam necessárias para confirmar essa sugestão (Burke e Hawley, 2018; Joy et al., 2018).

É importante destacar que indivíduos de todas as faixas etárias e habilidades atléticas desenvolvem músculos há séculos, sem adotar padrões alimentares específicos. Tenha em mente também que os seus músculos têm um tamanho máximo, que é influenciado pela genética. Nem todo mundo pode desenvolver bíceps volumosos. Para saber mais sobre como aumentar o tamanho, desenvolver a psique e se fortalecer, leia o Capítulo 15, onde abordo maneiras de ganhar peso de forma saudável.

Caso você esteja ávido para aprender tudo sobre proteínas em nutrição esportiva, há mais informações no Apêndice A.

# 8

## Líquidos: reposição das perdas pelo suor para manter o desempenho

Durante o exercício intenso, seus músculos podem gerar 20 vezes mais calor do que durante o repouso. Esse calor é dissipado por meio do suor. Conforme o suor evapora, resfria a pele. Isso, por sua vez, resfria o sangue e, em consequência, o interior do corpo. Se você não suar, poderá ser cozido até morrer. Uma temperatura corporal acima de 41°C causa dano celular. A 42°C, as proteínas celulares coagulam (como no cozimento da clara do ovo) e a célula morre. Isso é um sério motivo pelo qual você deve respeitar seus limites quando o tempo está muito quente. Para tentar se manter fresco, você pode tomar raspadinha no pré-exercício. Durante o exercício, beba líquidos frios (quando possível), leve consigo uma garrafa de água fria (guarde-a cheia no congelador) e coloque um lenço molhado ao redor do pescoço ou use um chapéu umedecido.

Algumas pessoas transpiram muito. James, por exemplo, tinha que colocar uma toalha na bicicleta para secar o suor que escorria de seu corpo. Embora isso fosse fonte de constrangimento, lembrei-lhe de que o suor é uma coisa boa. O suor é o modo de o corpo dissipar calor e manter a temperatura interna constante (37°C).

James, como muitos homens, produzia mais suor do que necessitava para se resfriar. Ele transpirava grandes gotas de água que escorriam por sua pele, em vez de evaporar, resultando em um menor efeito resfriador. Em comparação, as mulheres tendem a transpirar de forma mais eficiente do que os homens. Contudo, homens e mulheres precisam ser igualmente diligentes quanto à reposição do líquido perdido no suor.

James se perguntava quanto deveria beber para repor o que perdia no suor. Sugeri que ele aprendesse a estimar sua taxa de transpiração, pesando-se sem roupas antes e após se exercitar por 1 hora. Para cada 0,5 kg perdido, ele precisa beber 80-100% dessa perda (400-480 mL) enquanto se exercita, a fim de manter um equilíbrio hídrico ideal. Isso requer treinar o intestino para lidar com esse volume. Sugeri ainda que ele descobrisse quantos goles de água seriam equivalentes a 480 mL.

Sabendo sua taxa de transpiração (~2 kg por hora), ele conseguiria praticar uma "ingestão de líquido programada" no decorrer do exercício, com o objetivo de minimizar as perdas pelo suor. James começou a beber 250 mL (ou 16 goles) de água a cada 15 minutos. Isso correspondia à sede dele e era mais que o dobro do volume que ele costumava consumir. A "ingestão de líquido programada" exigia que ele tivesse a quantidade certa de líquidos agradáveis (resfriado, palatável) prontamente disponível, e até mesmo que ajustasse um alarme de pulso que o avisasse quando era a hora de tomar líquido. Com isso, ele passou a se sentir tão bem após os treinos que o esforço extra era recompensador.

A sede, definida por um alerta consciente do desejo de beber água e outros líquidos, normalmente controla a ingestão hídrica. A sensação de sede é deflagrada quando as concentrações do líquido corporal estão anormalmente elevadas. Ao transpirar, o corpo perde quantidades significativas de água. O sangue remanescente se torna mais concentrado e, por exemplo, exibe níveis de sódio anormalmente elevados. Isso deflagra o mecanismo da sede e intensifica o desejo de beber líquido. Para saciar a sede, você precisa repor as perdas de água e normalizar a concentração do sangue.

Infelizmente para os atletas, esse mecanismo de sede pode ser um sinal não confiável para ingerir líquidos. A sede pode ser embotada pelo exercício ou desconsiderada pela mente. Por isso, você deve planejar a ingestão de líquidos antes de ficar com sede. Quando o cérebro sinalizar com a sede, é possível que você já tenha perdido 1% de seu peso corporal, o que equivale a 3 xícaras ou 720 mL de suor para uma pessoa de 68 kg. Essa perda de 1% corresponde à necessidade de o seu coração ter que bater mais 3-5 vezes por minuto (Casa et al., 2000). Uma perda de 2% se adéqua à definição de desidratação. Tenha em mente que você irá repor voluntariamente apenas ⅔ da água perdida no suor. Para garantir, beba líquido o suficiente para saciar a sua sede – mas pare de beber caso sinta os líquidos se agitando no seu estômago. Tome apenas o suficiente.

Nas crianças pequenas, em particular, o mecanismo da sede é pouco desenvolvido. Ao final de um dia quente, as crianças frequentemente ficam bastante irritadiças e isso pode ser causado, em parte, pela desidratação. Quando for passar o dia com as crianças em um lugar onde não haja pronta disponibilidade de líquidos, como na praia ou no jogo de beisebol, leve consigo um *cooler* contendo limonada, suco e água gelada, e programe intervalos frequentes para beber os líquidos e, assim, aumentar a diversão do dia.

Os idosos também tendem a ser menos sensíveis às sensações de sede, em comparação aos adultos jovens. Pesquisas com homens saudáveis e ativos, na faixa etária de 67-75 anos, mostraram que eles apresentaram menos sede e tomaram menos água de maneira voluntária após serem privados de água por 24 horas, em comparação a homens mais jovens (20-31 anos) que foram similarmente privados (Phillips et al., 1984). Em outro estudo, idosos praticantes de caminhada sofreram uma desidratação progressiva ao longo de 10 dias de caminhada extenuante. Os caminhantes mais jovens se mantiveram adequadamente hidratados (Ainslie et al., 2002). Os atletas idosos praticantes de esportes devem monitorar sua ingestão de líquido.

## Introdução à fisiologia dos líquidos

Para ajudá-lo a entender a importância de balancear corretamente os líquidos em sua dieta esportiva, são apresentados a seguir alguns pontos-chave estabelecidos pela National Athletic Trainer's Association Position Statement, para a reposição hídrica de indivíduos fisicamente ativos (McDermott et al., 2017).

### Necessidades de líquidos e eletrólitos

As necessidades hídricas variam amplamente de um indivíduo para outro, por isso é tão difícil fazer uma recomendação que se adéque a todos os casos.

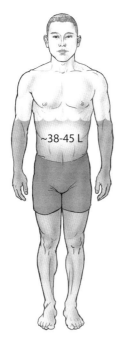

~38-45 L

A água contida na saliva e nas secreções gástricas ajuda a digerir o alimento.

A água presente no suor dissipa o calor através da pele. Durante o exercício, a água absorve o calor dos músculos, dissipa esse calor por meio do suor e regula a temperatura corporal.

A água contida no sangue transporta glicose, oxigênio e gorduras até os músculos ativos e recolhe os subprodutos metabólicos (p. ex., dióxido de carbono e ácido láctico).

A água na urina elimina os resíduos metabólicos. Quanto mais escura é a urina, mais concentrados estão os resíduos.

Ao longo do corpo todo, a água lubrifica as articulações e serve de "amortecimento" para os órgãos e tecidos.

Homem de 68 kg

As taxas de transpiração costumam variar entre 0,5 e 2 L por hora, dependendo do esporte, do tamanho do corpo, da intensidade do exercício e do vestuário; das condições do tempo (calor ou frio); da aclimatização (ou não) ao calor; e do grau de condicionamento da pessoa. As taxas de transpiração para um corredor lento que pesa 50 kg poderiam ser de 480 mL de suor por hora, enquanto um corredor rápido pesando 91 kg poderia perder cerca de 2 L por hora. Mesmo os nadadores transpiram – quase 0,5 kg por hora durante um treino intenso. Os jogadores de futebol americano que usam todo o equipamento sob o calor do verão podem chegar a perder mais de 8 L de suor em um dia.

No dia a dia, a maneira mais simples de checar se você está repondo adequadamente o líquido perdido no suor é analisar a cor e a quantidade da sua urina. Na internet, pesquise "gráficos de cor da urina", para saber o significado específico das cores. Se a sua urina for muito escura e escassa, está concentrada de resíduos metabólicos, e significa que você precisa ingerir mais líquido ou mais alimentos com alto conteúdo de água, como mingau de aveia, iogurte e fruta. (A maioria das pessoas obtém 20-30% dos líquidos a partir dos alimentos; algumas chegam mesmo a "comer" todo o requisito diário de água.) Quando a sua urina matinal tem cor amarela-clara, significa que o corpo retomou o equilíbrio hídrico. A urina pode ficar escura se você estiver tomando suplementos vitamínicos; nesse caso, o volume é melhor do que a cor como indicador.

Além de monitorar a urina e a perda de peso, preste atenção também em como você está se sentindo. Você terá fadiga crônica, cefaleias ou letargia se estiver cronicamente desidratado. É mais provável que isso ocorra no decorrer de longos períodos de calor, durante o verão. A desidratação pode ser cumulativa.

O suor contém mais do que apenas água; nele, há partículas com carga elétrica (eletrólitos, mais comumente chamados de minerais) que ajudam a manter a água no equilíbrio certo dentro e fora das células. A quantidade de eletrólitos perdidos por meio do suor depende do quanto você transpira, da sua genética, da dieta e da eficiência da sua aclimatização. A Tabela 8.1 mostra a perda de eletrólitos que pode ocorrer com a transpiração – e como as perdas podem ser repostas com alimentos.

As cãibras musculares por vezes estão associadas à desidratação e a déficits eletrolíticos, contudo, atualmente, a hipótese aponta a fadiga muscular como principal deflagrador (Casa, DeMartini e Bergeron, 2015.) Mesmo assim, se você transpira profusamente, fica coberto de sal e tem cãibras, tome o cuidado extra de beber bastante líquido contendo sódio antes e durante o exercício. Se a sua dieta tiver um alto teor de sódio, você provavelmente poderá repor as perdas de sódio após o exercício, com refeições comuns pós-exercício. Consumir uma quantidade extra de sal nos alimentos após ter transpirado intensamente pode ser uma forma inteligente de melhorar a recuperação, reter líquido e estimular a

**Tabela 8.1**  Perda de eletrólitos no suor

| Eletrólito | Quantidade média perdida em 1 L de suor | Comparação de alimentos |
|---|---|---|
| Sódio | 1.000 mg (variação: 200-1.600) | 1 sachê pequeno de sal = 590 mg de sódio<br>1 L de Gatorade = 440 mg de sódio |
| Potássio | 200 mg (variação: 120-600) | 1 banana média = 450 mg de potássio |
| Cálcio | 20 mg (variação: 6-40) | 230 g de iogurte = 300 mg de cálcio |
| Magnésio | 10 mg (variação: 2-18) | 2 colheres de sopa de pasta de amendoim = 50 mg de magnésio |

sede. Ver no Capítulo 10 mais informações sobre cãibras musculares e reposição de sódio.

## Desidratação e desempenho

A desidratação estressa o corpo: a temperatura corporal sobe, o coração bate mais rápido, a queima de glicogênio aumenta, o cérebro tem dificuldade para se concentrar e o exercício parece mais difícil. Alguns atletas toleram melhor a desidratação do que outros, mas, para a maioria, quanto mais desidratado se está, maior a tensão que se experimenta.

Enquanto os praticantes de exercícios (que treinam por 30-60 minutos em ritmo moderado, 3-4 vezes por semana) têm facilidade para manter o equilíbrio hídrico, alimentando-se e bebendo normalmente, os atletas que se exercitam de forma intensa dia após dia apresentam desidratação crônica quando falham em se reidratar diariamente. Os jogadores de futebol americano, paramentados com o uniforme completo, podem perder uma quantidade de líquido muito maior do que pensariam em consumir. Ter dados sobre a perda de suor elimina as suposições.

Dos atletas que perdem mais de 2% do peso corporal por meio da transpiração, a maioria perde tanto a vantagem mental como a capacidade física de apresentar um bom desempenho, sobretudo no clima de calor. Mesmo com o clima frio, tende-se menos a apresentar queda do desempenho com até 3% de desidratação. Ou seja, em um corredor, o impacto da desidratação sobre o desempenho é menor durante uma corrida que acontece no frio do inverno do que se a mesma corrida acontecesse no calor do verão.

Uma desidratação de 3-5% afeta de forma negativa a força muscular e as explosões intensas e curtas de desempenho anaeróbico, como no levantamento de peso. Uma perda de suor da ordem de 9-12% do peso corporal pode levar à morte. Os sinais de alerta para insolação são cãibras musculares, náusea, vômitos, cefaleias, tontura, confusão, desorientação, fraqueza, queda do desempenho, incapacidade de se concentrar e comportamento irracional.

Capítulo 8 | Líquidos: reposição das perdas pelo suor para manter o desempenho **173**

---

**Fato ou mito**

**A melhor forma de prevenir a desidratação é tomar líquido quando sentir sede.**

**Os fatos:** durante os dias de exercícios intensos repetidos, a melhor forma de determinar se você está bebendo líquidos o suficiente para repor as perdas de suor e manter o equilíbrio hídrico normal é se pesar sem roupas, todos os dias, pela manhã, após esvaziar a bexiga e os intestinos. O seu peso deve permanecer estável, considerando que:

- Você não está restringindo calorias para perder gordura corporal.
- Você não consumiu quantidades anormalmente altas de sódio na noite anterior (p. ex., jantar comida chinesa, que retém água).
- Você não está com um inchaço pré-menstrual de 1-2 kg.

---

## Líquidos antes do exercício

A meta da ingestão de líquido antes do exercício é começar a se exercitar quando seu corpo estiver em equilíbrio hídrico e não com um déficit resultante da sessão de exercícios anterior. Você pode precisar de 8-12 horas para se reidratar. A meta é beber 5-10 mL por kg de peso corporal, pelo menos 4 horas antes da sessão de exercício (ACSM, 2016). Para um atleta de 68 kg, isso é igual a 300-600 mL de líquido. Uma reidratação feita com várias horas de antecedência, no pré-exercício, elimina o excesso antes do início do evento de exercício.

Com a ingestão de uma bebida contendo sódio (110-275 mL de sódio a cada 240 mL) ou alguns salgadinhos ou refeições contendo sódio, este estimulará a sua sede e, com isso, você ingerirá mais líquido; o sódio também ajuda a reter líquido, de modo que este não fique oscilando de um extremo a outro. Se você transpira intensamente, consumir 300-700 mg de sódio nas 2-3 horas que antecedem o exercício pode ajudar a manter seu equilíbrio de sódio. (Ver na Tab. 10.4 o conteúdo de sódio de alimentos esportivos populares.) Não precisa exagerar na hidratação. Como mencionado, o corpo consegue absorver muito líquido – e você acabará tendo que urinar durante o evento. A super-hidratação também pode diluir os níveis de sódio no sangue; caso você continue agressivamente tomando líquido durante o exercício, pode aumentar o risco de ficar ensopado e desenvolver hiponatremia, uma condição potencialmente fatal relacionada ao sangue diluído e que causa níveis anormalmente baixos de sódio.

## Líquidos durante o exercício

O objetivo de tomar líquido durante o exercício é prevenir a desidratação excessiva, definida pela perda de mais de 2% do peso corporal como resultado

**174** Parte I | Alimentação do dia a dia para pessoas ativas

---

**Fato ou mito**

**A cafeína tem efeito desidratante.**
**Os fatos:** embora a cafeína possa acelerar a urgência em urinar no indivíduo sedentário, não induz diurese durante o exercício. Nas quantidades normalmente consumidas, a cafeína não contribui para uma perda excessiva de água e está liberada para atletas, mesmo quando o clima está quente (McDermott et al., 2017). Os militares se tornaram bastante interessados nos efeitos fisiológicos da cafeína sobre a hidratação em soldados que enfrentavam calor extremo. Eles pesquisaram os efeitos de doses de cafeína moderadas (cerca de 200 mg) e altas (cerca de 400 mg) sobre a hidratação em soldados que habitualmente consumiam apenas uma xícara de 180 mL de café quente (100 mg de cafeína por dia). Esses estudos não encontraram efeitos prejudiciais associados à cafeína. Ao fim do dia, as perdas na urina de 24 horas foram similares (Armstrong et al., 2005). Em outro estudo que testou a resistência sob condições de clima quente (37,7°C), os indivíduos que consumiram cerca de 225 mg de cafeína – equivalente a uma caneca de 360 mL de café – se exercitaram 11 minutos a mais (86 *versus* 75 minutos) do que os indivíduos que não consumiram cafeína (Roti et al., 2006).

---

de um déficit de água. Se você se exercitar com intensidade suficiente para correr risco de desidratação, deve tomar líquidos periodicamente durante o exercício. Caso venha a se exercitar por mais de 2 ou 3 horas, deve conhecer a sua taxa de transpiração para prevenir o declínio do desempenho associado a pequenas incompatibilidades cumulativas entre a quantidade de líquido que você precisa e aquilo que é perdido pelo suor. Como poucos atletas realmente se esforçam para conhecer suas taxas de transpiração, um ponto de partida é tomar líquidos à vontade, conforme a sede.

O que você deve beber durante o exercício? O líquido repositor recomendado contém pouco sódio para estimular a sede e aumentar a absorção de carboidrato, e pouco carboidrato (açúcar) para fornecer energia. Esses nutrientes podem ser consumidos em alimentos comuns (p. ex., *pretzels*, *bagels*) e em alimentos esportivos comercializados (ver Cap. 11), os quais podem ser mais convenientes para corredores, triatletas e outros atletas de resistência.

Quando você se exercita intensamente por mais de 1 hora (ou pratica exercícios menos intensos por um período mais prolongado), o consumo de 120-240 calorias de carboidrato (30-60 g) por hora com água pode melhorar o seu desempenho. Se for se ausentar por mais de 2,5 horas, aumente essa ingestão para até 60-90 g de carboidrato por hora (ACSM, 2016). O carboidrato ajuda a manter os níveis glicêmicos normais, de modo a possibilitar a contínua disponibilização de energia. As bebidas esportivas são uma forma fácil de obter carboidrato e água. Por exemplo, 480 mL de Gatorade fornecem 25 g de carboidrato e

Capítulo 8 | Líquidos: reposição das perdas pelo suor para manter o desempenho **175**

100 calorias; 480 mL de Powerade fornecem 35 g de carboidrato e 140 calorias. Pratique ingerir grandes volumes de líquido durante os treinos; isso o ajudará a se adaptar à carga hídrica e a evitar que os líquidos fiquem se movendo dentro do estômago, bem como o desconforto, durante a competição.

## O que procurar em uma bebida esportiva

Muitas bebidas do segmento esportivo brigam por espaço nas prateleiras onde quer que se vendam bebidas. Diante de tantas opções para escolher, você pode se perguntar o que procurar em uma bebida esportiva. Veja o resumo a seguir.

### O essencial
- **Sabor agradável.** Se você gosta de sabor, irá beber mais e provavelmente irá se desidratar menos.
- **Carboidrato.** Procure bebidas contendo 50-70 calorias oriundas de carboidrato (12-18 g de carboidrato por 240 mL). O excesso de carboidrato retarda a absorção, enquanto a falta resulta em defasagem de energia. Para o exercício longo, rigoroso e intenso, como corrida de ciclismo e maratona, carboidratos de fontes variadas (glicose, frutose e sacarose – ou frutas desidratadas, barra energética e balas de goma) são mais bem absorvidos e proporcionam uma vantagem energética.
- **Sódio.** É importante para manter o equilíbrio hídrico, estimulando a sede e aumentando a retenção de líquido. Se você sofre perdas significativas de suor, o sódio encontrado nas bebidas esportivas ajuda a repor uma parte (e não tudo) do sódio perdido no suor. A bebida deve conter 20-30 miliequivalentes (mEq) de sódio por litro (ACSM, 2007).

### Adições de valor duvidoso
- **Vitaminas.** As vitaminas contidas nas bebidas esportivas não são incorporadas de forma rápida o suficiente durante o exercício para promoverem algum benefício.
- *Ginseng,* **guaraná e outros vegetais.** Não há dados sólidos para sustentar quaisquer benefícios atribuídos a tais substâncias, e as quantidades presentes nas bebidas são pequenas demais para fazer alguma diferença.
- **Cafeína.** Em razão das respostas individuais, a cafeína pode aumentar a resistência ou causar efeitos colaterais, como ansiedade, tremores e irritabilidade.
- **Proteína.** A adição de proteína pode ou não melhorar o desempenho (McDermott et al., 2017). O benefício notado após o exercício pode ser uma diminuição da dor muscular. Esse mesmo benefício pode ser conseguido ao consumir a proteína antes do exercício (digamos, um lanche de cereais com leite).
- **Potássio, cálcio, magnésio e outros minerais.** Na maioria dos casos, a quantidade desses minerais perdida no suor é pequena demais para causar problemas. A recomendação de 2-5 mEq de potássio por litro é facilmente reposta com frutas, legumes, verduras e alimentos integrais; e isso também se aplica a outros minerais.

*(continua)*

## 176 Parte I | Alimentação do dia a dia para pessoas ativas

**O que você pode querer evitar**
- **Gaseificação.** Bolhas podem causar estufamento e rapidamente levar à repleção.
- **Garrafas plásticas.** Essas garrafas poluem o ambiente e, se não forem recicladas, também atuam como potenciais fontes de BPA, causador de desequilíbrio hormonal (indicado por um "7" na parte interna e no fundo da garrafa). Que tal conservar uma única garrafa livre de BPA (de aço inoxidável, alumínio) que seja reabastecida diariamente?

## Líquidos após o exercício

Após um exercício com transpiração intensa, a meta é repor inteiramente todos os líquidos e eletrólitos perdidos. A agressividade da reidratação depende da rapidez com que você se recupera para iniciar a próxima sessão de exercícios, bem como da dimensão do déficit hídrico-eletrolítico incorrido. As pessoas mais ativas conseguem se recuperar com refeições normais (contendo pouco sódio) e água pura. Caso esteja significativamente desidratado e precise voltar a se exercitar dentro de 12 horas, então você precisará ser mais agressivo com seu programa de reidratação e adicionar sal extra em seu alimento, se suas perdas de sódio no suor tiverem sido altas.

Beber 50% a mais de líquido em relação ao que foi perdido no suor aumentará rápida e completamente a recuperação da desidratação. (O líquido extra corresponderá ao que for perdido na urina.) Sorver líquido ao longo do tempo maximiza a retenção de líquido e é preferível a beber um grande volume de uma vez só. Caso você se desidrate durante uma rodada de exercícios inusitadamente longa e extenuante, deverá ingerir líquido com frequência nos próximos 2-3 dias. Seu corpo poderá necessitar de 24-48 horas para repor o líquido perdido no suor.

Com uma desidratação superior a 7% (perdas por meio do suor, diarreia ou vômito), é provável que você acabe precisando de reposição de líquido via intravenosa assistida por um médico. Na maioria dos casos, receber líquido via intravenosa não é vantajoso, exceto quando justificado por necessidade médica. A melhor opção é primeiramente permanecer fora da tenda médica, conhecendo sua taxa de transpiração e ingerindo líquidos de maneira compatível.

## Hiponatremia e perda de sódio

É desnecessário tentar uma super-hidratação antes de começar a se exercitar. Seu corpo consegue absorver apenas o necessário. Os rins regulam o equilíbrio hídrico, ajustando o débito urinário – a partir de um mínimo de aproximadamente uma colher de sopa até um máximo de cerca de 1 L por hora. Quando você toma líquido demais, é possível que necessite (inconvenientemente) urinar

Capítulo 8 | Líquidos: reposição das perdas pelo suor para manter o desempenho **177**

durante o exercício. Uma tática prudente é ingerir líquido 1-2 horas antes do exercício; isso dará tempo para os rins processarem e eliminarem o excesso. Então, tome líquido novamente em 5-15 minutos antes do exercício.

Na maioria das vezes, as idas frequentes ao banheiro constituem uma inconveniência para aqueles que tomam água demais. Entretanto, em certos casos, beber água excessivamente pode ser até fatal, caso dilua os líquidos corporais e acarrete desequilíbrio de sódio. Uma condição conhecida como hiponatremia ocorre quando os níveis sanguíneos de sódio se tornam anormalmente baixos. De modo geral, a hiponatremia que ocorre em eventos com duração de 4 horas é causada pela ingestão excessiva de água antes, durante e até depois do evento. A hiponatremia que ocorre nos eventos de resistência com duração superior a 4 horas realizados sob condições de calor costuma estar relacionada à perda extrema de sódio sem reposição adequada e aliada à super-hidratação. Durante o exercício e o estresse do calor, os rins produzem menos urina. Portanto, se os atletas exageram na hidratação durante o exercício, seus corpos podem produzir pouquíssima urina para excretar o excesso de volume.

Os atletas que tendem a apresentar desequilíbrio de sódio decorrente de sua perda extrema incluem maratonistas, triatletas e os "guerreiros" não condicionados de fim de semana, os quais apresentam perdas maiores de suor (e, portanto, perda de sódio) que seus colegas condicionados. Esses atletas podem diligentemente consumir grandes quantidades de água no pré-exercício, além de beberem água no decorrer do evento. Como resultado, acumulam água demais ao consumi-la mais rápido do que seus corpos conseguem produzir urina, e acabam acumulando um relativo excesso de água em comparação ao sódio. A água pura dilui o equilíbrio eletrolítico e piora a situação.

A maioria dos atletas obtém sal em excesso a partir de suas dietas diárias. Mesmo com o exercício prolongado, é possível repor facilmente as perdas de sódio com alimentos salgados. Do mesmo modo, lembre-se de que quanto mais você treinar no calor, menos sódio perderá, porque o corpo aprende a conservar tanto o sódio como os outros eletrólitos (Tab. 8.2).

**Tabela 8.2**  Conteúdo de eletrólito do suor, em indivíduos não condicionados e condicionados

| Eletrólito | Não condicionado, não aclimatado | Condicionado, não aclimatado | Condicionado, aclimatado |
|---|---|---|---|
| Sódio | 3,5 g/L | 2,6 g/L | 1,8 g/L |
| Potássio | 0,2 g/L | 0,15 g/L | 0,1 g/L |
| Magnésio | 0,1 g/L | 0,1 g/L | 0,1 g/L |
| Cloro | 1,4 g/L | 1,1 g/L | 0,9 g/L |

Adaptada com permissão de T. Noakes, 2003, *Lore of Running*, 4. ed. (Champaign, IL: Human Kinetics), 214.

**178** **Parte I** | Alimentação do dia a dia para pessoas ativas

Os sintomas da hiponatremia incluem sensação de cansaço, estufamento, náusea e cefaleia. Qualquer um desses sintomas pode se tornar grave. Uma pessoa com hiponatremia também pode apresentar inchaço de mãos e pés, fadiga inexplicável, confusão e desorientação (decorrente do inchaço progressivo de água no cérebro), declínio na coordenação e respiração sibilante (decorrente da água nos pulmões). Os níveis sanguíneos de sódio, ao caírem a níveis muito baixos, podem levar a convulsões, coma e morte. Para prevenir a hiponatremia, caso você se exercite por mais de 4 horas no calor, siga as seguintes diretrizes:

- Adicionar sódio antes de eventos realizados sob condições de clima quente.
- Ingerir alimentos e líquidos salgados (p. ex., sopa, *pretzels*, mingau de aveia com sal) 90 minutos antes de começar a se exercitar. Essa dose de sódio resulta em retenção de água no corpo e esse líquido extra não só pode ajudá-lo a se exercitar por mais tempo como também pode fazer o exercício parecer mais fácil e agradável (Sims et al., 2007).
- Consumir uma bebida própria para esportes de resistência (que contém quantidades maiores de sal do que bebidas esportivas comuns) durante o exercício realizado no calor e com duração superior a 4 horas.
- Consumir alimentos salgados durante o evento de resistência, conforme tolerado (p. ex., caldo, picles, *pretzels*, géis salgados).
- Parar de beber água durante o exercício, se o estômago estiver "agitado", como pode ocorrer quando se toma mais de 1 L de água por hora por períodos prolongados.

---

### Fato ou mito

**As bebidas esportivas são a melhor forma de repor as perdas de sódio pelo suor.**

**Os fatos:** as bebidas esportivas geralmente contêm pouco sódio, e por isso são incapazes de equilibrar as perdas pelo suor. As melhores escolhas são as bebidas para esportes de resistência e lanches salgados (p. ex., *pretzels*, azeitonas, picles, suco de legumes e verduras), adição de sal aos alimentos e sopas com bastante caldo. A meta deve ser 250-500 mg de sódio por hora, que corresponde, por exemplo, à quantidade presente em 0,6-2 L de Gatorade. Existem muitas bebidas esportivas. Note que alguns comprimidos salgados, como o Endurolytes, fornecem apenas 40 mg de sódio por unidade. Um ciclista de longa distância gostava de reforçar sua ingestão de sódio consumindo batatas pequenas cozidas, passadas em azeite de oliva e salpicadas com sal. Ele as preparava na noite anterior a uma corrida, armazenava em um saco plástico e as comia durante as paradas de descanso.

## Repense o que você bebe

Muitos atletas suados se perguntam o que poderiam tomar para saciar a sede, sentindo-se confusos com a abundância de opções de líquidos existente. Temos a boa e velha água pura, bebidas esportivas, refrigerantes (com açúcar ou *diet*), sucos de fruta 100% natural, bebidas à base de suco, leite (achocolatado, desnatado, semidesnatado ou integral), cerveja, vinho... e a lista continua. Como nutricionista esportiva, recebo muitas perguntas sobre o que é melhor (ou pior) para beber, por isso apresento a seguir as minhas recomendações sobre uma variedade de líquidos com calorias:

- **Suco de laranja (e outros sucos de frutas 100% naturais).** Muitos atletas perguntam se deveriam parar de beber suco de laranja, preocupados com a carga (engordativa) de carboidrato e açúcar. A minha resposta é não. Para começar, o carboidrato não é engordativo e é importante como combustível para abastecer os músculos (ver o Cap. 6). Não elimine o suco de laranja – ou outro suco de fruta 100% natural – do seu café da manhã (para, de uma só vez, substituí-lo por uma dose extra grande de café com açúcar e dose dupla de chantili). Certamente, comer uma laranja inteira é preferível a tomar seu suco, mas para os que estão sempre ocupados demais para sequer descascar uma laranja, o suco é melhor do que nada. O suco de laranja fornece uma dose potente de vitamina C, potássio, folato e outros nutrientes protetores que acompanham o açúcar natural. O truque é equilibrar as calorias do suco de laranja – e de qualquer outro suco ou alimento – em sua carga calórica diária.

  Os sucos vermelhos, violetas e azuis fornecem uma dose potente de antioxidantes que podem minimizar a dor muscular, proteger contra a doença cardíaca e proporcionar benefícios à saúde. Entre esses sucos, estão o suco de cereja azeda, suco de uva roxa, suco de mirtilo e coquetel de suco de oxicoco (*cranberry*, que não é 100% suco natural porque as *cranberries* são azedas demais). Não é necessário gastar a mais com açaí ou outras frutas tropicais da Floresta Amazônica – as frutas silvestres são igualmente boas.

- **Refrigerantes.** Após um treino intenso, alguns atletas cansados tomam Coca-Cola ou Pepsi, ansiando para que a combinação de açúcar, cafeína e água da cola os reabasteça, reidrate e reanime. Embora o suco forneça bem mais vitaminas e minerais, as diretrizes alimentares indicam que 10% das calorias podem advir do açúcar refinado. Assim, se desejar, você pode obter 200-300 calorias a partir do consumo diário de açúcar – 1-2 latas de refrigerante. Entretanto, restam poucas dúvidas quanto ao fato de a Coca-Cola ou a Pepsi

180 **Parte I** | Alimentação do dia a dia para pessoas ativas

– regular ou *diet* – não contribuírem em nada para melhorar a saúde e até serem prejudiciais para os dentes. A acidez presente nessas bebidas, mediante consumo constante, pode ser erosiva para o esmalte dos dentes e sugar o cálcio neles contido. Isso pode levar ao aparecimento de cárie dental (Borjian et al., 2010). Enxágue a boca com água após consumir essas bebidas, mas espere 1 hora para escovar os dentes, caso contrário a escovação pode piorar o dano causado pelos ácidos. O mesmo é válido para as bebidas esportivas, em particular para os atletas de resistência como os triatletas de elite, que continuamente ingerem bebidas esportivas por períodos de tempo prolongados (Bryan et al., 2011).

Muitos atletas se perguntam sobre a possível ligação entre refrigerantes e ganho de peso. Alguns estudos sugerem que as pessoas que consomem bebidas adoçadas tendem a ser mais pesadas do que aquelas que se abstêm. Isso talvez ocorra porque as calorias contidas no líquido falham em ser "contabilizadas" (i. e., podem não conter o apetite da pessoa), por isso os consumidores de refrigerante ingerem mais calorias por dia. Outros estudos relatam que o refrigerante pode deflagrar o desejo por ingerir mais comida. Desse modo, se tomar refrigerante culmina em consumir mais calorias do que aquilo que é queimado, o resultado é realmente o ganho de peso (Drewnowski e Bellisle, 2007; Vertanian, Schwartz e Brownell, 2007).

Como atleta, você pode desfrutar de um refrigerante diário sem ganhar peso, desde que mantenha as calorias da bebida dentro da sua carga calórica diária, completando o restante da sua dieta esportiva com alimentos integrais. Caso esteja preocupado com o fato de os refrigerantes serem engordativos, preste atenção também em quantas bebidas esportivas você consome. Muitos atletas sedentos negligenciam o fato de que ingerir 1 L de bebida esportiva durante e após um treino (ou durante o almoço, a propósito) contribui com 200-300 calorias de açúcar – e essas calorias contam.

- **Água.** Lembra da boa e velha água potável? Talvez, não. Hoje, podemos escolher não só água de nascente engarrafada como também águas comerciais, que são aromatizadas, fortificadas com vitamina e melhoradas com ervas e supostos energizantes. Muitas águas engarrafadas são oriundas de suprimentos de água municipais – e não dos riachos de montanha ilustrados nos rótulos – o que valida a alta qualidade da nossa água potável municipal padrão. Nos EUA, a água municipal é rigidamente regulada pela Agência de Proteção Ambiental (EPA, Environmental Protection Agency), e a maior parte da água municipal contém flúor, um mineral adicionado para reduzir as cáries dentais. Em comparação, a água engarrafada é (parcamente) regulada pela Food and Drug Administration (FDA) – e somente quando transportada

**Capítulo 8** | Líquidos: reposição das perdas pelo suor para manter o desempenho **181**

através das rotas estaduais ou importada. Se você desconfia da segurança da sua água potável local, talvez queira investir em um filtro de água e em garrafões de água retornáveis. Caso contrário, é provável que compre água em garrafas plásticas. Mais de 1 milhão de toneladas de plástico são usados a cada ano para fabricar garrafas de água, e a maior parte disso termina como lixo ou em aterros, o que é prejudicial para o meio ambiente.

A água vitaminada é amplamente atraente para muitas pessoas que se preocupam com a saúde, que acabam associando as vitaminas à energia. (Isso é um equívoco. A energia advém dos carboidratos.) Algumas dessas bebidas de fato são altamente energéticas – há 120 calorias em uma garrafa de 600 mL de água vitaminada Glacéau. Isso é suficiente para contribuir para um ganho de peso indesejado. As águas vitaminadas não melhoram a saúde; muitas contêm pouquíssimas vitaminas (em razão do gosto ruim) que não fazem diferença para a saúde. Mesmo quando altamente fortificadas, não contêm fitoquímicos nem outros promotores de saúde encontrados nos alimentos de verdade. É melhor beber a verdadeira água vitaminada – suco de laranja ou qualquer outro suco de fruta 100% natural – ou adicionar um toque de suco à água com gás para reforçar o sabor.

A água tônica ou água com gás é um pouco mais interessante do que a água pura, particularmente quando se está tentando abandonar as bebidas gaseificadas. É produzida com o bombeamento de dióxido de carbono na água. O problema é que o dióxido de carbono se transforma em ácido carbônico, o qual pode erodir o esmalte dos dentes. A solução é não consumir essa bebida o dia inteiro e não escovar os dentes por pelo menos 30 minutos após ingeri-la.

---

### Fato ou mito

**Os adoçantes artificiais contidos nos refrigerantes *diet* causam câncer.**
**Os fatos:** de acordo com o National Cancer Institute (www.cancer.gov), esse rumor é falso. Os estudos não mostram nenhuma relação clara entre os adoçantes artificiais e o câncer. A opção por beber refrigerantes regulares ou refrigerantes *diet* é pessoal. Sou favorável à água 100% natural. O refrigerante regular está cheio de calorias de açúcar nutricionalmente vazias.

---

- **Água de coco.** Comercializada como "100% pura" e "natural", a água de coco tem apenas dois ingredientes: água de coco (o líquido aquoso contido no coco verde) e vitamina C adicionada. A água de coco é naturalmente rica em potássio e custa caro (cerca de U$ 3 por um frasco de 500 mL). A Tabela 8.3 mostra como ela se compara a outras bebidas pós-exercício populares.

# Parte I | Alimentação do dia a dia para pessoas ativas

**Tabela 8.3** Comparação de bebidas pós-exercício

| Líquido | Tamanho da porção | Calorias | Sódio (mg) | Potássio (mg) | Vitamina C |
|---|---|---|---|---|---|
| Água de coco (2 ingredientes) | 500 mL | 90 | 60 | 1.030 | 350% DV (fortificada) |
| Gatorade (12 ingredientes) | 600 mL | 125 | 275 | 75 | 0 |
| Suco de laranja (1 ingrediente) | 480 mL | 220 | 0 | 900 | 200% DV |
| Achocolatado Nesquik (10 ingredientes) | 400 mL | 250 | 230 | 640 | 0 |

Como os atletas sérios têm necessidades maiores de sódio do que de potássio durante o exercício com transpiração intensa (e simplesmente eliminam o excesso de vitamina C quando vão ao banheiro), sugiro que escolham bebidas esportivas com maior teor de sódio para tomar durante os treinos de resistência e gastem seu dinheiro com suco de laranja, achocolatado e outros alimentos ricos em nutrientes após o exercício. Isto é, a menos que prefiram o sabor da água de coco.

- **Bebidas energéticas.** A energia advinda das calorias e bebidas energéticas como Red Bull e Rockstar tendem a ser ricas em calorias de açúcar. Por exemplo, uma lata de 250 mL de Red Bull contém 110 calorias, enquanto uma lata de 480 mL de Rockstar tem 240 calorias. Se você busca um reforço energético, a melhor opção é abastecer seu corpo com refeições e lanches apropriados. Nenhuma quantidade de bebida energética compensará uma dieta esportiva precária.

As bebidas energéticas também contêm cafeína, comprovadamente um auxiliar ergogênico (intensificador da energia) (ver o Cap. 11 e o Apêndice A). O Red Bull contém 80 mg de cafeína, similar às 100 mg contidas em uma xícara de 240 mL de café, só que com mais de 20 mg em um concentrado de Gu cafeinado. Ainda não foi comprovado se outros ingredientes, como taurina, guaraná, *ginseng* e erva-mate, acrescentam um reforço. Um estudo envolvendo jogadores universitários de futebol americano comparou uma bebida energética contendo taurina (AdvoCare Spark) com e sem cafeína, e sugeriu que a cafeína é o "ingrediente mágico" primário (Gwacham e Wagner, 2012). Ainda assim, um número muito alto de visitas ao pronto-socorro está relacionado a *overdoses* de bebidas energéticas misturadas com cafeína, que resultam em batimentos cardíacos acelerados, tremores musculares e convulsões.

Capítulo 8 | Líquidos: reposição das perdas pelo suor para manter o desempenho **183**

Assim como os refrigerantes, os energéticos são erosivos e podem causar dano duradouro aos dentes. Outra preocupação com relação aos energéticos é que muitos atletas e fãs de esporte os usam como mistura em bebidas alcoólicas. A cafeína mascara os efeitos do álcool, por isso quem consome a bebida

## Calorias líquidas

Tenha cuidado com a velocidade com que as calorias líquidas podem se somar, especialmente quando adicionadas em grandes porções. Tomar 1 L de qualquer bebida que contenha calorias – até mesmo uma bebida esportiva após o treino – pode comprometer o controle do peso. A Tabela 8.4 mostra as contagens de caloria para algumas bebidas populares. Ver também a Tabela 3.3 – Opa! É um café calórico!

**Tabela 8.4** Calorias líquidas

| Bebida | Calorias |
|---|---|
| Água, qualquer quantidade | 0 |
| Refrigerante *diet*, qualquer quantidade | 0 |
| Café e chá-preto, qualquer quantidade | 0 |
| Água de coco, Vita Coco, 330 mL | 60 |
| Leite desnatado, 240 mL | 80 |
| Café, 2 colheres de chá de chantili e 2 colheres de chá de açúcar | 80 |
| Leite de soja, sabor baunilha, 240 mL | 100 |
| Gatorade, 480 mL | 100 |
| Cerveja *light*, 360 mL | 110 |
| Suco de laranja, 240 mL | 110 |
| Leite semidesnatado, 240 mL | 120 |
| Água vitaminada, Glacéau, 600 mL | 120 |
| Vinho tinto, 150 mL | 125 |
| Refrigerante regular, 360 mL | 150 |
| Cerveja regular, 360 mL | 150 |
| Chá gelado, Snapple, 480 mL | 150 |
| Achocolatado, Nesquik, 480 mL | 250 |
| Limonada, Minute Maid, 600 mL | 260 |
| *Smoothie*, Naked Juice, 450 mL | 320 |
| *Smoothie* de morango e banana, Starbucks, 700 mL | 340 |
| *Frappuccino* de baunilha com dobro de *chip* de chocolate, Starbucks, 480 mL | 420 |
| *Smoothie* de chocolate com pasta de amendoim, Jamba Juice, 700 mL | 550 |

Informação nutricional contida nos rótulos e *sites* das empresas e USDA National Nutrient Database for Standard Reference.

184 **Parte I** | Alimentação do dia a dia para pessoas ativas

pode não notar o próprio grau de intoxicação. Isso aumenta a probabilidade de dirigir alcoolizado (Ferreira et al., 2006; Marczinski e Fillmore, 2006).

- **Chá-verde.** Muitos atletas com os quais converso desejam saber se o chá-verde protege a saúde e se intensifica a perda de gordura. O chá-verde é feito com folhas frescas e, em comparação ao chá-preto e ao chá *oolong*, tem uma concentração maior de compostos que podem conferir proteção contra doenças cardíacas e câncer, em particular os cânceres da mama, estômago e pele. Muitos estudos sobre o chá-verde foram realizados com animais ou em laboratório de pesquisa. Até o momento, a FDA afirma que não há evidência científica suficiente de estudos envolvendo seres humanos para comprovar que o chá-verde é uma cura milagrosa para todos os males. É preciso olhar para a dieta como um todo; certamente, você pode incorporar o chá-verde a uma dieta saudável para o coração e anticâncer, sem nenhum prejuízo e ainda com potenciais benefícios complementares.

  Sabe-se que os consumidores de chá tendem a ser mais saudáveis do que os consumidores de café e, aparentemente, o consumo de chá não tem nenhum aspecto negativo (a menos que você tenha sensibilidade à cafeína). Mesmo assim, deve-se usar o bom senso. Uma cliente começou a tomar o Starbucks Matcha Green Tea Latte com leite semidesnatado (240 calorias em 480 mL, sendo 130 calorias de açúcar). Essa é uma forma questionável de investir na boa saúde e provavelmente elimina os benefícios do chá-verde à saúde – e, sem dúvida, não ajuda a controlar o peso.

## Álcool e atletas

O álcool e os atletas parecem caminhar de mãos dadas. Atletas adultos se reúnem em bares, após um treino de equipe, celebram as vitórias com espumante e saciam a sede tomando cerveja gelada. Você poderia pensar que o efeito prejudicial do álcool sobre o desempenho tornaria os atletas menos propensos a consumir álcool, mas isso não ocorre. Até os corredores recreativos sérios consomem mais bebida alcoólica do que suas contrapartes sedentárias.

Quando perguntaram se cerveja faz bem para corredores, a lenda das pistas de corrida, Jim Fixx, respondeu "Claro que sim, se for o outro quem bebe". Se permanecer sóbrio, você pode tirar vantagem da falta de juízo dos outros atletas. Entretanto, se estiver determinado a consumir bebida alcoólica como parte da sua dieta esportiva, tenha em mente os seguintes fatos:

- O álcool é um depressor. Ele retarda o tempo de reação; compromete a coordenação manual-visual, a acurácia e o equilíbrio; e, à parte de eliminar a

# Capítulo 8 | Líquidos: reposição das perdas pelo suor para manter o desempenho    185

dor, não propicia nenhuma vantagem aos atletas. Não é possível ser preciso, rápido e bêbado. E é mais provável que você acabe na tenda médica. O fisiologista do exercício, Doug Casa, da Universidade de Connecticut, relatou que o consumo de álcool pré-evento era um denominador comum entre 20 corredores afetados pelo calor em uma corrida de estrada no verão. Não beba álcool em excesso antes de um evento – sobretudo no calor do verão.

- A bebedeira tarde da noite que contribui para dormir muito pouco pode acabar com a sessão de treino do dia seguinte. Bebidas contendo congêneres (compostos químicos produzidos durante o processo de fermentação que adiciona sabor e aroma – vinho tinto, conhaque, uísque) tendem a causar mais ressaca do que outras bebidas alcoólicas. O melhor remédio para a ressaca é evitar exagerar na bebida, em primeiro lugar. Dito isso, uma quantidade modesta de álcool, consumida com uma refeição balanceada, não tende a produzir impacto negativo.

- O álcool é uma fonte precária de carboidrato. Uma lata de 360 mL de cerveja contém 14 g de carboidrato, em comparação às 40 g contidas em uma lata de refrigerante. Você pode completar a carga com cerveja, mas seus músculos não usarão esse carboidrato – a menos que você consuma *pretzels*, pizza de crosta grossa ou outro alimento rico em carboidratos acompanhando a cerveja. A adição de álcool à dieta de recuperação retarda os processos de reparo muscular, a síntese proteica e a adaptação. A ingestão excessiva de álcool não entra na lista das melhores práticas de recuperação para atletas.

- O álcool é diurético. Uma unidade (10 g) de álcool estimula a formação de um excedente de 100 mL de urina. Uísque e outros destilados com alto conteúdo de álcool acarretam mais perda de água do que contribuem. Em comparação, o conteúdo de álcool da cerveja é menor – e a cerveja contém muita água – por isso os atletas desidratados podem se reidratar bebendo 1-2 cervejas, se desejarem, evitando agendar treinos importantes no futuro próximo (Maughan et al., 2016). Dito isso, beber água com a cerveja e adicionar algo salgado (p. ex., *pretzels*) pode melhorar o processo de reidratação.

- O álcool é absorvido diretamente do estômago para a corrente sanguínea; ele entra na corrente sanguínea dentro de 5 minutos após sua ingestão. Após um treino intenso, o álcool no estômago vazio pode contribuir rapidamente para um estupor alcoólico e, ao mesmo tempo, comprometer as adaptações musculares ao treino. É melhor aproveitar a sensação de bem-estar natural a partir do exercício do que ser derrubado por algumas cervejas no pós-exercício.

- A taxa de quebra hepática do álcool é fixa – cerca de 120 mL de vinho ou uma lata de cerveja (360 mL) por hora. Nem o exercício, nem o café aceleram esse processo.

# 186 Parte I | Alimentação do dia a dia para pessoas ativas

- Banho quente, álcool e atletas são uma má combinação. Quanto mais quente o seu corpo se torna, mais alcoolizado você pode se sentir. O álcool compromete a capacidade de controlar a temperatura corporal, e a temperatura elevada do banho quente intensifica a resposta do seu corpo ao álcool.
- Esportes de inverno e álcool são uma combinação perigosa. Não consuma bebida alcoólica enquanto esquia. Caso sucumba ao álcool, ao menos alterne com refrigerantes ou sucos para obter carboidratos e líquidos.
- As calorias contidas no álcool engordam facilmente. Pessoas que consomem álcool com moderação costumam consumir as calorias do álcool além de sua ingestão calórica regular porque o álcool pode estimular o apetite. Essas calorias excessivas promovem o acúmulo de gordura corporal, em geral na área do tronco – a conhecida "barriga de chope". Se você está tentando manter uma máquina enxuta, abster-se é preferível a embriagar-se. O engradado de 6 unidades de cerveja equivale a 900 calorias – o mesmo que 4 fatias de pizza de queijo.
- Se você estiver fadado a beber, então beba com moderação e tome ao menos um copo de água a cada bebida alcoólica que consumir. A definição de beber com moderação é dois drinques por dia para os homens, e apenas um drinque para as mulheres. Consumir 18 drinques ou mais por semana pode cortar a expectativa de vida em 4-5 anos (Wood et al., 2018).
- Não comece a beber, se tiver dificuldade em parar. Tenha consciência da sua capacidade de manter o consumo de bebida alcoólica dentro de limites social e medicamente aceitáveis.
- Se acredita que precisa beber para se enturmar e ser popular, pense bem. Uma pesquisa envolvendo 117 atletas universitários do Texas constatou que 22% se abstinham do consumo de álcool, 68% se autodescreviam como consumidores leves a moderados, e 59% não se entregavam à bebedeira (Wagner, Keathley e Bass, 2007).

Se é capaz de pensar antes de tomar um drinque, você pode convencer a si mesmo a ser moderado. Isso é preferível a ter que lidar com uma ressaca. Ou, se sabe que irá beber, ao menos consuma uma refeição saudável e beba água extra para tamponar a enxurrada iminente de álcool. Beba devagar, não misture diferentes bebidas alcoólicas e requisite um motorista.

Caso falhe em acatar esse conselho, é provável que tenha que lidar com os sintomas de uma ressaca: cefaleia, vertigem, irritabilidade, ansiedade, sensibilidade à luz e ao som, dificuldade para dormir, problemas de concentração, náusea e vômito. Esses sintomas geralmente se dissipam em 12 horas (ou mais), contudo, você pode procurar um modo de acelerar o processo.

## Álcool: que tal uma pausa?

Os atletas tendem a consumir mais álcool do que os não atletas. Com frequência, meus clientes comentam que querem dar um tempo no consumo de álcool. Embora não se vejam como alcoólatras, sabem que se sentirão melhor na manhã seguinte e conseguirão controlar melhor o peso se não beberem. Mas é mais fácil falar sobre beber menos do que fazer isso na prática.

Se você enfrenta essa luta, avalie primeiro o papel que a bebida tem em sua vida: é um aliviador do estresse? Uma maneira de socializar? Uma forma de marcar o fim de um dia de trabalho? Você consegue encontrar outras formas de atender a tais necessidades? Tente as seguintes alternativas:

- Socialize com uma versão sem álcool.
- Relaxe com uma xícara de chá.
- Desestresse praticando 5 minutos de ciclismo em alta intensidade.
- Recompense a si mesmo com autocuidado (p. ex., massagem, um passeio tranquilo pelo quarteirão).
- Troque as calorias de álcool por uma recompensa de comida, como uma batata grande no jantar ou torta de maçã para sobremesa. (As pessoas costumam ansiar por carboidrato quando param de beber álcool.)

Faça uma lista com todos os motivos pelos quais você não quer mais beber e leia-a todos os dias – em particular, nos momentos vulneráveis. Você também pode se esforçar para quebrar a rotina, digamos, de tomar um drinque assim que chega em casa. Talvez, você possa primeiro checar os *e-mails*, tomar um banho, ir caminhar com o cachorro. Faça alguma coisa diferente das atividades que você associa com a bebida. Ver mais informações no Apêndice A.

Entre os remédios pouco confiáveis para a ressaca, está a ingestão de líquidos (não alcoólicos) contendo sódio. O sódio ajuda a reter líquido no corpo. Experimente uma canja de frango, bebida esportiva (com ou sem adição de ácido acetilsalicílico), Pedialyte ou mais água/bebida esportiva sempre que acordar para urinar de madrugada. Não tome acetaminofeno (paracetamol); essa combinação pode ser danosa para o fígado.

# Parte II

A ciência da alimentação
e do exercício

# 9

# Obtenção de energia antes do exercício

Sempre me choca quão pouco as pessoas comem e bebem antes de se exercitar. Por exemplo, durante uma prática de ciclismo em grupo, percorrendo 48 km em 2 horas, noto pessoas que "se exercitam para comer" e não "comem para se exercitar". Uma mulher se queixava de como sentia fome e cansaço após uma prática de ciclismo de 1 hora – e, então, acrescentou que preferia comer somente no café da manhã pós-exercício. Ela acreditava que seu cansaço se devia ao fato de ela não ter treinado com intensidade suficiente (e não porque se exercitava sem combustível). Outros ciclistas se queixavam sobre como ficavam sedentos ao final da prática.

A minha mensagem para esses ciclistas e todos os atletas e praticantes de exercício diário é a seguinte: assim como vocês abastecem o carro antes de fazer uma viagem, também precisam abastecer o corpo antes de se exercitar. A capacidade de apresentar um bom desempenho depende da obtenção de energia apropriada e não só do treino.

A obtenção de energia pré-exercício tem cinco funções principais:

1. Ajuda a prevenir a hipoglicemia (níveis baixos de açúcar no sangue) e os sintomas associados de vertigem, fadiga indevida, visão turva e indecisão – todos os quais podem interferir no desempenho.
2. Ajuda a estabilizar o estômago, absorver uma parte dos sucos gástricos e espantar a fome.
3. Abastece os músculos e nutre o cérebro.
4. Propicia a paz mental associada à consciência de um corpo bem abastecido.
5. Ajuda você a se exercitar com maior intensidade, de modo a queimar mais calorias, o que pode ser útil para perder a gordura corporal indesejada, caso este seja seu principal motivo para se exercitar.

## Siga seus intestinos

Os alimentos pré-exercício que assentam confortavelmente no estômago podem aumentar o vigor, a resistência, a força e o prazer. Entretanto, muitas pessoas temem que o alimento pré-exercício resulte em perturbação estomacal, diarreia e idas indesejáveis ao banheiro. Sem dúvida, comer demais alimentos do tipo errado pode acarretar problemas intestinais. Mas você deve ser curioso e experimentar pequenas quantidades de diversas opções para aprender o que funciona bem – e o que não funciona – e treinar o intestino de modo que a obtenção de energia adequada possa sustentar as suas metas de exercício.

Cada indivíduo tem preferências e aversões alimentares singulares, por isso nenhum alimento ou refeição mágica garantirá um desempenho superior para todo mundo. Frank, um corredor competitivo, evita qualquer alimento durante as 4 horas de treino ou competição. Caso contrário, acaba tendo que encontrar banheiros ao longo do percurso. Kristin, fiel à prática de exercícios na academia, alcança resultados melhores consumindo aveia ainda de madrugada (ver a receita no Cap. 18), com antecedência de 1 hora em relação ao seu treino matinal. "[A aveia] absorve os sucos gástricos e estabiliza meu estômago", afirma ela. Sarah, uma ginasta adolescente, come banana de lanche antes das sessões de prática, mas não ingere nada antes de uma competição. Ela fica tão nervosa que não consegue comer nada. "No dia anterior ao da competição, reforço a alimentação", conta ela.

As escolhas do que comer antes de se exercitar variam de uma pessoa para outra e de um esporte para outro – não existe uma única opção certa ou errada. Minha experiência mostra que cada atleta precisa aprender por tentativa e erro, no decorrer dos treinos e competições, aquilo que funciona melhor para o próprio corpo e aquilo que faz mal. Desde o primeiro dia do programa de treino, você precisa treinar não só o coração, os pulmões e os músculos mas também o seu trato intestinal.

Para treinar o trato intestinal a tolerar o combustível pré-exercício, comece com uns biscoitos *cream cracker* ou um gole de bebida esportiva; e, de maneira gradativa, vá acrescentando mais até conseguir obter 200-300 calorias 1 hora antes do treino. Tenha em mente os fatores predisponentes listados a seguir, os quais podem deflagrar problemas gastrintestinais (GI):

- **Tipo de esporte.** Ciclistas, nadadores, esquiadores *cross-country* e outros esportistas que se exercitam em uma posição relativamente estável relatam menos problemas GI do que os atletas praticantes de esportes envolvendo corrida, que sacodem os intestinos.

- **Nível de treino.** Pessoas não treinadas que começam um programa de exercícios relatam mais problemas GI do que atletas bem treinados, que já desenvolveram tolerância ao exercício. Se você é novato e está apresentando sofrimento GI, aumente gradativamente o volume e a intensidade do treino, de modo a permitir que o seu corpo se adapte às mudanças.
- **Idade.** Os problemas GI são mais frequentes em atletas mais jovens do que nos veteranos. Os atletas mais jovens podem ser menos treinados e, possivelmente, ter menos conhecimento acerca da nutrição e experiência com alimentação pré-competição. Os veteranos, por outro lado, já tiveram a oportunidade de aprender à custa de anos de erros nutricionais.
- **Gênero.** As mulheres relatam mais problemas GI do que os homens, em particular durante os períodos menstruais. Essas alterações hormonais que ocorrem durante a menstruação podem contribuir para movimentos intestinais mais intensos.
- **Estresse emocional e mental.** Atletas tensos são mais propensos a relatar que o alimento demora mais no estômago e produz sensação de estufamento.
- **Intensidade do exercício.** Durante o exercício simples e de intensidade regularmente moderada, o corpo consegue digerir o alimento e, ao mesmo tempo, se exercitar de maneira confortável. Entretanto, durante o exercício intenso, a alteração no fluxo sanguíneo do estômago para os músculos ativos pode ser responsável pelas queixas GI.
- **Ingestão alimentar pré-competição.** Comer demais alimentos ricos em proteína e gordura (como bacon e ovo frito ou hambúrguer e batata frita) pouco antes do exercício pode acarretar problemas GI. Uma escolha são os clássicos (p. ex., mingau de aveia e banana), com pouco teor de gordura e ricos em carboidrato, já testados e comprovados, que fazem parte da sua dieta de treino do dia a dia.
- **Fibras.** As dietas ricas em fibra intensificam as queixas GI. Caso consuma grandes quantidades de frutas, verduras, feijão, legumes e grãos integrais, tente cortá-los por uma semana, para ver se faz você se sentir melhor.
- **Cafeína.** Alguns atletas tentam intensificar o desempenho tomando uma caneca de café maior que o habitual, mas acabam causando perturbação estomacal, diarreia e queda do desempenho.
- **Nível de hidratação.** A desidratação aumenta o risco de problemas intestinais. Durante o treino, comece a se exercitar em um estado bem hidratado e pratique tomar líquidos diferentes em horários regulares (cerca de 240 mL a cada 15-20 minutos de exercício extenuante), para aprender como seu corpo reage à água, às bebidas esportivas, suco diluído e quaisquer líquidos que você consuma durante a competição.

**194** Parte II | A ciência da alimentação e do exercício

- **Alterações hormonais.** O processo digestivo está sob controle hormonal, e o exercício estimula alterações nesses hormônios. Por exemplo, os níveis pós-maratona de hormônios GI tendem a ser 5 vezes mais altos do que os níveis em repouso. Como resultado, essas alterações hormonais podem fazer com que o trânsito do alimento pelo sistema digestivo seja mais rápido, o que explica por que algumas pessoas apresentam problemas GI independentemente do que comam.
- **Doença celíaca não diagnosticada.** As mesmas pessoas que costumam ter "estômagos sensíveis" e problemas intestinais descobrem que o exercício piora esses problemas. Marta, uma corredora universitária de 17 anos, continuava no banco reserva, com sua urgência fecal durante as corridas de *cross-country*. Ela me procurou pedindo ajuda para descobrir qual era seu problema GI. Quando perguntei seu histórico médico, ela mencionou que tinha tido tireoide hipoativa, quebrara três ossos nos últimos 4 anos, e teve anemia recorrente. Seu pai tinha câncer de cólon, sua mãe tinha osteoporose grave e sua tia era diabética. Todas essas condições de saúde acenavam com uma bandeira vermelha para doença celíaca.

  Sugeri que Marta procurasse um gastroenterologista. Era quase certo que o problema era doença celíaca. Depois que ela iniciou uma dieta livre de glúten (sem trigo, centeio e cevada), o sofrimento intestinal foi cedendo no decorrer das semanas seguintes. Considerando que 1% dos norte-americanos têm doença celíaca, e apenas cerca de 10% dos casos são diagnosticados (enquanto outros são diagnosticados de forma errada, como síndrome do intestino irritável), pode ser desejável conversar com um médico, caso você se identifique com o relato de Marta. (Ver no Cap. 6 e no Apêndice A mais informações sobre doença celíaca.)
- **Géis e soluções concentradas de açúcar.** As soluções altamente concentradas de açúcar consumidas durante o exercício podem causar sofrimento estomacal. Não confunda as bebidas de recuperação com alto teor de carboidrato (cerca de 200 calorias por 240 mL) com os repositores de líquido com baixo teor de carboidrato.
- **Síndrome do intestino irritável.** Estima-se que 10-20% dos norte-americanos apresentam síndrome do intestino irritável. Nesse número, estão incluídos os atletas que podem estar sendo deixados no banco reserva em função da manifestação dos sintomas durante o exercício. Mesmo assim, de modo geral, o exercício pode melhorar os sintomas (Johannesson et al., 2011). Há casos em que os intestinos irritáveis podem ser acalmados com uma dieta *low*-FODMAP, descrita na próxima seção.
- **Alimentos sem açúcar contendo sorbitol.** Se você tem flatulência e se sente inchado após mascar chiclete sem açúcar ou comer doces sem açúcar ado-

çados com sorbitol, é possível que tenha problemas para digerir certos tipos de carboidrato (álcoois do açúcar). Um nutricionista especializado em dietas FODMAP poderá ajudar você.

## O que é FODMAP?

FODMAP se refere a oligo, di e monossacarídeos e polióis fermentáveis. Fermentável implica **geração de gases**; oligo, di, monossacarídeos e polióis são diferentes tipos de carboidrato. Por exemplo, algumas pessoas têm dificuldade para digerir o dissacarídeo lactose (açúcar do leite). Outros tipos de carboidrato, como aqueles presentes na maçã, cebola ou cogumelos, também podem causar sofrimento intestinal em pessoas deficientes de certas enzimas digestivas. Muitas pessoas que alegam se sentirem melhor quando evitam glúten, na verdade reagem a um carboidrato presente no trigo chamado **frutano**. Elas não precisam aderir a uma dieta para doença celíaca, se o problema não for o glúten, que é uma proteína.

Joccelyn, uma consultora e maratonista de 45 anos, veio a mim sentindo-se desestimulada por sua incapacidade de concluir maratonas sem ter que ir várias vezes ao banheiro. A urgência fecal se tornara cada vez mais problemática no decorrer dos últimos 5 anos. Quando ela passou a escolher mais alimentos *low*-FODMAP – em particular 1-2 dias antes das maratonas e provas de longa duração – a questão foi resolvida. Ela finalmente conseguiu atingir sua meta de se qualificar para a Boston Marathon.

Se você tem problemas digestivos, é desejável que se torne um detetive de alimentos e mantenha diários de alimentação para apontar os potenciais culpados, ou pelo menos estreitar o problema. Ao longo de vários dias, elimine um alimento-problema suspeito, como leite, brócolis, milho, cebolas, alho, feijão-vermelho ou chiclete sem açúcar. O problema some quando o alimento é eliminado do seu sistema? E reaparece quando você reintroduz esse alimento em sua dieta? Um nutricionista registrado pode ajudar você nesse processo. Ver mais informações sobre FODMAP nas fontes apresentadas no Apêndice A.

## Você treina seu intestino?

Os atletas de resistência e dos esportes envolvendo corrida costumam viver com medo de problemas de trânsito, mas falham em treinar o intestino. Como relatou um maratonista, "Tinha tanto medo de ter diarreia durante as corridas de treino longas que não comia nem bebia nada antes. Era realmente uma luta por 22,5 km". Um jogador de futebol americano universitário admitiu, "Tenho muito medo de vomitar se correr com o estômago cheio de comida". Ele apenas fazia um almoço leve às 11h e, em seguida, praticava sem nenhum combustível às 15h30. Não surpreende que tenha tido uma péssima temporada.

Estima-se que 30-50% dos atletas de resistência (incluindo até 90% dos maratonistas) apresentem problemas GI durante e após o exercício intenso. Problemas com flatulência, gases, náusea, cólicas e dor de estômago, pontada lateral, diarreia, vômito e urgência para defecar surgem durante as sessões prolongadas de exercício porque o fluxo sanguíneo intestinal é reduzido por um período de tempo estendido. Aliada a desidratação, temperatura elevada e níveis altos de hormônios do estresse, a função intestinal normal pode cessar abruptamente (Jeukendrup, 2017).

Se você é um atleta com trato GI sensível, restringir sua dieta antes e durante o exercício não resolverá o problema. Em vez disso, é desejável que você aprenda a treinar seu intestino a acomodar água e carboidratos intensificadores do desempenho. Desse modo, é possível treinar melhor – e, consequentemente, competir melhor – sem o estresse das paradas indesejadas.

Felizmente, o intestino é treinável e isso foi comprovado pelos comedores competidores. Ver na internet a competição de cachorro-quente do Nathan, e assista ao vídeo de um campeão que encheu o estômago com 72 cachorros-quentes em 10 minutos. Nitidamente, ele teve que treinar seu intestino para conseguir concluir essa tarefa. Uma competição de comedores provavelmente não é a sua meta, mas você pode desejar ser competitivo em seu esporte. Isso significa que você precisa obter energia com sabedoria para alcançar um desempenho ótimo. Embora alguns "ceto-atletas" optem por treinar o corpo a contar com reservas abundantes de gordura corporal para obtenção de combustível (portanto, reduzindo a necessidade de consumir combustível durante o exercício prolongado), treinar o intestino é uma alternativa muito mais fácil para a maioria de nós.

## Queimar gordura em vez de carboidrato

Os atletas queimam gordura para obter combustível quando se exercitam em estado de jejum, sem obter energia no pré-exercício. Embora alguns acreditem que isso os ajudará a perder gordura, não é o caso. Para perder gordura, é preciso criar um déficit de energia no fim do dia, independentemente de queimar carboidrato ou gordura durante o exercício. Você conseguirá se exercitar de forma mais intensa, queimar mais calorias e, potencialmente, perder mais gordura corporal, se ingerir um lanche no pré-exercício (Paoli et al., 2012). Ver no Capítulo 16 mais informações sobre métodos apropriados de perder peso.

## Dicas para atletas competitivos

Para determinar a refeição ou lanche pré-competição certo para o seu corpo, experimente seguir as seguintes diretrizes:

- Antes de uma competição, consuma sempre alimentos familiares. Não experimente qualquer novidade. Agende alguns treinos de intensidade similar, sempre no mesmo horário, de maneira semelhante à competição em vista, e então experimente diferentes alimentos para determinar qual (e quanto) será melhor para o dia da corrida.
- Se sabe que fica nervoso e incapaz de tolerar comida antes de um evento, faça um esforço especial para se alimentar bem no dia anterior. Faça um lanche extra grande na hora de dormir, em vez de tomar café da manhã.
- Se o seu estômago é sensível, experimente refeições líquidas (*smoothie*, Boost) para ver se proporcionam alguma vantagem.
- Quando viajar para participar de um evento, embale um suprimento de alimentos testados e comprovados, para o caso de uma emergência. Se houver atrasos, como ficar preso no trânsito ou no avião, conseguirá abastecer seu corpo adequadamente. Entre as sugestões para *kit* de alimentos de emergência do atleta em viagem, estão barras de proteína, frutas desidratadas, *mix* de oleaginosas com frutas desidratadas, castanhas, soja em grãos e sanduíches de pasta de amendoim e geleia ou mel.
- Se tiver um "alimento mágico", não se esqueça de levá-lo consigo. Mesmo que seja um item comum, como uma barra energética, leve para tê-la à mão.
- Beba uma quantidade extra de líquido no diante anterior, para que sua urina fique bem clara. No dia do evento, beba 5-10 mL por kg de peso corporal, nas 2-4 horas anteriores ao evento. Isso ajuda a conseguir uma hidratação ideal, além de dar tempo suficiente para eliminar o excesso (ACSM, 2016). Para um atleta de 68 kg, isso equivale a 300-600 mL – uma caneca de café e um copo de água.

Caitlyn, uma maratonista competitiva, experimentou uma dieta cetogênica com teor baixíssimo de carboidrato e rica em gordura, esperando que isso lhe fornecesse energia infinita, conforme acessasse suas reservas abundantes de gordura corporal. Ela não sabia que a queima de gordura requer mais oxigênio do que a queima de carboidrato (glicogênio). Desse modo, ela estava menos eficiente e menos potente quando queria dar um impulso de alta intensidade para subir uma colina ou arrancar para ultrapassar outro competidor.

Em vez de uma dieta "totalmente ceto" e da restrição severa de carboidratos, alguns atletas altamente competitivos "treinam com intensidade diminuída". Limitam a ingestão de grãos, frutas, legumes e verduras no período próximo às sessões de treino de baixa intensidade específico, de modo a treinar com as reservas de carboidrato baixas algumas vezes por semana, com o objetivo de obter uma vantagem metabólica. Entretanto, na maior parte das vezes, continuam treinando bem abastecidos para sustentar os treinos de alta intensidade. Para treinar depletados, esses atletas de elite podem treinar intensamente à noite, limitar a ingestão de carboidrato subsequente (comer apenas frango e salada de espinafre com bastante molho no jantar) e, então, treinar de novo na manhã seguinte com as reservas de glicogênio depletadas. Treinar em um estado depletado de carboidrato nessa segunda sessão deflagra adaptações metabólicas benéficas que podem ajudar a melhorar o desempenho esportivo em atletas subelite (Burke e Hawley, 2018). Fique atento para pesquisas adicionais. Note que o treino em intensidade reduzida não é divertido, mas de fato reforça a sua tenacidade mental. Para a maioria dos meus clientes, recomendo manter o prazer na prática de exercício.

## Comer os alimentos certos na hora certa

O truque para concluir seu treino com energia de reserva é se abastecer com os alimentos certos na hora certa, antes do evento. A Figura 9.1 mostra as etapas da digestão. Para treinos com duração inferior a 60-90 minutos, o lanche pré-exercício deve ser predominantemente carboidrato, que esvazia rápido o estômago (em comparação às proteínas e à gordura) e é prontamente disponibilizado para ser usado pelos músculos. Porém, antes de um exercício prolongado, como uma corrida ou prática de ciclismo, adicionar pasta de amendoim ao *bagel* contribuirá para um suprimento de energia contínuo. A seguir, são listadas algumas sugestões para diferentes tipos de eventos em diferentes momentos do dia. **Horário:** um evento às 8h da manhã, como uma corrida na estrada, competição de natação ou aula de ciclismo estacionário intensa. **Refeições:** consuma um jantar à base de carboidrato e tome água extra no dia anterior. Na manhã do dia do evento, por volta das 6h-6h30, faça uma refeição leve de 200-400 calorias (dependendo da sua tolerância), como torradas e uma banana ou uma barra de cereais, um café com leite e água extra. Coma alimentos familiares. Se quiser fazer uma refeição maior, considere se alimentar entre 5h e 6h da manhã.

Se o seu corpo não conseguir lidar com um café da manhã antes do exercício matinal de alta intensidade, antecipe o café da manhã para a hora de ir dormir, na noite anterior. Uma tigela de cereais, *bagel* com pasta de amendoim ou sachês de aveia podem ajudar a reforçar as reservas hepáticas de glicogênio e prevenir a hipoglicemia na manhã seguinte. **Horário:** evento às 10h da manhã, como uma prática de ciclismo ou um jogo de futebol. **Refeições:** consuma um jantar à base de carboidrato, como frango refogado com arroz extra, e beba água extra no dia anterior. Na manhã do dia do evento, por volta das 7h ou 8h, faça um café da manhã familiar que proporcione 2-3 horas

**Capítulo 9** | Obtenção de energia antes do exercício **199**

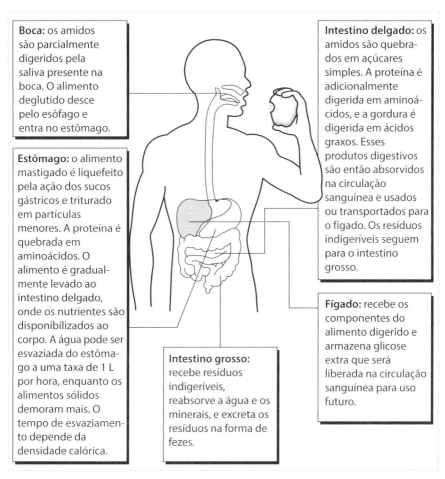

**Figura 9.1** Transformação de alimento em combustível.

para a digestão dos alimentos. Essa refeição prevenirá a fadiga resultante da hipoglicemia. Entre as escolhas populares, estão mingau de aveia com castanhas e uva-passa, um *muffin* inglês com pasta de amendoim e uma banana, e iogurte com cereal matinal e frutas silvestres. Pode ser desejável fazer um lanche com antecedência, como purê de maçã ou algum gel.

**Horário:** um evento às 11h da manhã, como corrida na categoria peso leve, combate de luta livre ou outro esporte de categoria que requeira pesagem com antecedência de 1-2 horas.

**Refeições:** atletas que restringiram a dieta e se desidrataram para atingir um peso específico exigido pelo esporte que praticam dispõem apenas de algumas

**200** Parte II | A ciência da alimentação e do exercício

horas após a pesagem para se preparar para a competição. Eles precisam repor a água, os carboidratos e o sódio. Uma meta ideal para um atleta de 68 kg depletado seria 700 calorias (primariamente de carboidratos), e também 2.200 mg de sódio e 2 L de água (Slater et al., 2007). A ingestão irá variar amplamente, dependendo da tolerância do atleta ao alimento. Um número excessivo de lutadores acaba vomitando na lona depois de comer demais após a pesagem. Algumas escolhas de alimentos apropriados são as seguintes:

- Sopa de frango com macarrão, pão e água em abundância.
- Batatas cozidas com sal, caldo, biscoito *cream cracker* salgado e água.
- *Ginger-ale* ou cola, um sanduíche de *bagel* com presunto e mostarda, e água.
- Gatorade Endurance com *pretzels*.

**Horário:** um evento às 14 h, como uma partida de futebol americano ou *lacrosse*.
**Refeições:** uma partida à tarde propicia tempo para fazer um café da manhã à base de carboidrato saudável, por exemplo, com rabanada, e um almoço leve ou um *brunch* substancial ao redor das 10h, tendo ainda 4 horas para a digestão. Como sempre, faça um jantar à base de carboidrato na noite anterior e tome líquido extra no dia anterior e até a tarde. Entre as escolhas populares para o *brunch*, estão rabanadas, panquecas, cereais, ovos mexidos, ovo *poché* na torrada, bacon canadense, *bagels*, salada de frutas frescas, suco de fruta 100% natural, iogurte de fruta e *smoothies* de fruta. Coma um lanche leve com antecedência de 1 hora, caso sinta fome e possa tolerar, digamos, biscoitos *cream cracker* ou *pretzels*.
**Horário:** um evento às 20h, como um jogo de basquete.
**Refeições:** você pode digerir completamente um café da manhã robusto à base de carboidrato e almoçar no fim do dia. Planeje jantar mais cedo, conforme sua tolerância, por volta das 17h; e pode até fazer um lanche pré-jogo às 19 h. Beba líquido extra, ao longo do dia inteiro. Duas opções populares para o jantar são massa com molho de tomate e almôndegas de carne bovina, e frango com uma porção grande de arroz ou batata, acompanhados de pãezinhos, salada de fruta ou *frozen yogurt* com baixo teor de gordura.
**Horário:** um evento de 1 dia inteiro, como uma caminhada de nível difícil, uma prova de ciclismo de 160 km ou esqui *cross-country*.
**Refeições:** 2 dias antes do evento, corte os exercícios. Descanse 1 dia antes, para que seus músculos tenham tempo de repor as reservas de glicogênio depletadas. Consuma refeições ricas em carboidrato no café da manhã, almoço e jantar (ver no Cap. 6 informações sobre a preparação para um evento de resistência). Beba uma quantidade extra de líquidos. No dia do evento, faça um café da manhã já testado e comprovado, considerando a sua tolerância. Mingau de aveia e *bagels* com pasta de amendoim são clássicos.

Enquanto se exercita, planeje ingerir alimentos à base de carboidrato (bolo de banana, barras energéticas, frutas desidratadas, batata-doce em sachê [papinha de bebê], bebidas esportivas, géis) a cada 60-90 minutos, para manter os níveis glicêmicos normais. Se fizer uma pausa na hora do almoço, faça uma refeição de tamanho razoável, mas, de modo geral, tente distribuir suas calorias de maneira uniforme ao longo do dia. Inclua alimentos contendo proteína e gordura, como *homus*, oleaginosas, pasta de oleaginosas e queijo. Esses alimentos fornecem energia continuamente, pois a gordura da dieta demora algumas horas para ser digerida em combustível. Beba líquidos antes de sentir sede; você deve urinar pelo menos 3 vezes, no decorrer do dia.

## Obtenção de energia 3-4 horas antes do treino

Em geral, os atletas preferem esperar 3-4 horas para a completa digestão da refeição, antes de começarem a se exercitar. Quando a refeição é programada desse modo, há tempo suficiente para esvaziar o estômago, em particular se os atletas não se entopem de alimentos ricos em gordura (*cheeseburger* e batata frita), que demoram mais para serem digeridos do que uma refeição do tipo massa à base de carboidrato. Kyle, um corredor universitário, dormia na hora do café da manhã, mas consumia um *brunch* grande às 11h, sabendo que isso ajudaria a fornecer combustível para seu treino em equipe às 16h. (Ele também lanchava biscoitos de cereais integrais com um pouco de pasta de amendoim e uma banana às 15h, uma quantidade menor de alimento para fornecer combustível e também diminuir a fome.) A Tabela 9.1 mostra as quantidades sugeridas de alimento para consumir antes de se exercitar.

Para um triatleta de 68 kg que iniciará uma prova de ciclismo de 80 km às 10h, ingerir 600 calorias de carboidrato no café da manhã, às 8h, será traduzido em:

- Uma tigela de granola com uma banana grande e leite.

**Tabela 9.1**  Metas sugeridas para obtenção de energia pré-exercício

Como cada pessoa difere quanto à tolerância ao alimento pré-exercício, estes números são apenas sugestões. Durante o treino, experimente determinar a quantidade de alimento que funciona melhor para o seu corpo. A quantidade de alimento tolerada varia de acordo com o esporte e a intensidade do exercício. Ou seja, ciclistas costumam comer mais do que corredores.

| Tempo de pré-exercício | Gramas de carboidrato, com base no peso corporal | Calorias para um atleta de 68 kg |
|---|---|---|
| 4 horas | 4 g/kg | 1.200 |
| 2 horas | 2 g/kg | 600 |
| 5-60 minutos | 1 g/kg | 300 |

- 3-4 panquecas com xarope de bordo.
- 3 sachês de mingau de aveia com um pacote pequeno de uva-passa.

Isso é mais do que muitos atletas tendem a consumir. Não enlouqueça contando as gramas de carboidrato; isso é apenas um guia. Adicionar um pouco de gordura ou proteína (como ovos ou pasta de amendoim) pode ajudar a manter a sensação de saciedade por mais tempo, bem como a proteger seus músculos contra as fraturas. Entretanto, os carboidratos ainda são o fator mais importante para a obtenção de energia. O excesso de proteína ou gordura (uma omelete de queijo grande com bacon e batata rosti) pode pesar no estômago, tornando o treino desagradável. Adicione ainda uma pitada de sal, com o clima quente. Consumir 300-700 mg de sódio em 2-3 horas no pré--exercício pode ajudar a prevenir a depleção de sódio. Essa quantidade pode ser facilmente obtida a partir dos alimentos (ver Cap. 10).

Sherman et al. (1989) conduziram um estudo demonstrando a importância de consumir uma refeição saudável 4 horas antes do exercício. Em seu estudo, os ciclistas não ingeriram nada ou ingeriram 1.200 calorias de carboidrato (cerca de 4 g de carboidrato por kg de peso) 4 horas antes de um teste de exercício até a exaustão. Quando eles ingeriram a refeição de 1.200 calorias (isso é muita massa e suco), conseguiram pedalar 15% mais intensamente durante os últimos 45 minutos, em comparação a quando não ingeriram nada. Como as provas de corrida na estrada e muitos eventos competitivos são vencidos ou perdidos por frações de segundo, estar 15% mais forte proporciona uma enorme vantagem. O carboidrato consumido pelos ciclistas antes do exercício forneceu combustível extra para o fim do treino, quando as reservas de glicogênio estavam baixas.

Embora esse estudo tenha avaliado ciclistas, que tendem a relatar menos queixas GI do que os atletas de esportes envolvendo corrida, que sacodem o estômago, os benefícios valem a pena. Se você sempre pratica exercícios à tarde com o estômago vazio, é possível que descubra que pode se exercitar com mais intensidade e por tempo mais prolongado se consumir um café da manhã e um almoço mais saudáveis, bem como um lanche pré-exercício com antecedência de 1 hora em relação ao treino. Mesmo que esteja de dieta, deve seguir esse padrão; você precisa obter energia durante a parte ativa do seu dia. Perca peso à noite, enquanto dorme. (Ver Cap. 16.)

### Obtenção de energia com antecedência máxima de 1 hora em relação ao treino

Aqueles que se exercitam de manhã, em particular antes do café da manhã, precisam garantir que tenham se abastecido de maneira adequada. Se rolar da cama e não comer nada antes de pular na piscina, participar de uma aula de *CrossFit* ou sair para correr, é possível que o faça sem energia. Se não tiver comido desde o jantar às 18h, no fim do dia anterior, a sua glicemia definitivamente precisa de reforço. Por outro lado, caso tenha feito um lanche grande à hora de dormir, na noite anterior, a sua necessidade de se alimentar de manhã cedo, no dia seguinte, será menor.

Tente descobrir se o seu desempenho será melhor caso coma alguma coisa antes do exercício matinal. À noite, você depleta seu glicogênio hepático, que é a fonte de carboidrato que mantém os níveis glicêmicos normais. Ao começar a treinar com níveis baixos de açúcar no sangue, seu cérebro falha em obter combustível adequado e o resultado é uma fadiga desnecessária porque o cérebro controla os músculos. Além disso, você apreciará mais o treino. Exercitar-se estando vazio é uma tarefa difícil.

A quantidade que cada pessoa deveria ingerir antes do treino matinal varia de um indivíduo para outro, desde alguns biscoitos *cream cracker* até uma fatia de torrada, um pouco de suco ou uma tigela de cereais. A regra é consumir cerca de 4 calorias por kg de peso corporal, 5-60 minutos antes de se exercitar (ACSM, 2016). Ao obter energia, seja para uma corrida matinal ou para uma sessão de *CrossFit* após o trabalho, o consumo de 300 calorias de carboidrato no pré-exercício para um atleta de 68 kg se traduz em:

- Dois sachês de mingau de aveia instantâneo (com sabor).
- Um *bagel* com geleia.
- Um saquinho de "petiscos" contendo frutas desidratadas, cereais e *pretzels*.
- Uma barra energética e 480 mL de bebida esportiva.

Como as tolerâncias variam muito, é difícil definir a melhor quantidade de alimento pré-exercício. Alguns atletas competitivos levantam 2 horas mais cedo apenas para se alimentar e, então, voltam para a cama e dão tempo para a comida assentar. Outros levam consigo uma barra energética, banana ou outro alimento de fácil digestão ao saírem de casa. Por fim, há aqueles que habitualmente se exercitam de estômago vazio. Se você for um desses, um abstinente, eis um estudo notável que talvez possa convencê-lo a experimentar ingerir pelo menos 100 calorias em um lanche matinal, antes de ir treinar.

Pesquisadores pediram a um grupo de atletas para pedalar a uma intensidade moderada pela manhã, enquanto aguentassem. Quando os atletas tomaram café da manhã (400 calorias de carboidrato), pedalaram por 136 minutos, em comparação aos 109 minutos que conseguiram pedalar quando não tomaram café da manhã e ingeriram apenas água (Schabort et al., 1999). Nitidamente, esses atletas conseguiram treinar melhor com algum combustível nos tanques.

**204 Parte II** | A ciência da alimentação e do exercício

O combustível matinal pré-exercício provavelmente funcionará também para você (Tab. 9.2). Incentivo você a experimentar e observar os benefícios. Catherine, que nada de manhã cedo, aprendeu que simplesmente não queria comer às 5h da manhã, por isso tomava o café da manhã na noite anterior: uma tigela de cereais às 21h, antes de ir dormir. Isso funciona bem para ela, assim como para muitos outros praticantes de exercício matinal.

**Tabela 9.2**   Diretrizes para a ingestão de carboidrato no pré-exercício

Se você é o gênio dos números, a seguir são apresentadas informações mais precisas que o ajudarão a guiar suas escolhas de alimentos (ACSM, 2016). Mas, em vez de passar horas contando gramas de carboidrato (uma tarefa assustadora), capture o conceito de que determinada escolha poderia facilmente fornecer mais carboidrato do que aquilo que você está consumindo. O seu desempenho poderia melhorar se você se abastecesse melhor? Procure experimentar durante os treinos, para conhecer a quantidade de carboidrato que funciona melhor para o seu corpo. Consultar na Tabela 6.6 mais informações sobre o conteúdo de carboidrato de alimentos comuns.

| Necessidade de carboidrato com base no exercício | Carboidrato: ingestão recomendada | Gramas de carboidrato para um atleta de 68 kg | Gramas de carboidrato traduzidas em calorias | Exemplo de alimento |
|---|---|---|---|---|
| 1 hora antes do exercício | 1 g/kg de peso corporal | 75 | 300 | 2 sachês de mingau de aveia com sabor |
| 2 horas antes do exercício | 2 g/kg de peso corporal | 150 | 600 | 2 *bagels* da Starbucks com geleia |
| 3 horas antes do exercício | 3 g/kg de peso corporal | 225 | 900 | 4 panquecas grandes + calda + suco de laranja |
| 4 horas antes do exercício | 4 g/kg de peso corporal | 300 | 1.200 | 6 panquecas grandes + calda + suco de laranja |
| 60-90 minutos de exercício/dia, como um treino consistente de ginástica ou uma prática ou jogo de futebol | 7-12 g/kg de peso corporal | 450-825 g de carboidrato/dia ou 110-205 g de carboidrato em cada uma das 4 refeições ao dia | 1.800-3.300 calorias de carboidrato por dia = 450-825 calorias de carboidrato em cada uma das 4 refeições ao dia | 2 *bagels* da Starbucks fornecem 110 g de carboidrato (440 calorias de carboidrato) |

*(continua)*

**Tabela 9.2** Diretrizes para a ingestão de carboidrato no pré-exercício (*continuação*)

| Necessidade de carboidrato com base no exercício | Carboidrato: ingestão recomendada | Gramas de carboidrato para um atleta de 68 kg | Gramas de carboidrato traduzidas em calorias | Exemplo de alimento |
|---|---|---|---|---|
| Carga de carboidrato, na preparação para um evento de resistência competitivo com duração superior a 90 minutos | 10-12 g de carboidrato/kg/ dia por 1,5-2 dias | 675-825 g de carboidrato/dia por 1,5-2 dias | 2.700-3.300 calorias de carboidrato | 2 caixas (455 g) de massa crua fornecem 640 g de carboidrato (2.560 calorias de carboidrato) |
| Reabastecimento de velocidade | ~1 g/kg/h durante as primeiras 4 horas, seguida de retomada das refeições regulares | 75 g de carboidrato/h, durante 4 horas | 300 calorias de carboidrato/ hora | 2 sachês de mingau de aveia instantâneo com sabor + ~240 mL de suco de laranja fornecem 75 g de carboidrato (300 calorias) |

---

**Fato ou mito**

**O alimento que você ingere uma hora antes de se exercitar assenta em seu estômago e não tem utilidade.**

**Os fatos:** você pode comer um pequeno lanche 5 minutos antes do exercício e esse alimento será proveitoso – enquanto você se exercitar em um ritmo que possa manter por mais de meia hora. Ou seja, você pode não querer comer faltando 5 minutos para um treino de pista difícil, mas é provável que deseje comer uma banana antes de calçar o tênis. Pesquisas sugerem que consumir uma barra energética 15 minutos antes do exercício moderado propicia o mesmo aumento de energia que comer a barra 60 minutos antes de se exercitar (Kerr et al., 2008).

## Panes de açúcar (hipoglicemia de rebote)

Em geral, as pessoas que estão em boa condição física conseguem regular a glicemia com muito menos insulina do que as pessoas sedentárias, e sem sofrer as "panes de açúcar" (hipoglicemia de rebote). No entanto, há pessoas que são muito mais sensíveis do que outras às quedas da glicemia. Para algumas pessoas, ingerir um alimento rico em açúcar 15-45 minutos antes do exercício pode ter efeito negativo. Uma dose concentrada de açúcar (seja açúcar natural contido em sucos de fruta, ou açúcar refinado contido em bebidas esportivas e balas de goma) produz um aumento rápido na glicemia e, ao mesmo tempo, faz o pâncreas secretar uma grande quantidade de insulina. A insulina transporta o excesso de açúcar no sangue para os músculos. O exercício, assim como a insulina, aumenta similarmente esse transporte. Desse modo, a sua glicemia pode cair a níveis anormalmente baixos quando você começar a se exercitar.

Para garantir a segurança, se sentir fome e ansiar por doces antes do treino da tarde, coma os doces nos primeiros 10 minutos de exercício. Se for sensível ao açúcar, escolha um carboidrato que inclua fibra ou proteína, como uma pera, damascos desidratados ou achocolatado. Essa estratégia minimizará o risco de uma reação hipoglicêmica porque a insulina ainda não terá aumentado nesse curto período inicial. Alternativamente, consuma um gel, mel, doce mastigável ou outra forma de carboidrato, enquanto se aquece ou no começo do exercício, e a cada 20-30 minutos de exercício.

A maioria dos meus clientes que se queixa de "oscilação no nível de açúcar" apenas se alimentou pouco antes de se exercitar. Kathy, uma professora que ia direto para a academia após um dia escolar cansativo, apresentava "panes" de glicemia baixa simplesmente porque restringia as calorias ao longo do dia. Ela estava se esforçando muito para perder peso e comia apenas pequenas porções no café da manhã e no almoço. Ainda nos primeiros 15 minutos da aula de ginástica, sentia vertigem, fraqueza, falta de coordenação e desmotivação para prosseguir. Para resolver o problema, sugeri a ela que fizesse o seguinte:

- Consumisse um café da manhã e um almoço maiores (e um jantar menor)
- Fizesse um lanche pré-exercício, à base de purê de maçã e biscoitos de cereais integrais.

Fazendo apenas essas duas modificações, ela descobriu que tinha energia para aproveitar os treinos, sentia menos fome quando chegava em casa e conseguia ingerir menos calorias à noite. Ela aprendeu a perder peso enquanto dormia e não enquanto se exercitava. (Ver Cap. 16.)

## Cafeína pré-exercício

A cafeína é um energizante pré-exercício popular, conhecido por ajudar muitos atletas a treinarem mais intensamente e por mais tempo, quando consumida com moderação. A cafeína estimula o cérebro e contribui para o alerta mental e maior concentração. Numerosos estudos confiáveis tratam do uso da cafeína, tanto para o exercício de resistência, como as provas de ciclismo e corridas longas, quanto para o exercício mais intenso e mais curto, como o futebol. A vasta maioria dos estudos conclui que a cafeína ingerida 1 hora antes do exercício de fato melhora o desempenho (em cerca de 11%) e faz o esforço parecer menos árduo (em cerca de 6%).

Uma boa dose de cafeína é 3-6 mg/kg de peso corporal (Maughan et al., 2018). Para um atleta de 68 kg, isso representa 225-450 mg de cafeína. A Tabela 9.3 lista as quantidades de cafeína em estimulantes comuns.

**Tabela 9.3** Conteúdo de cafeína de bebidas comuns[1] e outros produtos

| Fontes de cafeína | Conteúdo médio de cafeína (mg) |
| --- | --- |
| **Café, caneca de 480 mL** | |
| Café Starbucks, grande | 330 |
| Café, método do gotejamento, Maxwell House | 135-215 |
| Dunkin' | 180 |
| Descafeinado, Dunkin' ou Starbucks | 15-23 |
| **Outras bebidas** | |
| Expresso Starbucks (Doppio),195 mL | 150 |
| Refrescos Starbucks, 360 mL | 45-55 |
| Expresso, genérico, 30 mL | 40 (30-90) |
| Chocolate quente, 360 mL | 12 |
| **Chá** | |
| Chá, coado, 480 mL | 60-160 |
| Starbucks Tazo Chai Tea Latte, 480 mL | 95 |
| Chá de limão Snapple, 480 mL | 62 |
| Chá gelado Lipton Pure Leaf, 480 mL | 60 |
| Chá-verde gelado, Arizona, 480 mL | 15 |
| **Refrigerante, lata de 360 mL*** | |
| Mountain Dew, regular ou *diet* | 54 |
| Pepsi One | 54 |
| Pepsi | 38 |
| Pepsi *diet* | 35 |
| Coca-Cola, original ou *diet* | 35 |
| Barq's Root Beer | 23 |
| Mug Root Beer | 0 |
| 7-Up | 0 |
| **Energéticos** | |
| 5-Hour Energy, 60 mL | 200 |
| Red Bull, 250 mL | 80 |

*(continua)*

**Tabela 9.3** Conteúdo de cafeína de bebidas comuns[1] e outros produtos (*continuação*)

| Fontes de cafeína | Conteúdo médio de cafeína (mg) |
|---|---|
| Rockstar, 240 mL | 80 |
| Monster, 240 mL | 80 |
| **Suplementos esportivos cafeinados** | |
| Jolt Gum, 1 unidade | 45 |
| Gu, baunilha, 30 g | 20 |
| **Fármacos** | |
| NoDoz, potência máxima, 1 comprimido | 200 |
| Excedrin (paracetamol), 1 comprimido | 130 |
| Dexatrim, 1 comprimido | 80 |
| Ancin, 1 comprimido | 64 |

1 N.E.: Bebidas comuns nos EUA.
*Crianças pequenas que tomam uma lata de cola podem receber o equivalente em cafeína a um adulto que toma uma xícara de café.
Copyright CSPI, 2007. Adaptada de Nutrition Action Healthletter, www.cspinet.org.

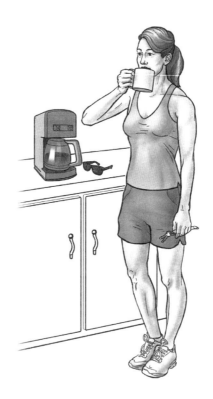

Embora 1-2 xícaras de café antes do exercício possam ser úteis como energético, mais do que isso seria de pouco valor. Ciclistas bem treinados apresentam o mesmo desempenho consumindo cerca de 350 ou 850 mg de cafeína (Pasman et al., 1995). Por isso, se for tentado a se animar com uma segunda caneca, pense bem. Você verá que essa segunda caneca causará a agitação associada à cafeína.

Como cada indivíduo responde de modo distinto à cafeína, em parte pelas diferenças genéticas, não pense que seu desempenho será melhor com um reforço de cafeína. Você pode acabar nauseado, tendo que lidar com um "estômago de café", ou sentindo-se agitado quando já está nervoso e ansioso. E seja precavido: embora uma xícara matinal de café possa auxiliar com movimentos intestinais desejáveis, uma caneca pré-competição pode levar a problemas durante o percurso. Experimente durante o treino, para determinar se a melhor escolha é uma bebida cafeinada ou água pura.

Caso esteja privado de sono e busque o café por seu efeito estimulante, pense bem antes de comprar a xícara grande para despertar de manhã. Talvez, em vez disso, você devesse estar repousando e não se arrastando para um treino. Garanta que nada de problemático esteja por trás do seu desejo por cafeína.

# 10

# Obtenção de energia durante e após o exercício

Assim como se alimentar antes de se exercitar afeta significativamente os níveis de energia, o mesmo se aplica a quando você come durante e após o exercício prolongado e intensivo. Estudantes que treinam de forma intensa e contínua após o horário escolar, das 15h30 às 17h30; executivos e empresários que desestressam com treinos cansativos das 17h30 às 19h; maratonistas que treinam por horas; e outros que se exercitam com alta intensidade durante mais de 60-90 minutos precisam pensar em reabastecer não só antes mas também durante o exercício. Infelizmente, muitos desses indivíduos se apressam tanto para começar os treinos que falham em trazer consigo os alimentos e líquidos que melhorarão seus esforços nos exercícios. Eles esquecem que o desempenho de resistência depende da obtenção de energia e não só do treino.

Este capítulo o ajudará a usufruir de uma alta energia e vigor aumentado durante as sessões de exercício desafiadoras, com duração acima de 1 hora. As práticas de alimentação saudável padrão devem dar conta das sessões mais breves. Entretanto, quando se força os limites, é desejável prestar a devida atenção ao que se come e bebe antes (ver Cap. 9), durante e após os treinos intensos. Pesquisas envolvendo ciclistas bem treinados sugerem que aqueles que seguiram planos de obtenção de energia científicos específicos apresentaram um desempenho 6% melhor do que aqueles que seguiram planos escolhidos por conta própria (Hottenrott et al., 2012). Uma melhora de 6% – isso é muita coisa. Continue a leitura para aprender como você pode desenvolver seu próprio plano científico.

## Obtenção de energia durante o exercício prolongado

Durante o exercício intenso continuado com duração superior a 60 minutos, as suas metas incluem:

Capítulo 10 | Obtenção de energia durante e após o exercício **211**

- Prevenir a desidratação, ingerindo líquido suficiente para equilibrar as perdas de suor.
- Manter níveis normais de glicemia, consumindo carboidrato adequadamente.

A ingestão ideal de líquidos e combustível pode aumentar significativamente o seu vigor. Durante o exercício de alta intensidade (basquete, futebol), é provável que você queira aderir aos géis e bebidas esportivas – não precisa mastigar. (Apenas garanta a ingestão de um volume de água suficiente com os géis.) Por outro lado, com o exercício de baixa intensidade (corridas e provas de ciclismo longas), você pode consumir e digerir alimentos comuns enquanto treina. A Tabela 10.1 mostra vários planos de obtenção de energia.

**Tabela 10.1**  Sugestões para obtenção de energia durante o exercício

| Tipo de exercício | Ingestão de carboidrato durante o exercício | Exemplos |
|---|---|---|
| < 45 minutos, como um treino na academia | Não requer nada além de um lanche pré-exercício | Água, quando tiver sede |
| Esportes com intervalos, como futebol, futebol americano e basquete | Carboidrato de fácil digestão, conforme a tolerância, durante e pouco antes de retornar ao jogo (para diminuir o risco de hipoglicemia de rebote) | Melancia, uvas, purê de maçã, bebida esportiva, gel, xarope de bordo, biscoitos *cream cracker* |
| 1-2,5 horas, como treino de triatlo, meia maratona ou prática de natação em equipe | 30-60 g (120-240 calorias) de carboidrato/hora, após a primeira hora (o lanche pré--exercício abastece durante a primeira hora) | Bebida esportiva, géis, banana, abacaxi desidratado, rodelas de maçã desidratada, purê de fruta em sachê, doces mastigáveis, *pretzels* |
| > 2,5 horas, intensidade baixa a moderada, como caminhada de longa distância, prova de ciclismo de um dia inteiro, montanhismo | Conforme o apetite, porém ao menos 60-90 g de carboidrato (240-360 calorias), ou até mais | Bolo de banana, *mix* de oleaginosas e frutas desidratadas, frutas desidratadas, *wrap* de *homus*, sanduíche de pasta de amendoim e geleia, qualquer alimento que caia bem |
| > 2,5 horas, intensidade moderada a alta e ininterrupta, como corrida de maratona, corrida de aventura ou triatlo | 60-90 g de carboidrato/hora (240-360 calorias de carboidrato/hora) de vários alimentos (ingestões maiores estão associadas a um desempenho melhor); em caso de problemas digestivos, bochechar e cuspir uma bebida esportiva | Bebida esportiva, géis, doces esportivos, barras energéticas, confeitos e biscoitos simples, e alimentos comuns, conforme tolerado, para obter carboidrato, proteína e modificar o sabor, *wrap* de pasta de oleaginosas e mel, achocolatado, carne-seca, palito de queijo |

Pesquisas envolvendo ciclistas sugerem que o Sport Beans, as bebidas esportivas e os géis proporcionam, todos, benefícios semelhantes em termos de desempenho (Campbell et al., 2007). Para o seu corpo, também é indiferente se você ingere carboidrato sólido ou líquido; ambos são igualmente efetivos (Mason, McConell e Hargreaves, 1993). Até o açúcar pode ser um lanche positivo durante o exercício (ver Cap. 6). O segredo é ingerir carboidrato o suficiente: 60-90 g (240-360 calorias) é mais do que muitos atletas de resistência jamais considerariam ingerir. (Consultar a Tabela 6.6, "Conteúdo de carboidrato de alimentos comuns", para saber o que corresponde a 60-90 g.) Também seria possível adaptar o corpo a queimar mais gordura com uma dieta cetogênica? Talvez, mas isso é muito esforço para um benefício adicional questionável em termos de desempenho. (Ver Cap. 6.)

A melhor escolha é misturar os alimentos e líquidos, para assim consumir uma variedade de tipos de carboidrato provenientes de alimentos tanto processados como naturais. Em vez de tomar só bebidas esportivas, escolha uma bebida esportiva e rodelas de maçã ou (parte de) uma barra energética mais água extra. Como açúcares diferentes usam transportadores diferentes, você pode absorver mais carboidrato e ter mais combustível para aguentar o exercício de resistência, se optar por uma variedade de alimentos que fornecem diversas formas de carboidrato (Jentjens et al., 2006). É preciso testar durante os treinos, para determinar quais alimentos e líquidos funcionam melhor para você, e as quantidades apropriadas.

Durante um treino de intensidade moderada a alta, os carboidratos suprem cerca de 50% da sua energia. À medida que os carboidratos são depletados das reservas musculares de glicogênio, você passa a contar cada vez mais com o açúcar presente no sangue para obter energia. Ao consumir carboidrato durante o exercício, como o açúcar contido nas bebidas esportivas, você fornece aos músculos e ao cérebro uma fonte adicional de energia. Como grande parte do desempenho depende do vigor mental, é desejável manter níveis normais de glicemia para manter seu cérebro alimentado e, assim, poder pensar com clareza, concentrar-se bem e continuar focado.

Mais carboidrato é melhor? Não se a fonte de carboidrato apenas assentar no estômago. Tenha em mente que açúcar demais ou alimento consumido de uma vez podem diminuir a taxa de digestão. Seja mais conservador com a ingestão de carboidratos durante o exercício sob condições de clima quente, quando uma reposição rápida de líquidos talvez seja mais importante do que a reposição de carboidrato. Por outro lado, no clima frio, quando o risco de desidratação é menor, mais carboidrato pode fornecer uma parte significativa da energia necessária.

Como consumir 120-250 calorias ou mais por hora (após a primeira hora) pode ser muito mais do que aquilo que você costuma consumir durante o exercício, é necessário praticar a ingestão durante o treino para avaliar quais alimentos e líquidos funcionam e quais não funcionam.

Alex, um maratonista novato, guardava balas de goma, manga desidratada e géis cafeinados em uma pochete de cintura que usava nas corridas longas. Em sua alça de corrida, ele também escondia um saco contendo petiscos de *pretzels* e garrafas cheias de água, bem como da marca de bebida esportiva fornecida durante a maratona planejada. Entre os lanches e líquidos, ele conseguia manter níveis adequados de energia durante as corridas do treino de 3 horas e, ao mesmo tempo, aprendia o que gostava de comer durante o exercício. No dia da maratona, ele destacou alguns amigos para ficarem em pontos de encontro específicos ao longo do percurso da corrida. Seu trabalho era mantê-lo bem suprido com diversas fontes de carboidrato e cafeína. Ele nunca perdeu o foco e ficou satisfeito com seu tempo.

Allie, outra maratonista, normalmente tinha "dor de barriga" após 2 horas de corrida. Embora não tolerasse líquidos, aprendeu que bochechar uma bebida esportiva a fazia se sentir melhor. Bochechar envia ao cérebro uma mensagem de que a energia está a caminho. O bochecho pode melhorar o desempenho em 2-3%, caso o atleta esteja com o tanque vazio (Rollo e Williams, 2011).

Seja qual for a situação, atletas de resistência, como os maratonistas, ciclistas de ultradistância e triatletas *Ironman* precisam elaborar de antemão um plano nutricional e testá-lo durante os treinos para conhecer suas preferências. Isso também se aplica para as equipes esportivas; em metade das vezes, a nutrição durante o intervalo pode proporcionar a vantagem vencedora. Bebidas esportivas, bananas, melancia e *pretzels* podem ser energéticos bem-vindos, assim como um gel ou dose de açúcar pouco antes de entrar em campo.

Após desenvolver uma lista de vários alimentos testados e comprovados que continuam saborosos quando você está com calor e cansado, não precisará se preocupar com o que comer (e o que não comer) durante o evento competitivo. Se estiver preocupado com problemas intestinais, ver o Capítulo 9.

De modo ideal, você deve saber mais ou menos quanto líquido tomar e quantas calorias ingerir. Veja, a seguir, como estimar suas necessidades:

- Determine a sua ingestão de líquidos pesando-se sem roupas, antes e depois de treinar sob diferentes temperaturas, para determinar sua perda de suor por hora.
- Estime as suas metas calóricas, trabalhando em parceria com um nutricionista esportivo, fisiologista do exercício, ou analisando a informação sobre calorias nos monitores de frequência cardíaca, Fitbits e outras tecnologias

Parte II | A ciência da alimentação e do exercício

esportivas portáteis, e ainda nos equipamentos esportivos. A informação sobre cálculo de calorias, apresentada no Capítulo 16, também pode ser útil.

Como Alex, você também deve pensar em como tornar esses alimentos e líquidos disponíveis durante os seus treinos e competições. Se contar com uma equipe de apoio, oriente o pessoal a alimentar você conforme o esquema definido, para prevenir a hipoglicemia e a desidratação.

## Obtenção de energia no meio do treino

Jameel, um entusiasta do esporte, percebeu que ficava sem energia após correr na esteira por 45-60 minutos e, então, tentava levantar peso. "Acho que me sairia melhor na musculação se reabastecesse um pouco, após a corrida", disse ele. Concordo. Sugeri lanches de 150-300 calorias no pós-corrida, que reforçariam a energia para que ele pudesse intensificar a musculação e aproveitar melhor a segunda metade do treino. A cafeteria da academia oferecia as seguintes opções:

- Achocolatado (desnatado ou semidesnatado), iogurte com sabor.
- Suco de fruta, *smoothie* de fruta.
- Banana, fatias de melão, abacaxi desidratado, uva-passa.
- *Pretzels*, biscoitos recheados com pastas de frutas, biscoitos matinais belVita, barras energéticas.

Um lanche açucarado e fácil de digerir no meio do treino também pode ser incorporado a uma dieta completa geral, uma vez que 10% das calorias diárias podem ser obtidas a partir do açúcar. Isso inclui Coca-Cola e Pepsi (sem gás), chá gelado adoçado (para um reforço de cafeína), bebidas esportivas, géis, doces mastigáveis, qualquer tipo de confeito açucarado e *marshmallows*. Os lanches no meio do treino propiciam uma dose rápida e que não tende a causar "pane de açúcar" (Lambert, 2018), contudo não contribuem para a boa saúde. Se seguir por esse caminho, apenas escolha calorias principalmente nutritivas consumidas em outros momentos ao longo do dia.

## Obtenção de energia durante torneios e eventos consecutivos

Se você é um nadador competitivo, lutador ou jogador de tênis, futebol ou basquete, é possível que frequentemente se depare com o desafio nutricional apresentado pelos eventos consecutivos e torneios que exigem desempenho superior ao longo de horas e, por vezes, dias seguidos. Se prestar atenção ao que come, conseguirá vencer com uma boa nutrição. Converso com muitos nadadores que foram negligentes com o plano nutricional para um evento de natação de um dia inteiro. Eles se autoenganaram quanto à capacidade de alcançar um bom desempenho em eventos de fim de tarde.

Quando for participar de um evento de um dia inteiro, leve consigo alimentos testados e comprovados. A seguir, são apresentadas algumas sugestões para ajudá-lo a preparar sua mochila ou *cooler* (de preferência, usando frascos de armazenagem de comida reutilizáveis, para minimizar o desperdício de embalagens).

## Fruta

Frutas desidratadas, como cereja, abacaxi e manga.

Purê de maçã.

Frutas enlatadas, como pêssego, pera ou abacaxi.

Bananas, laranjas e tâmaras.

## Proteína

Amêndoas ou qualquer oleaginosa.

Pasta de amendoim.

Atum.

*Homus.**

Carne-seca.

Ovos cozidos firmes.*

Palitos de queijo.*

Queijo *cheddar.**

Iogurte*, grego ou regular.

*A refrigeração é recomendada, porém esses alimentos resistem por curtos períodos sem refrigeração. A opção mais segura é investir em um *cooler* pequeno.

## Grãos

Granola, barras de cereais.

Cereais secos.

*Pretzels*, de preferência integrais.

Pedaços de pão pita, de preferência integrais.

## Lanches e guloseimas

Barras energéticas, como Clif, Kashi, Lara e Rx.

Biscoitos *cream cracker*.

Biscoitos de aveia e uva-passa.

Chocolate amargo.

## Bebidas

Água, sem ou com gás.

Bebida esportiva.

Suco de fruta 100% natural.

Achocolatado (com leite de vaca ou de soja).

Ao participar de torneios e eventos com duração de um dia inteiro, como já mencionei, as metas são manter a hidratação adequada e os níveis de glicemia normais. Planeje as suas estratégias de reabastecimento o quanto antes, após o primeiro evento, para se preparar para o próximo. Saiba as porções de alimentos e bebidas que atingirão suas metas de calorias e líquidos, e tenha esses alimentos esportivos testados e comprovados em sua mochila ou *cooler*.

Seguir boas práticas nutricionais certamente dará uma margem vencedora à equipe. Entretanto, persuadir os atletas a se dedicarem ao consumo de uma dieta esportiva adequada pode ser desafiador. Um técnico universitário sentia-se frustrado com um ritual pré-evento de sua equipe, que consistia em festas de pizza *pepperoni*, com alto teor de gordura (e, muitas vezes, acompanhada de álcool), em que os jogadores enchiam o estômago, mas ficavam com os músculos pouco abastecidos e tinham desidratação. Não era à toa que a equipe estava tendo uma temporada ruim. O técnico, então, tomou uma atitude radical e contratou um nutricionista esportivo para ensinar aos jogadores os benefícios da ingestão pré-evento adequada de carboidratos e líquidos para o desempenho. O nutricionista orientou todos os técnicos e treinadores dos atletas a reforçarem a alimentação apropriada entre os jogos.

Com o apoio de vários pais, os jogadores receberam suprimentos de *bagels*, bananas, sucos, *pretzels*, iogurte, achocolatado e outros lanches e bebidas esportivas ricas em carboidrato, nos dias de torneio. Quando viajavam para um jogo, o técnico pré-selecionava um restaurante adequado que poderia receber a equipe inteira, e pré-encomendava um *buffet* econômico de sopa de minestrone, espaguete com molho de tomate, almôndegas de peru, vagem, pãezinhos integrais frescos, achocolatado com baixo teor de gordura, chá e torta de maçã com *frozen yogurt*. Ele instruiu cada jogador a colocar na mochila os alimentos esportivos preferidos (p. ex., bebidas esportivas, biscoitos recheados com pastas de frutas, *mix* de oleaginosas e frutas desidratadas, laranja, barras energéticas) para comer antes, durante e entre as sessões de prática e os jogos.

Os jogadores perceberam que a obtenção adequada de energia os ajudava a alcançar um desempenho melhor, e respeitaram o valor desse programa nutricional vencedor. Certamente, eles começaram a ter mais vigor e força, além de melhor humor. Mesmo não vencendo sempre, já não apanhavam nos minutos finais e sentiam-se melhores em relação ao esforço geral da equipe.

Se você estiver entre os muitos atletas que não dão importância a um planejamento nutricional esportivo durante os torneios e eventos consecutivos que duram o dia inteiro, reflita um pouco. A dieta esportiva certa pode mesmo melhorar o seu desempenho. Se você e seus colegas de equipe estão conseguindo um bom desempenho, apesar das escolhas alimentares ruins, pense apenas no quanto poderia ser melhor. Ver no Capítulo 13 informações adicionais sobre como gerenciar a nutrição da equipe.

## Limitações ao seu estilo?

Quem já experimentou a dor excruciante de uma cãibra muscular intensa pode temerosamente ficar se perguntando quando acontecerá de novo. Infelizmente, ninguém sabe por completo o que causa as cãibras musculares, mas quem já sofreu uma corre o risco de ter outras. Um estudo de campo envolvendo 433 triatletas de *Ironman* sugeriu que aqueles que tiveram cãibra haviam se exercitado mais intensamente do que o habitual, tinham histórico familiar de cãibra e sofreram lesões prévias de tendão ou ligamento (Shang, Collins e Schwellnus, 2011). Como as cãibras normalmente ocorrem quando os músculos estão fatigados, o problema pode estar relacionado ao mau funcionamento de um nervo. Isso cria um desequilíbrio entre excitação e inibição muscular, impedindo o relaxamento muscular (Schwellnus et al., 2004). Produzir um choque no sistema com um sabor pungente, como Hotshot ou sumo de picles, pode inibir a cãibra.

Embora as cãibras provavelmente estejam relacionadas ao esforço excessivo, outros fatores predisponentes podem incluir perda de líquido, condicionamento inadequado e desequilíbrio eletrolítico. Muitas vezes, a solução pode ser conseguida com massagem e alongamento. Em outros casos, a nutrição pode estar envolvida. Embora as dicas nutricionais a seguir não impliquem a solução garantida da condição, recomendo que aqueles que têm predisposição ao desenvolvimento de cãibras excluam as seguintes possíveis causas contribuintes:

- **Falta de água.** A ocorrência de cãibras comumente coincide com desidratação. Para prevenir as cãibras induzidas por desidratação, beba água o suficiente antes, durante a após o exercício. Sempre beba líquidos o suficiente, diariamente, de modo a produzir uma urina de coloração amarela-clara, límpida e abundante. Durante uma sessão de exercício prolongada, uma meta para um atleta de 68 kg que esteja transpirando poderia ser ~240 mL de líquido a cada 15-20 minutos. Ver no Capítulo 8 mais informações sobre recomendações para líquidos.

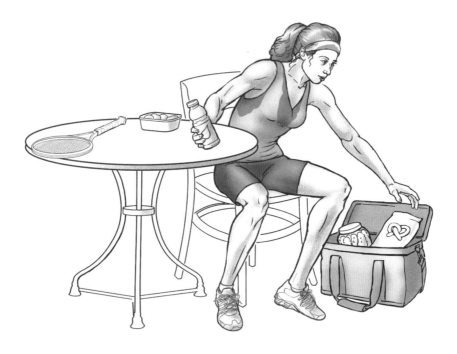

- **Falta de sódio.** Atletas que se exercitam intensamente por mais de 4 horas sob condições de calor, como os tenistas, triatletas e ultramaratonistas, podem se colocar em uma condição de risco de desenvolvimento de desequilíbrio de sódio. Esse desequilíbrio pode contribuir para o aparecimento das cãibras, caso eles consumam apenas água durante o evento, e nenhum alimento ou bebida contendo sódio. As bebidas específicas para esportes de resistência e os *pretzels* salgados podem ser escolhas de lanche sábias durante o exercício com transpiração por tempo prolongado. Aaron, um tenista, leva picles consigo para os torneios, jurando que o ajudam a ficar livre das cãibras. Dito isso, um levantamento feito com ultramaratonistas não encontrou diferença em termos de ingestão de sal durante um evento de 161 km ou os níveis sanguíneos de sódio subsequentes entre corredores que desenvolveram e não desenvolveram cãibras (Hoffman e Stuempfle, 2015). No fim das contas, a ingestão de sódio talvez não previna as cãibras musculares.
- **Falta de cálcio.** O cálcio tem papel essencial nas contrações musculares. Algumas pessoas ativas relatam que seus problemas com cãibras desaparecem quando reforçam a ingestão de cálcio. Por exemplo, uma bailarina constatou que, ao reintroduzir iogurte e leite desnatado em sua dieta, as cãibras desapareceram. Um montanhista eliminou as cãibras musculares tomando comprimidos de antiácido contendo cálcio (p. ex., Tums) quando ia escalar.

Entretanto, há cientistas que alegam ser improvável que um desequilíbrio do cálcio seja causa de cãibras musculares, uma vez que nas deficiências de cálcio este é liberado dos ossos para suprir o que é necessário para a contração muscular. Mesmo assim, para excluir qualquer possível ligação entre uma dieta pobre em cálcio e as cãibras musculares, os atletas que sofrem de cãibra devem consumir laticínios ou outras fontes de cálcio (suco de laranja enriquecido com cálcio ou leite de soja), pelo menos 2 vezes por dia.

- **Falta de magnésio.** Assim como os músculos precisam de cálcio para contrair, também necessitam de magnésio para relaxar. O magnésio pode ajudar a diminuir as cãibras na perna que ocorrem no meio da noite (Roffe et al., 2002). Não está claro se o magnésio também auxilia nas cãibras relacionadas ao exercício. Muitas pessoas não atendem à RDA para magnésio: 320 mg por dia para mulheres, e 420 mg por dia para homens. As fontes mais ricas em magnésio são as verduras de folhas verdes, grãos integrais, oleaginosas, feijões e legumes. Uma xícara de espinafre tem 155 mg de magnésio; meia xícara de All-Bran (cereal), 110 mg; uma xícara de arroz integral, 85 mg; e um pão pita integral, 45 mg. Ouço maratonistas afirmarem que antiácidos como o Rolaids são eficazes. Um comprimido contém 45 mg de magnésio e 220 mg de cálcio.
- **Falta de potássio.** Um desequilíbrio de eletrólitos, como uma falta de potássio, pode ter algum papel nas cãibras musculares. Entretanto, é improvável que uma deficiência de potássio resulte de perdas de suor porque o corpo contém muito mais potássio do que até mesmo um maratonista poderia perder durante uma corrida com transpiração intensa sob condições de calor. Ainda assim, essa possibilidade pode ser excluída com o consumo diário de alimentos ricos em potássio, como bananas e laranjas. (Consultar a Tab. 10.3.)

Embora essas dicas para prevenção de cãibras sejam apenas sugestões e não soluções comprovadas, pode ser desejável testá-las, caso você tenha experiências constantes de cãibra muscular. Adicionar líquido extra, laticínios com teor reduzido de gordura, verduras, legumes e frutas ricos em potássio, e uma pitada de sal certamente não lhe fará nenhum mal, além de poder resolver esse problema preocupante. Obter energia com bastante antecedência e durante o exercício, para retardar a fadiga muscular, pode diminuir as cãibras (e melhorar o desempenho geral). Pode ser desejável experimentar "algo que provoque um choque no sistema nervoso", como o Hotshot, que promete eliminar as cãibras. Recomendo ainda que você consulte um fisioterapeuta, treinador atlético ou técnico, sobre técnicas de treino e alongamento apropriadas. E, caso esteja tomando estatina para diminuir o colesterol, converse com o médico. É possível que a medicação esteja contribuindo para o problema.

## Recuperação do exercício prolongado

Ao lidar com o rigor de um esquema de treinos intenso, lembre que aquilo que você come após um treino ou competição dura afeta a sua recuperação. Logo após o exercício, os músculos assimilam facilmente a proteína (aminoácidos) do sangue e a usam na construção de músculo. Os músculos também são mais eficientes em absorver carboidrato do sangue para repor as reservas de glicogênio depletadas. Por isso, não faça como Kevin, um triatleta competidor que corria de um treino para trabalhar em outro, alegando que não tinha tempo para fazer uma refeição de recuperação. Disse-lhe para pensar bem e lembrei-lhe de que "o treino só terminava depois do reabastecimento. Se há tempo para treinar, também pode haver tempo para reabastecer. O reabastecimento faz parte do programa de treino".

Kevin acrescentou que não tinha fome e tinha tido dificuldade para tolerar alimentos no pós-exercício. Sugeri que ele tomasse um gole de achocolatado com teor reduzido de gordura e beliscasse *pretzels* dentro de meia hora após o treino. Ele não precisava ingerir muita comida, e 100 calorias seriam suficientes para fazer uma grande diferença (Flakoll et al., 2004). Esse lanche despertou seu apetite e, dentro de uma hora e meia, ele estava pronto para fazer uma refeição completa.

Reabastecer com carboidrato e proteína é benéfico, de dois modos:

1. O carboidrato estimula a liberação de insulina, um hormônio que ajuda a desenvolver músculos, além de transportar o carboidrato para os músculos, para repor as reservas de glicogênio depletadas.
2. Carboidrato combinado com um pouco (10-20 g) de proteína gera uma resposta ainda melhor, além de diminuir os níveis de cortisol, um hormônio que quebra o músculo. Você evoluirá mais rápido de um estado de quebra muscular para a condição de reparo e reconstrução muscular, acelerando assim a sua recuperação e melhorando a próxima série de exercícios.

Para o atleta sério, o alimento ingerido após o exercício deve ser selecionado com o mesmo cuidado que o alimento consumido antes do exercício. Ao escolher com sabedoria os alimentos e líquidos certos para consumir após terminar o treino e também no decorrer do dia, você prepara o corpo da melhor forma possível para o próximo treino. E, se fizer um trabalho eficiente de reabastecimento durante os treinos de resistência, terá menos depleção da qual se recuperar.

O segredo para uma recuperação efetiva é consumir 3 vezes mais carboidrato (que reabastece as reservas de glicogênio depletadas) do que proteína (que reconstrói e repara os músculos danificados). Isso significa não contar apenas com um *shake* de proteína como refeição de recuperação, mas ingerir também uma banana e alguns *pretzels*. Ou, tomar um *smoothie* de fruta preparado com iogurte grego, frutas silvestres e banana. Ou, ainda, saborear um achocolatado. Você também pode treinar em seguida ao horário de uma refeição e, assim, fazer uma refeição incluindo massa com almôndegas ou frango com batata, por exemplo. Isso poupa calorias para atletas que se preocupam com o peso que precisam se recuperar rapidamente e não desejam "calorias de recuperação" adicionais.

---

**Fato ou mito**

**É preciso comer imediatamente após o exercício para aproveitar a oportunidade da janela de recuperação.**

**Os fatos:** embora os músculos depletados de fato estejam condicionados para reabastecer mais rápido durante as primeiras 4 horas após um treino intenso, os músculos continuam captando carboidrato no decorrer das 24-48 horas seguintes, só que em ritmo mais lento. Se você pratica exercício como recreação, treinando 3-4 vezes por semana, tem muito tempo para reabastecer as reservas de glicogênio dos músculos entre os treinos, sem reabastecimento imediato.

Caso seja um atleta competidor e volte a treinar intensamente dentro de 24 horas, deve ter como meta 1 g por kg de peso corporal durante as primeiras 4 horas de pós-exercício (Burke van Loon e Hawley, 2017). Para um atleta de 68 kg, isso representa cerca de 300 calorias de carboidrato por hora, que devem estar prontamente disponíveis. Portanto, se você é um jogador de futebol que está no campo de treino praticando de manhã e à tarde, ou é um triatleta de *Ironman* que treina 2 vezes ao dia, planeje com antecedência um modo de obter alimentos de recuperação ricos em carboidrato, para beliscar.

---

## Líquidos de recuperação

Após terminar seu treino intenso, a prioridade dietética deve ser a reposição dos líquidos perdidos pelo suor, de modo a permitir que o corpo retome o equilíbrio hídrico. Como discutido no Capítulo 8, se o exercício o coloca em uma condição de risco de desidratação, você precisa saber a sua taxa de transpiração. O objetivo é beber líquido seguindo um esquema e perder no máximo 2% do peso corporal (p. ex., uma perda de 1,4 kg para um indivíduo de 68 kg). De modo ideal, você deve minimizar a desidratação durante o evento – mas isso pode ser difícil durante o exercício intenso.

Lenny, um homem musculoso e grandalhão, que passava 2 horas na academia fazendo 1 hora de cárdio e 1 hora de treino de força, ficou chocado ao descobrir que tinha perdido quase 3,6 kg durante as sessões matinais – 5% de

# 222 Parte II | A ciência da alimentação e do exercício

seu peso corporal e o equivalente a 4 L de suor. (O equivalente a 0,5 kg de suor é aproximadamente 500 mL de líquido.) Quando ele passou a se pesar, teve consciência da importância de ingerir mais líquido. Ele começou a levar uma garrafa de água para a academia, e tomava 1 L a cada meia hora, garantindo que a garrafa estivesse vazia ao final do treino. Essas medidas para prevenir a desidratação o ajudavam a se recuperar mais rápido – e ele se sentia muito melhor no restante do dia.

Após um treino intenso, muitos atletas lançam mão de bebidas esportivas como Gatorade ou Powerade, para saciar a sede e repor as perdas de suor. Entretanto, eles quase não notam que o leite desnatado ou com teor reduzido de gordura pode ser efetivo como agente reidratante (Karp et al., 2006). Pois é, o leite desnatado contém eletrólitos (como todos os alimentos naturais) que intensificam a retenção de líquido e restauram o equilíbrio normal (Shirriffs, Watson e Maughan, 2007). Consuma bebida esportiva durante o exercício, pois ela é desnecessária após o treino. A Tabela 10.2 compara a água pura e o achocolatado ao Powerade.

Em resumo: após um treino intenso, os alimentos de recuperação como achocolatado, um *bagel* com pasta de amendoim ou massa com molho de carne fornecem mais eletrólitos do que se pode obter com uma bebida esportiva.

**Tabela 10.2**  Comparação entre leite e bebidas esportivas

| Bebida (240 mL) | Sódio (mg) | Potássio (mg) | Proteína (g) | Carboidrato (g) |
|---|---|---|---|---|
| Leite semidesnatado | 100 | 400 | 8 | 12 |
| Powerade (bebida esportiva) | 55 | 45 | — | 19 |
| Achocolatado | 150 | 425 | 8 | 26 |
| Água | — | — | — | — |

## Alimentos de recuperação

Se você for se exercitar intensamente de novo, dentro de 6 horas, deve planejar se alimentar tão logo seja tolerável após o primeiro treino. O segredo é planejar com antecedência, para que possa consumir facilmente uma combinação de fontes de carboidrato para repor as reservas de glicogênio musculares depletadas, bem como reparar e desenvolver músculos. Embora os alimentos esportivos artificiais aleguem fornecer uma proporção de carboidratos: proteínas de 3:1 ou 4:1, você não precisa ficar obcecado pela proporção exata. A ideia é ingerir primariamente carboidrato com 10-20 g de proteína como acompanhamento, dependendo do tamanho do seu corpo (mais precisamente, 0,3 g/kg de peso corporal). Isso fornece bastante proteína para otimizar a síntese de músculo. Os atletas mais famintos fazem isso naturalmente (se não de início, então dentro de mais ou menos 1 hora), buscando lanches e refeições integrais repetidas vezes – exceto quando são influenciados por uma dieta rica em proteína e pobre em carboidrato.

Se você gosta de rastrear o que come e deseja uma recomendação mais específica, estabeleça uma meta aproximada de 1 g de carboidrato por kg e 0,25-0,30 g de proteína por kg de peso corporal por hora, por 4-6 horas (ACSM, 2016). Consideremos que o seu peso seja 68 kg. A equação seria a seguinte:

$$68 \text{ kg} \times 1 \text{ g de carboidrato} = 68 \text{ g de carboidrato} =$$
$$272 \text{ calorias de carboidrato}$$
$$68 \text{ kg} \times 0{,}25\text{-}0{,}30 \text{ g de proteína} = 17\text{-}20{,}4 \text{ g de proteína,}$$
$$\text{uma média de } 20 \text{ g de proteína} = 80 \text{ calorias de proteína}$$

A seguir, estão as combinações de carboidrato-proteína que se ajustam a essa fórmula:

- Três ovos mexidos e uma tigela de mingau de aveia com xarope de bordo.
- 480 mL de achocolatado e uma barra energética.
- Sanduíche de pasta de amendoim e mel, e iogurte.
- *Smoothie* de fruta (1 xícara de iogurte grego adoçado com banana e frutas silvestres).
- Sanduíche de peru e suco de uva.

Você pode ingerir uma quantidade maior do que a calculada, porém carboidratos e proteína extra não acelerarão o processo de recuperação. Escolha alimentos que tenham sabor agradável, caiam bem e o ajudem a se sentir melhor. Ao rastrear a sua ingestão alimentar, você pode saber o quão perto está de atender a essas recomendações. Os atletas que treinam 10 horas por semana devem consumir cerca de 5-7 g de carboidrato por kg de peso corporal ao dia; aqueles que treinam durante 20 horas por semana precisam de 7-12 g de carboidrato por kg de peso corporal, dependendo da extensão e da intensidade do treino. (Ver o Cap. 6 e a Tab. 6.4.)

Se o exercício diminui seu apetite, é possível que os líquidos sejam mais atraentes do que os alimentos sólidos. Alimentos líquidos e sólidos reabastecem seus músculos de maneira igualmente efetiva. Comece com caldo de frango, refrigerante ou um *smoothie* de fruta. Entretanto, se estiver faminto, uma tigela de feijão e arroz ou um sanduíche de presunto e queijo com suco de fruta 100% natural não causarão prejuízo significativo.

Alguns atletas, quando exaustos, procuram proteína – hambúrgueres e *steak*. Após horas consumindo géis e bebidas esportivas açucaradas, seus corpos querem proteína. Se esse é o seu caso, coma o *steak* magro – acompanhado de batata e pãezinhos.

## Eletrólitos de recuperação

Quando você transpira, perde não só água como também minerais (eletrólitos), incluindo potássio e sódio, que ajudam seu corpo a funcionar normalmente. Cerca de 500 mL de suor contém 80-100 mg de potássio e 400-700 mg de sódio. Considerando que quanto mais intenso for o treino, mais fome você sentirá e mais comerá, também consumirá uma quantidade mais do que suficiente de eletrólitos a partir dos alimentos comuns pós-exercício (Tabs. 10.3 e 10.4). Você não precisará ingerir comprimidos de sal nem suplementos especiais de potássio. Por exemplo, uma maratonista que engole 1 L de suco de laranja após concluir um evento repõe o equivalente ao triplo do potássio que pode ter perdido. Devorar um saco de *pretzels* ou salpicar sal sobre uma refeição de recuperação será mais do que suficiente para repor as perdas de sódio.

**Tabela 10.3** Potássio em alimentos de recuperação populares nos EUA

| Alimento | Potássio (mg) |
| --- | --- |
| Batata, 1 grande, cozida (300 g) | 1.650 |
| Iogurte, teor de gordura reduzido (230g) | 530 |
| Suco de laranja (240 mL) | 445 |
| Banana, 1 média | 420 |
| Suco de abacaxi (240 mL) | 325 |
| Uva-passa, ¼ de xícara (40 g) | 310 |
| Cerveja, 1 lata (360 mL) | 90 |
| Suco de oxicoco (*cranberry*) com maçã (240 mL) | 50 |
| Gatorade (240 mL) | 30 |
| Coca-Cola, 1 lata (360 mL) | 10 |
| **Potencial perda em um treino de 2 horas** | **300** |

Dados do USDA National Nutrient Database for Standard Reference.

As pessoas ativas que se exercitam por mais de 4 horas e os atletas que transpiram excessivamente devem garantir a ingestão de uma quantidade extra de sal. Por outro lado, para o praticante de exercício comum, a depleção de sal é improvável, mesmo que a maior parte dos eletrólitos seja perdida. Na verdade, a concentração de sódio no sangue aumenta durante o exercício porque você perde proporcionalmente mais água do que sódio. Assim, a sua necessidade principal é repor o líquido. Você pode repor o sódio ingerindo itens salgados como azeitonas, picles, biscoitos *cream cracker* ou sopa. Note que (ao ler os rótulos dos alimentos) os alimentos de recuperação populares, como iogurte, *bagels* e molho de espaguete, contêm mais sódio do que você pode imaginar (consultar a Tab. 10.4).

**Tabela 10.4**  Sódio em alimentos de recuperação populares nos EUA

| Alimento | Sódio (mg) |
| --- | --- |
| Sopa de frango com macarrão, Campbell's, 1 lata | 2.235 |
| Bebida esportiva, The Right Stuff, 1 sachê (30 g) | 1.780 |
| Macarrão com queijo, Kraft, 1 caixa (225 g) | 1.710 |
| Macarrão *ramen*, Maruchan, 1 pacote | 1.660 |
| Molho para espaguete, Prego, 1 xícara | 960 |
| Sal, 1 sachê pequeno | 590 |
| *Pretzels*, Rold Gold, 30 g | 490 |
| Queijo *cottage*, ½ xícara | 400 |
| *Bagel*, 1 unidade | 370 |
| Gatorade Endurance, 240 mL | 200 |
| Pão, 1 fatia | 170 |
| Batatas *chips*, Lay's, 15 unidades | 170 |
| Gatorade, 360 mL | 160 |
| Biscoito *cream cracker*, Saltine, 5 unidades (15 g) | 150 |
| Cereal integral multigrãos, Cheerios, 1 xícara | 120 |
| Biscoito salgado integral, Wheat Thins, 8 unidades (15 g) | 115 |
| Suplemento de sais e eletrólitos, SaltStick Fastchews, 1 cápsula | 50 |
| Coca-Cola, 1 lata (360 mL) | 45 |
| Suplemento de sais e eletrólitos, Endurolytes, 1 cápsula | 40 |
| Cerveja, 1 lata (360 mL) | 10-15 |
| **Potencial perda em 2 horas de treino** | **1.000-2.000** |

Nota: informação nutricional contida nos rótulos dos alimentos.

Se for tentado a repor as perdas de sódio com bebidas de reposição de líquido disponíveis no mercado, como Gatorade e Powerade, note que a maioria dessas bebidas esportivas especiais é pobre em sódio. As bebidas de reposição de líquido comerciais são projetadas para serem tomadas durante o exercício intenso. São bastante diluídas, o que favorece o rápido esvaziamento do estômago. Não são os melhores alimentos de recuperação, em termos de conteúdo de eletrólito,

# 226  Parte II | A ciência da alimentação e do exercício

carboidrato e valor nutricional geral, exceto quando consumidas em grandes volumes ou na versão formulada para resistência, como o Gatorade Endurance.

## Vitaminas de recuperação

Muitas pessoas acreditam que vitaminas extras são necessárias após o exercício exaustivo. Mas, até o momento, nenhuma pesquisa sustenta tal crença. Além de não serem usadas durante o exercício, as vitaminas são recicladas.

Há quem acredite que as vitaminas podem ajudar a reparar o dano oxidativo que ocorre durante o exercício; entretanto, as vitaminas impedem o reparo muscular e aumentam o risco de câncer. Por isso, essas pessoas tomam vitaminas antioxidantes (C, E, betacaroteno). Doses grandes dessas vitaminas, todavia, podem gerar um desequilíbrio que compromete a recuperação. A melhor opção é consumir frutas e verduras coloridas, que proporcionam a quantidade adequada de antioxidantes. Ver no Capítulo 11 mais informações sobre suplementos vitamínicos.

## A recuperação requer tempo

Embora uma nutrição adequada possa otimizar a recuperação, até as pessoas ativas que se alimentam bem podem se tornar cronicamente fatigadas, por diversos motivos. Entre eles, estão treino excessivo, repouso inadequado ou privação de sono. Se você tem um esquema de treinos extenuante e prolongado, além de outros compromissos e responsabilidades, é possível que disponha de pouquíssimo tempo para se alimentar, dormir e cuidar de si mesmo adequadamente.

Os sintomas do treino excessivo podem variar. Os sintomas físicos incluem perda de apetite, perda de peso (sem intenção), insônia, infecções respiratórias ou resfriados frequentes e dores musculares ou articulares aparentemente sem causa. Os sintomas mentais incluem irritabilidade e ansiedade, os quais podem ser acompanhados de depressão. Um desempenho inusitadamente precário nos treinos ou competições e a ausência de melhora, a despeito de continuar treinando com diligência, também podem indicar treino excessivo. Caso você apresente pelo menos dois desses sintomas, saiba que o seu treino pode estar lhe fazendo mais mal do que bem.

Em vez de exagerar nos treinos, a ponto de desenvolver fadiga crônica, você deve adotar medidas para evitar isso. Consuma uma dieta esportiva apropriada, que forneça quantidades adequadas de carboidrato e proteína, introduza um intervalo de tempo para recuperação entre as séries de exercícios intensos e organize seu tempo para dormir o suficiente à noite. Tente minimizar o estresse na sua vida e corte as atividades disruptivas que podem drenar as suas reservas de energia física e mental.

Os dias de descanso com pouco ou nenhum exercício são parte importante de todo programa de treino. Mesmo assim, algumas pessoas se sentem culpadas quando não treinam todo dia; elas temem perder o condicionamento, engordar e ficar preguiçosas, caso percam um dia de treino. Tal cenário é improvável. Esses praticantes de exercício compulsivos negligenciam o importante fato fisiológico de que o descanso é essencial ao desempenho superior. O descanso intensifica o processo de recuperação, diminui o risco de lesão e é um investimento para o desempenho futuro. Para repor completamente as reservas de glicogênio depletadas, os músculos podem precisar de até 2 dias de descanso, sem nenhum exercício, e com uma dieta rica em carboidrato. Os verdadeiros atletas admitem que coisas ruins acontecem quando treinam, e coisas boas acontecem quando descansam. Eles planejam dias sem exercício. Em comparação, os compulsivos por exercício são implacáveis consigo mesmos e muitas vezes pagam o preço na forma de desempenho ruim e lesões por uso excessivo.

Os mesmos atletas que evitam descansar após um evento também tendem a exagerar nos treinos, durante a preparação para os eventos. Muitos atletas de subelite treinam 2-3 horas por dia, pensando que esse regime os ajudará a melhorar. Entretanto, esse tipo de programa de treino pode prejudicar (e não melhorar) o desempenho. Pesquisas mostram que nadadores apresentaram o mesmo desempenho com uma sessão diária de 90 minutos de treino ou com duas sessões diárias de 90 minutos (Costill et al., 1991). O treino de qualidade é melhor do que o treino de quantidade. Não subestime o poder do descanso.

# 11

# Suplementos para melhorar o desempenho esportivo

Houve um tempo em que os atletas consumiam dietas bem equilibradas, cheias de alimentos esportivos naturais – bananas, gomos de laranja, iogurte, massa, espinafre e frango. Hoje, muitos atletas se abastecem a partir de uma cesta de compras suprida com suplementos, *shakes*, barras e pó de proteína altamente processados. Eles beliscam o dia inteiro, com pouca menção às refeições agradáveis compartilhadas com a família, amigos e colegas de equipe.

Não se pode negar que a indústria dos suplementos e alimentos esportivos está em expansão. Os competidores brigam por um nicho, enquanto as propagandas de seus produtos nos fazem crer que a nutrição artificial é uma forma mais eficiente de otimizar a saúde e o desempenho. Improvável. Uma revisão da pesquisa mencionada da propaganda e dos *sites* de suplementos esportivos indica que apenas 3 de um total de 74 estudos foram julgados de alta qualidade e com baixo risco de tendenciosidade (Heneghan et al., 2012).

Embora exista espaço para a nutrição artificial, os produtos industrializados devem ser usados com sabedoria, nas ocasiões certas e pelos motivos certos. A propaganda dos produtos comercializados promete a melhora do desempenho e a excelência nutricional, contudo é preciso ter em mente o seguinte fato: os alimentos naturais contêm componentes que interagem de modos complexos e sinergicamente beneficiam a condição geral de saúde. Os suplementos dietéticos, em comparação, costumam conter componentes isolados que, em vez do efeito sinérgico, muito provavelmente estão contaminados com substâncias não aprovadas para uso.

Consumir o alimento mais próximo possível de sua forma natural é, sem dúvida, a melhor escolha para melhorar a saúde, prevenir doenças, otimizar a cicatrização e, assim, melhorar o desempenho. Verduras, frutas, grãos integrais, oleaginosas, feijão, legumes, carne magra e laticínios com teor reduzido de gordura são, todos, ricos em uma combinação de vitaminas, minerais, fibras, proteínas, gorduras, carboidratos, antioxidantes e fitoquímicos importantes que os atletas necessitam diariamente para permanecer na ativa. O propósito deste capítulo é ajudá-lo a navegar em um mar de informações confusas, de modo a conhecer as situações apropriadas à escolha de alimentos esportivos artificiais, suplementos vitamínicos e estimuladores de energia industrializados.

## Suplementos de vitaminas e minerais

O que são vitaminas e minerais? As vitaminas são os catalisadores metabólicos que regulam as reações bioquímicas no corpo. São encontradas nos vegetais que você consome e são produzidas pelos próprios vegetais. O pico de valor nutricional acontece no pico da maturidade, por isso comprar itens produzidos localmente e recém-colhidos pode proporcionar alguns benefícios nutricionais. Os minerais são as substâncias naturais que os vegetais precisam absorver do solo. Na ausência dos minerais essenciais no solo, os vegetais não se desenvolvem ou produzem frutos pequenos ou verduras com aspecto precário.

O corpo humano não produz vitaminas (com exceção da vitamina D que, na verdade, é um hormônio) nem minerais, por isso precisamos obtê-los por meio da dieta. O consumo de diversos alimentos integrais fornece o balanço adequado de vitaminas e minerais necessários para uma condição ideal de saúde e desempenho. Até hoje, foram descobertas 14 vitaminas e 15 minerais, cada um dos quais com uma função específica. A seguir, são apresentados alguns exemplos:

- O cálcio mantém a estrutura rígida dos ossos.
- O sódio ajuda a controlar o equilíbrio hídrico.
- O ferro transporta oxigênio para os músculos.
- A tiamina ajuda a converter glicose em energia.
- A vitamina D controla o modo como o corpo usa o cálcio.
- A vitamina A faz parte do pigmento ocular que ajuda a enxergar em condições de baixa iluminação.

Muitos de meus clientes tomam suplementos vitamínicos. Eles partem do princípio de que as pessoas ativas necessitam de vitamina extra e suplementos que abram caminho para uma melhor condição de saúde e desempenho. Não é o caso. É possível obter a quantidade recomendada da maioria dos nutrientes (com exceção, talvez, do ferro) ao consumir 1.500 calorias de diversos alimentos integrais. Essa quantidade não só previne as deficiências nutricionais como também investe na boa saúde. É improvável que você viva mais porque toma suplementos de vitamina A (Macpherson, Pipingas e Pase, 2012).

Embora você precise de vitaminas e minerais adequados para funcionar de modo ideal, até hoje, nenhuma evidência científica comprovou que vitaminas e minerais extra proporcionam uma margem competitiva. Apesar das alegações contrárias, os suplementos vitamínicos não melhoram o desempenho, não aumentam a força ou a resistência, não fornecem energia nem desenvolvem músculos em pessoas ativas e saudáveis. Do mesmo modo, o exercício não aumenta significativamente suas necessidades de vitaminas e minerais.

De acordo com o Comitê Olímpico Internacional (Maughan et al., 2018), a melhor forma de atender a todas as necessidades de vitaminas, minerais e proteína é consumir uma variedade de alimentos de todos os grupos alimentares. Embora os suplementos possam ser apropriados em certas situações, os atletas devem planejar a maximização do desempenho por meio do consumo de alimentos de qualidade. É improvável que tomar um multivitamínico genérico seja prejudicial, contudo doses altas de vitamina C, vitamina E, betacaroteno, selênio e manganês podem suprimir o sistema imune do corpo negativamente.

Tenha em mente que, quanto mais você se exercita, mais come. Em comparação com as pessoas inativas que têm apetites menores, a maioria dos atletas consome mais calorias e, portanto, mais vitaminas e minerais. As deficiências tendem a ocorrer mais em indivíduos sedentários que comem muito pouco, como idosos, do que em indivíduos ativos que ingerem porções generosas.

As deficiências de vitaminas e minerais não se desenvolvem da noite para o dia, e sim no decorrer de meses ou anos, como no caso de uma pessoa com anorexia ou de alguém que consome uma dieta vegetariana inadequada. Na verdade, o corpo estoca algumas vitaminas em reservas (A, D, E, K – as vitaminas lipossolúveis) e outras em quantidades menores (B e C – as vitaminas hidrossolúveis). A maioria das pessoas saudáveis tem vitamina C armazenada no fígado em quantidade suficiente para durar cerca de 6 semanas. Um dia de alimentação insuficiente não resultará em um corpo nutricionalmente depletado.

Paul, um triatleta, ouvira dizer que o exercício aumenta os níveis de radicais livres prejudiciais (partículas causadoras de dano oxidativo e câncer). Disseram que ele deveria tomar suplementos de antioxidantes anticâncer, incluindo vitaminas C e E, betacaroteno e selênio. Ele nem imaginava que doses altas de antioxidantes às vezes podem se tornar pró-oxidantes e embotar a resposta ao treino (Maughan et al., 2018). Um bom motivo para obter antioxidantes a partir dos alimentos é o fato de estes conterem as quantidades certas dessas substâncias (bem como de outros nutrientes dos quais o corpo precisa).

O consumo de uma variedade de frutas, verduras, grãos integrais, feijão, legumes, oleaginosas, carnes magras e laticínios com baixo teor de gordura suprirá suas necessidades de vitaminas e minerais. Como bônus, muitos dos alimentos de hoje (incluindo barras energéticas e cereais matinais) são altamente fortifica-

Capítulo 11 | Suplementos para melhorar o desempenho esportivo **231**

dos, por isso muitas pessoas ativas na verdade consomem muito mais vitaminas e minerais do que percebem, tornando ainda mais desnecessária a suplementação em cápsulas. A maioria das pessoas que tomam vitaminas se preocupa com a saúde, se alimenta bem e não precisa de suplementos. A Tabela 11.1 mostra as fontes comumente consumidas de diversas vitaminas e minerais.

**Tabela 11.1** Fontes comuns de vitaminas e minerais

| Vitaminas ou minerais | Frutas | Legumes e verduras | Grãos | Alimentos ricos em proteína | Laticínios e alternativas ricas em cálcio |
|---|---|---|---|---|---|
| Vitaminas B | Laranja ou suco de laranja | Verduras de folhas verdes | Pães integrais e enriquecidos, cereais, massa, arroz, macarrão instantâneo | Carne bovina, leite, ovos, oleaginosas | Leite, iogurte |
| Vitamina C | Laranja, toranja, morango, melão | Brócolis, pimentão verde, batata | Cereais matinais fortificados | — | — |
| Vitamina D | — | Cogumelos (expostos ao sol) | Cereais matinais fortificados | Salmão, atum, ovos | Leite fortificado, iogurte, queijo |
| Cálcio | Suco de laranja fortificado | Brócolis, couve, nabo | Chia (tecnicamente, uma semente e não um grão) | Salmão enlatado com ossos comestíveis, *tofu* processado com cálcio | Leite, iogurte, queijo, leites fortificados (soja, arroz e oleaginosas) |
| Ferro | Uva-passa, tâmara, figo, damasco desidratado, suco de ameixa | Espinafre, acelga, nabo, couve--manteiga, brócolis, couve-de--bruxelas | Pães enriquecidos, cereais, massa, arroz, macarrão instantâneo, quinoa, germe de trigo | Carne bovina, carne suína, coxa de frango, soja em grãos, feijão-de-lima e feijão-vermelho, gema de ovo | — |
| Magnésio | Tâmara, figo, damasco desidratado, ameixa desidratada | Espinafre, brócolis, verduras verdes, cacau | Grãos integrais, oleaginosas, farelo de trigo | Pasta de amendoim, amêndoas, castanha-de--caju, feijões secos, lentilhas, edamame | — |

> ### Fato ou mito
>
> **Os suplementos nutricionais são altamente regulados para atender aos rigorosos padrões impostos pelo governo.**
>
> **Os fatos:** os suplementos vitamínicos e naturais respeitam um conjunto de regulamentações governamentais diferentes daquelas referentes à prescrição de fármacos e outras medicações. O governo tem pouco controle sobre a pureza, potência, segurança ou eficácia dos suplementos, por isso a indústria de suplementos pode alardear seus produtos sem precisar de muita comprovação para suas alegações. Os termos "alta potência" e "100% natural" tendem a ser os jargões promocionais. Em 2019, a FDA anunciou que estava implementando mudanças (pela primeira vez em 25 anos) para melhor regular essa indústria, de modo a proporcionar aos consumidores o acesso a produtos seguros, adequadamente manufaturados e devidamente rotulados. Isso é uma boa notícia.

## Os suplementos são garantia de saúde?

Embora seja improvável que tomar um simples multivitamínico prejudique a saúde, tomar suplementos vitamínicos melhora a saúde quando a pessoa já consome uma dieta saudável? Em uma revisão de estudos científicos cuidadosamente controlados sobre o impacto dos suplementos vitamínicos sobre o câncer, cardiopatias, catarata, hipertensão e degeneração macular associada ao envelhecimento, o U. S. National Institutes of Health concluiu que "as evidências existentes são insuficientes para comprovar a presença ou ausência de benefícios com o uso de suplementos multivitamínicos ou minerais, em termos de prevenção do câncer e da doença crônica" (Huang et al., 2006, 1; National Institutes of Health, 2007).

Os últimos resultados de pesquisas clínicas cuidadosamente conduzidas sugerem que a maioria dos suplementos, incluindo as vitaminas, não é tão efetiva quanto se diz. É por isso que grande parte da propaganda surge de estudos científicos observacionais, que não mostram uma relação de causa e efeito. Ou seja, as pessoas que tomam suplementos vitamínicos tendem a cuidar da saúde, em primeiro lugar. Assim, quando ouvir que aqueles que tomam cápsulas de vitamina E têm menor incidência de doença cardíaca, você tem que se perguntar se eles foram comparados a pessoas (menos preocupadas em relação à saúde) que escolheram não tomar vitamina E ou a pessoas selecionadas de maneira aleatória.

A American Cancer Society recomenda obter as vitaminas a partir de uma dieta saudável e, caso escolha tomar um suplemento, opte por um com 100% dos valores diários (VD) e não mais que isso. Ingerir uma dose alta de uma única vitamina pode perturbar o equilíbrio natural porque as vitaminas atuam de maneira sinérgica.

Os antioxidantes (vitaminas A, E e C, e betacaroteno) se mostraram potencialmente prejudiciais (e não benéficos) para os atletas. Por exemplo, uma revisão de múltiplos estudos mostra que mais de 1.000 mg de vitamina C pode comprometer o desempenho atlético (Braakhuis, 2012). Segundo o consenso, é improvável que a suplementação diária com uma dose alta de vitamina antioxidante tenha algum benefício real (Davison, Gleeson e Phillips, 2007).

Tomar suplementos vitamínicos e minerais não compensa uma dieta rica em gordura, pobre em fibras e deficiente em nutrientes. Também não deve levar você a pensar em se alimentar aquém do ideal, por confiar excessivamente na ingestão de vitaminas. Uma cápsula de vitamina no café da manhã não compensa um almoço à base de *chips* de batata frita. As informações contidas nos Capítulos 1 e 2 podem ajudá-lo a fazer escolhas alimentares inteligentes que fornecem os nutrientes que você necessita. Se optar por tomar um suplemento vitamínico, observe primeiro a sua dieta diária, para ver se já está consumindo essas vitaminas em alimentos fortificados, como cereais matinais.

## Suplementação em situações especiais

Tomar uma cápsula simples de multivitamínico e minerais pode ser uma boa ideia para pessoas que apresentam risco de desenvolver deficiências nutricio-

### Ingestões dietéticas de referência (DRI)

Para ajudá-lo a determinar se está obtendo o equilíbrio certo de nutrientes, o governo dos EUA estabeleceu as ingestões dietéticas de referência (DRI, do inglês *dietary reference intake*). As recomendações para vitaminas e minerais excedem os requisitos nutricionais médios de quase todas as pessoas, inclusive atletas. As DRI estão divididas nos seguintes subgrupos:

- Ingestão dietética recomendada (RDA, do inglês *recommended dietary allowance*) é a quantidade diária que deve diminuir o risco de doença crônica.
- Ingestão adequada (AI, do inglês *adequate intake*) é usada quando a RDA para um nutriente específico não pode ser determinada.
- Nível máximo de ingestão tolerável (UL, do inglês *tolerable upper intake level*) é o nível diário máximo de um nutriente que tende a impor riscos à saúde. Acima do UL, existe o potencial de risco aumentado.

Outra medida de ingestão que você provavelmente já viu é o valor diário (VD), que consiste em uma compilação de DRI usadas para os rótulos. O VD pretende fornecer uma perspectiva das necessidades dietéticas gerais. A Tab. 11.2 apresenta as DRI para diversas vitaminas e minerais.

*(continua)*

## Parte II | A ciência da alimentação e do exercício

**Tabela 11.2** DRI de vitaminas e minerais

| Nutriente | Valor diário (no rótulo dos alimentos, com base em janeiro de 2020) | Ingestão dietética recomendada (RDA) ou ingestão adequada (AI) | | Nível máximo tolerável (UL) |
|---|---|---|---|---|
| | | Mulheres | Homens | Mulheres e homens |
| Biotina | | 10 | 10 | ND |
| Cálcio (mg/dia) | 1.300 | 1.000 | 1.000 | 2.500 |
| | | 1.200 (idade > 50) | 1.200 | |
| Folato (mcg de equivalentes de folato dietético/dia) | 400 | 400 | 400 | 1.000 |
| | | 600 (gestantes) | | |
| Niacina (mg/dia) | 20 | 14 | 16 | 35 |
| Riboflavina (mg/dia) | 1,7 | 1,1 | 1,3 | ND |
| Tiamina (mg/dia) | 1,5 | 1,1 | 1,2 | ND |
| Ferro (mg/dia) | 18 | 18 | 8 | 45* |
| | | 8 (pós-menopausa) 27 (gestantes) | | |
| Vitamina A (UI/dia) | | 2.333 | 3.000 | 10.000 |
| Vitamina A** (mcg ERA) | 900 | 700 | 900 | 3.000 |
| Vitamina B6 (mg/dia) | 2 | 1,3 | 1,3 | 100 |
| | | 1,5 (idade > 50) | 1,7 | |
| Vitamina B12 (mcg/dia) | 6 | 2,4 | 2,4 | ND |
| Vitamina C (mg/dia) | 90 | 75 | 90 | 2.000 |
| Vitamina D (UI/dia) | 20 mcg | 600 (idade < 50) | 600 | 4.000 |
| | | 600 (idade 50-70) | 600 | |
| | | 800 (idade > 70) | 800 | |
| Vitamina E (mg de alfatocoferol/dia) | 15 | 15 | 15 | 1.000 |
| Vitamina K (mcg/dia) | 120 | 90 | 120 | ND |
| Zinco (mg/dia) | 15 | 8 | 11 | 40 |

*Nota*: ND = não determinado.
*O limite máximo não se aplica às pessoas que tomam suplemento de ferro como tratamento médico de curta duração para anemia por deficiência de ferro.
**A partir de 2020, a vitamina A passou a ser expressa em equivalentes de atividade de retinol (RAE, do inglês *retinol activity equivalents*), com o intuito de considerar os diferentes tipos e biodisponibilidades de carotenos (fontes dietéticas de vitamina A) que o corpo converte em retinol.
Fontes: Food and Nutrition Board, Institute of Medicine, 2011, Dietary Reference Intakes (DRI): Recommended dietary allowances and adequate intakes. [On-line]. Disponível em: http://iom.edu/Activities/Nutrition/SummaryDRIs/~/media/Files/Activity%20Files/Nutrition/DRIs/RDA%20and%20AIs_Vitamin%20and%20Elements.pdf [21 mai 2013].
Vitamin A Fact Sheet for Professionals, Office of Dietary Supplements, National Institutes of Health. Disponível em: https://ods.od.nih.gov/factsheets/VitaminA-HealthProfessional.
https://blog.watson-inc.com/nutri-knowledge/daily-values-and-unit-changes-on-the-new-nutrition-facts-label.

Capítulo 11 | Suplementos para melhorar o desempenho esportivo **235**

nais. De fato, você deve considerar tomar cápsulas de multivitamínicos e minerais, caso se enquadre em uma das seguintes categorias:

- **Restrição calórica.** Aqueles que seguem dietas e ingerem menos de 1.200 calorias por dia podem deixar de consumir alguns nutrientes importantes.
- **Alergia a certos alimentos.** Pessoas que não podem comer certos tipos de alimentos, como frutas ou trigo, podem ter que compensar com fontes alternativas de vitaminas para evitar deficiências de alguns nutrientes.
- **Intolerância à lactose.** A incapacidade de digerir o açúcar do leite encontrado nos laticínios é uma ocorrência comum entre afro-americanos e hispânicos. Evitar derivados do leite pode resultar em uma dieta deficiente em riboflavina, vitamina D e cálcio.
- **Atleta viajante.** Se você for passar longos períodos de tempo em países com suprimentos limitados de alimentos, ou se embarcar em uma viagem prolongada que pode desintegrar seu programa de alimentação saudável, pode ser desejável levar consigo um multivitamínico como garantia da saúde nutricional.
- **Gravidez em vista.** Para ajudar a prevenir certos tipos de defeitos inatos, as mulheres que estão pensando em engravidar devem garantir o consumo de uma dieta rica em folato e precisam tomar um multivitamínico contendo 400 microgramas de ácido fólico (a forma de folato presente nos suplementos).
- **Gravidez.** Gestantes necessitam de quantidades extras de vitaminas e ferro, mas devem consultar o médico antes de tomar suplementos. Ver no Capítulo 12 mais informações sobre atletas e gravidez.
- **Vegetarianos.** Pessoas que se abstêm de consumir quaisquer alimentos de origem animal podem se tornar deficientes em vitamina B12, vitamina D e riboflavina. Aqueles que consomem uma dieta vegetariana precariamente balanceada também podem se tornar deficientes em proteínas, cálcio, ferro e zinco.
- **Idosos.** A nutrição precária é comum entre os idosos e fragilizados, que ingerem poucas calorias. Quanto menos calorias, maior é o risco de deficiências de vitaminas e minerais.
- **Atleta *indoor*.** Se você passa pouco tempo ao ar livre, ou se faz uso consistente de bloqueador solar quando sai, pode apresentar falta de vitamina D – a conhecida vitamina da luz do sol – na pele. O leite fortificado com vitamina D está entre as melhores fontes dessa vitamina. Se você não puder ou não quiser tomar leite, tomar uma cápsula de cálcio com vitamina D3 pode ser uma ideia inteligente, bem como praticar 15 minutos de atividade regular ao sol, sem bloqueador solar. Consuma cogumelos que foram expostos à luz

ultravioleta, pois isso os faz produzir vitamina D. No rótulo, procure "tratado com UV" ou "rico em vitamina D".

## Vitamina D

A vitamina D ajuda o corpo a absorver o cálcio a partir dos intestinos, por isso é importante para a saúde dos ossos. A vitamina D também está envolvida na função imune, na função muscular, na recuperação do exercício lesivo, no diabetes e em certos cânceres. Mais pesquisas se fazem necessárias para determinar se a vitamina D intensifica diretamente a força muscular e o desempenho atlético (Owens, Allison e Close, 2018).

Os atletas *indoor* (ginastas, dançarinos, lutadores, nadadores, patinadores e ratos de academia), que raramente veem a luz do dia, podem facilmente falhar em obter quantidades suficientes de vitamina D. Seu médico pode solicitar um exame de sangue para determinar o estado dos seus níveis de vitamina D e decidir se é ou não necessário usar um suplemento. Níveis sanguíneos abaixo de 30 ng/mL da forma de vitamina D chamada 25(OH)D são considerados deficientes, enquanto níveis acima de 50 ng/mL são desejáveis (Owens, Allison e Close, 2018).

Uma exposição de 15-20 minutos à luz do sol, sem usar filtro solar, algumas vezes por semana, pode elevar os níveis de vitamina D sem aumentar o risco de câncer de pele. Para aqueles que vivem em Atlanta, Georgia, nos EUA (mais especificamente, em uma região localizada a 37° de latitude ao norte ou ao sul do equador), os suplementos de vitamina D3 durante os meses de inverno podem ser uma escolha sábia, quando a dieta contém pouquíssima vitamina D (Tab. 11.3), para prevenir o declínio. Nessas latitudes, os raios solares não são intensos o suficiente para converter o precursor corporal D na forma de vitamina ativa, durante os meses de inverno.

**Tabela 11.3** Boas fontes de vitamina D nos alimentos

| Fontes alimentares | Vitamina D (UI) |
| --- | --- |
| Salmão, rosa, enlatado (90 g) | 470 |
| Cogumelo Portobello, exposto à radiação UV (90 g) | 375 |
| Camarão, cru (120 g) | 175 |
| Atum *light* (90 g) | 154 |
| Leite (240 mL) | 115-125 |
| Suco de laranja, fortificado (240 mL) | 100-130 |
| Leite de soja, fortificado (240 mL) | 80-120 |
| Iogurte, fortificado (175-230 g) | 80 |
| Cereais, fortificados, 10% VD (30 g) | 40 |
| Ovo, 1 grande | 40 |

National Institutes of Health Office of Dietary Supplements, http://ods.od.nih.gov; USDA National Nutrient Database for Standard Reference, www.ars.usda.gov.

*(continua)*

A ingestão dietética recomendada (RDA) para a vitamina D é 600 unidades internacionais (UI). Uma pessoa de pele clara pode produzir 20.000-30.000 UI de vitamina D em 30 minutos de banho de sol, sem usar filtro solar (CSPIa, 2006). Nas pessoas de pele escura, essa produção é menor. A maioria das cápsulas de multivitamínicos de uso diário fornece 400 UI; as cápsulas de cálcio fornecem 200-400 UI. Ao ler o rótulo da embalagem do suplemento, note que a forma D3 (colecalciferol) é preferível e mais potente do que a forma D2 (ergocalciferol).

Ainda falta um consenso sólido quanto aos suplementos proporcionarem ou não benefícios. Os pesquisadores questionam se os suplementos de vitamina D (com ou sem cálcio) têm realmente se mostrado tão valiosos quando alardeiam. Estudos mostram que não há redução na incidência de quebra óssea ou de fraturas do quadril em idosos sem osteoporose (Kahwati et al., 2018). Mesmo assim, o risco de prejuízo é baixo. Por isso, se você raramente vê a luz do dia, planeje aumentar a sua ingestão de vitamina D ao consumir os alimentos listados na Tabela 11.3 e, caso um exame de sangue indique insuficiência, inclua um suplemento contendo 2.000-4.000 UI.

## A decisão de usar ou não suplemento

Confuso? Se você toma suplementos e não tem conhecimento sobre vitaminas ou minerais, recomendo consultar um nutricionista. Esse profissional de nutrição é capacitado para avaliar a sua dieta e dizer não só quais nutrientes estão faltando como também o modo certo de escolher alimentos que forneçam o que você precisa.

Se cair em uma das categorias de pessoas que podem ser beneficiadas pela suplementação, veja a seguir as diretrizes que podem ajudá-lo a ir do zero às melhores práticas:

- Escolha um suplemento contendo vitaminas e minerais em quantidades próximas a 100% dos valores diários (VD). Mais não é melhor.
- Não espere encontrar 100% dos VD para cálcio e magnésio listados em um rótulo; esses minerais são volumosos demais para caber em uma cápsula.
- Não compre suplementos contendo doses excessivas de minerais. Uma dose alta de um mineral pode anular os benefícios de outro. Por exemplo, zinco demais pode interferir na absorção de cobre. No estudo *Iowa Women's Health*, a suplementação prolongada de ferro foi associada a risco aumentado de morte (Mursu et al., 2011).
- Compre e use um suplemento dentro do prazo de validade. Guarde em local refrigerado e livre de umidade.
- Ignore a propaganda em torno das vitaminas naturais, que tendem a ser misturas de vitaminas naturais e sintéticas, as quais não proporcionam qualquer

benefício. A vitamina E é mais potente em sua forma natural, porém a diferença é irrelevante.

- Os suplementos quelados não proporcionam vantagens e, do mesmo modo, aqueles sem adição de açúcar ou amido e os mais caros não são vantajosos.
- Procure o USP no rótulo. Isso indica que o fabricante seguiu os padrões estabelecidos pela U.S. Pharmacopeia.[1]
- Busque as marcas nacionalmente reconhecidas; isso pode aumentar a probabilidade de realmente obter aquilo que você acredita estar adquirindo.
- Para otimizar a absorção, tome o suplemento com ou após uma refeição.

Acima de tudo, pense de antemão no alimento. Conforme dito (e voltará a ser mencionado), nenhuma cápsula de vitamina compensará os erros e acertos da alimentação. Se você se alimentar bem e com sabedoria, conseguirá obter os nutrientes que precisa dos alimentos que consumir. O seu padrão alimentar geral é o que protege a saúde, e não as vitaminas isoladas. A melhor escolha é obter as vitaminas por meio do consumo de alimentos variados.

## Suplementos intensificadores do desempenho

Do mesmo modo como os grãos integrais, frutas, legumes, verduras, proteína magra e laticínios com teor reduzido de gordura podem fornecer as vitaminas e minerais que você necessita para uma condição de saúde ideal, também podem fornecer a proteína necessária ao desenvolvimento dos músculos, além do carboidrato e da gordura saudável que abastecem o corpo para um desempenho superior. Entretanto, muitos atletas falham em se abastecer de maneira adequada; eles buscam uma solução rápida a partir de suplementos, cápsulas e poções.

Um de meus clientes, aspirante a arremessador de beisebol, pulava o café da manhã, falhava em se abastecer adequadamente antes e após o exercício, e, por fim, jantava arroz frito com rolinhos de ovos de um restaurante chinês, tarde da noite. Ele me procurou cheio de perguntas sobre suplementos, querendo saber sobre construtores de músculo, estimuladores de energia, intensificadores do sistema imune e protetores dos ossos e articulações. Lembrei-o de que nenhum suplemento, seja qual for o preço, pode compensar uma dieta ruim. Conversa-

---

1   N.C.C.: No Brasil, suplementos alimentares são fiscalizados pela Agência Nacional de Vigilância Sanitária (Anvisa). Porém, desde 2018 por meio da Resolução RDC n. 240, de 2018, esses produtos passaram a ser dispensados de registro, exceto suplementos alimentares contendo enzimas ou probióticos. Entretanto, vale lembrar que as informações nutricionais, data de fabricação e lote são atributos obrigatórios na rotulagem desses produtos.

mos sobre quantos intensificadores de desempenho populares foram superestimados. Alguns chegam a fazer alegações falsas, enquanto outros falham em listar os ingredientes "mágicos" (i. e., ilegais) no rótulo. (Sem a fiscalização diligente de nenhuma agência governamental.)

Alguns suplementos podem até estar contaminados. Por isso, se você é um atleta sério que se submete a testes de drogas, esteja atento para o que esses suplementos nutricionais contaminados causaram a atletas que não passaram nos testes antidrogas (Mathews, 2018). Ver na seção de Suplementos, do Apêndice A, uma lista de *sites* que você pode visitar para obter informação mais aprofundada e acessar as pesquisas mais recentes.

Entre os suplementos com sólidas evidências de melhora do desempenho, estão a cafeína, creatina, bicarbonato de sódio, beta-alanina e nitrato (ACSM, 2016). Muitos outros suplementos oferecem vislumbres de esperança, porém sem as necessárias evidências para sustentar suas alegações. Com as novas pesquisas e lançamentos de produtos toda semana, você tem que fazer sua própria pesquisa e tirar suas próprias conclusões acerca dos produtos sobre os quais possa ler na internet ou em revistas de musculação. Mais uma vez, consulte a sessão de Suplementos, no Apêndice A, para acessar as últimas informações.

Independentemente do que decidir fazer, tenha em mente que nenhum suplemento compensará uma dieta esportiva precária. Seja responsável; os horários das refeições devem ser levados tão a sério quanto seus treinos; e observe o poder de uma boa nutrição. Como nos lembra o fisiologista do exercício e PhD Ron Maughan, alguns suplementos podem funcionar para alguns atletas em parte do tempo, mas nenhum suplemento funciona para todos os atletas o tempo todo. Pouquíssimas pesquisas sobre suplementos fornecem evidências definitivas, em parte porque raramente envolvem atletas de elite nas condições da vida real. Por **vida real**, subentende-se:

1. Participar de torneios, competições ou eventos com duração de vários dias.
2. Combinar suplementos (p. ex., mistura de cafeína com nitratos).
3. Determinar se um atleta de elite e um atleta recreativo respondem da mesma maneira a um suplemento.

A **vida real** também inclui sua genética e microbioma exclusivos (as bactérias presentes no intestino que influenciam o estado de saúde geral e o bem-estar). Ainda não se sabe o quanto um microbioma, que varia 80-90% entre os indivíduos, influencia a eficácia de um suplemento esportivo e contribui para diferentes respostas (Maughan et al., 2018).

## Construtores de músculo

O melhor construtor de músculo é o exercício de resistência que causa fadiga muscular. Embora você possa pensar que os brutamontes da academia são *hulks* por efeito de cápsulas e poções, eles de fato treinam muito intensamente. Esse treino rigoroso constitui a verdadeira base do desenvolvimento de massa muscular.

A creatina é um composto de ocorrência natural, encontrado nos músculos (carne) e pode favorecer a capacidade de realizar levantamentos de peso de alta intensidade. A creatina é uma fonte importante de combustível para os tiros e séries de exercícios de alta intensidade com duração de até 10 segundos. Esses exercícios incluem musculação; treinos intervalados ou tiros, com séries repetidas de esforço explosivo; e esportes de equipe ou com raquete, com padrões de trabalho intermitente, como futebol, futebol americano, basquete, tênis e *squash*. A creatina pode reduzir a gravidade ou intensificar a recuperação de lesões cerebrais traumáticas leves, embora pesquisas adicionais se façam necessárias para verificar essa hipótese (Dolan, Gualano e Rawson, 2018). Os atletas em recuperação de ossos fraturados podem observar que a creatina ajuda a reconstruir o músculo após a remoção do gesso. A dieta típica dos consumidores de carne contém cerca de 2 g de creatina por dia; os vegetarianos apresentam reservas corporais menores de creatina.

Muitos atletas que tomam creatina relatam aumentos na massa magra corporal, talvez em consequência de um número maior de repetições de levantamento de peso. Um estudo envolvendo 31 fisiculturistas experientes, que tomavam suplemento de proteína-carboidrato com ou sem creatina no meio do dia, após o treino da tarde e antes de ir dormir (ingerindo um total de 450 calorias), sugere que o grupo suplementado com proteína-carboidrato-creatina ganhou mais massa muscular e força do que aqueles que consumiram apenas proteína e carboidrato (Cribb, Williams e Hayes, 2007).

Mas nem todos os atletas experimentam melhora do desempenho com o uso de creatina. Em um estudo envolvendo 11 homens saudáveis, 3 apresentaram resposta forte; 5 exibiram uma resposta moderada; e 3 foram classificados como não respondedores (Syrotuik e Bell, 2004).

Em estudos científicos, os participantes comumente obtêm energia ao tomar 20 g de creatina (mais precisamente: 0,3 g de creatina monoidratada/kg, em 4 doses de 5 g cada) durante 5-7 dias, passando então à fase de manutenção diária com uma dose de 3 g/dia (Maughan et al., 2018). Ingerir a creatina com uma refeição é mais efetivo do que com o estômago vazio. A creatina retém água, por isso abastecer o corpo com creatina resulta em ganho de peso em água. Esse

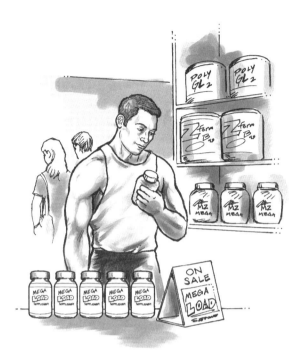

peso extra pode ser contraprodutivo para atletas que se preocupam com o peso corporal, como os velocistas.

A maioria dos profissionais de saúde concorda que somente os atletas totalmente desenvolvidos devem tomar creatina. Os atletas jovens precisam aprender a melhorar o desempenho treinando duro e desenvolvendo habilidades esportivas. Embora a creatina não tenda a causar problemas médicos, tomá-la pode encorajar os atletas a desenvolverem um desejo de buscar atalhos para o sucesso.

Embora a creatina seja o líder na corrida dos suplementos intensificadores do crescimento muscular, a leucina e o beta-hidróxi-beta-metilbutirato (HMB) se mostraram promissores na promoção da saúde muscular. O aminoácido essencial leucina atua como deflagrador metabólico que estimula o crescimento muscular. O HMB é um subproduto do metabolismo da leucina. Em pacientes internados com doença crônica, o HMB ajuda a prevenir o desgaste muscular. Em atletas, o HMB pode diminuir a quebra de proteína muscular e melhorar a recuperação (Wilson et al., 2013). Mesmo assim, estudos que avaliaram o desempenho sugerem que o HMB não aumenta o crescimento muscular nem a força em homens jovens (Teixeira, 2019).

Atletas que consomem fontes animais de proteína obtêm leucina em abundância a partir de suas dietas diárias, de modo a não necessitarem de suplementos de leucina. Os halterofilistas veganos, porém, precisam planejar suas dietas com cuidado, a fim de garantir ingestões adequadas de proteína ao longo do dia, a partir de soja, oleaginosas e feijões, caso desejem otimizar a resposta de seus programas. Embora uma porção de 180 g de carne bovina contenha cerca de 5 g de leucina, uma xícara de edamame (grãos de soja) fornece apenas 1,6 g de leucina, enquanto uma xícara de lentilhas fornece só 1,3 g.

Independentemente do que decidir fazer, fique longe dos produtos construtores de músculo contendo testosterona, pró-hormônios, "esteroides naturais" ou estimuladores de hormônio. Você não faz ideia do que de fato está contido neles. Existe uma boa chance de que contenham substâncias ilegais ainda não testadas em seres humanos quanto à toxicidade hepática ou a danos cardíacos (ver no Apêndice A, "Segurança dos suplementos"). Os atletas jovens que tomam hormônios podem experimentar a consequência indesejada de atrofia do crescimento decorrente do fechamento precoce de suas placas de crescimento (Mathews, 2018). Isso é o oposto do que eles querem. Ver no Capítulo 15 informações sobre como aumentar o volume dos músculos de maneira saudável.

Se você for um atleta com baixos níveis de testosterona, é possível que esteja se alimentando pouco. Assim como as mulheres atletas apresentam diminuição do estrógeno quando se alimentam pouco, os homens podem apresentar níveis baixos de testosterona. A solução é melhorar sua dieta esportiva, em vez de procurar um suplemento (Mountjoy et al., 2014).

## Intensificadores de desempenho

Os melhores intensificadores para exercício de resistência são os carboidratos consumidos como base de cada refeição e lanche, bem como antes e durante o exercício. O alimento fornece a energia que você precisa para se exercitar por mais tempo e com mais intensidade. Tendo otimizado a sua dieta, você pode experimentar se dar alguns luxos como suco de beterraba ou beta-alanina, para determinar os custos e benefícios do uso desses suplementos. Atletas altamente competitivos devem experimentar os auxiliares ergogênicos, como cafeína e suco de beterraba, durante ao menos 4 sessões de treino longas que mimetizem as demandas do evento competitivo.

Estudos sugerem que o nitrato dietético pode melhorar em 1-3% o desempenho em eventos com duração de 12-40 minutos, e em 4-25% o tempo até a exaustão em exercícios lentos e prolongados (Maughan et al., 2018). As fontes potentes de nitratos dietéticos incluem verduras folhosas (p. ex., acelga, espinafre, couve-da-china, rúcula) e beterraba. O nitrato da dieta estimula a produção de óxido nítrico que, por sua vez, regula o fluxo sanguíneo e o consumo de oxigênio. Para a mesma quantidade de captação de oxigênio, os atletas com níveis mais altos de óxido nítrico conseguem trabalhar mais intensamente.

Um protocolo típico consiste em consumir 300-550 mg de nitrato (goles de 75 mL de suco de beterraba concentrado, ou 200 g de beterraba cozida ou de outras fontes ricas em nitrato), 2-3 horas antes de um evento. É quando ocorre o pico de óxido nítrico, cujos níveis permanecem altos por mais 6-9 horas, quando então declinam até os níveis basais, por volta de 12 horas (Jones, Bailey e Vanhatalo, 2013). O segredo é experimentar esse protocolo durante os treinos, para garantir que seu trato digestivo consiga lidar com esse alimento inusitado pré-evento. Melhor ainda, abasteça rotineiramente o seu corpo com frutas, legumes e verduras ricos em nitrato. Essa é uma estratégia dietética positiva, em particular para os atletas de elite que parecem ter mais dificuldade para obter ganhos de desempenho a partir de uma única dose de nitratos pré-evento (Maughan et al., 2018).

Os efeitos do óxido nítrico podem ser particularmente benéficos não só para os atletas que treinam e competem em locais de alta altitude (como os esquiadores e montanhistas), por ajudar a diminuir as necessidades de oxigênio, mas também às pessoas com doença pulmonar, comprometimento circulatório e problemas cardiovasculares. Por exemplo, algumas pessoas com arteriopatia periférica (AP) que consomem suco de beterraba podem se exercitar por mais tempo, antes de serem detidas pela dor. Para os amantes de beterraba com AP, essa é uma forma simples de melhorar a tolerância ao exercício e a qualidade de vida. Os nitratos também ajudam a diminuir a pressão arterial, o que pode diminuir o risco de acidente vascular encefálico.

A beta-alanina, outro intensificador do desempenho, é um aminoácido que ajuda a eliminar a exaustão e a fadiga do exercício de alta intensidade com duração de 30 segundos a 10 minutos. Quando tomada diariamente, por 10-12 semanas, a beta-alanina pode tamponar o ácido que se acumula nos músculos. Isso pode contribuir para pequenos (porém significativos) benefícios de 0,2-3% no desempenho – o suficiente para vencer. Os atletas que podem ser beneficiados pela beta-alanina incluem remadores, nadadores e velocistas, os quais realizam exercícios de alta intensidade por 1-7 minutos; velocistas, halterofilistas e outros atletas que realizam séries repetidas de trabalho de alta intensidade; jogadores de futebol, hóquei no gelo e outros atletas que praticam esportes do tipo parar e recomeçar; e maratonistas, ciclistas e outros atletas que correm no fim de eventos de resistência. Alguns atletas que tomam doses altas (mais de 800 mg) de beta-alanina apresentam rubor e "beta-formigamento" – uma sensação de formigamento na pele, que pode variar de leve a intolerável; pode ser aliviada com o uso de suplementos de liberação contínua

# 244 Parte II | A ciência da alimentação e do exercício

(Artioli et al., 2010). A beta-alanina pode ser usada em adição (ou substituição) do bicarbonato de sódio, outro agente tamponante.

O bicarbonato de sódio comprovadamente tampona o ácido láctico que se acumula no sangue, e pode melhorar o desempenho no exercício de alta intensidade com duração de 60-180 segundos. O conhecido problema associado ao uso do bicarbonato de sódio é a indução de sofrimento gastrintestinal. O modo preferido de tomar bicarbonato de sódio é na forma de cápsulas (da farmácia) e com uma refeição pequena, para minimizar a náusea e a diarreia.

Por fim, a cafeína é um conhecido auxiliar ergogênico que intensifica o alerta, diminui o tempo de reação e faz o esforço parecer menor. Muitos atletas tomam um reforço de cafeína antes, durante e após o exercício. Ver mais informação sobre a cafeína nos Capítulos 3 e 9, e também no Apêndice A.

## Estimuladores da imunidade

Para funcionar plenamente como atleta, você precisa manter a saúde. É aí que um sistema imune fortalecido ajuda, por isso é desejável sustentá-lo alimentando-se bem todos os dias. Os estimuladores do sistema imune são encontrados em vários alimentos, incluindo maçã, aveia, brócolis, chá, especiarias... e a lista continua. Obter nutrientes extras não reforçará sua resposta imune acima dos níveis normais, mas caso esteja treinando rigorosamente, você poderá ajudar a manter a função imune, por exemplo, ao consumir carboidrato antes, durante e após o exercício. Outra possibilidade é consumir uma dieta ao estilo mediterrâneo, anti-inflamatória, que enfoca frutas, legumes, verduras, frutos do mar e azeite de oliva.

As pessoas que têm imunidade baixa tendem a comer pouco e a perder peso corporal rapidamente – uma síndrome mais comum nos idosos fragilizados e em indivíduos famintos, do que em atletas robustos (exceto na presença de um grave déficit calórico). Para pessoas com HIV/Aids, infecções e saúde fraca, a "imunonutrição" está sendo intensamente estudada. Até então, o que se deve fazer é otimizar o sistema imune ao evitar o excesso de treino, consumir quantidade adequada de carboidrato e dormir bem. A seguir, são listados alguns estimuladores de imunidade populares entre os atletas e que certamente não lhe causarão danos.

- **Carboidrato.** Consumir carboidrato antes, durante e após o exercício diminui os níveis de hormônios do estresse e é o melhor modo de intensificar a função imune dos atletas. Estar adequadamente abastecido com uma corrente estável de carboidratos defende o corpo contra a resposta de estresse. Ver nos Capítulos 9 e 10 informações sobre táticas apropriadas de abastecimento.

- **Equinácea.** A equinácea é uma planta medicinal que supostamente previne ou diminui a duração dos resfriados. Estudos bem controlados questionam o efeito da equinácea sobre as taxas de infecção ou a gravidade dos sintomas do resfriado (Karsch-Volk, Barrett e Linde, 2015).
- **Glutamina.** Aminoácido que é fonte importante de combustível para as células imunes. Está envolvido na cicatrização de feridas, no reforço do sistema imune, no combate à infecção e na diminuição de doenças. Durante o estresse físico (câncer, cirurgia), os níveis de glutamina caem. Os suplementos de glutamina são usados com sucesso em pacientes muito doentes, infectados por HIV/Aids e câncer. Por outro lado, a pesquisa sobre os suplementos de glutamina serem possivelmente úteis para atletas saudáveis que treinam de forma intensa tem sido fraca e inconclusiva. A maioria dos alimentos ricos em proteína é rica em glutamina, incluindo carne bovina, frango, peixe, feijão, soro do leite (*whey*) e laticínios.
- **Vitamina C.** Antioxidante abundante em frutas, legumes e verduras. Está envolvida no reforço da resposta imune e na redução do potencial dano celular causado pelos radicais livres. Treinar em excesso e se exercitar por tempo prolongado pode atenuar a resposta imune, mas não conte com a vitamina C para diminuir o risco de ficar resfriado (Hemila e Chalker, 2013). Caso insista em tomar vitamina C, uma dose de 500 mg é mais do que suficiente.
- **Vitamina E.** Apesar de ter um possível efeito imunointensificador em idosos fragilizados, nenhum benefício foi observado em atletas saudáveis. Na verdade, a vitamina E pode se tornar um agente potencialmente pró-oxidativo e comprometedor do desempenho (Ristow et al., 2009). Caso decida tomar vitamina E, faça-o com moderação. A dose de 500 mg é mais que suficiente. Ver mais informações no Capítulo 10.
- **Probióticos.** São microrganismos vivos que podem aumentar as bactérias promotoras de saúde encontradas no intestino. No caso dos atletas, pesquisas adicionais se fazem necessárias para determinar se o uso de suplementos probióticos pode diminuir o risco de resfriado ou combater a diarreia associada ao exercício ou viagem (Pyne et al., 2015). Até sabermos como acessar o microbioma de um atleta em particular, os probióticos específicos que podem proporcionar os melhores benefícios, o quanto suplementar e quantas vezes fazer isso, a sua melhor escolha é consumir regularmente os probióticos na forma de iogurte, *kefir*, *kombucha* e outros alimentos fermentados. Consuma também grãos integrais, frutas, legumes e verduras em quantidades abundantes; as fibras desses alimentos nutrem os microbiomas intestinais e isso, por sua vez, reforça seu sistema imune.

## Protetores dos ossos e articulações

Corredores, jogadores de basquete, receptores de beisebol e outros esportistas que impõem estresse indevido ao corpo frequentemente se preocupam com suas articulações doloridas. Eles podem tomar alguma coisa para investir na saúde de seus ossos e articulações? A seguir, são apresentadas duas opções populares (mas não comprovadas):

1. **Condroitina e glucosamina.** Acredita-se que melhorem a saúde articular e reduzam a dor da osteoartrite. Por isso, esses dois compostos são usados com frequência por atletas que esperam prevenir danos à cartilagem. Considera-se que a condroitina confere elasticidade à cartilagem, por favorecer a retenção de água na estrutura. Alega-se que a glucosamina ajuda a regenerar e manter a saúde da cartilagem nas articulações. Embora as formulações prescritas de sulfato de condroitina e sulfato de glucosamina cristalina patenteados possam contribuir bastante para retardar a cirurgia de substituição total da articulação (Brevere, 2016), o consenso geral é que a maioria das formulações proporciona pouco ou nenhum benefício (Liu et al., 2018).
2. **Gelatina (colágeno) e vitamina C.** O colágeno é a proteína estrutural primária nos tendões, ligamentos e cartilagens. A gelatina contém aminoácidos similares aos encontrados no colágeno presente nesses tecidos. O consumo de gelatina com vitamina C no pré-exercício previne o risco de entorses, distensões, rupturas ou danos nesses tecidos? Alguns estudos sugerem que pode ajudar a fortalecer esses tecidos conjuntivos (Shaw et al., 2017). Fique de olho.

## Líquidos e alimentos esportivos industrializados

A indústria dos combustíveis esportivos cresceu rápido, a partir da década de 1970, com a introdução do Gatorade. Esse crescimento continuou na década de 1980, com a estreia da PowerBar, e se expandiu nos anos 1990, com a chegada dos géis como Gu. Nos anos 2000, os atletas foram bombardeados por uma gama de produtos. Numerosas empresas aproveitaram a oportunidade para criar nichos de combustíveis para toda e qualquer possível necessidade dietética – livre de glúten, vegano, *kosher*, livre de lactose, livre de frutose, o que você possa imaginar – e para serem consumidos em todos os momentos possíveis (antes, durante e após o exercício).

Se você se sente confuso e soterrado pela ampla gama de combustíveis esportivos industrializados disponíveis no mercado, saiba que não está só. Atletas e praticantes de exercício casuais, do mesmo modo, inevitavelmente me perguntam, "Qual é a melhor barra energética? Gel? Bebida esportiva?". Alguns se preocupam em consumir a melhor proporção de carboidrato:proteína. A resposta simples é que você precisa descobrir quais produtos são melhores para você, experimentando-os durante os treinos. A melhor escolha para uma pessoa pode ser nauseante para outra.

Em geral, os alimentos esportivos industrializados tendem a ser mais visados por conveniência do que por necessidade. Podem facilitar a obtenção de energia, eliminar a carga mental e proporcionar mais benefícios do que se obtém bebendo água pura. Entretanto, se o seu orçamento é limitado, tome nota: uma garrafa diária de bebida esportiva no pós-exercício que custa em média R$ 6,50 acrescenta cerca de R$ 200,00 por mês em comparação ao consumo de água com açúcar. A receita de bebida esportiva caseira fornecida no Capítulo 25 pode lhe render uma boa economia.

Sem dúvida, existe um momento e um lugar para consumir os combustíveis esportivos artificiais, particularmente se você for um ciclista de resistência de alto nível, maratonista, triatleta ou atleta de aventura que se exercita intensamente, ou que é limitado por um trato intestinal sensível. Em outras palavras, não tome uma bebida esportiva no almoço (em vez de suco de laranja) nem tome suplementos (no lugar de frutas) no lanche da tarde. Certifique-se de descartar algumas cascas de maçã e banana na composteira, em vez de embalagens de barras energéticas artificiais na lixeira. (Ao escolher seus alimentos, considere o impacto ambiental negativo das garrafas de plástico das bebidas esportivas, das caixinhas de géis e das embalagens de alimentos esportivos.)

Muitos atletas se deixam levar facilmente pelas propagandas que prometem "levar a dieta esportiva para o próximo nível" com os produtos que comercializam. Os alimentos artificiais, suplementos e estimuladores de energia parecem proporcionar a solução mágica em um momento em que a vida é tão corrida, o desempenho deixa a desejar, as refeições são feitas por tentativa e erro e o sono é inadequado. Entretanto, alguns desses produtos fornecem nutrientes em uma dosagem não natural que acaba comprometendo o desempenho. Por exemplo, sei que os atletas conseguem absorver mais carboidrato quando este é obtido de fontes variadas e não só de uma fonte, como seria o caso com as bebidas esportivas industrializadas (Jentjens et al., 2006; Wallis et al., 2005). Sabe-se que a gordura é importante para reabastecer as reservas intramusculares de gordura que são depletadas durante o exercício de resistência (van Loon et al., 2003). Contudo, muitos produtos industrializados fornecem carboidrato e proteína, mas não fornecem gordura. Mais pesquisas se fazem necessárias para comprovar que os alimentos naturais são tão ou até mais eficientes do que os produtos artificiais. O problema é o alto custo de uma pesquisa que compare os benefícios, digamos, de um sanduíche de pasta de amendoim aos de um confeito esportivo. A indústria da pasta de amendoim teria que decidir se esse tipo de projeto de pesquisa poderia melhorar seus lucros.

# 12

## Nutrição e mulheres ativas

Seja você uma adolescente que espera se destacar nos esportes no ensino médio, uma corredora adulta que contempla a possibilidade de gravidez ou uma corredora de elite na menopausa, é provável que tenha dúvidas nutricionais especificamente femininas. Este capítulo aborda algumas questões relacionadas à nutrição confrontadas por mulheres ativas ao longo do ciclo de vida.

## Nutrição e perda do período menstrual

As mulheres que se exercitam bastante e comem muito pouco podem parar de menstruar (uma condição conhecida como amenorreia). Embora você possa crer que a amenorreia é desejável, afinal não terá mais que lidar com as chatices dos períodos menstruais mensais, trata-se de uma condição que pode acarretar problemas que irão interferir na sua saúde e na capacidade de alcançar o melhor desempenho. Entre esses problemas estão:

- Uma incidência quatro vezes maior de fraturas por estresse que colocará você de escanteio (Nattiv, 2000).
- Osteoporose prematura, que pode afetar a saúde dos seus ossos em um futuro não tão longínquo.
- Dificuldade para engravidar, seja agora ou no futuro (após a retomada das menstruações), caso deseje constituir uma família.

A amenorreia pode ocorrer, por exemplo, quando você avança em seu programa de exercícios sem reforçar a ingestão calórica. Se isso acontecer, não ignore. É possível que esteja experimentando aquilo que era chamado "a tríade da mulher atleta" (alimentação desordenada, amenorreia e baixa densidade mineral óssea), mas que hoje se conhece como "deficiência energética relativa no espor-

Capítulo 12 | Nutrição e mulheres ativas **249**

te" (RED-S, *relative energy deficiency in sports*) (Mountjoy et al., 2014). Essa mudança se deve à constatação de que não se trata de um problema exclusivamente feminino. Atletas do sexo masculino também se alimentam pouco (Teneforde et al., 2016). A RED-S se refere à função fisiológica comprometida, que inclui (sem se limitar a) os seguintes problemas de saúde, com gravidade variável:

- Ingestão calórica inadequada (por "não ter tempo de comer", estar em uma dieta restritiva ou ter algum distúrbio alimentar evidente).
- Períodos menstruais irregulares ou inexistentes (ou perda da libido, em homens).
- Fraturas por estresse e ossos enfraquecidos (resultando em osteoporose precoce).
- Taxa metabólica reduzida (comer menos que as outras pessoas, sem perder peso).
- Reservas de glicogênio diminuídas (perda de vigor e resistência).
- Força muscular reduzida (perda de potência).
- Depressão, irritabilidade (diminuição da qualidade de vida).

Em geral, a amenorreia ocorre em mulheres com transtornos alimentares ou cuja alimentação é desordenada, mas também pode ocorrer em estudantes atarefadas e mulheres que trabalham e não têm tempo para se alimentar adequadamente.

Para conseguir menstruar, seu corpo precisa de pelo menos 30 calorias/kg de massa magra corporal (peso isento de toda gordura corporal). Por comparação, uma mulher comum (não atleta) mantém o balanço energético em torno de 45 calorias/kg de massa magra corporal (Mountjoy et al., 2014).

Uma mulher atleta que pesa 54 kg e tem apenas 20% de gordura corporal, por exemplo, tem uma massa magra corporal (MMC) de 44 kg (20% × 54 kg = 11 kg de gordura, o que significa uma MMC = 44 kg). Essa atleta precisa ingerir pelo menos 1.300 calorias (30 calorias/kg × 44 kg = 1.300 calorias) que não são queimadas, mas constituem "energia disponível". Se ela queimar 500 calorias nos exercícios, precisa consumir pelo menos 1.300 + 500 = 1.800 calorias para que seu corpo funcione normalmente (i. e., menstrue). Sem dúvida, isso é pouco demais para abastecer completamente os músculos dela e permitir que alcance um desempenho ótimo.

Muitas atletas amenorreicas foram aconselhadas a tomar pílulas anticoncepcionais para cessar as menstruações, e, do ponto de vista teórico, isso ajudaria a prevenir a perda óssea. Entretanto, as pesquisas atuais não sustentam essa teoria (Gordon et al., 2017; Mountjoy et al., 2014). Ingerir alimento suficiente para evitar uma "drenagem de energia" e reconstruir os músculos é a chave para reverter

## Parte II | A ciência da alimentação e do exercício

a perda óssea. Os alimentos adequados incluem carboidratos adequados para repor as reservas de glicogênio depletadas, proteína adequada para construir músculos que puxam os ossos e melhoram a resistência óssea, gordura adequada para a manutenção do equilíbrio hormonal e combustível suficiente para manter o balanço energético.

---

**Fato ou mito**

**Exercitar-se demais causa amenorreia.**
**Os fatos:** a amenorreia é mais comumente causada pela ingestão de muito pouco alimento e não pelo excesso de exercício. A maioria das mulheres atletas tem períodos menstruais regulares. Elas consomem calorias o suficiente para sustentar tanto seus programas de exercício quanto a capacidade reprodutiva de seus corpos.

---

Para algumas mulheres, consumir mais alimentos é mais fácil de dizer do que realmente fazer – em particular quando se luta contra um transtorno alimentar. Se o simples pensamento de adicionar mais combustível à sua dieta esportiva gera pânico, talvez seja desejável procurar a ajuda de um nutricionista especialista em nutrição esportiva. Para encontrar um nutricionista, busque no *site* de rede de referência de profissionais. As dicas a seguir também podem ser úteis:

- **Pratique se alimentar como você fazia quando era criança.** Concentre-se em comer quando estiver com fome e parar quando ficar satisfeito. Caso esteja sempre com fome e constantemente obcecado por comida, você com certeza está se alimentando pouco. Seu corpo está reclamando e pedindo mais combustível. É provável que você precise de 300-600 calorias adicionais por dia (Mountjoy et al., 2014). Lembre-se: a fome é apenas um pedido por combustível. A informação trazida no Capítulo 16, aliada às recomendações do médico e do nutricionista, pode ajudar a estabelecer uma ingestão calórica apropriada.
- **Alimente-se em horários regulares.** As mulheres amenorreicas costumam seguir padrões alimentares caóticos, não tradicionais. Elas podem fazer uma pequena refeição no café da manhã, outra no almoço e deixar para comer demais à noite, ou podem se conter de segunda até quinta-feira e exagerar nos fins de semana. Se o seu peso está estável, você de algum modo tem consumido a quantidade de calorias de que precisa, então também poderia consumi-las em refeições integrais e bem balanceadas, feitas em horários regulares, sem passar mais que 3-5 horas (ou até o aparecimento da fome) sem combustível. Novamente, para planejar as refeições, busque a ajuda de um profissional nutricionista, em vez de querer dar conta de tudo sozinho.

- **Consuma proteína adequada.** Os vegetarianos, em particular, precisam garantir o consumo de proteína adequada para minimizar o desgaste muscular que ocorre quando uma pessoa se alimenta pouco. As necessidades de proteína aumentam quando a ingestão calórica diminui. Veja no Capítulo 7 as diretrizes específicas para proteínas.
- **Consuma pelo menos 20% de suas calorias a partir de gorduras.** Certa quantidade de gordura é absolutamente indispensável para a saúde e o bem--estar. Evite os itens isentos de gordura. Seu corpo necessita de gordura para construir membranas celulares sadias e produzir substâncias similares a hormônios chamadas prostaglandinas. Você deve reforçar a sua ingestão de gorduras boas e balancear cuidadosamente a gordura saturada ("ruim") presente nas carnes vermelhas e outras fontes gordurosas de proteína animal. Para a maioria das mulheres ativas, consumir 40-60 g de gordura por dia seria uma dieta pobre em gorduras. Um plano como esse claramente aceita salmão, amendoim e outras manteigas de castanha, abacate, amêndoas, nozes, sementes de abóbora, azeite de oliva e outras gorduras promotoras de saúde, além de quantidades menores de gordura saturada como aquelas encontradas na carne bovina magra, queijo com teor reduzido de gordura e outros alimentos nutritivos que conferem equilíbrio a uma dieta esportiva. Se você simplesmente não consegue adicionar manteiga de castanha às torradas nem óleo às saladas, então faça o seguinte:

  - Salpique sementes de girassol ou lascas de amêndoas nas saladas.
  - Nos lanches, coma frutas secas com castanha e uva-passa.
  - Coma peixes ricos em ômega-3 (p. ex., salmão, atum) duas vezes por semana.
  - Use azeite de oliva ou óleo de canola para cozinhar.

- **Mantenha uma dieta rica em cálcio.** Os ossos são beneficiados pelo efeito fortalecedor produzido pelo exercício, mas o exercício não compensa a falta de cálcio, em particular quando a ingestão de calorias e vitamina D é inadequada. Ademais, os ossos de atletas com amenorreia são menos responsivos aos efeitos construtores ósseos do exercício. Os níveis diminuídos de estrógeno reduzem a captação de cálcio do sangue e sua deposição nos ossos, o que aumenta o risco de fraturas por estresse (Mountjoy et al., 2014).

  Você deve investir na saúde dos ossos (e dos músculos), reforçando a sua ingestão calórica. A baixa disponibilidade de energia está associada a uma saúde óssea precária. Uma forma sábia de consumir mais calorias é incluir uma porção de laticínio, leite de soja ou iogurte rico em cálcio (e em proteína) em cada refeição e lanche, de modo a obter um total de 1.500 mg de cálcio por dia. (As fontes dietéticas de cálcio são preferíveis aos suplementos, porém qualquer cálcio é melhor do que nada.) Consuma também vitamina D, caso seus níveis sanguíneos estejam baixos.

Abstenha-se dos "leites" de amêndoa ou vegetais, os quais são pobres em proteína e mais parecem suco. (Ver no Cap. 1 mais informação sobre cálcio e alternativas de laticínios.) Além disso, se a sua dieta atual inclui grandes quantidades de cereais, frutas, legumes e verduras, você deve ter uma necessidade ainda maior de cálcio porque as fibras podem interferir na absorção do cálcio. Você não precisa consumir mais que 35 g de fibras por dia.

Muitas mulheres amenorreicas se preocupam com a saúde dos ossos – e com razão. Se a amenorreia está associada com anorexia, é possível que você esteja perdendo densidade óssea a uma taxa de 2,5% ao ano (Miller et al., 2006). Multiplicando isso por vários anos, não surpreende que tantas de minhas clientes na faixa de 20-30 anos tenham ossos semelhantes aos de idosas de 70 anos e problemas com fraturas por estresse. As adolescentes, em particular, precisam otimizar sua densidade óssea porque o pico de densidade óssea é atingido por volta dos 19 anos de idade. As adolescentes precisam estar totalmente conscientes de que não só estão perdendo densidade óssea como também não estão ganhando densidade óssea, como deveria ocorrer nos anos da adolescência. Se os seus ossos não são tão densos quanto os de uma adolescente, talvez você nunca atinja o pico de massa óssea e venha a ter risco aumentado de osteoporose nas fases mais tardias da vida (Weaver, 2002). Incrivelmente, um quarto das mulheres jovens com anorexia desenvolvem osteoporose precoce. Algumas terminam adquirindo uma dor intensa para o resto da vida, enquanto outras ficam na cadeira de rodas.

É possível recuperar grande parte da perda óssea alimentando-se bem o suficiente para reconstruir os músculos e ganhar peso, ainda que nem sempre a recuperação seja total (Dominguez et al., 2007). Um estudo de caso envolvendo uma maratonista de 31 anos de idade indica que ela conseguiu trazer sua densidade mineral óssea de volta aos valores normais alimentando-se melhor e reconstruindo seu corpo, apesar do longo histórico de anorexia e amenorreia (Fredericson e Kent, 2005). Nem todo mundo tem a mesma sorte.

- **Livre-se da balança do banheiro.** Em vez de se esforçar para atingir um determinado valor na balança, deixe seu corpo assentar conforme seu peso genético. A informação contida nos Capítulos 14 e 16 pode ajudar a estimar um peso que você consegue manter confortavelmente, sem ter que fazer regime o tempo todo. Seu médico ou nutricionista também podem fornecer aconselhamento profissional livre de viés. Se você acredita que está sendo esmagado por algum transtorno alimentar, busque ajuda de um psicólogo (do esporte).

Embora as atletas tenham medo de que comer mais e se exercitar menos leve a um ganho de peso que irá comprometer seu desempenho, isso não ocorre. Veja um simples exemplo: uma corredora amenorreica de 19 anos reduziu os treinos em 1 dia por semana, aumentou a ingestão alimentar diária com a adição de um suplemento de refeição líquida com 360 calorias, ganhou poderosos 2,7 kg (de 48 para 51 kg) em cerca de 4 meses e voltou a menstruar. Ela bateu mais recordes pessoais do que jamais conseguira em nenhuma das temporadas anteriores, bateu dois recordes escolares e se qualificou para um evento nacional de *tracking* (Dueck et al., 1996). O que você está esperando?

## Nutrição e gravidez

Muitas mulheres ativas têm doces sonhos de se tornarem mães. Outras têm pesadelos com os efeitos que uma gravidez produzirá em seus corpos. As atletas competitivas, em particular, se preocupam em "engordar". Lembre-se de que gravidez e obesidade são muito diferentes. Os 11-16 kg ganhos durante a gestação podem ser atribuídos ao peso do bebê (3,6 kg), placenta (0,9-1,4 kg), líquido amniótico (0,9-1,4 kg), útero (0,9-2,3 kg), tecido mamário (0,9-1,4 kg), suprimento sanguíneo (1,8 kg) e reservas de gordura para o parto e a amamentação (2,3-4 kg). O Institute of Medicine (2009) recomenda às mulheres que estão abaixo do peso no início da gestação que ganhem mais peso (13-18 kg), e àquelas que estão acima do peso que ganhem menos peso (6,8-11,3 kg).

### Nutrição antes da gravidez

Se você está contemplando a maternidade, não deve esperar até engravidar para começar a se alimentar bem. Todo dia, as mães precisam fortalecer o corpo com os nutrientes necessários para o bem-estar do próprio corpo e do corpo da criança ainda não nascida. Em particular, uma dieta esportiva pré-gravidez deve ser rica em folato (Tab. 12.1), uma vitamina do complexo B que ajuda a prevenir o dano cerebral no feto no momento da concepção, além de poder diminuir o risco de alguns tipos de defeitos inatos. O folato é a forma natural dessa vitamina B, encontrada nos alimentos. O ácido fólico é a forma sintética encontrada nos suplementos e alimentos enriquecidos ou fortificados. A ingestão recomendada é 400 mcg de folato (ou, mais precisamente, de equivalentes de folato da dieta) por dia.

**254 Parte II** | A ciência da alimentação e do exercício

**Tabela 12.1** Fontes de folato ou ácido fólico

A sua ingestão-alvo é 400 mcg por dia. Isso pode ser conseguido escolhendo frutas, verduras verdes, feijão, legumes e grãos e cereais enriquecidos. Note que os cereais não enriquecidos ("100% naturais") não contêm folato.

| Alimento | Quantidade | Folato ou ácido fólico (mcg) |
|---|---|---|
| Alimentos naturais | | |
| Espinafre | 1 xícara cozido | 230 |
| Lentilhas | ½ xícara cozidas | 180 |
| Aspargos | 6 hastes | 135 |
| Brócolis | 1 xícara cozido | 100 |
| Alface-romana | 1 xícara picada | 65 |
| Abacate | ½ médio | 60 |
| Grão-de-bico | ½ xícara, enlatado | 60 |
| Feijão-vermelho | ½ xícara, enlatado | 50 |
| Laranja | 1 média | 50 |
| Ervilhas, verdes | 2 colheres de sopa | 30 |
| Pasta de amendoim | 2 colheres de sopa | 25 |
| Ovo | 1 grande | 25 |
| Alimentos enriquecidos e fortificados | | |
| Cheerios | 1 xícara | 335 |
| PowerBar | 1 | 240 |
| Farinha, enriquecida | ½ xícara | 180 |
| Mingau de aveia, instantâneo | 1 sachê | 150 |
| Pão, farinha integral | 2 fatias | 30 |
| Cereais não enriquecidos | | |
| Puffins original | ¾ de xícara | 0 |
| Granola com baixo teor de gordura | ¾ de xícara | 0 |

National Institutes of Health Office of Dietary Supplements, http://ods.od.nih.gov; USDA National Nutrient Database for Standard Reference, www.ars.usda.gov.

## Nutrição durante a gravidez

Cada mulher atleta vivencia a experiência da gravidez de modo exclusivo. Algumas se sentem bem, comem bem, exercitam-se regularmente e passam com tranquilidade pelos nove meses da gestação. Outras, porém, apresentam fadiga, náusea, lombalgia e vários desconfortos adicionais. Algumas ganham mais peso do que o previsto, e outras ganham peso de acordo com as diretrizes-padrão. Alimente-se conforme o apetite e acredite que as refeições e lanches regulares contribuirão para um ganho de peso corporal adequado, o desenvolvimento de um bebê saudável e o aproveitamento de um programa de exercícios confortável. E, se você se exercitar, seu condicionamento irá melhorar e o risco de parto por cesariana pode diminuir, contudo as alterações no peso provavelmente serão semelhantes com ou sem exercícios intencionais (Brik, Fernandez-Buhigas e Martin-Arias, 2018).

A sua melhor escolha, em termos de nutrição durante a gestação, é seguir as diretrizes nutricionais apresentadas nos dois primeiros capítulos deste livro, bem como ler alguns livros sobre gestação sugeridos no Apêndice A. Sua dieta deve ser focada no ácido fólico (ver as fontes na Tab. 12.1), em alimentos ricos em cálcio, verduras e legumes de folhas verde-escuras ou coloridos, frutas frescas como laranja e outras frutas cítricas, grãos integrais e alimentos ricos em ferro e proteína. Atletas que engravidam com as reservas de ferro baixas apresentam alto risco de anemia. A gravidez já é suficientemente fatigante.

Para quase dois terços das mulheres, o paladar sofre alterações no decorrer da gestação. Você poderá desenvolver uma forte aversão a carnes vermelhas, verduras e legumes ou café. Se tudo que conseguir engolir for alguns biscoitos *cream cracker*, fique tranquila com a certeza de que seu bebê continuará conseguindo crescer com os nutrientes que você armazenou com a dieta pré-gravidez. Caso a sua ingestão seja muito limitada por uma náusea com duração superior a três meses, pode ser desejável consultar um profissional nutricionista que possa sugerir formas de balancear a sua dieta.

Caso esteja tendo desejos incomuns, como desejo por sal, gordura ou carne vermelha, é possível que a natureza esteja lhe dizendo que esses alimentos contêm os nutrientes de que você precisa. Ceder aos desejos por comida, com moderação, tende a ser inofensivo, por isso escute seu corpo e responda apropriadamente. Tente satisfazer seus desejos por doces fazendo escolhas mais saudáveis, como *cookies* de aveia com uva-passa, iogurte grego de baunilha ou tâmaras e abacaxi desidratado, em vez de doces. A realidade pode ser que somente aquele alimento específico resolva o problema: o alimento-alvo do seu desejo. Consumir uma dieta pré-gravidez saudável garante que você comece bem nutrida e, assim, seu corpo consiga sobreviver aos desejos estranhos e enjoos matinais.

## Nutrição após a gravidez

Se você acabou de se tornar mãe e está preocupada que nunca irá perder o peso que ganhou durante a gestação, tenha paciência e lembre que a vida tem fases. O primeiro ano após a gravidez talvez não seja o momento de ser tão magra ou atlética quanto você gostaria. A gestação dura 9 meses, e muitas mulheres precisam de mais 9-12 meses para retomar ao físico pré-gravidez (Fig. 12.1). Agora não é hora de tentar uma dieta radical.

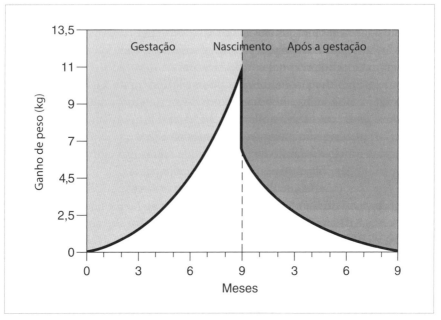

**Figura 12.1** As mulheres grávidas geralmente ganham 11-16 kg durante a gestação e podem precisar de pelo menos nove meses para voltar ao peso pré-gravidez após o parto.

O melhor a fazer é se concentrar em se alimentar bem e confiar que uma alimentação saudável contribuirá para o retorno ao seu peso apropriado. Entretanto, esse processo costuma ser confuso porque a maternidade traz consigo seu próprio conjunto de desafios e frustrações nutricionais. Quando o bebê chora, sua vida para, assim como muitos hábitos de alimentação saudável. Fadiga, mudanças estressantes na vida, ajustes familiares e falta de energia para comprar e preparar a comida também cobram sua parte na qualidade de sua dieta. Ademais, também poderá faltar a energia mental necessária para manter seu programa de exercícios.

Esses estresses e frustrações que acompanham a maternidade podem interferir em seus planos de perder peso e até contribuir para um ganho de peso. Se agora você fica em casa o dia inteiro, com a comida prontamente acessível, é possível que se conforte com doces, bolachas e outras guloseimas. A exaustão física, a falta de tempo e as responsabilidades com o cuidado do bebê podem frustrar as suas intenções de se exercitar. Se esse for o caso, pode ser desejável contratar uma babá (ou revezar nos cuidados do bebê com outra mãe), para assim ter tempo de cuidar de si mesma. Isso poderá ajudar você a se sentir melhor fisicamente, melhorar a sua condição de saúde e fazer você se sentir melhor em relação a si mesma.

Não espere que o peso pós-gravidez derreta com exercícios – mesmo que você se exercite por 45 minutos diários, cinco vezes por semana (Lovelady, 2011). Sim, o exercício regular, tanto durante como após a gestação, pode ajudar a impedir o ganho de peso indesejado, porém os fatores mencionados antes podem afetar seu peso mais do que a falta de exercício (Haakstad e Bo, 2011). Se tem medo de acabar com um peso aumentado pelo resto da vida, tome nota de um levantamento de mulheres que recentemente se tornaram mães. A maioria delas, as quais eram todas corredoras, relatou que voltou a correr em cinco semanas após o parto e alcançou o peso pré-gravidez em cinco meses (Lutter e Cushman, 1982). A maioria das atletas retornará ao peso pré-gravidez dentro de seis meses (Bo et al., 2018). Sim, pode haver uma vida magra após a gravidez, como se pode constatar com as muitas mães magras que você encontra por aí. Nesse momento, ame-se internamente, curta o seu bebê, orgulhe-se da sua conquista e seja gentil consigo mesma.

## Mulheres como guardiãs da nutrição da família

Muitos de meus clientes ativos são pais e mães conscientes da saúde e do peso que estão frustrados com as práticas alimentares dos filhos. Uma delas é Janine, uma triatleta e mãe de duas meninas (com 11 e 14 anos de idade). Certa vez, ela desabafou: "Gostaria de fazer minhas filhas se alimentarem melhor e se exercitarem mais. Elas adoram *junk food*, passam horas enviando mensagens de texto para os coleguinhas e pesam mais do que deveriam. A hora das refeições está se tornando a III Guerra Mundial". Janine se esforçava bastante para ensinar as filhas sobre a importância da nutrição e da saúde, mas suas mensagens entravam por um ouvido e saíam pelo outro.

Recomendei que Janine não focasse alimentos "bons" *versus* alimentos "maus", mas ensinasse as meninas a apreciar todo tipo de alimento e o modo como uma boa nutrição ajuda o corpo a fazer maravilhas. É normal que as crianças desejem alimentos de pouco valor nutricional, mas é igualmente normal que elas também desejem alimentos "que fazem bem". O equilíbrio – e não a restrição – deve ser a mensagem-chave. Caso contrário, as crianças comem escondido.

Apesar da crença popular, as crianças (e seus pais) não precisam consumir uma dieta perfeita para terem uma boa dieta. A maioria das crianças pode atender às suas necessidades nutricionais com 1.200-1.500 calorias, consumindo uma variedade de alimentos integrais. Portanto, há espaço para os "alimentos divertidos", desde que seja com moderação. (Algumas crianças ativas, na verdade, podem ter problemas para obter as calorias adequadas se os pais impuserem limites rígidos às guloseimas.) Uma forma de reduzir a ingestão de alimentos que não fazem tão bem pelas crianças é oferecer um "segundo almoço" ou "jantar antecipado" saudável, após a escola e antes dos esportes. Saborear pasta de amendoim com biscoitos *cream cracker*, um *muffin* inglês, pizza, cereais com leite, um *smoothie* de frutas ou um sanduíche é preferível à rotina padrão de mastigar barras de chocolate, bolacha e salgadinho. Um segundo almoço saudável é particularmente importante para crianças que se alimentam mal na escola. Para ajudar a dar um fim às guerras de comida, recomendo firmemente o livro de Ellyn Satter, *Secrets of Feeding a Healthy Family* [Os segredos da alimentação de uma família saudável].

## O corpo em desenvolvimento das crianças

Nina, uma corredora *fitness* e mãe de uma nadadora de 12 anos de idade, via com desgosto a filha de maiô. "Sarah está gorducha, apesar das nossas tentativas de mantê-la ativa." Lembrei a Nina que o corpo de cada criança é único; algumas são miúdas, algumas são maiores e outras estão no meio termo. Isso é normal e está tudo bem. Embora Nina estivesse infeliz com o físico da filha, alertei-a para que expressasse sua preocupação pela ótica da saúde e não da beleza. Ao transmitir a mensagem "Você está tão gorda" (que a criança traduz como "Sou detestável"), pode-se causar danos emocionais. Sem dúvida, Sarah estava mais do que consciente de seu excesso de gordura corporal; ajudá-la a aceitar e apreciar seu corpo seria um passo importante que sua mãe teria que dar.

Embora fazer dieta seja regra entre nadadores e praticantes de outros esportes que enfatizam a magreza (patinadores artísticos, dançarinos, ginastas, corredores), a pressão para adquirir o corpo "perfeito" pode ser problemática, se quem faz a dieta tiver uma autoimagem precária e baixa autoestima. E, muito frequentemente, as dietas estão relacionadas com sentimentos de imperfeição ou inadequação, e não só com o peso. Fazer dieta aumenta o risco de desenvolver um transtorno alimentar pleno.

Como mãe e exemplo, Nina precisava minimizar o tamanho do corpo como forma de avaliação do automerecimento e ensinar Sarah a se amar de dentro para fora. Aconselhei Nina a jamais fazer comentários sobre o tamanho das crianças grandes; Sarah poderia concluir que deveria ser magra para ser valorizada e amada. Isso é particularmente importante para as meninas durante a puberdade, quando enfrentam as alterações corporais e, ao mesmo tempo, lutam para ser as melhores em seus esportes. Seus esforços para controlar o peso podem levar a dietas não saudáveis, frustração, culpa, desespero e fracasso.

## Ajuda para filhos com excesso de gordura

Nina sentia-se perdida sobre como ajudar a filha Sarah a perder peso. Disse--lhe que as questões relacionadas com peso na infância são complexas e constituem tema de discussão tanto entre pais como entre pediatras. Sabemos que restringir a ingestão alimentar de uma criança é inútil. Isso tende a resultar em comer escondido, compulsão alimentar, culpa e vergonha – a mesma situação em que se encontram os adultos que "põem a dieta a perder". Só que, nesse caso, os pais assumem o papel de "policiais da comida" – uma indesejável dinâmica familiar.

Apesar das melhores intenções de Nina, no sentido de prevenir uma obesidade insidiosa, alertei-a contra colocar Sarah em uma dieta, privá-la de batatas fritas ou banir os doces. As restrições dietéticas são inúteis – tanto para adultos como para crianças. Se funcionassem, então a maioria das pessoas que fazem dieta seria magra e não existiria epidemia de obesidade.

As dietas para crianças causam mais problemas do que resolvem. Elas quebram a tendência natural das crianças de comer quando sentem fome e parar quando estão saciadas. Em vez disso, elas passam a supercompensar e a se entupir com a justificativa de "última chance de comer" (p. ex., "É minha última chance de ter um bolo de aniversário, por isso é melhor comer bastante agora porque em casa só poderei comer palitos de aipo e bolinhos de arroz"). Sugeri que Nina delicadamente perguntasse para Sarah se ela estava confortável com seu corpo. Se ela admitisse que estava descontente e expressasse o desejo de aprender a se alimentar melhor, Nina então poderia agendar uma consulta com um profissional nutricionista especializado em controle do peso pediátrico.

Se você, assim como Nina, é mãe de uma criança gordinha, deve saber que as crianças normalmente crescem antes de amadurecerem. Ou seja, elas costumam ganhar gordura corporal antes de entrar na fase do estirão de crescimento. Converse com o pediatra para determinar se o problema é real. Você também pode avaliar o peso de seu(sua) filho(a) com os gráficos de crescimento disponíveis em www.cdc.gov/growthcharts.

É possível que você esteja certa em se preocupar com o peso de seu(sua) filho(a). vemos um número crescente de problemas médicos associados ao diabetes na infância, colesterol alto e hipertensão arterial. Entretanto, as suas preocupações com o peso de seu(sua) filho(a) podem refletir a sua própria ansiedade quanto à possibilidade de ele(a) ser uma criança "imperfeita". Isso mesmo! Você diz que deseja poupar seu(sua) filho(a) do sofrimento de ser gordo(a) – mas reveja bem os seus próprios motivos. Se você é uma pessoa muito consciente do peso corporal e valoriza bastante a aparência, é possível que se sinta maculada por ter um(a) filho(a) com excesso de gordura. Muitas vezes, o problema de peso de uma criança é, na verdade, um problema dos pais. Talvez você deseje um(a) "filho(a) perfeito(a)".

# 260 Parte II | A ciência da alimentação e do exercício

Esteja certa de amar seu(sua) filho(a) gordinho(a) de dentro para fora – e não julgá-lo(a) a partir da aparência externa. Pequenos comentários (p. ex., "Esse vestido é bonito, querida, mas ficaria ainda mais bonito se você perdesse um pouco de peso") podem ser interpretados pela criança como "Não sou boa o suficiente". Como resultado, a autoestima pode despencar e isso contribuirá para um pensamento anoréxico (p. ex., "mais magro é melhor"), então as dietas poderão fracassar (ver no Cap. 17 informação sobre transtornos alimentares).

Sendo assim, o que você pode fazer para ajudar as crianças com excesso de gordura a emagrecerem? Em vez de difamá-las e tentar fazer com que emagreçam por meio da restrição alimentar, torne-as mais saudáveis, ajudando-as a ver os benefícios de serem pessoas mais ativas. Isso poderia significar incentivá-las a assistir menos à TV, planejar atividades agradáveis em família (diferentemente de campo de treinos) e, talvez, criar um grupo de caminhada para a escola com as crianças da vizinhança (um pai/mãe ou estudante do ensino médio apanha as crianças na vizinhança enquanto caminham juntos até a escola). Como uma família, vocês podem desejar se inscrever em algum evento de caminhada beneficente ou corrida. Como membro contribuinte da sociedade, faça ouvirem o que você tem a dizer sobre calçadas de segurança, clubes de saúde que aceitam crianças acima do peso e piscinas de natação onde seja permitido que as crianças (e, aliás, os adultos também) usem camiseta e *short* em vez de trajes de banho constrangedores.

No que se refere a alimentos, forneça aos seus filhos alimentos integrais nutritivos e também "alimentos divertidos" de forma semirregular. (Caso contrário, eles vão sair e consegui-los de algum modo.) Incentive seus filhos a tomarem o café da manhã. Planeje refeições e lanches estruturados; leve a sério o momento do jantar. A sua tarefa é determinar *o que, onde e quando* comer; a tarefa da criança é determinar *quanto e se* comer. (Não force seu(sua) filho(a) a terminar de comer a ervilha, nem o(a) impeça de repetir uma segunda vez.) Se você interferir na capacidade natural da criança de regular a alimentação, pode acarretar uma vida inteira de lutas. Confie em seu(sua) filho(a) para comer quando estiver com fome e parar quando estiver satisfeito – dessa maneira, ele(a) terá energia em abundância para levar um estilo de vida ativo. Ver informação adicional em *Your Child's Weight: Helping Without Harming* [O peso do seu filho: ajudando sem causar danos], de Ellyn Satter.

## Mulheres, peso e menopausa

Até as atletas de elite ganham um pouco de peso com a idade, enquanto aquelas que não são elite comprovadamente ganham muito peso. O truque para controlar o peso é permanecer ativa e consumir calorias de qualidade promotoras da boa saúde. E, mesmo assim, muitas mulheres temem o ganho de peso da meia-idade. É como Mary, uma ávida tenista, se queixava: "Não importa o que eu faça, parece que não consigo parar de ganhar peso". Ela estava frustrada com a expansão de sua cintura e temia um ganho de peso descontrolado. Certa vez, perguntou com medo: "As mulheres estão fadadas a ganhar peso quando atingem a meia-idade?"

A resposta é não. As mulheres nem sempre ganham peso durante a menopausa. Mas, sim, mulheres na faixa de 45-50 anos comumente engordam e têm a região mediana do corpo alargada, à medida que a gordura se assenta na região abdominal e ao redor desta. Entretanto, a maioria dessas alterações é causada pelo envelhecimento, falta de exercício e excesso de calorias – e não só por uma queda nos níveis de estrogênio (Kapoor, Collazo-Clavell e Faubion, 2017). Em um estudo com duração de três anos envolvendo mais de 3 mil mulheres (idade inicial de 42-52 anos), o ganho de peso médio foi 2,1 kg. O ganho de peso ocorreu em todas as mulheres, independentemente do estado menopáusico (Sternfeld et al., 2004). Vamos explorar alguns dos culpados que afetam o peso em mulheres de meia-idade.

A menopausa ocorre durante uma fase em que o estilo de vida da mulher está se tornando menos ativo. Se os filhos cresceram e já saíram de casa, ela pode se ver passando mais tempo sentada na frente da TV ou da tela do computador do que subindo e descendo escadas, carregando montes intermináveis de roupas da lavanderia. Um estilo de vida menos ativo não só reduz as necessidades calóricas como também resulta em declínio da massa muscular; quando as mulheres

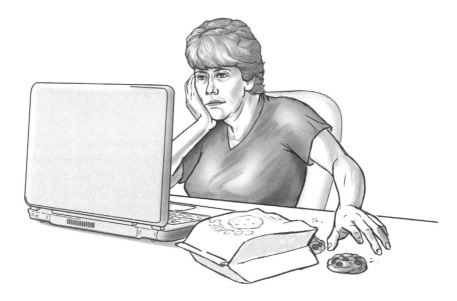

## 262  Parte II | A ciência da alimentação e do exercício

(e os homens) envelhecem, tendem a perder massa muscular, a menos que treinem regularmente. A musculatura influencia a taxa metabólica, por isso menos músculo implica uma taxa metabólica mais lenta e menos calorias queimadas.

Outro problema é que os padrões de sono costumam mudar quando se chega à metade da vida, muitas vezes como resultado de suores noturnos e companheiros que roncam. Muitas mulheres acabam se sentindo exaustas na maior parte do tempo. A exaustão e a privação do sono podem facilmente drenar a motivação de se exercitar de forma rotineira, o que perpetua mais perda muscular e aumenta a queda no metabolismo.

A privação do sono em si também está associada ao ganho de peso. Adultos que dormem menos que 7 horas por noite tendem a ser mais pesados do que aqueles que estão bem descansados. Quando se é privado de sono, o apetite aumenta. O hormônio inibidor do apetite (leptina) é reduzido, enquanto o hormônio intensificador do apetite (grelina) se torna mais ativo (Taheri et al., 2004). Assim, você pode ter dificuldades para distinguir quando está com fome e quando está cansada. Em ambos os casos, bolachas e chocolates podem ser muito tentadores.

A menopausa também pode coincidir com o sucesso na carreira, incluindo refeições de negócios em bons restaurantes, vinho extra, além de férias e cruzeiros. Isso pode representar mais calorias e menos exercício. No meio da vida, a maioria das mulheres está cansada de fazer dieta e de se privar das comidas tentadoras; é possível que tenha estado de dieta desde a puberdade. Aquele "não, obrigada" que prevalecia nas festas de aniversário de antigamente torna-se, agora, "sim, por favor".

A melhor forma de minimizar (se não prevenir) o ganho de peso é se exercitar regularmente, alimentar-se com sabedoria, limitar as calorias do álcool, dormir o suficiente e manter um estilo de vida ativo. Pesquisas sugerem que as mulheres que se exercitam não apresentam os ganhos de peso e cintura que aquelas que não se exercitam acabam adquirindo (Sternfeld et al., 2004). O programa de exercícios ideal inclui tanto exercício aeróbico (para aumentar o condicionamento cardiorrespiratório) quanto exercícios de fortalecimento (para preservar os músculos e a densidade óssea).

---

### Fato ou mito

**A soja ajuda a prevenir as ondas de calor.**

**Os fatos:** um estudo envolvendo mais de 3.300 mulheres em pré e perimenopausa falhou em encontrar quaisquer padrões consistentes sugestivos de que mulheres que consomem mais alimentos à base de soja tivessem menos ondas de calor e suores noturnos. Algumas mulheres individuais conseguiram benefícios reais, por isso não há perigo em reforçar seu consumo de soja para ver se consegue obter uma resposta positiva (Gold et al., 2012).

Apesar da crença popular, tomar hormônios para contrapor os sintomas da menopausa não contribui para o ganho de peso. Quando muito, a terapia de reposição hormonal pode ajudar a inibir o ganho de peso na meia-idade (Davis et al., 2012).

Se você ganhou peso indesejável, não faça dieta. Caso tenha estado de dieta por 35-40 anos de sua vida adulta, já deve ter aprendido que as dietas não funcionam. Em vez disso, você precisa aprender a se alimentar de maneira saudável. Isso significa abastecer suficientemente o seu corpo com cafés da manhã, almoços e lanches da tarde, para assim inibir o apetite e energizar seu programa de exercícios. Em seguida, faça jantares mais leves. Pense em um *déficit calórico pequeno*. Consumir 100 calorias a menos após o jantar (teoricamente) se traduz em perder 4,5 kg de gordura por ano.

Para fazer as pazes com a comida e com seu corpo, leia os Capítulos 16 e 17 e considere procurar um nutricionista especialista em nutrição esportiva. Esse profissional pode desenvolver um plano alimentar personalizado que se adéque às suas necessidades. Além disso, pergunte a si mesma: *eu realmente estou com sobrepeso?* Talvez seja apenas mais de você para amar. Hoje, o seu corpo pode não ser tão perfeito quanto era no auge da sua carreira atlética, mas pode ser bom o suficiente. Incentivo você a se concentrar em estar condicionada e sadia, em vez de ficar magra a qualquer custo. Nenhum peso "perfeito" jamais fará o enorme trabalho de gerar felicidade na meia-idade.

# 13

## Aconselhamento nutricional específico para o atleta

A o longo deste livro, ofereço orientação nutricional esportiva geral tanto para aqueles que se exercitam de maneira casual como para atletas competitivos. A informação apresentada a seguir, específica para o esporte ou para a situação, se aplica aos atletas especializados que estão em equipes, esportes de potência, esportes com categorias de peso, ou esportes de ultradistância ou extremos; aqueles que competem em esportes de inverno; ou, ainda, aqueles que sofreram lesões, têm idade avançada ou estão voltando a se exercitar após uma cirurgia de *bypass* gástrico.

### Nutrição para equipes esportivas

Seja uma equipe de futebol, hóquei, lacrosse, tênis ou futebol americano, quando os atletas se reúnem, é fácil acabar tudo em festinha pré-jogo na traseira de um carro e celebrações pós-jogo que não se adéquam a uma dieta esportiva ótima. Adicione viagens, turnês e sono perturbado, e a nutrição pode facilmente ser deixada de lado. Mesmo assim, com uma liderança forte de seus capitães e técnicos, as equipes de fato conseguem vencer com uma boa nutrição – em especial se competirem contra equipes cujas práticas de abastecimento deixem a desejar – quando se comprometem entre si a planejar antecipadamente e a se alimentar com responsabilidade, inclusive parando de consumir álcool até o fim da temporada, no caso dos atletas maiores de idade.

Alguns fatores a serem considerados para as equipes que desejam entrar para o círculo das vencedoras incluem (Holway e Spriet, 2011):

- A maioria das equipes esportivas é de esportes que envolvem correr e parar, com explosões de esforço de alta intensidade seguidas de pausas com baixa atividade. Os atletas praticantes desses esportes exigentes podem facilmente

Capítulo 13 | Aconselhamento nutricional específico para o atleta **265**

ter suas reservas de glicogênio depletadas e ficar desidratados. Por isso, todos os atletas precisam ser responsáveis e se esforçar para garantir o próprio abastecimento com eficiência.

- Mesmo nos jogos em casa, é preciso planejar o consumo de alimentos e líquidos antes, durante e após os jogos ou turnês, bem como no intervalo. E isso é tarefa dos pais, dos atletas, do capitão da equipe, do coordenador da equipe ou do técnico? Uma boa comunicação pode evitar problemas.
- Em viagens, é improvável que uma equipe "tamanho único" funcione, uma vez que cada atleta tem suas próprias necessidades nutricionais, metas e peculiaridades alimentares. Os *buffets* com múltiplas opções podem atender às necessidades da maioria dos jogadores, na maior parte dos casos – incluindo vegetarianos e jogadores com doença celíaca ou alérgicos a oleaginosas.
- Se a equipe for ficar em um alojamento ou residência distante de casa, alguém precisa revisar o cardápio e providenciar refeições adequadas. Quando o cardápio é "saudável" demais e muito pobre em gorduras, os atletas recorrem ao contrabando de comida para seus aposentos. Para minimizar as reclamações, os cardápios precisam incluir quantidades suficientes de "itens de diversão", jantares especiais e a hora do sorvete, além de um bom suprimento de lanches integrais que sejam populares (p. ex., sanduíches de manteiga de oleaginosas com mel, minicenouras com patê de *homus*, salgadinhos de milho com guacamole, iogurte, *cookies* de aveia com uva-passa, leite de soja ou alimentos lácteos com chocolate estáveis à temperatura ambiente, amêndoas cobertas com chocolate amargo) e prontamente disponíveis, em particular durante os dias de viagem.
- As equipes com sorte suficiente para contar com um nutricionista esportivo serão beneficiadas pela opção de aconselhamento individual, conversas com a equipe, planilha de fatos (incluindo informação sobre suplementos esportivos populares), *tours* ao supermercado e aulas de culinária. Idealmente, esse profissional estará disponível para conversar com os jogadores de maneira informal, por exemplo, durante as refeições. Contar com um nutricionista esportivo para a equipe ajuda o técnico e os instrutores a permanecerem dentro de seu escopo de prática e se concentrarem naquilo que fazem melhor – treinar os jogadores.
- Durante os treinos de pré-temporada, que incluem treinos redobrados, os atletas podem facilmente se tornar depletados e desidratados, além de perderem peso. Na temporada de competições, os atletas podem ter mais tempo para comer, mas precisam de menos calorias em razão do treino reduzido. Isso pode levar a ganhos de peso indesejáveis. A educação nutricional pode ajudar a gerenciar as questões relacionadas ao peso.

**Parte II | A ciência da alimentação e do exercício**

- Quando existe preocupação com a desidratação, o nutricionista esportivo pode estabelecer pesagens antes e depois das práticas, a fim de identificar os jogadores que perdem mais de 2% do peso corporal (ponto em que o desempenho pode despencar). Quando há preocupação com o orçamento, os atletas têm a possibilidade de consumir uma bebida esportiva caseira (ver a receita no Cap. 25) por uma fração do custo das bebidas esportivas vendidas no mercado.
- O período fora das temporadas é conveniente para os atletas perderem a gordura corporal indesejada e construírem músculos. Os atletas que ficam com preguiça acabam ganhando gordura e perdendo músculo. Elaborar um plano de controle do peso durante o período fora da temporada pode prevenir problemas que afetem toda a equipe no início dos treinos da pré-temporada.

A informação contida neste livro pode ajudar você a estabelecer políticas nutricionais e procedimentos de hidratação, suplementação e recuperação nutricional após as práticas e jogos, bem como a controlar o peso (incluindo a medida da gordura corporal e os transtornos alimentares). Todos os atletas deveriam conhecer as políticas e viver segundo as mesmas regras.

## Nutrição para esportes de potência

Os atletas de potência são aqueles que competem em provas de média distância de maratonas, canoagem, caiaque, remo, ciclismo de trilha e natação. Esses atletas treinam duro, submetem-se à exaustão durante os treinos e precisam dar atenção especial às suas dietas esportivas durante os treinos e enquanto competem. Algumas dicas incluem as seguintes (Stellingwerff, Maughan e Burke, 2011):

- Para treinar em alta intensidade, é preciso começar o treino bem abastecido. Se você começar a treinar com os níveis de glicogênio muscular baixos, não conseguirá alcançar seu melhor desempenho nos treinos e isso significa que também não conseguirá alcançar seu melhor desempenho nas competições. Uma dieta esportiva à base de carboidrato é particularmente importante no dia anterior e após o treino de alta intensidade ou competição. Permanecer bem abastecido e se reabastecer de maneira adequada subsequentemente permitirá que você consiga aproveitar ao máximo seu programa de treinos.
- Para maximizar a força e a massa musculares, coma 20-30 g (mais precisamente 0,3 g/kg de peso corporal) de proteína em cada refeição e lanche, distribuindo uniformemente a proteína ao longo do dia, de modo a fornecer aos músculos um suprimento contínuo de aminoácidos para a construção e reparo teciduais.

- Tome líquidos adequados para minimizar o risco de desidratação. Se não conseguir ingerir líquido durante os treinos intensos e eventos competitivos com duração superior a 45 minutos, pelo menos tente bochechar e cuspir. Apenas enxaguar a boca com água ou alguma bebida esportiva é suficiente para beneficiar seu desempenho (Rollo e Williams, 2011).
- Caso participe de mais de um evento competitivo no mesmo dia, pode ser desejável reabastecer assim que for tolerável, logo após o primeiro evento, para otimizar a recuperação e ficar pronto para o evento seguinte. A meta ideal é cerca de 1 g de carboidrato/kg/h, durante as primeiras 1-6 horas (ACSM, 2016). Isso significa que você precisa planejar com antecedência, de modo a ter os alimentos certos para a recuperação prontos e à disposição. Alimentos doces com efeito glicêmico moderado a alto podem ajudar a maximizar a restauração das reservas depletadas de glicogênio.
- Os agentes tamponantes como bicarbonato de sódio e beta-alanina podem ser benéficos para o desempenho, mas lembre-se de experimentá-los primeiro durante os treinos.

## Nutrição para esportes que enfatizam a aparência e o peso

Ginastas, patinadores artísticos, dançarinos, mergulhadores, remadores e praticantes de esportes com categorias de peso enfatizam a magreza e a aparência do corpo. Isso pode gerar muita pressão para conseguir o corpo "perfeito". Você não só tem que atingir um peso muito baixo como também precisa conseguir isso enquanto tenta melhorar o desempenho. Tal exigência é dura e pode ser esmagadora (Sundgot-Borgen e Garthe, 2011).

A pressão para ser magro, assim como o medo de ser julgado pela magreza, podem facilmente levar a dietas extremas, comportamentos alimentares desordenados e métodos perigosos de controle do peso (roupas quentes, saunas, desidratação) que não só prejudicam o desempenho como também fazem mal à saúde e, tragicamente, chegam a levar à morte. Possivelmente, você aprenderá da forma mais dura que a perda de peso não irá melhorar o seu desempenho, se for alcançada à custa de um grande déficit alimentar. Consultar um nutricionista esportivo pode ser um sábio investimento que o ajudará a alcançar suas metas. Alguns pontos de reflexão são apresentados a seguir.

- Resistir a uma dieta de baixíssima caloria é mental e fisicamente muito difícil. Quando se está faminto, certamente o humor é ruim. Uma educação nutricional adequada lhe permite aprender a perder peso sem se obrigar a passar fome nem adotar práticas de dieta prejudiciais (ver o Cap. 16). De modo ideal, você pode perder peso fora da temporada, a uma taxa de 0,25-0,5 kg

**268** Parte II | A ciência da alimentação e do exercício

por semana. A sua perda de peso por desidratação não pode ultrapassar 2% do peso corporal (1,5 kg para um atleta de 68 kg).

- As suas metas nutricionais incluem ingerir 1,4-2 g de proteína por kg de peso corporal; 4-6 g de carboidrato/kg; e 15-20% das calorias a partir de gorduras (Sundgot-Borgen e Garthe, 2011). Colocar o seu treino antes de uma refeição permitirá que você economize as calorias do "lanche de recuperação".
- Muitas atletas de esportes artísticos restringem a ingestão alimentar a ponto de pararem de menstruar regularmente; seus corpos carecem do combustível necessário ao pleno funcionamento. Isso pode levar a uma saúde óssea precária e às fraturas por estresse que acompanham essa condição (ver Cap. 12), fazendo com que todo o trabalho feito seja perdido.
- Embora a tríade da mulher atleta (amenorreia, baixa densidade mineral óssea que leva a fraturas por estresse e transtornos alimentares) tenha sido estudada em mulheres, atletas masculinos também podem apresentar problemas decorrentes de uma ingestão calórica inadequada, que leva ao declínio do estado de saúde e do desempenho (Teneforde, 2016). Por isso, a designação deficiência energética relativa no esporte (RED-S, *relative energy deficiency in sport*) passou a ser o termo geral usado para abordar essa questão em homens e mulheres. Em um grupo de ciclistas masculinos, uma baixa disponibilidade energética foi diagnosticada em 28% dos indivíduos (ingestão calórica inadequada em relação às necessidades energéticas). Essa condição contribuía para níveis mais baixos de testosterona e uma densidade mineral óssea reduzida na coluna vertebral. Os pesquisadores notaram que os ciclistas que faziam mais restrições e treinavam mais eram os que mais comumente tinham desempenho ruim – apesar do percentual de gordura corporal muito baixo e da "excelente" razão potência:peso (Keay, Francis e Hind, 2018).
- Independentemente do sexo masculino ou feminino, o seu foco sempre deve ser uma perda de peso gradativa, que tende menos a prejudicar seu desempenho atlético. Ademais, se você comer mais do que apenas o mínimo, consumirá um pouco mais de proteína, gordura dietética essencial, carboidrato, cálcio, ferro, zinco e todos os outros nutrientes necessários a uma boa saúde e desempenho superior. Os Capítulos 14, 16 e 17 abordam de forma mais aprofundada as questões relacionadas com o controle do peso.

## Nutrição para atletas de esportes extremos de ultradistância

Com o número crescente de eventos de ultrarresistência e esportes extremos, muitos atletas estão levando seus corpos ao limite. Eles treinam por 3-5 horas por dia para competir durante horas a fio. Suas metas poderiam ser testar seus

# Capítulo 13 | Aconselhamento nutricional específico para o atleta **269**

limites e tentar terminar um triatlo *Ironman* (3,9 km de natação, 180 km de ciclismo, 322 km de ciclismo *double-century*, 161 km de corrida de montanha, atravessar um canal inglês a nado [mais 28 horas], atravessar o Atlântico remando [50-60 dias] e percorrer uma trilha nos Apalaches [3.476 km]), ou qualquer número de outros eventos de ultradistância. A nutrição claramente é um fator decisivo para conseguir concluir um evento desse tipo. Esses atletas põem os princípios nutricionais à prova. Seguir os indicadores nutricionais listados a seguir dará a você ultraenergia para poder concluir seu evento com sucesso:

- Durante as sessões de treino, pratique a forma de abastecimento que você escolheu para o evento. O seu treino deve incluir criar e praticar a sua estratégia de abastecimento para aprender quais alimentos e líquidos combinam melhor durante o exercício prolongado. Bebida esportiva de cereja ou limão? Géis ou "comida de verdade" (p. ex., banana, figo desidratado e batata-doce)? Líquidos enlatados que substituem refeições ou sanduíche de pasta de amendoim com geleia? Se você tiver uma lista de vários alimentos testados e comprovados, não terá que se preocupar com escolhas erradas de alimentos para o dia do evento.

  Considere também o fator "esgotamento das papilas gustativas". Ou seja, quantos géis por hora você consegue aceitar em um triatlo? Em uma trilha, por quantos dias seguidos você comerá ovos em pó no café da manhã? O seu abastecimento de açúcar apenas com bebida esportiva será suficiente durante a prova de *century bike*? Pense em variedade e em uma maneira agradável e fácil de consumir carboidrato suficiente para abastecer seus músculos e o cérebro, bem como proteína bastante para reparar e proteger sua musculatura. Use as estratégias discutidas nos Capítulos 6 a 10.

- Otimize a sua dieta de treino, diariamente. Com muita frequência, em meio aos malabarismos entre trabalho e escola, família e amigos, dormir e treinar, os atletas de resistência têm pouco tempo para planejar cardápios, comprar alimentos e preparar refeições esportivas bem balanceadas; assim como não dispõem da energia necessária para escolher lanches nutritivos. Atletas famintos e cansados costumam pegar bolachas, *nachos* e outros alimentos confortáveis ricos em gordura que enchem o estômago sem abastecer os músculos. Tenha uma coisa em mente: você só conseguirá dar o melhor de si nas competições se permanecer saudável e treinar o melhor que puder. Isso implica consumir uma boa dieta esportiva todos os dias.

  As suas metas incluem sempre se abastecer no pré-treino e reabastecer no pós-treino, consumindo regularmente refeições e lanches à base de carboidrato. Ao alimentar seu corpo de maneira regular ao longo do dia (ao contrário de economizar nas refeições integrais e fazer concessões demais à noite),

# 270 Parte II | A ciência da alimentação e do exercício

você mantém a energia estável o dia todo, sem interrupções. Você precisa desenvolver uma estratégia de alimentação que se adéque ao seu esquema de treinos. Um triatleta desenvolveu a seguinte rotina:

- Bebia 480 mL de suco (i. e., carboidrato) antes da natação matinal. Em seguida, reabastecia a caminho do trabalho, consumindo um *bagel* grande com pasta de amendoim, uma banana e achocolatado (em uma caneca de viagem).
- Na hora do almoço, consumia a refeição do meio do dia quente, na cafeteria do local de trabalho.
- Ainda na hora do almoço, comprava seu lanche da tarde – um *muffin* de farelo, iogurte e suco de laranja.
- Na hora do almoço ele também comprava a refeição da noite (um sanduíche de peru e uma salada de frutas), que guardava na geladeira do escritório.

Esse plano alimentar o impedia de recorrer aleatoriamente a "besteiras" toda vez que sentia fome.

- Planeje dias de descanso. O descanso é parte essencial de um programa de treino. Como os atletas de ultradistância comumente sentem-se esmagados por suas tarefas pendentes, tendem a preencher cada minuto possível com exercício. Péssima ideia. Os dias de descanso são essenciais não só para diminuir o risco de lesão e dar tempo para os músculos se reabastecerem como também para ter tempo de ir comprar comida (e até de cozinhar uma grande tigela de *chili* para a semana, se essa for a sua inclinação). Lembre-se de que coisas *ruins* acontecem quando se treina, e coisas *boas* acontecem quando você descansa.

Preste atenção: o desempenho melhora mais com o exercício de qualidade do que com a quantidade excessiva de exercício (i. e., forçar-se a treinar por um tempo cada vez maior). Sabendo disso, um triatleta completou o Ironman do Havaí treinando apenas uma vez por dia, seja de modo intenso ou por tempo prolongado. Ele reservava um dia inteiro por semana para descansar. Quando terminou o *midpack*, os demais competidores ficaram pasmos.

- Beba bastante líquido. Monitore diariamente a sua urina. Você deve urinar com frequência (a cada 2-4 horas); a urina deve ser clara e em quantidade adequada. Uma urina matinal escura e malcheirosa é um sinal ruim – desidratação. Tome mais líquido.

Durante o treino, é possível estimar suas necessidades de líquido para o dia do evento. Para tanto, você deve se pesar sem roupas, antes e depois de se exercitar por 1 hora no mesmo ritmo do evento. Para cada 0,5 kg de suor eliminado, você deve planejar beber ao menos 500 mL de líquido adicionais enquanto se exercita para prevenir essa perda. Ver no Capítulo 8 mais informação sobre líquidos e como evitar a desidratação.

- Desenvolva um plano alimentar definido para o evento. Você deve saber não só quais são as suas metas de líquido como também as suas metas de calorias. Ao trabalhar com um nutricionista esportivo ou fisiologista do exercício, é possível estimar suas necessidades energéticas por hora. Tente repor pelo menos um terço ou a metade (talvez mais) das calorias queimadas durante o ultraevento, conforme a tolerância. Por exemplo, um ciclista pode precisar consumir 450 calorias por hora durante uma prova longa. Isso equivale a 1 L de bebida esportiva e 5 barras de figo desidratado, ou 1 L de água e um sanduíche de pasta de amendoim e mel. Embale lanches em sacos que atendam às suas metas de calorias por um período de 30-60 minutos. Coma e beba seguindo um esquema. O objetivo é prevenir a desidratação e a hipoglicemia (baixos níveis de açúcar no sangue). Ver no Capítulo 10 mais informação sobre abastecimento durante o exercício.

- Seja flexível e tenha a mente aberta. Embora seja necessário ter um programa bem definido de ingestão de alimentos e bebidas, que garanta uma ingestão adequada de carboidratos e líquido, você também precisa ser flexível. Afinal, seu paladar pode mudar no decorrer das 18 horas de exercício. A sua abordagem inicial de consumir frutas inteiras, sucos e barras energéticas pode se deteriorar na popular Coca-Cola, nas barras de chocolate e em salgadinhos de batata. Preste atenção ao que o seu corpo pede durante o evento; com sorte, o combustível desejado estará disponível. Muitos atletas de ultradistância têm desejos de comer doces, o que é normal. Açúcar durante o exercício é um meio eficiente de adiar a fadiga. Cabe a você sobreviver ao evento; a sua dieta de treino diária o ajudará a permanecer com saúde.

### Você deve "ir de ceto"?

A dieta cetogênica de pouquíssimo carboidrato e alto teor de gordura atualmente é popular entre alguns atletas de ultrarresistência, em particular aqueles com problemas intestinais que pioram com o exercício prolongado. Esses atletas relatam que, ensinando o corpo a queimar gordura corporal, conseguem manter a energia para obter um bom desempenho, enquanto consomem apenas água e eletrólitos, evitando os géis, bebidas esportivas e outros lanches que podem contribuir para o sofrimento intestinal. Até o momento, as pesquisas se dividem quanto a essa dieta queimadora de gordura de fato *melhorar* o desempenho (Burke et al., 2017; McSwiney et al., 2018). Até que mais pesquisas determinem se os atletas competitivos serão ou não beneficiados por "irem de ceto", você precisa avaliar se essa dieta extrema é adequada ao seu estilo de vida e justifica o esforço. Ver mais informações nos Capítulos 6 e 16.

## Nutrição para atletas de inverno

Se você é esquiador ou praticante de corrida, *hiking* ou outro esporte de inverno, deve prestar atenção em sua dieta esportiva. A falta de alimentos e líquidos pode roubar a diversão das suas atividades ao ar livre. Um combustível pré-exercício adequado é fundamental para gerar calor corporal. O tempo frio em si não aumenta as necessidades energéticas, mas você irá queimar calorias extras se a temperatura corporal cair e você começar a tremer. O tremor consiste na tensão involuntária dos músculos para geração de calor. Portanto, você deve se abastecer antes de começar se exercitar no inverno, em particular antes de esquiar, correr ao ar livre ou participar de uma atividade ao ar livre sob condições de frio extremo. Essas dicas podem ajudar você a se abastecer com sabedoria para os treinos em tempo frio.

### Hidratação de inverno

- Beba bastante líquido. Ficar desidratado é um dos principais erros cometidos pelos atletas de inverno. Um estudo que comparou o estado de hidratação de atletas que esquiavam e de atletas que jogavam futebol americano ou futebol relatou que os esquiadores apresentaram a maior taxa de desidratação crônica. Antes da competição, havia 11 dentre 12 esquiadores alpinos apresentando desidratação (Johnson et al., 2010). Isso talvez ocorra em virtude do fato de o frio não só induzir diurese (necessidade de urinar) como também inibir o mecanismo da sede. Os atletas de inverno podem sentir menos sede, apesar da urina abundante e da perda de suor, e podem não pensar em beber líquido. Alguns atletas propositadamente restringem a ingestão de líquido, para assim minimizar a necessidade de urinar. Não resta dúvida de que retirar cada camada de roupa, uma após a outra (p. ex., traje de esquiar, equipamento de hóquei), pode ser trabalhoso. Mesmo assim, a desidratação prejudica o desempenho e é causa de aventuras de montanhismo fracassadas.
- Os atletas de inverno (em especial os esquiadores de altas altitudes) precisam consumir conscientemente líquidos para repor o vapor de água exalado por meio da respiração. Quando se respira o ar frio e seco, o corpo aquece e umidifica esse ar. À medida que você exala, perde quantidades significativas de água. É possível ver esse vapor ("fumaça") ao respirar.
- A menos que você esteja aquecido, não beba água gelada (i. e., a partir de uma garrafa mantida na bicicleta ou do lado de fora da mochila). A água fria pode resfriar e fazer você sentir calafrios. A melhor opção é uma garrafa de água com isolamento térmico ou encher uma garrafa com bebida esportiva quente e, então, cobri-la com uma meia de lã para reter o calor. Se for fazer

*hiking* de inverno, mantenha sua garrafa de água dentro de um dos bolsos e, à noite, junto ao saco de dormir, para evitar que congele.

- Vista-se em camadas, para assim transpirar menos. Roupas suadas drenam o calor do corpo. Conforme o tempo se torna "tropical" no interior do seu traje de exercício, esforce-se para retirá-lo. Desse modo, você permanecerá mais seco e aquecido. Retirar a touca é refrescante; expor a cabeça pode dissipar 30-40% do seu calor corporal.

## Abastecimento de inverno

- O efeito aquecedor geral dos alimentos é conhecido como termogênese (i. e., "geração de calor"). Decorridos 30-60 minutos da ingestão de alimentos, o seu corpo gera cerca de 10% mais calor do que quando o estômago está vazio. Por isso, comer não só fornece combustível como também aumenta a produção de calor (aquecimento). É desejável comer a intervalos frequentes e não pular nenhuma refeição ou lanche.
- Os treinos aeróbicos podem intensificar seu metabolismo em 7-10 vezes acima do nível de repouso. O exercício é um excelente modo de se aquecer no inverno.
- Se você começar a tremer enquanto pratica exercícios de inverno (aliás, até mesmo durante a natação), é provável que se veja buscando comida. Uma queda na temperatura do seu corpo estimula o apetite e você então sente fome. O seu corpo quer combustível para "avivar a fornalha" e, assim, poder produzir calor.
- Por questão de segurança, leve sempre consigo uma fonte de alimento de emergência (p. ex., algumas barras energéticas), para o caso de escorregar no gelo ou sofrer algum acidente que o deixe estático em um ambiente gélido. Os campistas de inverno, por exemplo, costumam manter um suprimento acessível de frutas desidratadas, chocolate ou bolacha, para o caso de acordarem com frio por volta das 3h. E, lógico, fique com o celular.

## Necessidades energéticas

- Quando você começa a esfriar discretamente (p. ex., enquanto assiste a um jogo de futebol americano ao ar livre), descobre que está realizando um tipo de retesamento muscular isométrico que pode elevar a sua taxa metabólica em 2-4 vezes. À medida que você esfria ainda mais, verá que começa a alternar os pés e logo estará saltando. Essa é a forma como a natureza faz você gerar calor e aquecer seu corpo.

**Parte II | A ciência da alimentação e do exercício**

- Caso resfrie a ponto de começar a tremer, essas contrações musculares vigorosas geram uma grande quantidade de calor – talvez 400 calorias por hora. Entretanto, esse tremor intenso depleta rapidamente suas reservas de glicogênio muscular e drena a sua energia. É nessas horas que você agradece por ter consigo os alimentos de emergência.
- Seu corpo usa uma quantidade considerável de energia para aquecer e umidificar o ar que você respira quando se exercita no frio. Por exemplo, se tiver que queimar 600 calorias enquanto pratica esqui *cross-country* por uma hora, a uma temperatura ambiente de −18ºC, é possível que use cerca de 150 desse total de calorias para aquecer o ar inspirado. No verão, você dissipa esse calor pelo suor.
- Quando usa roupas pesadas e carrega equipamentos pesados como esquis, botas, parca ou calçados para a neve, você queima algumas calorias a mais transportando o peso extra. O exército norte-americano concede 10% de calorias a mais para as tropas que usam vestimentas pesadas e se exercitam no frio; as rações para o tempo frio fornecem 4.000-5.000 calorias por dia. Mesmo assim, os requisitos energéticos variam de acordo com a intensidade do frio, o vento e o tipo de atividade física (*hiking* de inverno lento *versus* corrida de esqui *cross-country*). Ver a Tabela 13.1.

**Tabela 13.1**   Requisitos energéticos para atividade física em ambientes de clima temperado, frio e quente
Note que os atletas precisam de combustível extra não só em ambientes frios para permanecerem aquecidos, mas também em ambientes quentes para se manterem frescos.

| Exercício diário | Ambiente | | |
|---|---|---|---|
| | Temperado 0-30ºC | Frio < 0ºC | Quente > 30ºC |
| | Calorias diárias/kg de peso corporal | | |
| Leve | 32-44 | 35-46 | 40-54 |
| Moderado | 45-52 | 47-55 | 55-61 |
| Intenso | 53-63 | 56-68 | 62-75 |
| Exemplo de necessidades energéticas de uma pessoa de 68 kg | 2.200-4.000 cal/dia | 2.400-4.700 cal/dia | 2.700-5.100 cal/dia |

Adaptada de E.W. Askew, Nutrition and Performance at Environmental Extremes, in *Nutrition in Exercise and Sports*, 2.ed., editado por I. Wolinsky and J. Hickson (Boca Raton, FL: CRC Press, 1994). https://archive.org/details/DTIC_ADA275621.

- O controle do peso pode ser problemático para os atletas de inverno. Alguns perdem peso com facilidade por causa da demanda por calorias e do acesso limitado à comida. (Quantas vezes você se dispõe a retirar as luvas para desembrulhar e comer lanches?) Por outro lado, há os atletas de inverno que ganham peso. As longas noites de escuridão proporcionam tempo bastante para comer de maneira excessiva. Você tem que permanecer ativo para evitar ganhar peso no inverno. O exercício ajuda a manter a saúde, o peso e a lidar com a melancolia do inverno.
- O truque para aproveitar os exercícios no inverno é investir em roupas adequadas, se abastecer de maneira correta e prevenir a desidratação.

## Alimentos de recuperação no inverno

- Para espantar os calafrios, reponha as reservas de glicogênio depletadas e reidrate seu corpo; consuma alimentos ricos em carboidrato e quentes, con-

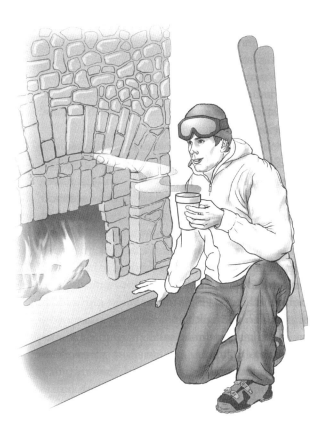

tendo alto teor de líquido e alguma proteína. Alguns exemplos são chocolate quente preparado com leite, mingau de aveia e coberto com oleaginosas e xarope de bordo, *chili*, sopa de lentilhas com sanduíche de queijo tostado (baixo teor de gordura) e massa com almôndegas. O alimento quente, em adição ao efeito termogênico da ingestão de alimentos, contribui para uma rápida recuperação.

- Comparativamente, ingerir alimentos frios e líquidos congelados pode resfriar o seu corpo. Ou seja, deixe a raspadinha (*ice slurry*) para os treinos de verão que ela irá refrescar você. No inverno, é desejável consumir alimentos quentes para abastecer seus treinos. Leve consigo cidra quente[1] ou sopa na garrafa térmica.

## Nutrição para atletas de altitude

Se você é esquiador de altas altitudes, *hiker* ou montanhista, é desejável dar atenção especial extra à sua dieta. A falta de oxigênio já é exaustiva o suficiente, sem os problemas adicionais causados por alimentos ou líquidos inadequados. Mesmo assim, a altitude pode inibir o apetite, e, assim, é possível que você não sinta fome, ainda que suas necessidades energéticas possam aumentar em função do arrasto das botas e do traje de inverno pesados. E, se começar a tremer, suas necessidades energéticas serão intensificadas.

Você também poderá perceber quanta água é perdida por meio da respiração. As perdas respiratórias de água são altas em razão da baixa umidade nas áreas de alta altitude; o ar frio retém pouquíssima água. Para maximizar o seu aproveitamento de uma aventura em altas altitudes, observe as dicas a seguir:

- Garanta que as suas reservas de ferro sejam adequadas, submetendo-se a exames de sangue para ferritina sérica com antecedência mínima de 1 mês em relação à data da ida para a região de alta altitude. Concentrações de ferritina abaixo de 30 ng/mL sugerem um estado abaixo do ideal de ferro que pode comprometer o desempenho. Se os seus níveis de ferritina estiverem baixos, converse com o médico sobre uma suplementação de ferro antes de viajar para a região de altitude elevada e, assim, ter tempo de recompor as reservas de ferro depletadas. O ferro é importante para transportar oxigênio dos pulmões aos músculos ativos.

---

1 N.C.C.: Cidra é uma fruta cítrica pertencente à família das rutáceas (*Citrus Medica*). Sua casca é muito usada no preparo de doces, compotas e chás. No Brasil, esse fruto ainda é pouco comercializado. Podemos substituir a bebida de cidra por outros chás de fruta, como maçã e misturas de frutas desidratadas, como maçã com abacaxi.

- Coma o suficiente. Não faça dieta quando estiver em uma região de alta altitude, pois seu corpo precisa de energia não só para ter um bom desempenho como também para produzir eritrócitos (que transportam oxigênio aos músculos). Embora perder peso a altas altitudes possa ser mais fácil do que ao nível do mar (graças à falta de apetite), o melhor momento para fazer dieta é fora da temporada ou quando voltar para sua casa.
- A primeira coisa que você deve fazer pela manhã é se pesar, para acompanhar sua perda de peso. Se a balança mostrar uma queda, você deve estar se alimentando ou se hidratando pouco, ou ambos. Ajuste adequadamente a sua dieta.
- Planeje fazer exercícios de baixa intensidade durante os primeiros dias; dê tempo ao corpo para se familiarizar com a altitude elevada. Embora você possa estar empolgado para começar a praticar esqui ou *hiking* de alta intensidade, o excesso de exercício logo no começo pode acarretar dificuldades no meio da viagem. A aclimatização total pode demorar 4-6 semanas. Seja paciente.

## Nutrição para atletas com lesão

Sofrer lesões é uma das partes mais difíceis de ser atleta. Se você não consegue se exercitar por causa de um osso quebrado, cirurgia no joelho ou fratura por estresse, é possível que se pergunte o que poderia comer para acelerar a cicatrização. Como evitar engordar enquanto não é possível se exercitar? Quais suplementos você deve tomar? Esta seção aborda essas e outras questões.

De início, trago este lembrete maternal: em vez de moldar a sua dieta quando se machucar, mantenha uma alimentação diária de alta qualidade. Desse modo, você terá um banco robusto de vitaminas e minerais armazenados em seu fígado, prontos e aguardando para serem utilizados. Por exemplo, um atleta bem nutrido tem vitamina C (importante para a cicatrização) armazenada no fígado suficiente para cerca de 6 semanas. Aquele que aprecia *junk food* e sofre uma lesão esportiva séria em uma colisão de bicicleta, tombo ao esquiar ou golpe no hóquei e acaba indo para o hospital com a necessidade de cirurgia ou em coma está em grande desvantagem.

- Uma grande barreira para o abastecimento ideal de atletas com lesão é o medo de engordar. Lembre-se de que até os atletas com lesão precisam comer. Um corredor que mancava chegou de muletas em meu consultório, dizendo "Não como há três dias porque não posso correr". Ele parecia crer que somente merecia comer se pudesse queimar calorias por meio do exercício intencional. Errado. Outro atleta perdera o apetite após uma cirurgia. En-

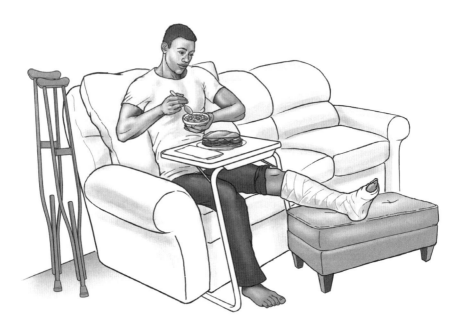

quanto parte de seu cérebro dizia "Que modo ótimo de perder peso", seu lado mais sadio percebia que uma boa nutrição melhoraria sua recuperação. Quanto menos você come, menos nutrientes cicatrizantes consome.
- Apesar da crença popular, a maioria das calorias que você consome é queimada por seus órgãos (p. ex., cérebro, fígado, pulmões, rins, coração). Os órgãos são metabolicamente ativos e requerem muito combustível. Cerca de dois terços das calorias consumidas por uma pessoa comum (levemente ativa) sustentam a taxa metabólica em repouso (a energia necessária apenas para a existência). Acima de tudo, o seu corpo pode chegar a necessitar de 10-20% mais calorias após um traumatismo ou pequena cirurgia; cirurgias maiores requerem muito mais; e andar de muletas aumenta a demanda energética. Sim, é possível que você necessite de menos calorias totais por não estar treinando intensamente, mas certamente necessita mais do que o basal sedentário.
- Seu corpo é seu melhor contador de calorias, por isso responda de maneira apropriada aos indícios de fome. Coma quando estiver com fome e pare de comer quando estiver satisfeito.

Para intensificar a cicatrização, escolha vários alimentos de qualidade que supram a pletora de nutrientes necessários ao bom funcionamento do seu corpo e à cicatrização. Não elimine grupos de alimentos porque todos atuam em conjunto. Seu corpo precisa dos alimentos dos grupos listados a seguir.

# Capítulo 13 | Aconselhamento nutricional específico para o atleta **279**

---

**Fato ou mito**

**A falta de exercício faz os músculos se transformarem em gordura.**

**Os fatos:** se estiver impossibilitado de treinar, seus músculos irão encolher, mas não se transformarão em gordura. Wayne, um esquiador que quebrara a perna, ficou chocado ao constatar como os músculos de sua perna estavam esqueléticos quando o médico retirou o gesso, decorridas 6 semanas. Após retomar os exercícios, ele reconstruiu os músculos, que voltaram ao tamanho original.

Se você exagerar na comida enquanto estiver machucado (como pode ocorrer facilmente quando se está entediado ou deprimido), é de fato possível que ganhe gordura com facilidade. Joseph, um jogador de futebol americano frustrado que sofrera uma concussão ruim, ganhou 6,8 kg rapidamente após a lesão porque continuou a consumir porções reforçadas. Por outro lado, se você comer de maneira consciente, seu corpo consegue regular uma ingestão adequada. Antes de cair de boca em refeições e lanches, pergunte-se: "Estou comendo porque estou com fome ou porque estou entediado? Quanto desse combustível meu corpo realmente precisa?".

Quando sofrem lesões, alguns atletas que estão abaixo do peso acabam ganhando peso. Shana, por exemplo, uma ginasta de 13 anos, percebeu que seu corpo estava "engordando" enquanto ela se recuperava de uma lesão no joelho. O que aconteceu foi que seu corpo simplesmente estava recuperando o atraso e alcançando o físico adequado para a idade e genética dela. Shana não estava engordando e sim amadurecendo normalmente.

---

- **Carboidrato.** Consuma carboidratos oriundos de grãos integrais, frutas e verduras. Esses alimentos ricos em fibra podem ser particularmente úteis no tratamento da constipação decorrente das medicações para a dor pós-lesão e da redução do exercício. Ao queimar carboidrato como combustível, a proteína que você consome pode ser usada para cicatrizar e reparar os músculos. Se consumir pouquíssimas calorias, seu corpo irá queimar proteína para obter combustível e, assim, comprometer a cicatrização.
- **Proteína.** Consuma proteínas de carnes magras, feijão, legumes, oleaginosas, ovos e laticínios com teor reduzido de gordura. Como você precisa de proteína extra no período pós-lesão ou pós-cirúrgico, garanta a inclusão de 20-30 g de proteína em cada refeição e lanche, de modo a fornecer ao seu corpo um fluxo constante de elementos promotores de cicatrização. Uma porção que contém 20-30 g de proteína equivale a uma das seguintes alternativas: 3 ovos; 1 xícara (230 g) de queijo *cottage*; 90-120 g (o tamanho de um baralho de cartas) de carne vermelha, aves ou peixe; dois terços de um bolo de 420 g de *tofu* firme; ou 1,25 xícara de *homus*. Se você tem pouco apetite (como é comum no pós-cirúrgico), essa quantidade de proteína pode parecer imensa. Faça o melhor que puder, começando com 1 ovo e, então, aumentando para 2 ou 3; adicione um pouco de frango à sopa, depois aumente. O iogurte grego

pode ser um reforçador simples de proteína, assim como as barras e pós de proteína comerciais, quando necessário.

A proteína é digerida em aminoácidos necessários ao reparo dos músculos danificados. Apesar da publicidade em torno dos suplementos de aminoácidos promotores de cicatrização que incluem arginina, ornitina e glutamina, é possível obter os aminoácidos necessários a partir dos alimentos.

- **Óleos vegetais e de peixe.** As gorduras presentes no azeite de oliva e no óleo de canola, nas oleaginosas, manteigas de castanha, linhaça moída, óleo de linhaça e abacate produzem um efeito anti-inflamatório. O mesmo acontece com os óleos de peixe ômega-3. Consuma ao menos duas refeições à base de peixe por semana, de preferência peixes mais oleosos como o salmão do Pacífico, perca-gigante e albacora (atum). Diminua a ingestão de alimentos altamente processados e embalados que contêm óleos parcialmente hidrogenados na lista de ingredientes.
- **Vitaminas.** Ao consumir muitas frutas, legumes e verduras coloridos, você consegue uma nutrição mais significativa do que a obtida com uma cápsula de vitamina. As frutas e vegetais contêm antioxidantes poderosos que inibem a inflamação. Não subestime os poderes cicatrizantes do mirtilo, morango, cenoura, tomate e abacaxi. Prepare *smoothies* usando suco de cereja azeda, suco de romã e suco de uva.
- **Minerais.** Muitos atletas, em particular aqueles que comem pouca ou nenhuma carne vermelha, podem necessitar de um reforço de ferro. Os exames de sangue podem indicar se as suas reservas de ferro estão baixas. Caso estejam, seu médico irá prescrever um suplemento de ferro. Também pode ser desejável um pouco (10-15 mg) de zinco extra para intensificar a cicatrização.
- **Ervas, especiarias e extratos vegetais.** Compostos anti-inflamatórios são encontrados na cúrcuma (um componente do açafrão, uma especiaria usada no *curry*), alho, cacau, chá-verde e, claro, frutas, legumes e verduras. Pesquisas sugerem que esses alimentos podem diminuir a inflamação, embora mais estudos sejam necessários para confirmar seus benefícios para os atletas. Para doses terapêuticas, você provavelmente necessitará de doses altas desses compostos na forma de cápsulas. E, mesmo assim, consumir essas ervas e especiarias diariamente, seja na saúde ou na doença, não seria prejudicial e, talvez, pudesse estabelecer uma base para uma recuperação mais rápida.

## Nutrição para atletas de idade avançada

Conforme envelhecemos, as alterações ocorridas ao nível celular contribuem para o inevitável declínio no desempenho observado até em atletas de elite. Se você é uma pessoa idosa que está "desacelerando", lute e permaneça ativo. A atividade física regular, de intensidade moderada a vigorosa, proporciona incontáveis benefícios à saúde, incluindo dormir melhor, sentir-se melhor e funcionar melhor, sem mencionar a prevenção de doenças.

O 2018 Physical Activity Guidelines Advisory Committee Scientific Report (ODPHP, 2018) recomenda 150-300 minutos por semana, o que se traduz em 30-60 minutos, 5 vezes por semana. Não precisa treinar para uma maratona, mas mantenha 5K no seu radar. Ficar em forma é mais fácil do que recuperar a forma; assim como não ganhar peso (o que é possível conseguir com a ajuda do exercício regular) é mais fácil do que perder o peso que se arrasta ano após ano.

Se você tiver artrite, um padrão de alimentação saudável rico em alimentos anti-inflamatórios é um caminho inteligente. Os alimentos anti-inflamatórios consistem em frutas, legumes e verduras, chá, café, pão de grãos integrais e cereais matinais, abacate, azeite de oliva e óleo de canola, oleaginosas, chocolate e quantidades moderadas de vinho tinto e cerveja. Inclua-os em seu padrão alimentar saudável geral. As alegações de que você deve evitar tomate, berinjela, pimentão e outros membros da família das solanáceas não têm fundamento. E continue se movendo da melhor maneira que puder. A Osteoarthritis Action Alliance fornece informações úteis (https://oaaction.unc.edu).

Como um atleta *master*, você pode se perguntar por que as suas necessidades nutricionais são diferentes das necessidades nutricionais dos atletas mais jovens. É possível que você tenha necessidades um pouco maiores de proteína, vitamina B6 e vitamina D, por isso a melhor opção é apenas otimizar a sua dieta esportiva (e o seu programa de exercícios), de modo a alcançar toda margem de vantagem possível em relação ao pessoal mais novo. Os alimentos anti-inflamatórios podem ajudar a manter o seu sistema imune funcionando bem. Alimentos ricos em nitratos (beterrabas, espinafre, rúcula) também podem reforçar o seu desempenho. Os nitratos ajudam a baixar a pressão arterial (que em geral aumenta com o envelhecimento) e melhoram o fluxo sanguíneo para os músculos. Ver o Capítulo 11.

A seguir, veja algumas dicas específicas para ajudar atletas de idade avançada (e os atletas que estão envelhecendo – ou seja, todos nós) a criarem um plano alimentar vencedor apropriado para todo tipo de esporte, incluindo o esporte de viver a vida em sua plenitude:

- **Proteína.** conforme envelhece, você deseja otimizar sua ingestão de proteína – e não restringir. Seus músculos precisam de uma quantidade maior de aminoácidos para alcançar o mesmo efeito construtor de músculos que ocorre nos atletas mais jovens (Doering et al., 2016). A meta desejável é 1,4-1,6 g de proteína/kg de peso corporal/dia. Para um atleta *master* que pesa

68 kg, isso significa 95-110 g de proteína por dia. Isso corresponde a cerca de 25 g, quatro vezes ao dia – mais do que seria possível conseguir consumindo apenas mingau de aveia no café da manhã e sopa na hora do almoço. Tenha a certeza de dar um ritmo à sua ingestão proteica, bem como de distribuí-la de maneira uniforme ao longo do dia. Para um coração sadio, escolha pelo menos 200 g de óleo de peixe por semana (uma porção grande ou 2 porções menores) – em particular, salmão, atum, sardinha e perca-gigante.

Planeje reabastecer logo após terminar o exercício; não adie a alimentação. Se você tiver mais de 70 anos de idade, é possível que necessite de 40 g de proteína pós-exercício para otimizar o crescimento muscular; isso é muito mais do que as necessidades dos homens mais jovens, que constroem músculos com apenas 20 g de proteína pós-exercício (Yang et al., 2012). Um *smoothie* de recuperação com proteína de soro do leite, rica no aminoácido leucina e deflagradora de crescimento muscular, pode ajudar você a conseguir um aproveitamento maior dos treinos.

- **Gordura.** Os óleos vegetais e óleos de peixe produzem um efeito anti-inflamatório protetor da saúde. Considerando que as doenças do envelhecimento (p. ex., doença cardíaca, diabetes e artrite) são desencadeadas pela inflamação, uma escolha sábia é consumir óleo de canola, azeite de oliva, abacate, nozes e óleo de peixe, os quais inibem a inflamação. Ver no Capítulo 2 informações sobre gorduras saudáveis.

- **Cálcio.** Embora seus ossos tenham parado de crescer, estão em constante fluxo, liberando e novamente depositando cálcio. Em mulheres na pós-menopausa, o equilíbrio entre quebra e formação de osso oscila, resultando em perda óssea e risco aumentado de osteoporose – sobretudo se a dieta for pobre em cálcio. Ao incluir um alimento rico em cálcio em cada refeição (p. ex., soja ou laticínios sem lactose), bem como fontes de vitamina D (leite enriquecido, cereais enriquecidos, luz do Sol, suplemento) para intensificar a absorção de cálcio, você investe na saúde dos ossos. Ter músculos fortes fixos aos seus ossos é igualmente essencial, por isso garanta a inclusão de exercícios de fortalecimento (p. ex., levantamento de peso) ao menos duas vezes por semana.

- **Fibras.** Consuma alimentos ricos em fibra em quantidade suficiente para garantir movimentos intestinais regulares; isso não só aumenta o conforto durante o exercício como também é um investimento na boa saúde. A fibra contida no mingau de aveia, por exemplo, pode diminuir o colesterol e o risco de cardiopatia.

- **Vitaminas.** As melhores fontes 100% naturais de vitamina são as frutas, legumes e verduras coloridos – coma um arco-íris. Mantendo-se ativo e se exercitando, você pode consumir mais calorias – e mais frutas e vegetais ricos em vitamina. Esses alimentos integrais fornecem compostos que atuam de modo sinérgico e são mais potentes do que as cápsulas de vitamina.

A suplementação com doses altas de vitaminas antioxidantes como a C e a E é popular entre os atletas *master*. Entretanto, pesquisas sugerem que essa prática pode ter um efeito negativo. O corpo responde ao exercício extra fabricando mais antioxidantes. Ver no Capítulo 11 mais informação sobre suplementos vitamínicos.

- **Líquidos.** Quanto mais você envelhece, menos sensível ao mecanismo da sede se torna. Para minimizar o risco de hipo-hidratação crônica, beba o suficiente para eliminar um volume significativo de urina clara a cada 3-4 horas. Durante o exercício prolongado, siga um plano de hidratação. Ver no Capítulo 8 mais informação sobre como se manter bem hidratado.

O ponto principal é comer com sabedoria, incluindo alimentos ricos em proteína em cada refeição, tomar bastante líquido, exercitar-se regularmente, levantar peso, reabastecer rápido e apreciar a sensação de juventude. Você pode estar envelhecendo, mas não tem que agir conforme a sua idade. Permita que os alimentos integrais e o exercício prazeroso constituam a sua margem vencedora.

## Nutrição para atletas bariátricos

Sem dúvida, o exercício é parte importante de um programa de manutenção do peso bem-sucedido. Algumas pessoas que passaram pela cirurgia bariátrica (p. ex., *bypass* gástrico ou operações de luva gástrica) adotam o exercício. Estima-se que 14% se tornam ativas, enquanto outras 6% acabam se tornando "altamente ativas" (Wing et al., 2008). Se você está no grupo dos altamente ativos, é possível que passe várias horas por dia caminhando ou treinando na academia. É possível que esteja treinando para uma maratona, triatlo Ironman ou prova de *century bike*. As dicas de nutrição esportiva a seguir podem ajudar você a atingir suas metas.

*Nota*: a pesquisa sobre nutrição esportiva bariátrica é bastante limitada. Somente posso oferecer sugestões baseadas em minhas experiências com atletas bariátricos. Você terá que aprender por tentativa e erro as melhores práticas de abastecimento para o seu corpo único e em evolução. Conforme você se torna cada vez mais ativo, é possível que necessite de mais do que uma prescrição padrão de 1.600 calorias por dia, em particular se estiver se exercitando por mais de uma hora ao dia. Essas calorias adicionais não serão "engordativas", mas servirão de combustível essencial para sustentar seu programa de exercícios, alimentar seu cérebro (para que você não tenha vertigem nem tontura) e evitar uma fome torturante.

Parte II | A ciência da alimentação e do exercício

A seguir são listadas algumas crenças e barreiras que complicam um programa de nutrição esportiva para atletas bariátricos, ao menos nos primeiros 1-2 anos após a cirurgia. Com o tempo, você será capaz de desfrutar de uma dieta esportiva mais típica.

- **Abasteça antes de se exercitar.** "Por que eu desejaria comer antes de me exercitar?", perguntou um de meus clientes obesos. "Estou tentando queimar calorias e não comê-las." Eis o porquê: se você não comer nada antes de se exercitar, terá menos vigor e resistência. Seus treinos serão tediosos. Ao consumir 100-300 calorias, conforme a tolerância, no pré-exercício, você conseguirá se exercitar de forma mais intensa e alcançar resultados melhores dos treinos. Também irá aproveitar melhor seu programa de exercícios, e isso é importante. Você precisa sustentar um estilo de vida ativo pelo resto da vida, por isso é melhor gostar do que faz.
- **Descubra fontes de carboidrato que você consiga tolerar.** Se você é como a maioria dos bariatletas, vive com medo de ingerir bebidas ou alimentos que contêm carboidrato que o façam se sentir "entulhado" (instável ou com vertigem, ou ter urgência fecal). É possível ainda que você tenha medo de reintroduzir carboidrato, se já tiver lutado contra um conhecido vício em carboidratos. Mesmo assim, à medida que for construindo seu programa de exercícios, irá se beneficiar com a descoberta de alguma fruta, barra energética ou bebida esportiva que assente bem em seu trato intestinal. Um maratonista descreveu o mingau de aveia como um "carboidrato suave", que ele conseguia tolerar bem antes de um treino, mas relatou que o açúcar refinado e a farinha branca causavam problemas intestinais dentro de 30 minutos. Ele conseguia saborear frutas desidratadas, mas não massa. Nitidamente, todo atleta bariátrico (assim como todo atleta não bariátrico) precisa aprender por tentativa e erro quais alimentos caem bem e quanto pode ser tolerado de cada vez.
- **Monitore a sua urina.** As pessoas que vivem em corpos grandes costumam transpirar intensamente durante o exercício e perdem quantidades significativas de líquido. Monitorar a urina é um modo eficiente de determinar se você reidratou o seu corpo de maneira adequada. A sua meta é eliminar um volume significativo de urina a cada 2-4 horas no decorrer do dia. Você pode precisar beber líquido de forma contínua, em goles, ao longo do dia; então, leve uma garrafa de água com você. Ver no Capítulo 8 mais informação sobre líquidos.
- **Tome seus suplementos de vitaminas e minerais bariátricos.** Os pacientes bariátricos podem facilmente desenvolver deficiências nutricionais, em particular de ferro, vitamina B12 e vitamina D. Uma deficiência de ferro pode

comprometer de forma significativa o desempenho atlético. Um caminhante bariátrico se queixava de estar sempre cansado e com mal-estar. Ele se perguntava se estava exagerando nos treinos ou se seu corpo carecia de nutrientes importantes em consequência do *bypass*. Incentivei-o a fazer um exame de sangue para determinar se alguma anemia estava contribuindo para a fadiga que ele sentia. E, sem dúvida, esse era o problema.

- **Estabeleça uma meta razoável de peso que você consiga manter.** Uma imagem corporal distorcida e um excesso significativo de "carne" podem enviesar as suas metas de peso. Um ciclista que pesava 159 kg identificou 77 kg como sua meta de peso, mesmo tendo uma medida de gordura corporal de 8% em 100 kg. Ajudei-o a identificar um peso saudável e sustentável, que estivesse de acordo com a genética dele. Ele falhou em reconhecer os vários quilos de músculo que havia ganho.

  Embora as medidas de gordura corporal possam ajudar os atletas a avaliar se estão perdendo gordura e construindo músculos, há poucas pesquisas sobre como medir com precisão a gordura corporal de atletas que eram obesos. Mesmo assim, uma ferramenta simples e relativamente eficiente é uma rotina de medir as pregas cutâneas com auxílio do adipômetro. Não é necessário converter as medidas em percentual de gordura corporal (é provável que o resultado seja impreciso), mas basta compará-las de vez em quando. Ou seja, se a espessura das pregas cutâneas continuar a mesma, o ganho de peso irá refletir um aumento no peso muscular ou no peso de água, mas não de gordura corporal. Ademais, o excesso de pele pode ser confundido com excesso de tecido adiposo (gordura), confundindo o atleta.

- **Permita-se tirar um dia de descanso, sem se exercitar.** Os atletas bariátricos costumam relatar que se exercitam sete dias por semana; muitos temem folgar por um dia e, assim, "engordar". Alguns atletas bariátricos temem que, se pararem de se exercitar de forma rotineira, mesmo que apenas por um dia, abandonarão os exercícios. Eles se tornam praticantes de exercício rígidos e compulsivos, que não descansam nenhum dia. Infelizmente, isso gera um alto risco de esgotamento, ou até de lesão. Para outros, o exercício se torna uma desculpa para comer mais, a ponto de se tornar um praticante de exercícios bulímico. Um ciclista comentou "Criei uma vida em que tenho que praticar ciclismo para poder comer uma quantidade prazerosa de comida... Troquei meu vício em comida pelo vício em exercício". Se isso soa familiar, busque ajuda de um nutricionista esportivo ou de um terapeuta.

  Em vez de descanso adequado, eles ficam exaustos e sofrem lesões por uso excessivo. Planeje ao menos um dia de descanso por semana. É possível que sinta mais fome nos dias em que descansar. Os atletas com *bypass* precisam aprender que essa fome é um pedido normal do corpo pelo carboidrato necessário para reabastecer os músculos depletados. Nos dias de descanso, você pode consumir apropriadamente a mesma quantidade de comida ingerida nos dias de exercício. Se você se pesar após um dia de descanso, esteja prevenido: a balança pode subir, pois, para cada grama de carboidrato estocado como glicogênio muscular, os músculos também armazenam 3 g de água. Esse ganho rápido de peso reflete o peso da água e não o peso da gordura, além de músculos mais bem abastecidos.

- **Planeje o tempo com sabedoria.** Os atletas bariátricos costumam se exercitar durante pelo menos uma hora por dia, se não mais. Um cliente relatou que caminhava entre 4 e 5h, para que nada o impedisse de se exercitar antes de um atarefado dia de trabalho. Você precisará de excelentes habilidades de gerenciamento do tempo para conseguir ter tempo de comprar, preparar e consumir os alimentos devagar – bem como para se exercitar.

# Parte III

Equilíbrio do peso e da atividade

# 14

## Avaliação do seu corpo: obeso, em forma ou magro?

Olhando retratos antigos de gerações passadas em museus de arte, é possível ver que a natureza sempre quis que os seres humanos tivessem alguma gordura corporal. De fato, o padrão de referência (conforme projetado pela natureza) para uma mulher de 24 anos é cerca de 27% de gordura, enquanto o padrão de referência para um homem de 24 anos é cerca de 15% de gordura corporal. Alguns têm mais gordura que outros – protuberâncias e volumes indesejados, coberturas de *muffin* penduradas por cima das calças e flacidez nas coxas.

A nossa sociedade obcecada pelo peso prega que mais magro é melhor e, consequentemente, muitos de meus clientes anseiam por ter corpos com pouca gordura. As mulheres lutam para ser esbeltas, porém fortes. Os homens desejam ser musculosos e elegantes. Embora a magreza até certo ponto seja desejável para a saúde e o desempenho, as obsessões com relação à gordura corporal não são sadias. Um homem fazia 1.000 abdominais por dia, esperando livrar-se da gordura abdominal. Uma mulher passava horas na *stair stepper*, esperando eliminar a gordura nas coxas. Os dois me procuraram pedindo para medir a gordura corporal e ambos ficaram chocados ao constatar que eram mais magros do que pensavam.

Atletas vestidos com poucas roupas costumam se ver gordos demais, mas raramente se veem magros demais. Por isso, medir a gordura corporal pode proporcionar uma perspectiva útil sobre o lugar que a pessoa ocupa no esquema da adiposidade. A medida da gordura corporal permite quantificar a perda de gordura corporal ou o ganho de músculo, conforme você embarca em sua dieta e programa de exercícios. Este capítulo aborda os tipos de corpos, gordura corporal e adiposidade corporal; discute os métodos de medida da gordura corporal e traz perspectivas sobre a adiposidade em relação ao condicionamento. Até mesmo as pessoas com excesso de gordura podem ser condicionadas, saudáveis e estar em paz com seus corpos.

## Gordura corporal: por que temos isso?

Embora o excesso de gordura corporal represente uma bagagem que pode nos tornar mais lentos, precisamos de certa quantidade de gordura para o funcionamento normal de nossos corpos. A gordura, ou tecido adiposo, é uma parte essencial dos nervos, medula espinal, cérebro e membranas celulares. A gordura interna forra os rins e outros órgãos; a gordura externa confere uma camada de proteção contra o tempo frio. Para o homem de referência de 68 kg, a gordura essencial representa até 4% do peso corporal (ou 2,7 kg de gordura). Em comparação, a mulher de referência (57 kg) tem cerca de 12% de gordura essencial (ou 6,8 kg de gordura). A gordura essencial é o nível mínimo de adiposidade corporal, e todas as pessoas devem ter mais gordura do que a gordura essencial. A Tabela 14.1 descreve adicionalmente os vários níveis de adiposidade corporal. Tenha em mente que não existe o melhor percentual de gordura corporal para atletas. O melhor percentual é aquele que proporciona bem-estar, bom desempenho, alimentação apropriada e uma qualidade de vida apreciável. Até mesmo os atletas ganham gordura conforme envelhecem. A Tabela 14.2 mostra as metas para atletas em processo de envelhecimento.

**Tabela 14.1** Percentuais de gordura corporal para homens e mulheres e suas classificações

| Descrição | % gordura para homens | % gordura para mulheres |
|---|---|---|
| Gordura essencial | 3-5 | 11-13 |
| Muito pouca gordura | 5-10 | 12-15 |
| Pouca gordura | 11-14 | 16-23 |
| Mediana | 15-20 | 24-30 |
| Acima da média | > 20 | > 30 |

Adaptada com permissão de A. Jeukendrup e M. Gleeson, *Sport Nutrition: An Introduction to Energy Production and Performance*, 2.ed. (Champaign, IL: Human Kinetics, 2010), 316.

**Tabela 14.2** Alterações nos percentuais de gordura corporal com o envelhecimento, na população geral

| Idade em anos | Homens (%) | Mulheres (%) |
|---|---|---|
| Até 30 | 9-15 | 14-21 |
| 30-50 | 11-17 | 15-23 |
| 50+ | 12-19 | 16-25 |

Adaptada com permissão de A. Jeukendrup e M. Gleeson, *Sport Nutrition: An Introduction to Energy Production and Performance*, 2.ed. (Champaign, IL: Human Kinetics, 2010), 316.

As mulheres estocam gordura essencial nos quadris, coxas e mamas. Essa gordura é prontamente disponibilizada para nutrir um bebê sadio, quando a mulher engravida. Se você é uma mulher em guerra contra as coxas volumosas, é possível que esteja lutando em uma batalha perdida. As enzimas armazenadoras de gordura são muito ativas nas coxas e quadris femininos, em comparação com outras áreas de armazenamento de gordura das mulheres – e também comparativamente ao armazenamento de gordura nos quadris e coxas masculinos. Além disso, a atividade enzimática liberadora de gordura é baixa nessas áreas, o que dificulta a perda de gordura. O momento em que é mais fácil para as mulheres perderem a gordura no quadril e na coxa é durante o último trimestre da gestação e durante a amamentação. Nessas fases, há diminuição da atividade das enzimas armazenadoras de gordura e aumento da atividade das enzimas liberadoras de gordura. Nesse sentido, a natureza protege a capacidade feminina de cuidar da prole.

## Gordura corporal e exercício

Os mitos e equívocos em torno do papel do exercício no controle do peso são abundantes. A informação aqui apresentada talvez possa atualizar seus conhecimentos acerca da gordura corporal e o exercício.

Se eu iniciar um programa de exercícios, automaticamente perderei gordura corporal?

Para perder a gordura corporal, você precisa criar um déficit de energia para o dia todo. Ou seja, na hora de ir dormir, você deve ter queimado mais calorias do que consumiu no dia. Embora o exercício possa contribuir para o déficit calórico, é frequentemente superestimado como uma forma de reduzir a gordura corporal (Aragon et al., 2017). O melhor uso do exercício é como uma ferramenta para prevenção do ganho de peso, manutenção da perda de peso e melhora da saúde (Schwartz et al., 2017). O exercício pode aliviar o estresse (o que pode minimizar o consumo de comida induzido pelo estresse), reforçar seu metabolismo e ajudar você a se sentir bem consigo mesmo, o que pode intensificar seu desejo de se alimentar de maneira saudável.

Muitas pessoas realmente perdem peso com a adição de exercício. Isso ocorre porque elas iniciam uma campanha de saúde total que inclui não só o acréscimo de atividade mas também a subtração de calorias. Após treinarem, elas tendem a se sentir menos estressadas; perdem a vontade de relaxar após um dia agitado, negligentemente comendo salgadinhos, como faziam antes de iniciarem o programa de exercícios.

**292** Parte III | Equilíbrio do peso e da atividade

Entretanto, alguns de meus clientes se queixam de não terem perdido peso, mesmo treinando por horas. Isso ocorre com frequência porque essas pessoas mais tarde se autorrecompensam com quantidades generosas de calorias que repõem tudo o que foi queimado. É provável que tenham se exercitado durante 30 minutos, queimado 300 calorias e, passados 3 minutos, consumido 300 calorias de "alimento de recuperação". Apesar da crença popular, o apetite tende a acompanhar a sua carga de exercício (exceto em condições extremas). Quanto mais você se exercitar, mais fome sentirá, cedo ou tarde, e mais propenso estará a comer o bastante para repor as calorias queimadas (Schwartz et al., 2017). A natureza faz o trabalho maravilhoso de proteger o seu corpo contra o desgaste, em particular se você já estiver magro e com pouco excesso de gordura para perder.

Outro fator que influencia a efetividade do exercício como forma de perder peso está relacionado ao ônus para sua atividade diária total. Alguns ávidos praticantes de exercício são "atletas sedentários". Eles empenham todo o esforço em se exercitar intensamente por 1-2 horas diárias, mas fazem pouca atividade espontânea no resto do dia. Por exemplo, um grupo de universitários moderadamente obesos, incluídos em um programa de exercícios aeróbicos de 16 meses, apresentaram gastos energéticos diários similares antes e no final do programa. Isso foi consequência de os participantes terem se tornado mais sedentários em outros momentos do dia (Bailey, Jacobsen e Donnelly, 2002). Tal padrão é comum entre praticantes de exercício comprometidos e casuais, muitos dos quais alegam manter o peso mesmo com treinos intensos.

Se você quer usar o exercício para promover perda de peso, considere incluir exercícios que constroem músculos. Diferentemente do exercício aeróbico, que queima calorias sobretudo durante a sessão de exercício, para depois queimar muito poucas calorias, o treino de força constrói músculos que reforçam seu metabolismo ao longo do dia e da noite. O tecido muscular queima calorias ativamente. Quanto mais massa muscular você tiver, mais calorias irá queimar (até quando estiver sentado).

**Perderei mais peso se fizer exercícios de baixa intensidade que "queimam gordura", em vez de exercícios de alta intensidade que queimam carboidrato?**

Há pessoas que acreditam que a chave para perder gordura corporal é fazer exercícios que queimam gordura, ou exercícios de baixa intensidade que usam mais gordura do que carboidrato (glicogênio muscular) como combustível. Errado! A chave para queimar gordura corporal é terminar o dia tendo consumido menos calorias do que queimado. Estudos demonstraram que queimar gordura durante o exercício não promove perda de gordura corporal (Zelasko, 1995). Entretanto, como é possível sustentar o exercício de baixa intensidade por mais tempo do que o exercício de alta intensidade, é fácil queimar mais calorias em, digamos, 60 minutos de *jogging* (600 calorias) do que em 10 minutos de corrida rápida (150 calorias).

Na verdade, o exercício de alta intensidade pode contribuir para um menor percentual de gordura corporal (Yoshioka et al., 2001). Uma pesquisa envolvendo 1.366 mulheres e 1.257 homens mostra que aqueles que realizaram exercício de alta intensidade tenderam a ter menos gordura corporal do que os que realizaram exercício de baixa intensidade para queima de gordura (Tremblay et al., 1990). Mesmo assim, uma revisão de estudos sobre *CrossFit, Insanity, Gym Jones* e outros programas de condicionamento extremos mostrou pouco ou nenhum efeito sobre a adiposidade corporal e indicou a necessidade de pesquisas adicionais (Tibana e Sousa, 2018). Se escolher o exercício mais intenso, cuide para se exercitar com prudência e assim minimizar o risco de lesão – faça aquecimento, alongamento e não faça muito e rápido demais. Tenha em mente que você talvez não aproveite tanto a atividade de alta intensidade e, como resultado, acabe se exercitando menos. Por outro lado, é possível que você goste ainda mais das opções menos desafiadoras. Apenas garanta que seu programa de exercícios seja *agradável* e não *agonizante*.

### Os homens perdem peso mais rápido do que as mulheres?

A natureza parece trabalhar duro para proteger as reservas de gordura do corpo feminino. Em termos de evolução, a natureza quer que as mulheres tenham gordura e sejam férteis; o papel dos homens supostamente seria o de caçadores magros. Em um estudo envolvendo homens e mulheres de peso normal previamente sedentários, os quais participaram de um programa de treino de maratona com 18 meses de duração, os homens relataram um aumento da ingestão de comida em cerca de 500 calorias por dia, enquanto as mulheres relataram um aumento de apenas 60 calorias, mesmo correndo 80 km a mais por semana. Os homens perderam cerca de 2,4 kg de gordura, enquanto as mulheres perderam menos de 1 kg de gordura, apesar de terem relatado (com precisão duvidosa) um déficit calórico maior (Janssen, Graef e Saris, 1989). Similarmente, outros estudos sugerem que mulheres com peso normal falham em perder quantidades significativas de gordura com a adição de exercício.

Em um estudo envolvendo homens e mulheres com sobrepeso previamente sedentários (média da idade = 22-24 anos), os quais realizaram exercícios de condicionamento com uma frequência de 5 vezes por semana, durante 16 meses, sem adotar nenhuma restrição dietética, os homens perderam 5,4 kg e tiveram a gordura corporal reduzida de 27% para 22%. Eles não aumentaram o consumo de alimentos para compensar as calorias adicionais queimadas. Por outro lado, as mulheres não apresentaram perda de peso significativa nem alterações na gordura corporal; o apetite delas acompanhou os gastos calóricos

(Kirk, Donnelly e Jacobsen, 2002). Do mesmo modo, uma de minhas clientes tinha a seguinte queixa: "Corro há 10 anos e ainda não perdi nem meio quilo". Ela não é a única!

**Para diminuir a gordura localizada no abdome e no quadril, tenho que fazer muitos abdominais todo dia?**

Quando se perde gordura, isso ocorre em todos os lugares e não só com a gordura da parte do corpo que você está trabalhando mais intensamente. Além disso, a redução da gordura corporal requer a geração de um déficit calórico para o dia inteiro. O movimento muscular em si não resulta em perda de gordura corporal. Por exemplo, o homem que fazia 1.000 abdominais por dia tentando queimar sua gordura abdominal certamente construiu músculos abdominais mais fortes, porém falhou em gerar um déficit calórico e perder a gordura abdominal.

**Por que apareceram marcas onduladas de celulite em minhas coxas – e como posso me livrar disso?**

A celulite é uma gordura com aspecto de "casca de laranja" irregular, frequentemente observada no quadril, nas coxas e nas nádegas. A gordura é depositada em bolsas situadas logo abaixo da superfície da pele. Apesar da extensiva literatura sobre celulite, esta ainda é uma condição pouco conhecida. Alguns profissionais médicos acreditam que o aspecto ondulado da celulite pode resultar de restrições do tecido conjuntivo que separa as células adiposas em compartimentos. Se você come demais e enche as células adiposas, as restrições de compartimento podem causar aumento do volume da gordura.

A celulite é mais problemática para as mulheres do que para os homens porque as mulheres têm pele mais fina e seus compartimentos de gordura são maiores e mais redondos. Do mesmo modo, as mulheres tendem a depositar gordura nos quadris, coxas e nádegas – áreas em que a celulite surge com facilidade. Em contraste, nos homens, a gordura tende a se depositar ao redor da cintura. Pode haver uma predisposição genética para celulite. Se a mãe tinha celulite, é provável que a filha também tenha. A celulite afeta 80-90% das mulheres na pós-puberdade (Friedmann, Vick e Mishra, 2017). Em geral, a celulite surge conforme a pessoa envelhece porque a pele perde elasticidade e se torna mais fina. Você se livra dela consumindo menos calorias; quando perde gordura, você a perde em todos os lugares, inclusive a celulite.

Caso você se exercite principalmente para perder peso, incentivo você a tratar exercício e peso como duas coisas separadas. O exercício se destina à promoção de saúde, condicionamento, alívio do estresse e, mais importante, bem-estar. Não incentivo você a se exercitar principalmente para queimar calorias. Em tais condições, o exercício se torna algo semelhante a uma punição pelo excesso de gordura corporal. Mais cedo ou mais tarde, você provavelmente encerrará seu programa de exercícios por não estar se divertindo.

Seu trabalho é encontrar um programa de exercícios que tenha propósito e significado, para assim apreciar a incorporação de algum tipo de exercício ao seu esquema de horários diário, para o resto da vida. Considere os exemplos a seguir:

- Jim comprou um cachorro e, agora, caminha cerca de 5 km com ele, todo dia.
- David gosta de praticar jardinagem no verão e caminhar no bosque durante o inverno.
- Gretchen, uma executiva atarefada, caminha por 30 minutos na hora do almoço para aliviar o estresse e processar seus sentimentos.
- Sherri vai de bicicleta para o trabalho.
- Kevin aderiu a um programa de treino de maratona.

Embora se exercitar sem gerar um déficit calórico não resulte em perda de peso, sabemos que o exercício é importante para manter a perda de peso e melhorar a saúde. Pessoas que queimam 1.000-2.000 calorias por semana se exercitando com propósito tendem a ser mais magras e saudáveis do que as pessoas sedentárias. Mais uma vez, descubra um exercício que tenha propósito e significado.

## Imagem corporal

Monique, uma nadadora competitiva do ensino médio, era sensível ao seu corpo volumoso e se autodescrevia como "sentindo-se gorda". Medi sua gordura corporal, enquanto ela aguardava ansiosamente o momento decisivo. "Na verdade, você é muito magra, Monique", disse-lhe. "Você apenas tem muito músculo e uma estrutura óssea grande, porém pouquíssima gordura em excesso".

A aparência visual e o peso corporal são decepcionantes para os atletas que tendem a se comparar com os colegas da equipe. Os seres humanos, assim como os animais, têm tamanhos e formas diferentes, na maior parte geneticamente determinados. Embora seja possível modificar o corpo até certo ponto, perdendo gordura ou construindo músculos, uma transformação total é impossível. Mesmo quando se perde o excesso de bagagem, às vezes o resultado final ainda não é o corpo desejado. Um buldogue nunca se tornará um chihuahua.

Seja você uma mulher com coxas volumosas (como todas as mulheres da sua família), ou um homem que odeia seus "pneuzinhos" (iguais aos de todos os homens da sua família), é preciso ser realista em relação às suas expectativas. Você pode cortar um pouco a gordura localizada nas coxas ou ao redor da cintura criando um déficit calórico, mas é improvável que consiga fazê-la desaparecer.

Em vez de ficar obcecado por sua gordura corporal, recomendo deixar de lado a insatisfação com seu físico, aceitar-se pela pessoa sincera e cuidadosa que você é, apreciar seu corpo por todas as coisas maravilhosas que ele faz por você, aprender a tolerar seu corpo por aquilo que ele não é e focar nos relacionamentos que realmente importam na vida. Muita energia mental pode ser desperdiçada preocupando-se com a gordura corporal indesejada.

A genética tem papel importante em nossa aparência. Assim como alguns de nós têm cabelo grosso, outros têm cabelo fino. Alguns têm olhos azuis, e outros, olhos castanhos. Ninguém parece se importar com cabelos grossos ou a cor dos olhos, mas a sociedade em que vivemos, obcecada pelo peso, nos faz dar toda a importância à adiposidade corporal. Como resultado, há um número enorme de pessoas autoconscientes sentindo-se inadequadas por terem falhado várias vezes em se autotransformar em uma forma que não é para elas.

---

**Fato ou mito**

**A maioria das pessoas ativas se sente bem em relação ao próprio corpo.**

**Os fatos:** poucos atletas têm naturalmente o físico desejado. A maioria de nós é apenas de mortais comuns, completos com protuberâncias, saliências, gordura e carne. Cerca de um terço de todos os norte-americanos estão verdadeiramente insatisfeitos com a própria aparência, sobretudo as mulheres. A queixa mais comum de uma mulher será em relação às coxas, abdome, mamas e nádegas. O homem, por outro lado, expressa insatisfação com o abdome, a parte superior do corpo e a calvície. Há casos em que o problema é imaginário (p. ex., uma patinadora com anorexia que se queixa das coxas gordas). Entretanto, há situações realmente problemáticas e que variam desde uma queixa leve sobre uma barriguinha que se projeta sobre o calção de corrida até uma preocupação importante com coxas flácidas que leva a dietas e exercícios incessantes.

---

Lembre-se de que o seu valor como amigo, colega ou amante independe da sua aparência física. A sua beleza vem de dentro. A preocupação com relação à sua aparência pode servir de máscara para o modo como você se sente em relação a si mesmo. As pessoas obcecadas por seus corpos imperfeitos costumam ter baixa autoestima. De algum modo, elas acreditam que não são boas o suficiente.

## Transtorno dismórfico corporal

O transtorno dismórfico corporal (TDC) – uma preocupação com um defeito imaginário na aparência, ou uma preocupação exagerada com algum defeito físico discreto, como dentes tortos, calvície ou um nariz comprido – está em alta. Indivíduos com TDC sentem-se socialmente ansiosos, acreditando que todos ao redor estão vendo os defeitos que eles percebem em si mesmos e julgando sua

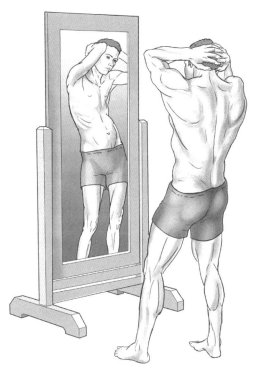

aparência. Até mesmo atletas magros, homens e mulheres igualmente, não estão imunes à epidemia de insatisfação com corpo, apesar de todo o seu condicionamento. Muitos têm uma percepção de si mesmos como tendo corpos inaceitáveis, e tal percepção pode levar ao desenvolvimento de transtornos alimentares. O melhor preditor de um distúrbio alimentar é a luta com a imagem corporal.

Aquilo que você parece externamente deve ter pouco a ver com o modo como você se sente por dentro. Mas, na realidade, muitas pessoas pensam assim:

1. Tenho um defeito (coxas gordas) que me torna diferente dos outros.
2. As outras pessoas notam essa diferença.
3. A minha aparência afeta o modo como essas pessoas me veem – repulsivo e indesejável.
4. Sou mau, inadequado e não sou bom o suficiente.

Pensamentos desse tipo são comuns entre dançarinas jovens que desenvolvem os quadris e as coxas enquanto desabrocham de meninas a mulheres, corredoras pressionadas a serem mais magras, líderes de exercício que acreditam que todo estudante julga suas partes salientes, e muitas outras pessoas que creem ter um corpo imperfeito.

## Dismorfia muscular

Alguns homens querem descobrir o quanto conseguem aumentar de tamanho. Ficam obcecados por pensamentos de que são pequenos demais e não têm massa muscular suficiente. Isso é denominado dismorfia muscular, um transtorno obsessivo-compulsivo que é um subtipo do TDC. A dismorfia muscular às vezes é chamada "vigorexia", por ser o oposto da anorexia (Leone, Sedory e Gray, 2005).

Na maioria dos casos, esses homens não são pequenos; eles são "sarados" e podem competir em eventos de fisiculturismo. Muitos levantam pesos por um número extraordinário de horas na academia, olham-se no espelho excessivamente, gastam muito dinheiro com suplementos e podem tomar esteroides perigosos e outras drogas para ficarem grandes. Como um homem comentou "Por que eu deveria ser Clark Kent, se posso ser o super-homem?" (Olivardia, 2002).

Nem todos os atletas que desejam construir músculos sofrem de dismorfia muscular. Assim como levantar pesos três vezes por semana pode ser saudável, levantar pesos durante cinco horas por dia significa que você provavelmente tem algum problema. A seguir são listadas algumas perguntas para fazer a si mesmo e descobrir se isso se aplica a você:

- Os seus relacionamentos com outras pessoas foram afetados pelos seus regimes rígidos de exercícios e dieta?
- Você passa tempo demais se exercitando com a intenção de ganhar volume e não para melhorar seu desempenho esportivo?
- Você passa tempo demais pensando em sua aparência?
- Você gasta muito dinheiro para melhorar sua aparência física?

No pensamento tradicional, os homens não deveriam se preocupar com a aparência porque isso poderia ser visto como um comportamento afeminado ou fraqueza. As mulheres, por outro lado, crescem em uma sociedade em que a publicidade e as mensagens da mídia social dizem que elas não são tão boas quanto de fato são. (Pinte o cabelo. Use maquiagem. Compre roupas pretas que a façam parecer mais magra.) Embora as mulheres historicamente sejam o alvo principal dos transformadores de corpos, os homens de hoje estão enfrentando a mesma pressão. Ambos, homens e mulheres, lutam com questões relacionadas à imagem corporal.

Se você crê que seus problemas com a imagem corporal estão assumindo o controle da sua vida, busque ajuda de um terapeuta familiarizado com esse transtorno. E também consulte as referências listadas no Apêndice A.

### Aprenda a amar o seu corpo

Muitas pessoas acreditam que a melhor solução para a insatisfação com o corpo é perder peso, puxar ferro ou fazer milhares de abdominais. Essa abordagem "exterior" para alcançar a felicidade tende a ser inadequada. A preocupação com a sua aparência comumente é uma máscara para aquilo que você sente em relação a si mesmo, a sua autoestima. Considerando que cerca de 25% da sua autoestima está associada à aparência, será difícil sentir-se bem em relação a si mesmo se você não gostar do seu corpo e se sentir inseguro quanto à sua aparência. As questões relacionadas com o peso frequentemente são questões relacionadas com a autoestima.

A melhor abordagem para solucionar seus problemas em relação à forma do corpo é aprender a ser grato, aceitar e tolerar o corpo que você tem. É possível redesenhar discretamente a morada que a natureza lhe deu, mas você não pode remodelá-la totalmente, pelo menos não sem pagar caro com dietas restritivas e exercícios compulsivos pelo resto da vida.

Se você luta com sua imagem corporal, precisa repensar a fim de identificar quando foi a primeira vez que você captou a mensagem de que havia algo errado com seu corpo. Talvez tenha sido seu pai ou sua mãe quem reparou carinhosamente que você ficou bem em um traje que vestiu em uma ocasião especial – mas que teria ficado ainda melhor se perdesse apenas um pouquinho de peso. Talvez tenham sido seus irmãos que caçoaram das suas coxas flácidas. Então, você precisa dar os seguintes passos para ficar em paz com seu corpo e aprender a gostar de si mesmo e do seu corpo:

- Renomeie a parte do corpo que não lhe agrada (p. ex., em vez de "barriga de geleia horrível", chame-a mais carinhosamente de "barriguinha redonda").
- Identifique as partes do seu corpo de que você gosta.
- Dê um crédito a si mesmo pelas partes atraentes do seu corpo, com uma fala positiva.

Se você perceber que está obcecado pela aparência do seu corpo, autorize-se a viver a sua vida de maneira mais saudável. A seção "Declaração de independência de um mundo obcecado pelo peso", neste mesmo capítulo, proporciona uma forma positiva de começar a aceitar o seu corpo como ele é. Permanecer negativo não levará você a nenhum lugar. Em vez disso, agradeça por todas as coisas boas que o seu corpo faz por você – andar de bicicleta, levantar peso na academia, praticar canoagem e se divertir. Como você poderia apreciar os esportes sem seu corpo? Lembre-se de que corpos sadios ocorrem em muitos tamanhos e formatos, incluindo o gordo porém condicionado.

Para começar a melhorar o relacionamento com seu corpo, feche os olhos e imagine que você tem o corpo que deseja. Visualize a postura confiante, a expressão verbal e a linguagem corporal que você usaria. Abra os olhos e assuma essas características. Com a prática, você aprenderá que a aparência é tão super-

**Parte III** | Equilíbrio do peso e da atividade

---

### Declaração de independência de um mundo obcecado pelo peso

Eu declaro que, a partir deste dia, escolherei viver a minha vida de acordo com os princípios a seguir. Desse modo, eu me autodeclaro livre e independente das pressões e constrangimentos de um mundo obcecado pelo peso.

- Aceitarei meu corpo em seu tamanho e formato naturais.
- Celebrarei tudo que meu corpo pode fazer por mim a cada dia.
- Tratarei meu corpo com respeito, dando-lhe descanso suficiente, abastecendo-o com vários alimentos, exercitando-o com moderação e ouvindo suas necessidades.
- Escolherei resistir às pressões da nossa sociedade para me julgar e para julgar as outras pessoas nas características físicas como peso corporal, forma ou tamanho. Respeitarei as pessoas com base na profundidade de seu caráter e no impacto de suas realizações.
- Recusarei negar nutrientes valiosos ao meu corpo, seja por dietas ou uso de produtos para perder peso.
- Evitarei classificar os alimentos como "bons" ou "maus". Não associarei culpa nem vergonha ao consumo de certos alimentos. Em vez disso, nutrirei meu corpo com alimentos balanceados, ouvindo e respondendo às necessidades dele.
- Não usarei a comida para mascarar minhas necessidades emocionais.
- Não evitarei a participação em atividades das quais gosto (p. ex., natação, dança, comer uma refeição) apenas por ser autoconsciente da aparência do meu corpo. Reconhecerei que tenho direito de gostar de qualquer atividade, independentemente da forma ou do tamanho do meu corpo.
- Acreditarei que a minha autoestima e identidade vêm de dentro.

Cortesia de National Eating Disorders Association, www.nationaleatingdisorders.org.

---

ficial quanto a pele e que o seu valor real está nos relacionamentos significativos que você tem com seus familiares e amigos. Você conseguirá reunir a coragem necessária para enfrentar situações intimidadoras. Poderá até vestir o maiô e se sentir em paz.

## Não jogue o jogo dos números

Algumas pessoas dão muito poder aos números na balança do banheiro. Jean, uma praticante de exercícios dedicada, decidiu guardar a balança no porta-malas do carro porque ela facilmente arruinava seus dias. Ivan, um maratonista, disse: "Em uma manhã, fiquei maluco na balança. O mostrador indicava que eu tinha ganho quase 1,5 kg e eu estava morrendo de fome havia meia semana. Com raiva, pulei várias vezes em cima da balança até quebrá-la. Essa foi a última vez que me pesei!". Agora Ivan consegue rir sempre que conta essa história, mas não estava rindo quando tudo aconteceu.

Se você se preocupa com o peso, recomendo não se pesar todos os dias. É provável que você se refira a si mesmo como estando *bem* quando seu peso diminui, e *mal* quando seu peso aumenta. Besteira. Você é sempre a mesma pessoa adorável, independentemente de 1-2 kg a cada dia.

Uma balança mede não só a gordura como também o ganho muscular; os conteúdos de água, alimento e intestinal; o café que você tomou pouco antes de se pesar; e assim por diante. A informação dada pela balança em geral é irrelevante. Por exemplo, se você intensificar seu programa de exercícios, diminuir a ingestão de alimentos, construir músculos e perder gordura, a balança pode indicar que o seu peso permaneceu inalterado. Você se sentirá mais magro, parecerá mais magro e suas roupas ficarão largas, mas você não alcançará recompensas psicológicas se depender da balança.

Alguns atletas jogam com a balança e enganam apenas a si mesmos. Por exemplo, corredores, tenistas e outros atletas que transpiram intensamente muitas vezes preferem se pesar após um treino intenso. Durante o exercício, podem chegar a perder 2,3 kg de suor e não de gordura.

O único momento propício para se pesar (caso insista) é a primeira coisa que fizer pela manhã. Levante-se, esvazie a bexiga e os intestinos, e então suba na balança, antes de comer ou beber qualquer coisa. Assim, você estará pesando seu corpo, puro e simples. Pesando-se ao final do dia, você pesará também o jantar, as bebidas e outros alimentos presentes no intestino.

Ainda, lembre-se de que o peso, assim como a altura, é mais do que uma questão de força de vontade. Quando se trata da altura, é provável que tenha aceito o fato de não poder se forçar a crescer 15 cm. Mas, quando se trata do peso, você pode exigir que seu corpo perca uma quantidade inapropriada dele.

Certamente, se você está com gordura em excesso, pode reduzi-la a um nível apropriado de adiposidade corporal. Pesar-se semanalmente pode fornecer um reforço positivo. Entretanto, se você já é um atleta magro que luta para eliminar os últimos 2,3 kg e atingir o peso apropriado, é possível que se sinta frustrado e questione o seu próprio valor: por que não consigo fazer algo tão simples como perder 2,3 kg? (Porque não é simples! A natureza intervém e impede a perda de gordura inadequada.)

Alguns atletas se veem numa situação difícil quando se trata de atender às exigências de peso nos esportes que praticam. Lutadores, ginastas, bailarinas e patinadores artísticos participam de sistemas esportivos que não aceitam os atletas do modo como a natureza os fez. Essa circunstância impõe questões éticas. As pessoas geneticamente corpulentas deveriam ser desencorajadas de fazer *ballet*, patinação artística, ginástica e outros esportes que privilegiam a magreza? Os remadores deveriam ser incentivados a eliminar 7 kg para avançar para uma categoria de peso mais leve? De que modo os órgãos dirigentes desses esportes

# Parte III | Equilíbrio do peso e da atividade

poderiam conciliar o fato de a saúde ser mais importante do que o peso? Essas são questões difíceis.

## Qual peso devo ter?

Embora somente a natureza conheça o melhor peso para o seu corpo, as diretrizes apresentadas a seguir proporcionam um método para estimar o meio--termo de uma faixa saudável de pesos (mais ou menos 10%, dependendo de os seus ossos serem pequenos ou grandes). Essa regra prática *não* se aplica a todo mundo – sobretudo às pessoas com corpos musculosos, incluindo fisiculturistas e jogadores de futebol americano.

- **Mulheres:** 45 kg para os primeiros 152 cm de altura e, subsequentemente, 0,9 kg/cm.
- **Homens:** 48 kg para os primeiros 152 cm de altura e, subsequentemente, 1 kg/cm.

Por exemplo, uma mulher medindo 168 cm de altura poderia ter um peso apropriado de 59 kg (45 + 14), dentro de uma faixa de 53-65 kg. Um homem com altura de 178 cm poderia ter um peso adequado de 75 kg (48 + 27), dentro de uma faixa de 68-83 kg.

Embora os atletas em geral queiram ser mais magros do que uma pessoa comum, considere o seguinte: se você luta para pesar significativamente (mais de 10%) menos do que o peso estimado por essa diretriz, reflita bem. Preste atenção ao formato geneticamente determinado do seu corpo e não lute para ficar leve demais. A melhor meta de peso é estar condicionado e saudável, em vez de faminto e esquelético.

Se você estiver significativamente acima do peso, seu objetivo inicial deve ser perder apenas 5-10% do seu peso atual. Se o seu peso for 91 kg, a perda de 5-10 kg é suficiente para melhorar seu estado de saúde e reduzir significativa- mente o risco para doença cardíaca, diabetes e hipertensão. Embora você possa querer perder mais gordura por razões estéticas, deve saber que a perda dos quilos iniciais é uma realização significativa.

### Índice de massa corporal

Embora algumas pessoas acreditem que determinar o índice de massa corpo- ral (IMC) seja um modo eficiente de triagem de excesso de adiposidade em atle- tas, na verdade esse método é precário porque consiste na razão peso corporal : altura. O IMC tem a ver com a massa corporal e não com a gordura corporal. Os imensos jogadores de futebol americano, halterofilistas e outros atletas potentes que têm muita massa muscular são facilmente classificados como obesos (IMC > 30). Mas isso geralmente está longe de ser verdadeiro.

Na população geral, considera-se que indivíduos com IMC > 25 têm excesso de gordura corporal e apresentam risco de desenvolvimento de doença cardíaca, diabetes e outros problemas médicos. Mesmo assim, em um estudo envolvendo 28 jogadores de hóquei universitários, o IMC médio foi 26 (sobrepeso), enquanto a gordura corporal média era de 13%, caracterizando-os como magros (Ode et al., 2007). A definição de sobrepeso não começa nem termina com o IMC.

Em minha prática de aconselhamento, uso o IMC para determinar quem está magro demais. Se a sua musculatura é normal, um IMC adequado é 18,5-24,9. Quando o IMC de um atleta é inferior a 18,5, tenho que excluir a possibilidade de anorexia. Para determinar se você se adéqua a essa categoria de baixo peso, pesquise "calculadora de índice de massa corporal" na internet e encontrará muitos *sites* onde poderá acessar seu IMC.

## Medidas da gordura corporal

Quando aconselho atletas que têm um conceito precário de peso adequado, determino a medida da gordura corporal, em vez de contar com balanças e gráficos de altura e peso. A medida da gordura ajuda a pôr em perspectiva a proporção do corpo do atleta, que é músculo, osso, gordura essencial e excesso de flacidez. A balança fornece um número sem significado porque não indica a composição do peso. Obviamente, o peso muscular contribui para o desempenho atlético superior na maioria dos esportes. O peso da gordura é a maior preocupação porque o excesso de gordura pode fazer você ficar mais lento.

Acredite em mim, a julgar pela tensão que irradia do corpo de um atleta com consciência do peso, acredito que medir a gordura corporal ocupe uma das primeiras posições na lista de experiências de vida causadoras de ansiedade. Esse número revela a verdade. Os enormes jogadores de futebol americano muitas vezes ficam humilhados ao aprender que 20% de seus músculos são flacidez. Os ginastas com consciência do peso frequentemente se empolgam ao saber que são mais magros do que pensavam ser.

Se você quer medir a sua gordura corporal, com certeza deseja que isso seja feito por um profissional de saúde qualificado para eliminar qualquer possibilidade de alguém dizer que você é mais gordo do que realmente é. Leituras incorretas podem causar grande confusão às pessoas. Mais tarde, caso deseje repetir a medição, tente conseguir que seja feita pela mesma pessoa e usando a mesma técnica para garantir consistência.

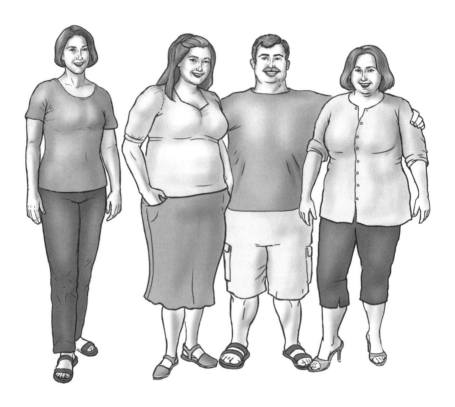

Tenha em mente que as medidas de gordura corporal devem incluir uma conversa sobre o peso adequado ao seu corpo. Essas medidas não têm nada a ver com genética. Se você é bem mais magro do que os outros membros da sua família genética, mas ainda tem um percentual de gordura maior que o desejado, é possível que já esteja magro para o seu corpo. Por exemplo, uma praticante de caminhada cuja altura era 168 cm perdeu 23 kg, caindo de 91 para 68 kg, e desejava alcançar uma meta de peso aparentemente adequada de 59 kg. Como ela parecia não conseguir ir além dos 68 kg sem restringir rigorosamente a sua ingestão, decidi medir sua gordura corporal. Ela tinha 28% de gordura, no limite máximo da variação da média, mas era muito mais magra do que qualquer um de seus familiares. Sugeri que ela ficasse em paz com seu peso saudável e tivesse em mente que, para sua genética, já estava magra. O melhor peso para seu corpo era aquele que ela conseguia atingir e manter levando um estilo de vida saudável e com um padrão alimentar sadio.

Quando se trata de medir a gordura corporal, nenhum método simples e econômico é 100% preciso. Os métodos comuns, incluindo deslocamento de ar (p. ex., Bod Pod), medida das dobras cutâneas com paquímetro e balanças de impedância bioelétrica (p. ex., das marcas Tanita e Seca), têm o potencial de gerar medidas incorretas. As informações apresentadas a seguir avaliam essas opções para ajudar você a decidir qual a melhor forma de estimar seu peso ideal, caso deseje quantificar as gorduras da vida.

## Bod Pod

O Bod Pod é uma câmara do tipo cápsula, cuja parte superior aberta oscila e que tem um assento no interior. A pessoa senta dentro da câmara, vestida com pouca roupa. (A roupagem padrão ocupa espaço e altera a leitura, por isso a pessoa deve usar roupas de *lycra* e touca de banho.) O técnico fecha a parte superior do Bod Pod e, então, obtém as medidas de pressão atmosférica que determinam o volume corporal a partir do deslocamento de ar. Então, essas medidas são traduzidas em percentual de gordura corporal.

Ao usar o Bod Pod, siga as instruções para evitar comer, beber e se exercitar no período de duas horas que antecede as medições. Atletas de um grupo foram medidos e apresentaram 21,3% de gordura corporal antes de correrem na esteira por 30 minutos. Quando foram testados após o exercício, apresentavam 19,6% de gordura corporal. Essa queda de 2% não foi causada pela perda de gordura corporal, mas sim pela imprecisão relacionada à elevada temperatura corporal (Otterstetter et al., 2012). Em geral, as medidas fornecidas pelo Bod Pod podem subestimar a adiposidade corporal em 2-3% (Ackland et al., 2012).

## Medida das dobras cutâneas com paquímetro

O paquímetro para medição de dobras cutâneas é um método mais conveniente e menos sensacionalista do que os demais meios de medida da gordura corporal. Paquímetros são pinças grandes que medem a espessura da camada de gordura em sítios específicos do corpo. O paquímetro medidor de dobra cutânea é a mais precisa entre as formas disponíveis para os consumidores medirem a gordura corporal (Peterson et al., 2007). No entanto, os profissionais de saúde bem treinados na execução da técnica são os mais qualificados para usar esse método. As pessoas ativas muitas vezes têm suas medidas aferidas por estudantes ou técnicos novatos que podem usar paquímetros imprecisos ou mal calibrados, em tumultuadas feiras de saúde ou eventos de *fitness*. Pequenos erros podem ser imprecisamente traduzidos em leituras aumentadas da gordura corporal.

Até as medidas precisas comumente são traduzidas em informação incorreta em virtude do uso de equações de conversão inapropriadas. Para ser mais exato, as medidas obtidas de corredores, lutadores, fisiculturistas e ginastas devem estar ligadas a equações de conversão específicas do esporte. Tais equações raramente são usadas para o atleta comum, que se submete a exames em um centro de *fitness* ou feira de saúde.

As medidas de dobra cutânea com paquímetro são uma forma excelente de quantificar as alterações na constituição corporal (perda de gordura, ganho de músculo). Costumo registrar mensalmente as medidas de pessoas que estão em processo de perda significativa de peso por meio do exercício regular. Ao compararem os números (medidas expressas em milímetros, com ou sem conversão em percentual de gordura), os nutricionistas conseguem monitorar as mudanças. Atletas em recuperação da anorexia podem apreciar as medidas periódicas das dobras cutâneas para ver se estão reconstruindo a massa muscular e não apenas ganhando gordura. Assim como outros métodos de avaliar a gordura corporal, esse emprego do paquímetro pode não fornecer um panorama 100% preciso, mas faz um bom trabalho mostrando as tendências, em particular quando é sempre o mesmo técnico quem realiza as medidas na pessoa, usando o mesmo paquímetro e as mesmas equações de conversão.

## Análise de composição corporal com impedância bioelétrica

Medir a composição corporal por análise de composição corporal com impedância bioelétrica é um procedimento simples, cuja execução demora apenas alguns minutos. A pessoa sobe na "balança" (p. ex., das marcas Tanita ou Seca) ou segura um dispositivo (p. ex., Omron) que envia uma corrente elétrica imperceptível ao corpo. A quantidade de água contida no corpo afeta a oposição ao fluxo da corrente (impedância). Como a água é encontrada somente em tecidos isentos de gordura, o fluxo da corrente pode ser traduzido em percentual de gordura corporal. Como resultado, essa medida é relativamente precisa, desde que você esteja hidratado de maneira adequada; entretanto, para os atletas que transpiram muito, esse método pode ser menos preciso do que a medida das dobras cutâneas com paquímetro. Se você mesmo fizer as medições após o exercício, provavelmente registrará um percentual de gordura menor do que o registrado no pré-exercício, uma vez que a hidratação afeta a leitura (Demura et al., 2002). Conforme o relato de uma de minhas clientes, "Eu posso estar com algo entre 9 e 14% de gordura corporal, dependendo de quando uso a minha balança Tanita".

Outros fatores que podem afetar a precisão das medidas incluem a ascendência étnica, o inchaço pré-menstrual, a presença de alimento no estômago e músculos carregados de carboidrato (a água é armazenada com o carboidrato). Os cálculos consideram um indivíduo padrão com 73% de água. Pesquisas mostram que os jovens tendem a ter 77% de água, enquanto os de idade mais avançada têm 71%. Se você estiver posicionado de maneira inadequada durante o exame (digamos, com parte dos braços tocando o corpo), isso também resultará em uma leitura imprecisa. Esse erro pode ocorrer facilmente em exibições tumultuadas.

## Qual é a utilidade?

Enquanto os pesquisadores não descobrem um método definitivo, acessível e de fácil execução para medir a gordura corporal, eis a minha recomendação: considere a medida da gordura corporal uma ferramenta comparativa para refletir as alterações ocorridas em seu corpo, conforme você perde gordura, ganha músculos, entra em forma e afina a silhueta. Essa é apenas uma parte do seu perfil de saúde e desempenho e não deve ser um fator definidor.

Não espere uma precisão maior do que aquela que é possível. O erro padrão é ±3%. Desse modo, se você medir 15%, pode estar com 12 ou 18%. Isso desconsidera outros 3% de erro biológico em razão das variações individuais na adiposidade corporal.

Assim como se pesar em balanças diferentes resulta em valores diferentes, ter a sua gordura corporal medida por pessoas diferentes que usam métodos distintos também resulta em números de gordura corporal diferentes. Em um estudo conduzido com ginastas universitárias (Barnes et al., 2012), a gordura corporal variou de 18,45 a 26,1%. Nesse estudo, o método mais econômico (Omron) foi o menos preciso, em comparação à absorciometria com raios x de dupla energia (DXA), um padrão-ouro usado principalmente por pesquisadores (Tab. 14.3).

**Tabela 14.3** Medidas de gordura corporal de diferentes dispositivos

| Dispositivo | Medida da gordura corporal (%)* | Preço (US$) |
| --- | --- | --- |
| Omron HBF-510W: BIA mão-pé | 26,1 | 90 |
| Tanita BF-350: balança pé-pé | 21,7 | 800 |
| Tanita BF-522: balança pé-pé | 21,7 | 365 |
| DXA (padrão-ouro dos pesquisadores) | 21,06 | Pelo menos 25 mil |
| Paquímetro medidor de dobra cutânea: grau médico | 19,5 | 250 |
| Omron HBF-306C: BIA mão-mão | 18,4 | 50 |

*Medida média para um grupo de indivíduos em todos os dispositivos.
Dados selecionados de ACSM 59º Annual Meeting and 3º World Congress abstract. J.T. Barnes, J.D. Wagganer, J.P. Loenneke, R.D. Williams, Y. Arja, G. Kirby, e T.J. Pujol, 2012, "Validity of bioelectrical impedance analysis instruments for the measurement of body composition in collegiate gymnasts," *Medicine & Science in Sports & Exercise* 44(5S).

A sua melhor escolha é observar como as medidas variam ao longo do tempo. Tenha sempre a mesma pessoa realizando as medições, a intervalos regulares, para ajudar a avaliar as tendências das alterações na sua gordura corporal. Entretanto, é provável que as medidas não mostrem nada além do que você percebe ao se olhar no espelho ou ao vestir suas roupas.

## Ouça o seu corpo

Recomendo fortemente que, em vez de confiar seu destino a um número duvidoso, ouça o seu corpo. Cada pessoa tem um ponto de ajuste do peso no qual o corpo tende a flutuar. É possível que você exagere um pouco na comida em um dia e coma um pouco menos no dia seguinte, mas o seu peso continuará mais ou menos o mesmo. Se você cair abaixo desse peso natural, seu corpo começará a reclamar. Você poderá enfrentar uma fome persistente, ficar obcecado por comida e sentir fadiga crônica. Por outro lado, se estiver acima do seu ponto de ajuste, irá se sentir desconfortável e balofo.

A minha experiência no aconselhamento de atletas de todas as idades e pesos indica que você provavelmente conhece a sua zona de peso confortável. É como admitiu Tricia, uma nadadora *master* de 155 cm de altura, "Posso fazer dieta até atingir 50 kg, um peso apropriado para uma pessoa da minha altura. Mas não fico nisso. Meu corpo prefere estar entre 53 e 54 kg. É mais pesado do que a maioria das pessoas da minha altura, mas é o normal para mim e onde me alinho ao resto da minha família. Somos todos pesados".

Ela aprendeu ao longo de anos de dietas fracassadas que jamais conseguiria se adequar à imagem ideal de perfeitamente magra. Agora, ela aceita sua constituição, aprendeu a tolerar a gordura do seu corpo e reconhece que pode participar de forma saudável nos esportes, independentemente de seus quilos extras. Afinal de contas, o peso é mais do que uma questão de força de vontade, e a felicidade não vem da magreza. Seu melhor peso é aquele que você pode alcançar e manter levando um estilo de vida saudável.

# 15

# Ganhar peso de maneira saudável

Ao ouvir todas as propagandas de dietas e alimentos dietéticos, poderíamos pensar que as únicas pessoas que lutam com as questões relacionadas ao peso são as que querem perder gordura corporal. Entretanto, um número significativo de pessoas, principalmente rapazes adolescentes e homens adultos jovens, e ainda algumas mulheres jovens, se esforça para ganhar peso. Em um levantamento incluindo 400 jovens do sexo masculino na faixa etária de 13-18 anos (graus 7-12), constatou-se que 25% haviam tentado deliberadamente ganhar peso nos últimos 12 meses (O'Dea e Rawstorne, 2001). Eles queriam se tornar mais encorpados construindo músculos maiores, para assim ficar mais fortes, ter uma imagem corporal melhor, melhorar o desempenho esportivo e se proteger melhor nos esportes que envolviam contato físico (futebol americano, futebol, rúgbi, hóquei, boxe).

Para os que lutam para ganhar peso, comer pode ser uma tarefa, comida um remédio, e os alimentos representam um dreno econômico. Muitos atletas magros devoram rosquinhas, sorvetes e batatas fritas que ajudam a bombear calorias de maneira mais econômica, contudo menos saudável. Frequentemente, perguntam sobre bebidas para ganho de peso e *shakes* de proteína, acreditando que os alimentos comuns não são bons o suficiente. Mas isso não é verdade.

Se você está autoconscientemente se sentindo magro, não gosta de sua imagem magra e parece comer sem parar esperando acrescentar um pouco mais de carne aos seus ossos, a informação apresentada neste capítulo, aliada à informação sobre proteína contida no Capítulo 7, pode lhe fornecer o conhecimento necessário para alcançar sua meta de uma maneira saudável. Se seus familiares e amigos dizem que você "está ótimo", mas você não acredita neles, pode se interessar em ler o conteúdo sobre imagem corporal do Capítulo 14. Talvez o problema não seja o seu corpo e sim um relacionamento distorcido com ele.

> **Fato ou mito**
>
> **Um garoto de 13 anos é jovem demais para começar a levantar peso com o objetivo de ganhar volume, digamos, para jogar futebol americano.**
>
> **Os fatos:** um programa de treino de força bem supervisionado, enfatizando especialmente a técnica e a segurança (prevenção do estresse sobre ossos imaturos e ligamentos) pode ajudar os meninos no início da adolescência a crescerem mais fortes e prevenir lesões. Isso é diferente de um programa de *powerlifting* (levantamento de peso) e somente contribuirá para aumentar os músculos quando os meninos tiverem hormônios masculinos o suficiente para sustentar o desenvolvimento muscular (o que coincide com o crescimento de pelos pubianos semelhantes aos do adulto). Em geral, os meninos ganham corpo após o término do estirão de crescimento. Muitos precisam ser lembrados de que a paciência é uma virtude.

## Aumentar seu peso

Teoricamente, para ganhar 0,5 kg de peso corporal por semana, você precisa consumir 500 calorias a mais por dia, acima da sua ingestão típica. A natureza confunde facilmente essa abordagem matemática. Assim, algumas pessoas dificilmente ganham peso e requerem mais calorias do que outras para acrescentar quilos. Um estudo de referência (Sims, 1976) incluiu 200 prisioneiros sem história familiar de obesidade, os quais se voluntariaram para serem comilões. A meta era atingir um peso 20-25% acima do normal (14-18 kg) comendo de forma deliberadamente exagerada. Por mais de seis meses, os prisioneiros comeram de forma extravagante e se exercitaram minimamente. Mesmo assim, somente 20 dos 200 prisioneiros alcançaram o ganho de peso. E, dos 20, apenas 2 (que tinham uma história familiar desconhecida de obesidade ou diabetes) ganharam peso com facilidade. Um prisioneiro tentou por 30 semanas adicionar 5 kg aos seus 60 kg, mas não obteve sucesso.

Uma resposta variada também foi observada em outro estudo envolvendo gêmeos idênticos que foram superalimentados com 1.000 calorias, durante 100 dias. Alguns pares de gêmeos conseguiram ganhar apenas 4,3 kg cada, enquanto outros chegaram a ganhar 13,2 kg. Os pares de gêmeos ganharam quantidades similares de peso, sugerindo a existência de um forte controle genético (Bouchard, 1990).

Essa discrepância mistifica os pesquisadores. O que houve com o excesso de calorias que não se transformou em gordura? Alguns dizem que o corpo ajusta o metabolismo para manter um peso geneticamente predeterminado (Leibel, Rosenbaum e Hirsch, 1995). Outros se voltam para os aumentos nas inquietações e maior movimentação espontânea no dia a dia (Levine, Eberhardt e Jensen, 1999).

Se você dificilmente ganha peso, dê uma boa olhada no seu dote genético. Se outros familiares são magros, é provável que você tenha herdado uma predisposição genética à magreza. Você pode modificar seu físico até certo ponto com dietas, treino para ganhar peso e amadurecimento, mas não deve esperar milagres. Um maratonista queniano jamais será parecido com um fisiculturista polaco imenso, não importa o quanto coma nem quantos levantamentos de peso ele faça.

Entre os meus clientes, observo que aqueles que custam a ganhar peso são pessoas inquietas. Eles brincam com os dedos da mão, oscilam as pernas para a frente e para trás quando estão sentados e parecem ser incapazes de permanecer sentados quietos. E esse movimento involuntário queima calorias. Em comparação, as pessoas que se queixam de não conseguirem perder peso em geral se sentam calmamente. Digo aos inquietos para se acalmarem. A inquietação crônica pode queimar 300-350 calorias extras por dia, ou até mais.

O termo técnico para esse movimento espontâneo é termogênese não induzida por exercício programado ou NEAT (do inglês, *nonexercise activity thermogenesis*). A NEAT inclui não só inquietação como também ritmo ao conversar por telefone e ficar em pé (sem sentar) enquanto fala com alguém. Se você come excessivamente, a ativação da NEAT ajudará a dissipar o excesso de energia, empurrando você a enrolar mais fora de casa, decidir pular corda ou (sim!) sentir-se motivado a passar o aspirador de pó e limpar a casa. Seu nível de NEAT é preditivo do seu grau de resistência ao ganho de peso (Levine, Eberhardt e Jensen, 1999).[1]

Os pesquisadores não conhecem a fonte dessa atividade aumentada, mas sabem que essas pessoas (como os atletas) com $O_{2máx}$ mais alto (uma medida

---

1 N.C.C.: Os três principais componentes do balanço energético que determinam o gasto energético total (GET) de um indivíduo são: taxa metabólica de repouso (TMR), termogênese induzida pela dieta e termogênese induzida pela atividade física. Cada um desses componentes representa um percentual variável no gasto energético. Por exemplo, a termogênese induzida pelo exercício físico pode representar em torno de 15 a 30% do gasto energético de um indivíduo, e pode ser subdividida em: termogênese induzida pela atividade física (EAT, *exercise-related activity thermogenesis*) ou termogênese não induzida pela atividade física (NEAT, *nonexercise activity thermogenesis*. Na EAT, são consideradas as atividades físicas programadas, estruturadas e repetitivas, que têm como objetivo a melhora da saúde (p. ex., esportes, ida à academia); na NEAT, são as atividades da vida diária, que em geral não levamos em consideração, como manter e mudar de postura (levantar, sentar, caminhar, subir escadas, contração muscular espontânea, agitação, limpeza, cantar). Essas atividades não estruturadas e planejadas podem ter um efeito importante na taxa metabólica e resultar em maior dispêndio energético ao longo do tempo. Fonte: Chung N. et al. Non-exercise activity thermogenesis (NEAT): a component of total daily energy expenditure. *J Exerc Nutrition Biochem* 2018; 22(2):023-030.

## Parte III | Equilíbrio do peso e da atividade

do potencial atlético) são geneticamente predispostas a passarem mais tempo sendo ativas ao longo do dia. Portanto, a capacidade natural de ser ativo por períodos prolongados pode estar conectada tanto à NEAT como à magreza. Em contraste, as pessoas sem condicionamento (com $O_{2máx}$ menor) tendem a realizar menos movimentos espontâneos, e isso pode levar ao ganho de peso (Novak et al., 2010). Fique atento para mais informações sobre a genética da atividade.

## Proteína extra para construir músculos?

A maioria das pessoas que desejam ficar mais encorpadas acredita que a melhor forma de ganhar peso é levantar peso (isso é verdade) e comer uma dieta com teor muito alto de proteína (mas isso é falso). Embora você queira ingerir uma quantidade adequada de proteína, seu corpo não estoca o excesso de proteína na forma de músculos volumosos. Aquele quilo de filé simplesmente não é convertido em bíceps maiores. Você precisa de calorias extras, as quais devem ser provenientes principalmente de carboidrato extra e não de proteína extra. O carboidrato abastece seus músculos para que estes possam realizar os intensos exercícios construtores de musculatura. As fibras musculares aumentam de tamanho quando os músculos são submetidos a uma sobrecarga não de proteína, mas de exercícios de musculação ou outros exercícios de resistência.

---

### Fato ou mito

**Consumir proteína extra ajudará um menino de 12 anos a crescer mais rápido.**

**Os fatos:** nenhuma quantidade de proteína extra irá acelerar o processo de crescimento. De modo geral, os meninos crescem mais rápido por volta dos 12-15 anos de idade. Após esse estirão de crescimento, eles adquirem hormônios masculinos suficientes para o acréscimo de massa muscular e o aparecimento de barba ("penugem"). Esse estirão de crescimento é mais longo nos meninos do que nas meninas. Após o estirão de crescimento, os meninos continuam crescendo lentamente, até mais ou menos 20 anos.

---

É mais provável que você ganhe peso se consumir consistentemente refeições maiores que o normal. Com frequência, aconselho os atletas magros a jurarem que vão comer quantidades enormes de comida. Aaron, um nadador, jurou que comeu pelo menos o dobro do que seus amigos consumiram. Entretanto, ele comeu somente duas refeições por dia. Como nadava antes e após o horário escolar, não tinha tempo de desfrutar um café da manhã e um lanche da tarde saudáveis. Ele só encontrava tempo para comer na hora do almoço e no jantar. É

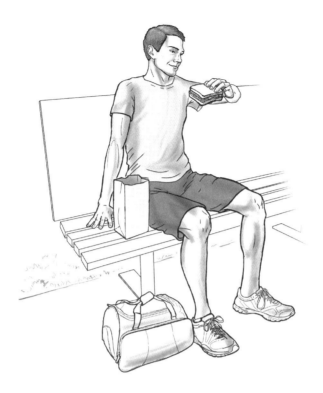

verdade que ele comia muito nessas refeições, mas isso meramente compensava a falta do café da manhã e dos lanches.

Aaron ganhou 1,4 kg em 3 semanas, após começar a fazer três refeições diárias e um lanche adicional (na realidade, um segundo almoço), de forma consistente. "Agora, olho para a comida como meu remédio para ganhar peso e decidi me tornar mais responsável e planejar de antemão para ter alimentos comigo nas horas certas. Há dias em que estou com pressa e quase esqueço de arrumar meu café da manhã na ida – duas barras energéticas e duas caixas de suco a caminho da escola. Aprendi a colocar um lembrete bem grande na mochila de natação, e isso me ajuda a lembrar de guardar meu café da manhã esportivo. Estou aproveitando os benefícios – mais energia, menos fome pela manhã, além de alguns quilos a mais de peso bom".

Keith, um jogador de basquete do ensino médio, medindo 193 cm de altura, expressou uma queixa diferente acerca de seus esforços para ganhar peso. Ele se sentia constrangido sempre que comia com os amigos porque consumia duas vezes mais que eles. Uma pizza grande não representava um desafio. Quando calculei suas necessidades energéticas, ele começou a entender por que não ganhava peso – precisava de cerca de 5.000 calorias por dia para manter seu peso, e

**314** **Parte III** | Equilíbrio do peso e da atividade

mais calorias para ganhar peso. A pizza continha 1.800 calorias. Teria sido mais apropriado comer duas pizzas.

Disse a Keith para fornecer ao seu corpo aquilo de que ele necessitava e parar de comparar sua ingestão alimentar com a dos amigos de menor estatura. Sugeri que ele explicasse aos provocadores que seu corpo é como uma limusine que precisa de mais gasolina para percorrer uma distância. Sugeri ainda que ele comesse sanduíche de pasta de amendoim com geleia nos lanches entre as refeições.

## Reforço das calorias

O truque para ganhar peso é consumir porções maiores que o normal, de maneira consistente, durante três ou quatro refeições diárias, além de um ou dois lanches. Se a sua agenda é agitada, encontrar tempo para comer pode ser o maior desafio para reforçar suas calorias. Você pode ter que guardar um estoque de lanches portáteis na mochila da academia, se fizer a maior parte das refeições fora de casa. Para ingerir as calorias extras necessárias para ganhar peso, você deve comer com frequência ao longo do dia, se isso se adequar ao seu estilo de vida. Planeje ter alimentos sempre à mão para toda oportunidade de se alimentar, ou experimente as seguintes dicas: 1) coma um lanche extra (p. ex., sanduíche de pasta de amendoim acompanhado de um copo de leite) no meio da manhã; 2) beba suco de fruta 100% em vez de água; e 3) escolha alimentos densos em caloria.

Se consumir alimentos compactos e densos (p. ex., granola em vez de Cheerios), mais calorias poderão ser aceitas pelo seu estômago, com menos volume. Keith se tornou um ávido leitor de rótulos de alimentos. Ele aprendeu que 240 mL de suco de laranja contém 110 calorias, enquanto 240 mL de suco de *cranberry* com maçã contém 160 calorias; uma xícara de feijão tem 40 calorias, enquanto uma xícara de milho tem 140 calorias; uma xícara de flocos de cereais contém 200 calorias, enquanto uma xícara de granola tem 780 calorias. Assim, Keith passou a escolher alimentos mais densos em calorias e isso lhe poupou tempo para se alimentar.

Ao fazer suas escolhas de alimentos, tenha em mente que a gordura é a forma mais concentrada de calorias. Uma colher de chá de gordura (manteiga, óleo ou maionese) tem 36 calorias; a mesma quantidade de carboidrato ou proteína tem apenas 16 calorias. A maioria dos alimentos ricos em proteína contém gordura (p. ex., o creme no queijo, a gordura nos hambúrgueres e o óleo na pasta de amendoim), por isso esses alimentos tendem a ser ricos em calorias. Vá com calma nas gorduras saturadas prejudiciais à saúde contidas nas carnes vermelhas, itens assados (p. ex., *cookies* amanteigados, crostas de tortas, bolos) e sorvetes.

Tente limitar a sua ingestão de gorduras ruins e foque a gordura saudável, como aquela presente na pasta de amendoim, nozes, amêndoas, abacate, azeite de oliva e óleo de peixes como salmão e atum. Você ainda deve consumir uma dieta esportiva rica em carboidrato básica; encher-se demais com comidas gordurosas faz com que seus músculos fiquem sem combustível.

Os alimentos e bebidas a seguir podem ajudar você a reforçar sua ingestão calórica de maneira saudável:

- **Cereais frios.** Escolha cereais densos (ao contrário dos tipos flocados e folhados) como granola e musli. Adicione cobertura de oleaginosas, sementes de girassol, linhaça triturada, sementes de chia, uvas-passas, bananas, ou outras frutas.
- **Cereais quentes.** O cozimento com leite, em vez de água, agrega calorias e valor nutricional. Para obter ainda mais calorias, adicione misturas como leite em pó, pasta de amendoim, amêndoas em lascas, sementes de girassol, germe de trigo, linhaça triturada, óleo de nozes e frutas desidratadas.
- **Sucos.** Maçã, *cranberry*, *cranberry* com maçã, uva, abacaxi e a maioria das misturas de sucos (p. ex., manga-laranja-banana) têm mais calorias do que os sucos de toranja, laranja ou tomate. Para aumentar o valor calórico do suco de laranja, use concentrados congelados e adicione menos água do que a indicação nas instruções.
- **Frutas.** Banana, abacaxi, manga, uva-passa, tâmaras, damasco desidratado e outras frutas desidratadas contêm mais calorias do que as frutas aquosas como toranja, ameixa e pêssego. Aproveite os *smoothies* de fruta.
- **Leite.** Para reforçar o valor calórico do leite, adicione ¼ de xícara de leite em pó a 1 xícara de leite a 2%. (O leite em pó é uma forma de proteína em pó econômica.) Alternativamente, prove malte em pó, Ovaltine, Carnation Breakfast Essentials, Nesquik e outros aromatizantes. Misture essas opções ao litro de leite de modo a tê-las prontas para consumir na geladeira. Você também pode preparar bebidas no liquidificador, como *milk-shakes* e *smoothies* de fruta. Preparar bebidas desse tipo é muito mais econômico (e provavelmente mais saboroso) do que comprar suplementos alimentares líquidos enlatados. E eles funcionam.
- **Torradas.** Espalhe quantidades generosas de pasta de amendoim (ou qualquer tipo de manteiga de oleaginosas – amêndoa, castanha-de-caju), margarina (de preferência feita com óleo de canola) e geleia ou mel.
- **Sanduíches.** Selecione pães densos e saudáveis (ao contrário dos tipos fofinhos) como os integrais (com adição de sementes), centeio e sete grãos. Quanto maiores e mais grossas forem as fatias, melhor. Recheie com carne magra e adicione *homus*, queijo com baixo teor de gordura ou abacate, para

**316 Parte III** | Equilíbrio do peso e da atividade

obter mais calorias. Espalhe um pouco de azeite de oliva. O sanduíche de pasta de amendoim com geleia ainda é o rei dos sanduíches esportivos econômicos, saudáveis e densos em calorias.

- **Sopas.** As sopas saudáveis de lentilha, ervilha, minestrone e cevada contêm mais calorias do que os caldos de galinha e de carne, a menos que estes sejam acrescidos de grande quantidade de vegetais e carne. Para tornar as sopas enlatadas (p. ex., de tomate e cremosa) mais encorpadas, adicione leite evaporado no lugar da água ou do leite comum, ou adicione uma quantidade extra de leite em pó. Guarneça com queijo parmesão e *croutons*. Se desejar diminuir a ingestão de sódio, escolha as sopas com teor de sódio reduzido ou as variedades caseiras.

- **Carnes vermelhas.** Carnes bovina, suína e ovina tendem a ser mais calóricas do que frango ou peixe, mas também tendem a ter mais gordura saturada. Consuma-as com moderação e escolha os cortes magros. Para reforçar as calorias, refogue o frango ou peixe em óleo de canola ou azeite de oliva e adicione molhos à base de vinho e cobertura de migalhas de pão.

- **Feijões, legumes.** Lentilhas, sopa de ervilhas, *chili* com feijão, burritos de feijão, feijão-de-lima e todas as formas de feijão desidratado e legumes não só são densos em calorias como também fornecem proteína e carboidrato. O *homus* (feito com grão-de-bico) é uma opção simples de lanche, molho ou recheio de sanduíche.

- **Legumes e verduras.** Feijão, milho, cenoura, abóbora-moranga e beterraba contêm mais calorias do que vagem, brócolis, abobrinha-amarela e outros vegetais aquosos. Regue com azeite de oliva, cubra com amêndoas fatiadas e queijo ralado com baixo teor de gordura. Em vez de vegetais cozidos no vapor, adicione calorias fritando os vegetais em azeite de oliva ou óleo de canola.

- **Saladas.** O que a princípio pode ser alface de baixa caloria pode rapidamente se transformar em uma refeição substancial, com a adição de queijo *cottage*, grão-de-bico, sementes de girassol, abacate, vegetais sortidos, nozes picadas, uva-passa, *cranberries* desidratadas, atum, carne magra, *croutons* e uma dose generosa de molho para salada feito com um óleo saudável, de preferência azeite de oliva extra virgem.

- **Batatas.** Adicione margarina e leite em pó extra às batatas amassadas. Embora você possa ser tentado a adicionar grandes quantidades de manteiga e molho para conseguir mais calorias, pense bem. Se fizer essa escolha, também estará adicionando gordura saturada, que é prejudicial à saúde do seu coração. Creme azedo com teor de gordura reduzido (ou iogurte grego) e molhos contendo pouca gordura são alternativas melhores.

- **Sobremesas.** Ao escolher sobremesas com valor nutricional, você pode saborear uma guloseima e ao mesmo tempo nutrir seu corpo. Experimente cookies de uva-passa, barras de figo, pudim de chocolate, bolo de morango, *frozen yogurt* com teor de gordura reduzido, crocantes de maçã ou outras sobremesas de frutas. *Muffins* de mirtilo, pão de milho com mel, pão de banana e outros pães doces e *muffins* podem ser duplicados como sobremesa. As receitas na Parte IV podem dar algumas ideias.

- **Lanches.** Em vez de um lanchinho, pense em "segundo almoço" e "segundo jantar". Um segundo almoço às 15h ou um segundo jantar às 22h é um modo excelente de reforçar sua ingestão calórica. Prepare e embale um sanduíche extra. No jantar, cozinhe o bastante para uma segunda refeição. Se não sentir fome, pense apenas na comida como um remédio para ganhar peso que você tem que tomar. Se não estiver interessado ou não conseguir comer uma segunda refeição inteira, ao menos faça um lanche. Entre as opções saudáveis para lanches estão os iogurtes de frutas, biscoitos e queijo com teor reduzido de gordura, amendoim, semente de girassol, amêndoas, granola, *pretzels* integrais, *muffin* inglês, *homus* com pão pita, *bagels* integrais (com *cream cheese* de baixo teor de gordura e geleia), guacamole com salgadinhos de milho (assados), pizza vegetariana, batata-doce assada (com queijo *cottage*), pasta de amendoim passada no biscoito *cream cracker*, *milk-shakes*, bebidas matinais instantâneas, chocolate quente, *smoothies* de fruta, banana, frutas desidratadas, frutas secas e até sanduíches.

- **Álcool.** Para atletas de idade avançada, quantidades moderadas de cerveja e vinho podem estimular o apetite e adicionar calorias, em particular quando consumidas com lanches como amendoim e pipoca. Como o álcool tem pouco valor nutricional, não o substitua por sucos, leite ou outra bebida saudável. Não tome bebida alcoólica se for menor de idade, e nunca consuma álcool pouco antes de um evento. O álcool tem efeito desidratante e pode entorpecer seus reflexos, criar problemas com hipoglicemia e prejudicar o desempenho. (Ver o Cap. 8.)

Os exemplos de cardápios listados na Tabela 15.1 implementam algumas dessas sugestões. É possível ver como as escolhas inteligentes podem se reunir em uma robusta ingestão calórica rica em carboidratos, que pode ajudar você a alcançar suas metas de peso.

## Bebidas para ganho de peso

As bebidas para ganhar peso (com nomes atraentes como Muscle Milk, N--Large, Body Fortress e Serious Mass) são bebidas altamente calóricas que têm mais a ver com conveniência do que com necessidade. Um pote grande de pó chega a custar 60 dólares (ou até mais); o preço de 1.000 calorias varia de 2,5 a

# 318 Parte III | Equilíbrio do peso e da atividade

**Tabela 15.1**   Exemplo de cardápio para ganho de peso com 5.500 calorias

| Plano de cardápio | Calorias aproximadas |
|---|---|
| **Café da manhã** | |
| 480 mL de suco de laranja | 220 |
| 1 xícara de granola | 450 |
| ¼ de xícara de uva-passa (40 g) | 130 |
| 1 banana grande | 120 |
| 360 mL de leite com teor reduzido de gordura | 180 |
| **Total** | **1.100** |
| **Almoço** | |
| 4 fatias de pão saudável | 520 |
| 1 lata (150 g) de atum | 120 |
| 4 colheres de sopa de maionese | 150 |
| 5 tâmaras | 100 |
| 2 *cookies* de aveia | 240 |
| 480 mL de leite com teor reduzido de gordura | 250 |
| **Total** | **1.380** |
| **Segundo almoço** | |
| 1 *bagel* médio | 300 |
| 2 colheres de sopa de pasta de amendoim | 200 |
| 1 colher de sopa de geleia | 50 |
| 480 mL de achocolatado | 350 |
| **Total** | **900** |
| **Jantar** | |
| 1 pizza de queijo (30 cm) | 1.900 |
| 360 mL de limonada | 200 |
| Total | 2.100 |
| **Total de calorias por dia** | **5.480** |
| 60% de carboidrato (850 g) | |
| 15% de proteína (230 g) | |
| 25% de gordura (130 g) | |

*Nota:* para um atleta de 68 kg, isso fornece 11 g de carboidrato e 3 g de proteína por kg de peso corporal, mais do que atingindo as metas recomendadas.

5,5 dólares e isso é mais caro que alguns sanduíches de pasta de amendoim e geleia. As bebidas para ganho de peso comercializadas não proporcionam vantagem adicional em comparação à comida real ou à bebida para ganho de peso que você mesmo prepara em casa. Entretanto, caso falte tempo ou inclinação para

Capítulo 15 | Ganhar peso de maneira saudável **319**

preparar quantidades extras de sanduíches e *smoothies*, as bebidas para ganho de peso podem ser uma forma conveniente de consumir calorias adicionais. A informação contida na Tabela 15.2 pode inspirar você a pensar duas vezes antes de comprar os produtos comerciais.

**Tabela 15.2** O custo das calorias

Ganhar peso pode ser caro, se você escolher grandes quantidades de *shakes* de proteína ou suplementos esportivos comerciais. Acredite ou não, é possível conseguir os mesmos resultados com alimentos comuns.

| Alimento | Tamanho da porção | Calorias | Preço (U$)[a] | Custo/ 100 cal |
|---|---|---|---|---|
| **Comidas preparadas em casa** | | | | |
| Sanduíche de pasta de amendoim e geleia | 3 colheres de sopa de pasta de amendoim 2 colheres de sopa de geleia 2 fatias de pão de aveia | 650 | 0,95 | 0,15 |
| Granola com leite | 1 xícara de granola 1 xícara de leite 2% | 500 | 1,00 | 0,20 |
| Achocolatado, 1% de gordura | Copo de 480 mL | 300 | 0,60[b] | 0,20 |
| Carnation Breakfast Essentials | 1 sachê misturado com 240 mL de leite 2% | 250 | 0,80 | 0,32 |
| Suco de uva 100%, Welch | Copo de 480 mL | 280 | 1,00[b] | 0,36 |
| Muscle Milk, em pó | 2 medidas | 310 | 1,78/porção[c] | 0,57 |
| **Bebidas compradas no caminho do trabalho** | | | | |
| Nesquik | Garrafa de 480 mL | 300 | 1,79 (no supermercado) | 0,60 |
| Carnation Breakfast Essentials, pronto para beber | Garrafa de 330 mL | 260 | 1,75 (4 sachês) | 0,67 |
| Ensure | Garrafa de 240 mL | 250 | 2,10 (4 sachês) | 0,84 |
| Muscle Milk, pronto para beber | Garrafa de 420 mL | 230 | 3,59 (na loja de conveniência) | 1,56 |

[a]Preços em supermercados e lojas de conveniência na área de Boston, EUA, dezembro de 2012.
[b]Preço por 2 L.
[c]Baseado em um pote de 2,3 kg de pó (U$ 57).

# Parte III | Equilíbrio do peso e da atividade

Os ingredientes das bebidas de ganho de peso variam conforme a marca, porém todas elas fornecem um suprimento abundante de proteína que ajuda na construção dos músculos. Ademais, a maioria das marcas (verifique o rótulo de informação nutricional) contém carboidrato em abundância para auxiliar o abastecimento durante o exercício de construção muscular, bem como no processo de construção de músculos em si. De modo geral, os produtos são uma forma conveniente de calorias concentradas reforçadas com vitaminas e minerais – e, possivelmente, mais outros ingredientes questionáveis. (Lembre-se de que a regulação da indústria de suplementos esportivos é precária.) As bebidas para ganho de peso tendem a ser pobres em gordura (saturada), o que confere uma vantagem em relação ao reforço de calorias baseado em batatas fritas, *cheeseburgers* e sorvete.

Em termos do que buscar em uma bebida para ganho de peso, o fator mais importante é o sabor. Se apreciar suas calorias, você terá mais facilidade para aderir ao seu programa de ganho de peso. Cada marca promove o(s) tipo(s) de proteína que contém – *whey*, caseína, ovo, soja – e o tipo de carboidrato – glicose, frutose e polímeros de glicose (também chamados maltodextrinas). Consumir uma mistura de proteína e carboidrato proporciona diferentes velocidades de absorção, o que gera um efeito de liberação contínua – similar ao que se consegue com os alimentos padrão. Você não precisa de mais de 30 g de proteína por dose; seu corpo só consegue usar uma quantidade limitada de proteína de cada vez (Phillips e van Loon, 2011). (Ver no Cap. 7 mais informação sobre o atendimento de suas necessidades pessoais de proteína.) Considerando que suas refeições incluem um balanço de alimentos ricos em proteína e carboidrato, é provável que você já esteja alcançando suas metas para esses nutrientes: 1,6-2,0 g de proteína por kg de peso corporal e 6-10 g de carboidrato por kg de peso corporal. Por exemplo, é possível obter proteína em abundância com as seguintes escolhas:

- Uma xícara de iogurte grego com uma barra energética e café com leite para o café da manhã, no trabalho (30 g de proteína).
- Um sanduíche de atum (35 g de proteína) no almoço.
- Pasta de amendoim em biscoitos de cereais integrais e 480 mL de achocolatado para um "segundo almoço" (30 g de proteína).
- 180 g de peito de frango no jantar (40 g de proteína).
- Uma tigela de queijo *cottage* na hora de dormir (30 g de proteína).

O tipo de carboidrato, proteína ou bebida para ganho de peso que você consome como suplemento para sua dieta esportiva provavelmente terá um impacto insignificante em longo prazo sobre a sua capacidade de atingir suas metas de peso. O maior impacto vem da genética, intensidade do treino, *timing* de abastecimento e capacidade de consumir calorias adicionais de maneira consistente.

Se você é atleta universitário, assegure a aderência às diretrizes da National Collegiate Athletic Association (NCAA), referentes aos suplementos para ganho de peso aceitáveis. Como a NCAA, acredito que uma nutrição apropriada baseada em princípios científicos, e não suplementos comerciais, é a base de um desempenho ótimo. Gerações de atletas têm construído músculos à custa de trabalho duro e alimentos de verdade. Você também pode.

Se todos os esforços para reforçar a sua ingestão alimentar falham em aumentar o peso, você poderia comprar suplementos nutricionais médicos (p. ex., Boost Very High Calorie [VHC] Complete Nutritional Drink, Benecalorie Calorie and Protein Food Enhancer sem sabor, Scandishake Weight Gain Shake Mix). Esses produtos de alta qualidade seriam isentos de ingredientes questionáveis que pudessem levar à reprovação no teste de drogas. São caros, mas podem ser úteis como último recurso.

## Comer na hora certa

Se você está levando a sério o ganho de peso muscular, precisa ter os alimentos certos disponíveis, nas horas certas, para conseguir se alimentar de maneira estratégica e otimizar o crescimento muscular. As ações a seguir lhe ajudarão a atingir suas metas:

- Abastecer antes de iniciar o treino de força, consumindo um lanche à base de carboidrato-proteína (p. ex., iogurte ou tigela de cereais com leite). O lanche será digerido em glicose prontamente disponível para uso como combustível, e em aminoácidos protetores dos músculos.
- Reabastecer com proteína imediatamente em seguida para cicatrizar e reconstruir os músculos, e com mais carboidrato, para reabastecer as reservas de glicogênio depletadas. É desejável obter três vezes mais calorias a partir de carboidratos do que de proteína.
- Comer com frequência no decorrer do dia. Comer ao menos a cada quatro horas: café da manhã, almoço, segundo almoço (se treinar à tarde, divida essa refeição em lanches pré- e pós-exercício), jantar e lanche da noite, conforme desejado. Essa distribuição uniforme de calorias garante que os músculos tenham um suprimento estável de glicose para servir de combustível, bem como de aminoácidos para o crescimento. Quando os níveis de aminoácidos no sangue estão acima do normal, os músculos captam mais desses blocos de construção. Isso intensifica o crescimento muscular. Se ficar sem comer por períodos prolongados, seu corpo irá quebrar os músculos para obter com-

## Parte III | Equilíbrio do peso e da atividade

bustível. É isso que acontece com quem faz dieta, e é contraproducente para alcançar suas metas.

Você pode estar se perguntando quanta diferença o *timing* das refeições realmente faz. A resposta é: bastante. Foi conduzido um estudo envolvendo fisiculturistas recreativos do sexo masculino que consumiram cerca de 270 calorias em suplemento de carboidrato-proteína imediatamente antes e após o exercício do meio do dia, em comparação com um grupo que tomou o mesmo suplemento de manhã e de noite (fora do treino). Esse estudo indicou um crescimento muscular significativamente maior ao final do programa de 10 semanas – 2,7 kg *versus* 1,5 kg de músculo. Isso é quase o dobro de ganho. Os fisiculturistas que se abasteceram antes e após o treino também conseguiram levantar 12 kg a mais no supino ao fim do estudo, em comparação aos 9 kg a mais para o grupo que se abasteceu de manhã e de noite (Cribb e Hayes, 2006). Nitidamente, o *momento* em que você se alimenta faz diferença.

Fazer várias refeições e lanches contendo proteína é preferível a se empanturrar com um grande jantar ao fim do dia. Conforme já mencionei, seu corpo só consegue utilizar cerca de 30 g de proteína por vez (ver Cap. 7). Uma forma simples de garantir que uma fonte de proteína de alta qualidade esteja prontamente disponível para ser usada pelos músculos é beber leite com as refeições e consumir iogurte nos lanches. Outros exemplos de combinações de carboidrato-proteína são achocolatado, cereais com leite, um sanduíche de peru, feijão com arroz, um *smoothie* de fruta, maçã com queijo, grãos de soja, grão-de-bico cozido, uma refeição líquida enlatada (p. ex., Boost ou Carnation Essentials), ou qualquer número de alimentos esportivos comerciais. O suplemento de construção muscular usado no estudo anteriormente mencionado incluía cerca de 32 g de proteína do soro do leite (*whey*), 34 g de açúcar (glicose) para combustível e

---

### Fato ou mito

**Tomar suplementos de creatina é uma forma segura de ganhar peso.**

**Os fatos:** a creatina é um composto de ocorrência natural encontrado em carnes vermelhas e peixes. A creatina também está disponível na forma de pó e comprimidos. Até o presente, as pesquisas sugerem que o suplemento de creatina não causa dano físico, desde que consumido nas doses recomendadas (e seja de uma fonte confiável, livre de contaminação por substâncias não identificadas). Mesmo assim, até hoje, nenhuma organização de medicina esportiva recomendou o uso de creatina para pessoas com menos de 18 anos. Os atletas adolescentes precisam aprender a treinar duro e se alimentar bem.

*(continua)*

> Tomar creatina não resulta em ganho muscular – mas ter um alto conteúdo de creatina nos músculos pode ajudá-los a apresentar um desempenho melhor ao levantar pesos (ou na execução de outras séries de exercícios breves) (Terjung et al., 2000). Os músculos usam fosfato de creatina para gerar energia para 1-10 segundos de trabalho intenso (como no levantamento de peso). Essa capacidade de executar exercício de intensidade aumentada pode estimular seus músculos a se tornarem maiores e mais fortes. Contudo, nem todos respondem.
>
> Os adolescentes estão em uma idade impressionante. Consumir uma substância para construir músculo e intensificar o desempenho estabelece uma atitude arriscada que pode levar ao desejo de usar outras substâncias perigosas ao longo do caminho. Lembre-se de que o corpo que se tem aos 14 anos não é o corpo que se terá aos 15, 16, 17 ou 18 – ou 28 anos. Portanto, desencorajo o uso de creatina em corpos jovens que ainda estão se desenvolvendo e incentivo os adolescentes a aumentarem a força do modo natural, com uma boa dieta esportiva e treino dedicado. Orgulhe-se do seu trabalho duro. Não há atalhos para um desempenho excelente.

5,5 g de creatina (que comprovadamente aumenta a massa muscular e a força durante o exercício de resistência) (Cribb e Hayes, 2006).

## O balanço de sua dieta de ganho de peso

A dieta de ganho de peso mais eficiente e mais simples segue uma versão aumentada das diretrizes fundamentais para uma alimentação saudável, descritas no Capítulo 1. Sugiro que você acompanhe a sua alimentação durante alguns dias para avaliar sua ingestão típica; então, imagine onde você poderia ligar mais calorias (ver Análise dietética e avaliação nutricional, no Apêndice A). Steve, um jogador de vôlei, descreveu para mim o que tipicamente costumava comer e, juntos, listamos formas que lhe permitiriam comer mais, sem muito esforço, em determinados horários do dia. A Tabela 15.3 mostra o que Steve tipicamente comia, bem como as sugestões de como ele poderia introduzir mais calorias em sua ingestão diária.

Ao adicionar calorias às suas refeições e lanches, Steve potencialmente poderia aumentar sua ingestão em 1.500 calorias. Felizmente, havia muitos alimentos adicionais, e não havia garantia de que ele comeria tudo todos os dias, mas ao menos ele sabia como obter mais calorias com pouco alvoroço ou esforço. Steve precisava apenas ser responsável e reservar tempo suficiente para ingerir calorias extras.

Se você adotou uma abordagem matemática para ganhar peso, siga o plano mais complexo apresentado a seguir. Seus músculos ficam saturados de glicogênio quando recebem 6-10 g de carboidrato por kg de peso corporal, e seu corpo

**Parte III** | Equilíbrio do peso e da atividade

**Tabela 15.3** Adição de calorias à sua dieta

| Ingestão típica | Reforço de calorias | Calorias adicionais |
|---|---|---|
| **Café da manhã** | | |
| 1 *bagel* | Outro *bagel* | +300 |
| 2 colheres de sopa de pasta de amendoim | Mais 2 colheres de sopa de pasta de amendoim | +200 |
| 240 mL de suco de laranja | Mais 240 mL de suco de laranja | +100 |
| **Almoço** | | |
| 1 sanduíche | Mais metade de um sanduíche | +200 |
| 240 mL de leite | Mais 240 mL de leite | +100 |
| 1 bolacha | Outra bolacha | +100 |
| **Lanche** | | |
| Nada | Barra de cereal | +200 |
| | 360 mL de suco de *cranberry* com maçã | +200 |
| Lasanha | Maçã para sobremesa | +100 |
| Salada | | |
| Pão | | |
| Leite | | |
| | | **Total: 1.500 calorias adicionais** |

usa menos de 2 g de proteína por kg em condições de crescimento. Por isso, a sua principal meta dietética é atender a esses requisitos de carboidrato e proteína. Então, você pode escolher o balanço de calorias a partir de uma variedade de fontes (de preferência, saudáveis) de gordura ou carboidrato. Acompanhando suas calorias com o auxílio de aplicativos (p. ex., MyFitnessPal), você pode avaliar a sua ingestão. Por exemplo, se você é um triatleta que pesa 68 kg, não será desejável fazer a análise para mostrar que consumiu 450-750 g de carboidrato por dia e, no máximo, 150 g de proteína por dia.

## A paciência é uma virtude

Se consumir as 500-1.000 calorias adicionais diárias prescritas, você deverá notar um ganho de peso. Garanta a inclusão de exercícios de resistência para construção muscular (treinos com carga, flexões), com o intuito de promover o crescimento muscular, em vez de apenas deposição de gordura. Peça ao treinador da escola, do clube de saúde ou da academia que elabore um programa de exercícios específico que atenda às suas necessidades. Também pode ser desejá-

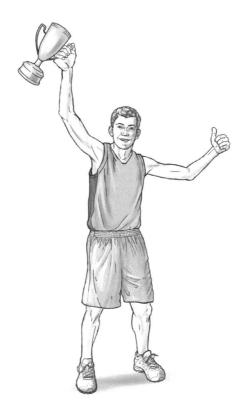

vel medir rotineiramente a sua gordura corporal para garantir que o peso ganho seja principalmente em músculo e não em gordura. Homens destreinados podem ganhar cerca de 1,5 kg de músculo por mês, inicialmente. A taxa de ganho em atletas bem treinados é mais lenta.

Caso não ganhe peso, observe seus familiares e veja se herdou um físico naturalmente menor. Se todos forem magros, aceite seu físico e se concentre em melhorar suas habilidades atléticas. Em vez de drenar sua energia afligindo-se por ser magro demais, explore ao máximo a sua leveza, rapidez e agilidade. É provável que você seja capaz de sobrepujar os gigantes mais pesados que não contam com a sua velocidade.

Tenha também em mente que a maioria das pessoas ganha peso com o envelhecimento. Caso ainda esteja se desenvolvendo ou esteja na casa dos 20 anos de idade, a sua vez de ganhar volume ainda pode estar por vir. Com muita frequência, jovens atletas franzinos engordam quando saem da escola e começam a trabalhar. É por isso que hesito em incentivar meus clientes a se forçarem a comer. Fazer isso perturba os mecanismos reguladores do apetite naturais, e as pessoas perdem a capacidade inata de parar de comer quando ficam satisfeitas.

**326** **Parte III** | Equilíbrio do peso e da atividade

Foi o que aconteceu com Wes, um fotógrafo e antigo jogador de futebol americano de 30 anos de idade. Em meio a um suspiro, ele relatou "Sempre fui magro durante o ensino médio. Na faculdade, meu técnico insistia para que eu ganhasse peso comendo mais pão com manteiga, pilhas de batatas fritas e montes de sorvete. Acabei desenvolvendo gosto por essas comidas. Continuei a comê-las mesmo depois de ter atingido minhas metas de ganho de peso. E *voilà* – veja como estou, agora. Estou 27 kg acima do peso e mal consigo andar, que dirá jogar futebol. Tenho saudade dos dias em que eu era magro e mediano".

Com um plano alimentar que não incluía lanches gordurosos nem refrigerantes adoçados, Wes perdeu peso no decorrer de 1 ano. Naquele outono, ele se tornou técnico de um programa de futebol americano após o horário escolar. Ele aconselhava as crianças a serem pacientes, se alimentarem de maneira saudável e desenvolverem hábitos alimentares inteligentes para a vida inteira.

E meus conselhos são os mesmos. Para ganhar peso, você precisa comer porções maiores de alimentos saudáveis nas refeições e lanches, seguindo um horário regular – não pular nem diminuir as refeições – e ser responsável. Precisa se esforçar muito para consumir a sua cota de maneira consistente. Também é necessário trabalhar duro nos levantamentos de peso e outros exercícios de construção muscular. Por fim, as suas habilidades como atleta deverão ser mais importantes do que o seu peso.

# 16

## Perder peso sem passar fome

A perda de peso é muito mais complexa do que a simples recomendação de "apenas comer menos e se exercitar mais". Tanto atletas sérios como praticantes de *fitness* lutam para perder peso e para não recuperar o peso perdido. Por que perder peso é tão difícil? Os adeptos de dieta simplesmente são incapazes de atender às demandas de suas dietas e têm dificuldades para limitar a ingestão da profusão de comidas deliciosas que invadem nossos ambientes? Os componentes presentes nos alimentos processados perturbam as vias metabólicas normais? O corpo se adapta a uma ingestão calórica diminuída? A dieta arruína seu metabolismo? A natureza prefere que as mulheres tenham gordura corporal em abundância? E o que dizer dos obesógenos presentes no meio ambiente (retardantes de chamas contidos em pijamas e mobiliário, BPA [bisfenol A] contido em itens enlatados, Teflon em utensílios de cozinha) – eles oneram nosso peso? O equilíbrio microbiano em nossos intestinos tem impacto sobre o peso? Como você pode ver, temos que olhar bem mais longe do que apenas na dieta e no exercício.

O propósito deste capítulo é abordar essas questões e ajudar você a aprender a gerenciar a alimentação, tanto para perder gordura corporal como para manter a perda de peso. Você aprenderá a ouvir os sinais de fome que o seu corpo emite, a se alimentar com sabedoria dentro da sua carga de calorias, ter energia para aproveitar o exercício e perder o excesso de gordura corporal sem se sentir negado nem privado. Você também poderá decidir que o seu corpo maior, ainda que condicionado e saudável, está satisfatório em suas dimensões atuais; nem todo mundo é projetado para viver em um corpo pequeno.

Se você é fisiculturista, lutador, remador peso leve ou pratica outro esporte que exija que ganhe peso, as mesmas regras que se aplicam aos adeptos do *fitness* também se aplicam a você. Lembre-se: não ganhar peso em primeiro lugar fora

**328** Parte III | Equilíbrio do peso e da atividade

da temporada é frequentemente mais fácil do que perder peso na pré-temporada.

A melhor maneira de perder peso – e não recuperar os quilos perdidos – é buscar aconselhamento profissional ajustado ao seu estilo de vida e às suas preferências alimentares. Isso é muito mais efetivo do que eliminar os alimentos favoritos ou se autoimpor uma dieta miserável. Recomendo consultar um nutricionista ou dietista, de preferência um especialista em dietética esportiva certificado (EDEC) pelo conselho. Esse profissional de saúde atendeu a requisitos educacionais específicos, foi aprovado em um exame para obtenção do registro e é membro reconhecido da maior organização de profissionais de nutrição nos Estados Unidos: a Academy of Nutrition and Dietetics. Como alguns estados não têm padrões específicos que definam quem tem o direito legal de se autodenominar dietista ou nutricionista, é possível se proteger dos gurus nutricionais autodidatas buscando orientação de um nutricionista ou dietista.[1]

## Dietas não funcionam

Como sou nutricionista, a maioria dos meus clientes parte do princípio de que vou colocá-los em uma dieta. Mas não faço isso. Eu os ensino a se alimentar de maneira saudável e apropriada. Os atletas – aliás, todas as pessoas – que *entram* em uma dieta simplesmente *saem* da dieta. Essas pessoas têm uma alta probabilidade não só de recuperarem todo o peso perdido como também de recuperarem proporcionalmente mais gordura do que músculo. Isso representa um enorme desperdício de esforço (ou terá sido um esforço ajustado?).

Fazer dieta evoca visões de biscoitos de arroz, salada com molho livre de gordura e, ainda, peito de frango sem pele. As dietas associadas à fome extrema na verdade podem contribuir para os problemas de peso. O corpo se rebela contra a fome e o estado de inanição, desencadeando a compulsão alimentar, mais comumente conhecida como "furar a dieta", e os adeptos de dieta ganham peso apesar de empreenderem esforços extremos para perdê-lo.

---

1  N.C.C.: Programas de educação alimentar e nutricional e elaboração de planos alimentares para praticantes de atividade física e atletas são atividades exclusivas do profissional nutricionista (Resolução CFN n. 600, de 25 de fevereiro de 2018). No Brasil, é necessário que esse profissional tenha cursado graduação em Nutrição e esteja inscrito no Conselho Regional de Nutricionistas (CRN) da respectiva jurisdição, para poder exercer suas atividades. Esses profissionais podem se aperfeiçoar nas áreas de sua preferência realizando cursos de pós-graduação, como na área de esportes, ou, ainda, podem realizar prova de título de especialista em Nutrição Esportiva por meio da ASBRAN (Associação Brasileira de Nutrição). Destaca-se também que toda prescrição dietética realizada deve vir assinada pelo profissional, seguida de carimbo com número e região de inscrição no Conselho Regional de Nutricionistas.

Um estudo envolvendo 4.746 adolescentes revelou que aqueles que faziam dieta no 5º ano acabaram mais pesados do que seus colegas no ensino médio. Fazer dieta foi associado ao ganho de peso (à classificação "sobrepeso"), alimentação desordenada e transtornos alimentares (Neumark-Sztainer et al., 2006). Em outro estudo envolvendo 370 atletas do sexo masculino (pugilistas, halterofilistas e lutadores) que tinham que ganhar peso em função do esporte que praticavam foi sugerido que os participantes tinham risco aumentado de se tornarem obesos mais tardiamente na vida, em comparação com um grupo de não atletas (Saarni et al., 2006). Fazer dieta é simplesmente o caminho errado para tentar perder peso.

Para perder peso de maneira saudável e não recuperar os quilos perdidos sem fazer dieta, você deve estar atento ao seguinte:

- **Quanto você come.** Existe uma porção adequada para qualquer alimento.
- **Quando você come.** Abasteça durante a parte ativa do seu dia.
- **Por que você come.** Coma quando seu corpo pede combustível e não quando apenas estiver entediado, estressado ou solitário.
- **Quanto você dorme.** Pessoas cansadas costumam buscar alimento e energia extra, quando na verdade precisam apenas dormir (Shlisky et al., 2012).

Podemos aprender sobre redução do peso com as pessoas que perderam peso e não recuperaram o que perderam. De acordo com o National Weight Control Registry (uma amostra de mais de 5 mil pessoas que perderam mais de 14 kg e não recuperaram os quilos perdidos por um período superior a 1 ano), não existe nenhum plano alimentar de redução de peso que seja o melhor para todos. No entanto, o truque para perder peso e manter a perda inclui fazer o café da manhã, escolher menos frituras e alimentos gordurosos, se alimentar de

---

**Fato ou mito**

**Engordar é sinônimo de comprometer a saúde.**

**Os fatos:** o condicionamento é mais importante para a saúde do que a adiposidade. Estima-se que 30-40% dos obesos apresentam o mesmo risco para doença cardíaca e câncer que as pessoas de peso normal. As pessoas obesas não apresentam complicações metabólicas e têm níveis normais de pressão arterial, colesterol e glicemia. Seu risco de mortalidade é igual ao das pessoas de peso normal e, quanto mais condicionadas são, menos riscos para a saúde apresentam (Ortega et al., 2012). Ser gordo e condicionado é muito melhor do que ser gordo e sem condicionamento, ou do que ser magro e ter a saúde comprometida por uma dieta restritiva. Não permita que a nossa sociedade obcecada pelo peso arruíne a sua saúde.

## 330 Parte III | Equilíbrio do peso e da atividade

maneira consistente e manter sempre os mesmos padrões alimentares tanto nos fins de semana quanto nos dias da semana, se exercitar regularmente e se pesar com regularidade (uma vez por semana) (Wing e Phelan, 2005).

Outros estudos encontraram resultados similares e enfatizam a necessidade de modificar o estilo de vida diário, de modo a dormir mais, assistir menos à TV, consumir mais frutas, legumes e verduras, cozinhar refeições em casa (ao contrário de fazer refeições frequentes em restaurantes), além de planejar e acompanhar a sua ingestão alimentar e o seu programa da exercícios (Fuglestad, Jeffery e Sherwood, 2012).

Este capítulo inclui numerosas dicas de gerenciamento da alimentação para ajudar você a alcançar suas metas de perda de peso. Mas, antes de experimentar um programa de perda de peso, pode ser desejável medir a gordura corporal (ver Cap. 14). Presto aconselhamento com muita frequência a pessoas ativas que pesam mais do que desejam, contudo esse peso consiste principalmente em músculos com pouco excesso de gordura. Não surpreende que elas tenham que lutar para tentar reduzi-lo. Saber o percentual do seu peso que corresponde a excesso de gordura corporal irá lhe fornecer uma perspectiva válida que sirva de base para estabelecer uma meta de peso apropriada.

### Evitar o ganho de peso

A melhor forma de lidar com a perda de peso é, em primeiro lugar, não recuperar o peso perdido. Três fatores desencadeantes que estimulam o consumo excessivo de calorias são o álcool, assistir à TV e privação de sono (Chapman et al., 2012). Você pode controlar isso.

O exercício pode proteger contra o ganho de peso. Um levantamento com duração de sete anos, incluindo 6.100 corredores e 2.200 corredoras que participaram do *National Runner's Health Study*, indicou que os corredores que correram distâncias maiores ganharam menos peso (Williams, 2007). Embora todos os corredores tenham ganho menos peso do que seus pares sedentários, os homens e mulheres que correram mais de 48 km por semana ganharam a metade do peso ganho por aqueles que correram menos de 24 km por semana. Outros benefícios obtidos ao correr mais quilômetros a cada semana foram menor ganho de peso ao redor da cintura, tanto em homens quanto em mulheres, e menor ganho de peso nos quadris das mulheres.

Outra forma de prevenir o ganho de peso é, em primeiro lugar, não começar a fazer dieta. Embora esse conselho provavelmente tenha chegado tarde demais, se você tem filhos, ainda poderá poupá-los dos efeitos negativos da dieta. Consistentemente, as pesquisas nos dizem que as dietas redutoras em geral fracassam em longo prazo e contribuem para ganhar peso (sem mencionar a depressão e os comportamentos alimentares desordenados). Um conjunto crescente de estudos científicos sugere que comer de forma intuitiva é uma alternativa mais saudável do que as estratégias de dieta para perda de peso modernas (Denny et al., 2013). Comer de maneira intuitiva implica acreditar que o seu corpo lhe dirá o quanto comer, e assim você irá parar de comer quando tiver satisfeito as suas necessidades fisiológicas de combustível. É assim que as pessoas de peso normal tendem a comer – por razões físicas, não emocionais. Adquirir confiança pode ser difícil para aqueles que estão acostumados à montanha-russa de passar fome e, em seguida, entupir-se de comida, entrando e saindo das dietas. Espero que a informação apresentada adiante possa ajudar você a estabelecer um relacionamento de confiança entre a comida e o seu corpo.

## Construir habilidades que levarão você a perder peso

Se as dietas funcionassem, então todos que já tivessem feito dieta seriam magros. Não é isso que acontece, e a maioria das pessoas que fazem dieta é pesada. No longo prazo, a maneira de perder peso é aprender a comer – de forma sadia e adequada. Os Capítulos 1 e 2 trazem as diretrizes para orientar escolhas alimentares saudáveis. Este capítulo se soma a tais informações para ajudar você a escolher as porções certas, nas horas certas, de modo a poder perder peso sem se sentir negado ou privado. Ensinarei a você o poder da habilidade nutricional, a qual é mais sustentável do que a força de vontade. Esse é o caso de Roberta, uma programadora de computação de 42 anos de idade, mãe de dois adolescentes e corredora *fitness*.

"Se eu apenas tivesse mais força de vontade, conseguiria perder peso", queixava-se Roberta. "Venho tentando perder os mesmos 4-5 kg há 12 (isso mesmo 12) anos. Sou a rainha da dieta." Sentindo-se completamente impotente, Roberta me procurou como último recurso para ajudá-la a concretizar suas metas de peso.

Ao revisar o histórico alimentar dela, percebi que precisava de um plano alimentar mais realista. Ela fazia dieta tentando subsistir com café no café da manhã, salada no almoço, iogurte no lanche e peixe com legumes e verduras no jantar. Sua ingestão era, no mínimo, espartana e incluía uma variedade limitada de alimentos. Perguntei: "Quando você não faz dieta, o que come?". Ela então rapidamente listou seus alimentos favoritos (dos seus tempos de criança): cereais no café da manhã, sanduíche de pasta de amendoim e geleia no almoço, e massa no jantar. Toda vez que retomava sua dieta para perder peso, negava a si mesma esses alimentos familiares prediletos. Chegava ao extremo de manter os cereais e a pasta de amendoim onde não pudesse vê-los, assim também não os comeria. Esses alimentos eram tentação demais para sua parca força de vontade, por isso pedia aos filhos que os escondessem dela.

Encorajei Roberta a parar de olhar para a comida como algo engordativo e, em vez disso, passar a abastecer seu corpo de maneira apropriada com refeições que saciam. Afinal de contas, consumir alimentos bons é um dos prazeres da vida. Considerando que ela gostava de cereais, pães e massas desde a infância, era ingênuo pensar que poderia parar de gostar desses alimentos. Em vez de tentar excluí-los de sua vida, incentivei-a a consumi-los com mais frequência. Salientei que os alimentos comuns da sua dieta (salada, iogurte e peixe) não tinham poder sobre ela porque ela havia se permitido consumi-los sempre que desejasse. Incentivei-a a incluir uma porção adequada de cereais no café da manhã (e até no almoço, jantar e lanches), todos os dias, para eliminar o poder que esses alimentos tinham.

Se você, do mesmo modo, luta com questões relacionadas ao peso, precisa aprender a gerenciar seus alimentos favoritos em vez de negá-los. Quando você saborear porções adequadas de qualquer alimento que gosta de comer, com a frequência que quiser, não precisará de força de vontade para evitá-lo. É o poder da habilidade nutricional, e não a força de vontade, que pode resultar em perda de peso permanente sem sentimentos de negação e privação.

Uma habilidade que aumenta a sua capacidade de consumir porções adequadas de alimentos é comer de maneira consciente (e não sem se importar). Ou seja, mastigue seu alimento d-e-v-a-g-a-r, saboreie e aproveite cada bocada. Fazendo isso, você precisará de uma quantidade bem menor para ficar saciado e se contentará em comer porções menores. Ao ingerir seus alimentos prediletos de forma consciente, você também ameniza a urgência de comer como se fosse a última vez (p. ex., "Minha última chance de comer pasta de amendoim antes de retomar a dieta. É melhor comer outra colherada.") Você pode saborear mais pasta de amendoim – até em um sanduíche – quando seu corpo sentir fome de novo. O poder da habilidade nutricional vence no final.

Uma segunda habilidade que aumenta a perda de peso é consumir menos alimentos processados e refinados e mais alimentos integrais: frutas, legumes e verduras, grãos não refinados e outros alimentos ricos em fibras. As fibras podem ajudar a perder peso por promoverem a saciedade e adiarem a volta da fome, o que contribui para comer menos nas refeições subsequentes. Caloria por caloria, as frutas, vegetais e grãos integrais ricos em fibras são mais saciantes do que os refrigerantes adoçados, pirulitos e balas de goma. Você continua tendo que limitar as calorias, mas pode se sentir mais cheio com as calorias provenientes de alimentos integrais. Além disso, os alimentos processados podem requerer menos energia para serem digeridos, e, dessa forma, seu corpo assimila mais de suas calorias. Essas poucas calorias extras são acrescidas com o passar do tempo.

Uma terceira habilidade de redução de peso consiste em incluir um alimento rico em proteína em cada refeição. Assim como a fibra, a proteína é saciante.

Como mencionado no Capítulo 3, as pessoas que consomem um café da manhã rico em proteína tendem a ingerir menos calorias ao fim do dia.

Ao escolher regularmente frutas, legumes e verduras, feijão, grãos integrais, peixe e laticínios com teor reduzido de gordura, você não só perde peso como também diminui o risco de câncer, doença cardíaca e hipertensão. O plano alimentar que ajuda você a controlar seu peso deve ser consistente com as diretrizes nutricionais para uma alimentação saudável. Não entre em uma dieta maluca apenas para recuperar o peso perdido por falhar em aprender a se alimentar de forma saudável.

## Consciência das calorias

A maioria de meus clientes teme desfrutar as refeições saborosas porque têm medo de consumir calorias demais. Eles acreditam que, se comerem um almoço de verdade, digamos, sanduíche de atum com um copo de leite, isso os fará engordar. Então, aderem ao queijo *cottage* com minicenouras. O problema é que as dietas autocriadas costumam ser limitadas demais e muito reduzidas em calorias. Os adeptos de dietas acabam entediados com as opções alimentares limitadas e sentem tanta fome que têm ânsia por alimentos densos em calorias (Gilhooly et al., 2007). Como resultado, saem da dieta e fazem extravagâncias com as refeições saborosas que de fato desejam comer. Com isso, recuperam rapidamente qualquer peso que tenham perdido – e ganham ainda mais.

Ao trabalhar com adeptos de dietas que estão tendo problemas para regular a ingestão alimentar, estimo uma carga adequada de calorias para que eles tenham consciência da quantidade adequada a ser consumida para manter ou perder peso. Assim como você sabe quanto pode gastar ao fazer compras, pode ser útil saber quantas calorias pode consumir ao comer. De modo ideal, é possível escolher intuitivamente o número certo de calorias apenas ouvindo os sinais de fome que o seu corpo emite (ver a seção Fome: apenas um pedido de combustível, no Cap. 17). Mas se você tem entrado e saído de muitas dietas, é possível que tenha deixado de ouvir seu corpo pedir combustível.

### O que é exatamente uma caloria?

Uma caloria, ou mais corretamente uma quilocaloria (kcal), é uma medida de energia. Representa a quantidade de calor necessária para elevar a temperatura de 1 L de água em 1°C. (Se for necessário converter quilocalorias em quilojoules [kJ], basta multiplicar o número de calorias por 4,1868.) O exercício que eleva a sua temperatura corporal exemplifica como a queima de calorias é convertida em calor.

## 334 Parte III | Equilíbrio do peso e da atividade

Para avaliar melhor as necessidades energéticas (calorias) do seu corpo, você deve procurar um profissional nutricionista, mas uma alternativa é estimar suas necessidades calóricas seguindo os passos adiante:

1. Estimar sua taxa metabólica em repouso – o número de calorias necessárias apenas para respirar, bombear sangue e se manter vivo (Tab. 16.1) –, multiplicando seu peso saudável por 22 calorias por quilo. Caso esteja com sobrepeso significativo, use um peso ajustado (um peso intermediário entre o peso desejado e o seu peso atual). Ou seja, se você pesa 73 kg e normalmente pesava 53 kg, use 64 kg como seu peso ajustado.

   Por exemplo, Roberta pesava cerca de 59 kg, mas poderia ter um peso saudável de aproximadamente 53 kg. Portanto, ela precisava de cerca de 1.200 calorias (53 × 22) apenas para sobreviver sem fazer mais nada no decorrer de um dia.

2. Adicionar mais calorias para a atividade diária, à parte do seu exercício proposital. Se você for moderadamente ativo ao longo do dia (excluindo o exercício proposital), adicione cerca de 50% da sua taxa metabólica em repouso (TMR). Se você é sedentário, adicione 20-40%, mas, se for muito ativo (além do exercício proposital), essa adição deve ser de 60-80% da sua TMR. Roberta era moderadamente ativa ao longo do dia, em virtude dos dois filhos e de seu trabalho. Ela queimava cerca de 600 calorias (50% × 1.200 cal) em atividades da vida diária. O valor total de calorias dela era:

$$1.200 \text{ TMR} + 600 \text{ cal de atividades diárias}$$
$$= 1.800 \text{ cal/dia (sem exercício proposital)}$$

3. Adicione mais calorias para o exercício proposital. Por exemplo, quando Roberta ia ao clube, fazia exercícios aeróbicos durante 45 minutos e queimava

**Tabela 16.1** Taxa metabólica de repouso: mais calorias do que se pensa apenas para sobreviver

| Órgão | Calorias por dia* | Percentual da taxa metabólica de repouso |
|---|---|---|
| Cérebro | 365 | 21 |
| Coração | 180 | 10 |
| Rins | 120 | 7 |
| Fígado | 560 | 32 |
| Pulmões | 160 | 9 |
| Outros tecidos | 370 | 21 |

*Número aproximado de calorias queimadas por um homem de 68 kg repousando na cama por um dia inteiro.

cerca de 400 calorias na esteira. Dessa forma, sua necessidade calórica total aproximada era a seguinte:

$$1.200 \text{ cal TMR} + 600 \text{ cal de atividades diárias} + 400 \text{ cal de exercício}$$
$$\text{proposital} = 2.200 \text{ calorias totais/dia}$$

Note que as calorias queimadas durante o exercício também incluem a TMR, por isso a estimativa na verdade é maior do que as calorias queimadas apenas com o exercício em si. Embora isso não afete de maneira significativa um praticante de *fitness* que treina por 45 minutos, a discrepância se encaixa nas necessidades de um ciclista para uma prática de um dia inteiro.

Seja honesto e preciso ao avaliar suas necessidades calóricas. Os atletas que se exercitam intensamente costumam ser muito sedentários no resto do dia, enquanto descansam e se recuperam dos treinos rigorosos. Em um estudo com duração de 13 semanas que envolveu homens jovens gordos, aqueles que se exercitaram por 1 hora diariamente não perderam mais peso do que aqueles que se exercitaram apenas por meia hora diária. Os pesquisadores notaram que o grupo de participantes que se exercitaram duas vezes comeram mais e se movimentaram menos durante as 23 horas restantes do dia (Rosenkilde et al., 2012). Quanto mais você se exercita, mais sedentário pode se tornar, *a menos que conscientemente se mantenha em movimento*. Tenho aconselhado muitos maratonistas e triatletas de Ironman que estavam frustrados com a falta de perda de peso. Eles foram vitimados pela síndrome do atleta sedentário.

Para perder peso, subtraia 10-20% (pequenos déficits acrescentam e podem ser mais fáceis de manter) das suas necessidades calóricas totais (Hills et al., 2013). Roberta merecia consumir cerca de 2.200 calorias por dia para manter seu peso. Subtrair 10-20% de 2.200 calorias (200-400 calorias) a deixava com um saldo de 1.800-2.000 calorias para sua dieta redutora.

No passado, Roberta tentava reduzir 1.000-1.200 calorias por dia e estava cética em relação ao meu plano redutor proposto, de 1.800-2.000 calorias. "Se não consigo perder peso com 1.000 calorias, por que perderia peso com 1.800 calorias?", questionava. Lembrei-a de que cortar calorias demais a faria ficar com muita fome e sair da dieta. Ela também tinha perdido músculo, desacelerado o metabolismo e consumia pouquíssimo dos nutrientes de que precisava para proteger a saúde e investir em um desempenho superior. Lembrei-a de que o peso rapidamente perdido não demora a voltar. Ela poderia perder peso rápido ou perder peso em longo prazo. Já tinha fracassado muitas vezes com dietas "rápidas", então concordou – era hora de tentar uma abordagem diferente.

Uma meta razoável de perda de peso é 0,25-0,5 kg por semana para uma pessoa que pese menos de 68 kg, e 0,5-1 kg por semana para quem tem corpo mais pesado.

Uma vez estabelecido seu total de calorias diárias, distribua-o de maneira uniforme ao longo do dia. Algumas pessoas apreciam fazer seis refeições pequenas diárias: café da manhã, lanche, almoço, lanche, jantar, lanche. Outras, como Roberta, consideram que fazer quatro refeições diárias funciona bem para elas (ver Cap. 1).

---

**Fato ou mito**

**Perder peso é matemático. Se consumir 500 calorias a menos por dia, perderá 0,5 kg de gordura por semana.**

**Os fatos:** a perda de peso não é tão matemática quanto gostaríamos que fosse. Por exemplo, as pessoas obesas tendem a perder gordura com relativa facilidade, mas os atletas magros podem ter que lutar para conseguir ficar abaixo do peso de ajuste (Leibel, Rosenbaum e Hirsch, 1995). Se não tiver excesso de gordura para perder, seu corpo irá conservar energia. Tenho clientes magros que se queixam de comer bem menos do que merecem e, mesmo assim, continuar com o mesmo peso. Esses clientes têm mãos frias e relatam que estão "sempre congelando" – apenas uma forma de a natureza conservar calorias.

---

Inclua ao menos 3-5 grupos alimentares em cada refeição (ver Cap. 1) e dois tipos de alimentos por lanche. Um número muito grande de adeptos de dietas come repetidamente um único alimento, como queijo *cottage*, em uma refeição. Essa prática limita a ingestão de diversas vitaminas, minerais e outros nutrientes fornecidos por uma gama de alimentos. Em vez disso, essas pessoas deveriam se esforçar para consumir combinações de proteína-carboidrato (p. ex., queijo *cottage* + banana + biscoitos *cream cracker*).

No começo, Roberta se mostrou cética quando sugeri que fizesse quatro refeições por dia, afinal de contas ela pensava que as refeições "engordavam". Então, ela se queixou: "Temo engordar por comer tanto no café da manhã e ainda ter mais *dois* almoços". Lembrei-a de que o propósito das refeições diurnas era arruinar seu apetite para o jantar. Ao comer mais durante o dia, ela sentiria menos fome à noite, teria mais energia para se exercitar das 17 às 18h e conseguiria comer menos (fazer dieta) à noite. Aquilo que parecia mais comida na verdade era menos. Ela apenas trocaria as calorias sabotadoras de dieta da noite, obtidas de alimentos pobres em nutrientes, por alimentos integrais consumidos mais cedo, ao longo do dia.

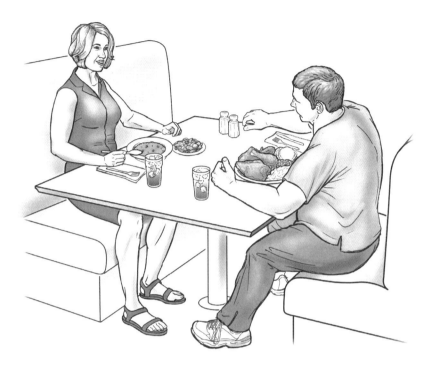

Se você teme que as refeições sejam engordativas, pense bem e lembre-se dos seguintes conceitos:

- Você não ganhará peso por fazer um café da manhã ou almoço substanciais. Você terá mais energia para se exercitar e queimar calorias.
- Se comer demais no café da manhã e no almoço, sentirá menos fome à noite. Então, poderá restringir o jantar e apenas tomar sopa ou comer salada. Mas não almoce apenas sopa ou salada, porque isso é insuficiente.
- Se restringir as refeições do dia e desenvolver uma fome profunda, é provável que coma demais à noite em razão do forte impulso fisiológico para comer.

Torne-se familiarizado com o conteúdo de calorias dos alimentos que você costuma comer e, então, empregue suas calorias com sabedoria. Aplicativos como *Lose it.* e *My Fitness Pal* podem ser úteis, assim como as outras ferramentas de contagem de calorias listadas no Apêndice A. Tenha certeza de contar as calorias livremente (0, 50 ou 100) e de considerá-las um guia geral e ferramenta útil para determinar quanta comida você pode comer adequadamente para satisfazer seu apetite sem empanturrar o estômago.

**338** Parte III | Equilíbrio do peso e da atividade

A consciência das calorias pode servir de ponte para que você entre em contato com a capacidade do seu corpo de lhe dizer quanto está bem para comer e se sentir satisfeito. Você pode e deve substituir rapidamente a contagem de calorias pela escuta dos sinais de fome e saciedade emitidos por seu corpo. A contagem de calorias não deve se tornar uma obsessão. Seu corpo é capaz de regular a ingestão alimentar de maneira intuitiva.

Roberta era especialista em contar calorias. De fato, ela expressou seu medo de ficar obcecada pela contagem de calorias. Incentivei-a para que começasse a ouvir seu corpo e a aprender, por exemplo, qual era a sensação que tinha ao consumir 600 calorias. Assim, ela poderia usar essa sensação como referência no futuro. Por exemplo, ela poderia dizer a quantidade certa a comer no restaurante só de ouvir a mensagem de seu corpo comunicando que estava agradavelmente alimentado.

## Os 10 passos para uma perda sensível de gordura

Agora que você sabe aproximadamente quantas calorias pode ter como meta para perder gordura corporal de forma gradativa, precisa aprender a consumir essas calorias da maneira adequada. A seguir, são listados 10 passos para perder gordura:

1. **Anote.** Faça registros precisos de sua alimentação, nos quais conste cada pedaço e gota ingeridos, durante um período de pelo menos três dias, para aprender por si mesmo o que e quanto você de fato come. Pesquisas sugerem que as pessoas que mantêm registros dos alimentos consumidos perdem peso. Um lugar acessível para manter os registros dos alimentos é o seu *smartphone* ou os rastreadores de comida disponíveis na internet. Ver na seção Análise dietética e avaliação nutricional, do Apêndice A, os aplicativos e *sites* que podem ajudar você a registrar seus alimentos, além de calcularem calorias. Registre também o motivo que leva você a comer. Você está com fome, estressado ou entediado? Inclua ainda o tempo e a quantidade de exercícios. Avalie seus padrões de hábitos potencialmente engordativos, como pular o café da manhã, beliscar o dia inteiro, comer demais à noite por ter ficado com muita fome, distrair-se com comida quando está entediado, ou se autorrecompensar com chocolate quando está estressado.

   Preste bastante atenção ao seu humor quando estiver comendo. Roberta descobriu que, às vezes, um abraço e calor humano a teriam nutrido melhor do que a comida. Ela reconheceu que comer um balde de pipoca a desviava da solidão ou da ansiedade e a distraía dos problemas, mas nada fazia para resolver o problema que a levara a comer.

Se você come por outros motivos que não a obtenção de combustível, precisa reconhecer que o alimento deve ser somente um combustível. Os alimentos se tornam perigosamente engordativos quando são consumidos por diversão, conforto ou para aliviar o estresse. E nenhuma quantidade de nenhum alimento irá resolver seus problemas. Antes de buscar comida extra, pergunte a si mesmo "Meu corpo precisa desse combustível?".

2. **Antecipe suas calorias.** Roberta ficou surpresa quando lhe disse que o café da manhã de sua dieta, que consistia em cereais com leite desnatado, parecia reduzido demais. Ela pensava que as dietas deveriam começar pelo café da manhã. Disse-lhe para começar a dieta no jantar. Se tiver uma alimentação leve durante o dia e excessiva durante a noite, experimente ter no café da manhã e no almoço uma refeição maior e mais rica em proteína, e fazer uma refeição mais leve no jantar. Você apreciará sentir menos fome – e ter mais energia para atravessar seu dia ativo.

3. **Coma devagar.** As pessoas que pesam mais tendem a comer mais rápido do que seus pares de peso normal. Como o cérebro necessita de cerca de 20 minutos para receber o sinal de que você já comeu até ficar cheio, comer devagar pode economizar muitas calorias. Escolha, por exemplo, uma sopa à base de caldo para aperitivo, antes do prato principal do jantar, em um restaurante. Tomar sopa quente requer tempo e diminui o apetite para a entrada. Você ficará contente em fazer uma refeição mais leve.

Roberta tinha o mau hábito de inalar as refeições em questão de minutos. Ela comia sem parar, sem apreciar a refeição. Incentivei-a a descansar o garfo com frequência, saborear a comida e comê-la de maneira consciente. Afinal de contas, a melhor parte da comida é o sabor. Não se abstenha de um dos prazeres da vida.

Como Roberta havia comido rápido na maior parte de sua vida, sugeri que praticasse comer devagar ao menos uma refeição por dia e, então, aumentasse para duas e, depois, três refeições. Ela descobriu que a hora do almoço tinha se tornado mais prazerosa, ao se permitir relaxar e apreciar tanto a refeição como a hora da refeição. Diminuíram as tentações de comer sobremesa porque o almoço lentamente saboreado satisfazia seu apetite.

4. **Desfrute seus alimentos preferidos.** Se você se negar a permissão de comer o que verdadeiramente deseja, é provável que desenvolva compulsão. Mas, ao se permitir comer os alimentos desejados em porções dietéticas, você estará menos propenso a sabotar seu plano redutor. Se rosquinhas com glacê de chocolate estiverem na sua lista de favoritos, então coma ao menos uma todo dia até enjoar delas. Apenas determine quantas calorias estão contidas em uma rosquinha (pesquise *on-line* "calorias em uma rosquinha"), e empregue a sua carga calórica de acordo. Ao comer essa guloseima, lembre-se de mas-

**340 Parte III** | Equilíbrio do peso e da atividade

tigá-la devagar, saborear o gosto e desfrutá-la totalmente. Você irá se libertar da tentação de devorar uma dúzia de rosquinhas de uma vez só. O fraco de Roberta eram os *cookies* com gotas de chocolate. "Consigo aguentar quatro dias sem comer um *cookie*, e então, inevitavelmente, acabo comendo muitos *cookies*." Incentivei Roberta a reservar um *cookie* (ou dois) para o almoço, pelo menos duas vezes por semana, para prevenir as compulsões desnecessárias. Quando ela fez isso, descobriu que tinha menos acessos compulsivos porque não se sentia negada nem privada. Fazer um café da manhã maior também a ajudou a minimizar os desejos por *cookies*. Ao evitar ficar com muita fome, ela perdeu o interesse por guloseimas açucaradas (ver Cap. 5).

5. **Evite a tentação.** Longe dos olhos, longe da mente e longe da boca. Se você passa muito tempo livre na cozinha, pode pensar em ir ao escritório para relaxar, pois lá a disponibilidade de comida é menos provável. Nas festas, socialize na sala de estar, longe da mesa do *buffet* e dos salgadinhos. No mercado, pule a seção dos biscoitos.

Roberta costumava fazer caminhadas que a conduziam a uma padaria. Não admira que sucumbisse à tentação. Sugeri que passasse a caminhar em outra rua. Essa se tornou a solução simples para o que até então era um grande problema. Ela também aprendeu a entrar em casa pela porta da frente e imediatamente subir a escada para trocar de roupa e relaxar do dia. Antigamente, ela entrava em casa pela porta da cozinha. E então costumava abrir a geladeira e beliscar alguma coisa durante alguns minutos, ainda na transição entre o trabalho e a chegada em casa.

6. **Tenha uma lista de atividades sem comida que você pode realizar quando estiver entediado, solitário, cansado ou nervoso.** Comida é combustível e não diversão nem recompensa por ter sobrevivido a outro dia estressante. Tenha em mente estratégias que possam lhe poupar calorias: chame um amigo, verifique os *e-mails*, tome um banho, regue as plantas, ouça música à luz de velas, navegue pela internet, monte um quebra-cabeça, vá caminhar, tire uma soneca, brinque com as crianças, pratique ioga ou medite.

Quando Roberta se sentia cansada e estressada, tratava-se com comida. Eu a motivei a fazer uma pausa e, antes de ser autoindulgente, perguntar a si mesma: meu corpo está com fome – ou estou apenas cansada e estressada? Meu corpo precisa desse combustível? Se a resposta fosse que ela estava cansada, então ela deveria dizer a si mesma que fosse para a cama mais cedo. Se a resposta fosse que ela estava estressada, deveria aprender a reconhecer que nenhuma quantidade de comida resolveria o estresse, por isso ela não deveria nem mesmo começar a comer. Assim, telefonar para sua melhor

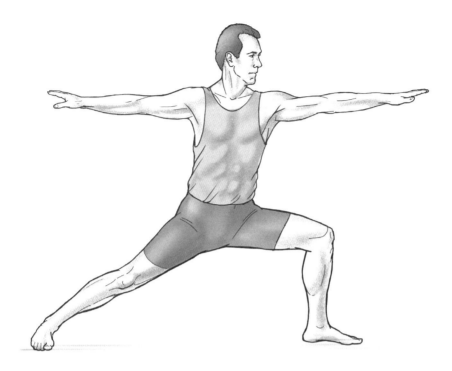

amiga ou escrever uma página em seu diário se tornaram suas alternativas emagrecedoras.

Quando alguém come demais por estar estressado, somente está tentando ser gentil consigo mesmo. A comida altera sua química cerebral e pode tornar seu humor mais alegre – isto é, no momento presente. Por fim, essa habilidade de enfrentamento inapropriada deixará a pessoa ainda mais estressada e deprimida com o ganho de peso.

Aprender a administrar o estresse sem recorrer à comida é a solução evidente. Tente dissipar o estresse respirando profundamente três vezes – inspire em paz, expire o estresse. A ioga também pode ajudar, assim como a meditação. Acalme sua mente sentando-se em uma posição confortável e focando a palavra *oceano*. Inale lentamente no O – e exale no – *ceano*. Logo a visão calma das ondas do oceano ajudará a suavizar seus nervos... e, talvez, lhe poupará algumas calorias.

7. **Faça um plano alimentar realista.** Não precisa perder peso todo dia. Em vez disso, todos os dias, você pode decidir entre perder, manter ou até ganhar peso. Por exemplo, se enfrenta um agenda caótica e se pergunta como irá sobreviver aos estresses do dia, dê a si mesmo permissão para se abastecer totalmente e escolha ter um dia de manutenção do peso. Você precisará

**342** Parte III | Equilíbrio do peso e da atividade

de energia para o enfrentamento. Se for a um casamento elegante e desejar desfrutar integralmente o jantar, vá em frente. Um dia de ganho de peso de vez em quando faz parte de uma alimentação normal. Seu corpo apenas terá menos fome no dia seguinte e você naturalmente escolherá comer um pouco menos. (*Nota:* não "poupe" calorias para um grande jantar pulando o alimento do dia; fazer isso tende a ser um tiro no próprio pé, e você inevitavelmente acabará comendo de forma seriamente exagerada à noite.)

Roberta sempre considerara uma dieta algo ininterrupto, que se estendia por semanas ou meses até ela atingir sua meta de peso. Pedi-lhe que enxergasse a redução de peso como uma escolha diária que depende do nível de energia do dia. Também recomendei que ela planejasse a inclusão de uma guloseima, uma vez por semana. Assim como as pessoas precisam de um dia de descanso do trabalho, os adeptos de dieta precisam de um dia de descanso da dieta. Roberta admitiu "Saber que posso tirar um dia para sair e fazer o café da manhã de sábado fora ajuda a me manter fiel ao meu programa de redução no resto da semana".

---

### Fato ou mito

**Quanto menos você come, mais magro se torna.**

**Os fatos:** de modo geral, quanto menos você come, mais acaba saindo da dieta, comendo demais em função da fome extrema e ganhando peso. Por exemplo, se eliminar apenas 100 calorias ao final do dia (o equivalente a duas bolachas Oreo ou a uma colher cheia de sorvete), teoricamente você perderá 5 kg de gordura em um ano, porque 0,5 kg de gordura equivale a 3.500 calorias. Se consumir 500 calorias a menos do que costuma consumir a cada dia, teoricamente deve perder 0,5 kg por semana (só que a teoria muitas vezes não corresponde à realidade, e a perda de peso não é tão matemática quanto gostaríamos que fosse). Gretchen, que se autodefinia como uma "rata de academia", tentava comer o mínimo possível. Eliminava 1.000 calorias e fazia dieta consumindo 1.200 calorias por dia. Perdia 1 kg, de segunda a quinta-feira — mas, no fim de semana, inevitavelmente recuperava o peso perdido.

---

8. **Compromissos agendados de praticar exercício.** Se você é um atleta sério e está tentando perder peso, provavelmente tem um programa de treino regular. Mas, se é um praticante de *fitness* e tem dificuldade para seguir um programa de exercícios consistente, poderá conseguir ajuda programando um horário para se exercitar em seu *smartphone* ou agenda. É desejável se exercitar regularmente para tonificar os músculos, aliviar o estresse e melhorar a saúde, mas você não deve se exercitar em excesso. Exercitando-se demais, você provavelmente acabará machucado, cansado e irritado. Como mencionado, o exercício deve proporcionar descontração e condicionamento, em

vez de apenas queimar calorias. Tenha a certeza de criar formas agradáveis de vivenciar um estilo de vida ativo.

Roberta às vezes se autopunia com treinos extras no *stepper* ou caminhadas mais longas para queimar mais calorias. Embora gastasse 500-600 calorias por sessão, acabava sentindo tanta fome que, ao fim do dia, era inevitável repor essas calorias – e mais ainda. Pedi que ela parasse de usar o exercício como punição por ter gordura corporal extra e passasse a vê-lo como algo que ela faz para melhorar a saúde e o desempenho. Lembre-se de que o exercício apenas contribui para a perda de peso quando culmina em um déficit calórico ao final do dia.

Meus clientes costumam perguntar: "Quanto exercício é suficiente?". Suficiente para quê? Suficiente para perder peso? É possível perder peso sem se exercitar; tudo que você tem a fazer é consumir menos calorias. Suficiente para a condição geral de saúde e condicionamento? As *2018 U.S. Physical Activity Guidelines* recomendam acumular ao menos 30-60 minutos de atividade física moderada a vigorosa na maioria dos dias da semana (150-300 minutos por semana). O clássico *Harvard Alumni Health Study* constatou que as menores taxas de mortalidade por doença cardiovascular ocorriam entre os indivíduos que queimavam mais de 1.000 calorias por semana (Sesso, Pfaffenbarger e Lee, 2000).

9. **Faça do sono uma prioridade.** Dormir muito pouco pode fazer você sentir mais fome. Quando está cansado, os sinais emitidos ao seu cérebro para parar de comer são muito baixos, enquanto os sinais para comer mais são muito altos. Roberta frequentemente se via cansada e com fome ao final de seu dia longo. Ela aprendeu a ir para a cama mais cedo e a se lembrar de que era preciso "tirar uma soneca para emagrecer". Sabia que, se começasse a comer, teria muita dificuldade para parar.

10. **Pense em manter a forma e a saúde.** Toda manhã, antes de sair da cama, visualize-se estando mais em forma e mais magro. Essa imagem ajudará você a começar o dia com uma atitude positiva. Se disser a si mesmo que está se alimentando de maneira mais saudável e perdendo peso, fará isso com mais facilidade. A ação de falar consigo mesmo de forma positiva é importante para o seu bem-estar.

Roberta estava constantemente se lembrando de que era melhor ser mais saudável e magra do que se permitir comer demais. Passou a ingerir porções menores; elaborou um plano de alimentação diário e aderiu fielmente a ele. Quando estava a caminho de casa, na volta do trabalho, ela se visualizava comendo um jantar agradável (porém menor), mastigando a comida devagar, saboreando o gosto, relaxando com um livro (e não com *cookies*) após a refeição, e seguindo seu plano alimentar. A prática dessa visualização antes de chegar em casa fez com que ela descobrisse que conseguia realizar melhor as suas boas intenções.

Além disso, Roberta lembrava a si mesma que, quando se alimentava bem, sentia-se melhor e se exercitava melhor. E também se sentia melhor em relação a si mesma. Após anos de dietas fracassadas, ela estava se sentindo bem-sucedida e, talvez, ainda mais do que se sentindo mais magra.

## Dietas da moda

Toda pessoa que faz dieta deseja perder peso rapidamente, e as dietas da moda que prometem êxito instantâneo são atraentes. Infelizmente, essas dietas tendem a funcionar apenas por pouco tempo, uma vez que a pessoa que adere a ela acaba se cansando de negar e privar-se de seus alimentos preferidos. Em vez de pular de um plano de dieta para outro, você precisa aprender a comer porções adequadas dos alimentos de que gosta. Precisa aprender a gerenciar a comida – e não a eliminar os alimentos que aprecia por meio da adesão a uma dieta.

Tenho clientes que abandonam meu conselho de redução do peso sensível, o qual se baseia no equilíbrio e na moderação; querem perder peso mais rápido – e de uma forma mais fácil. Depois de um ou dois anos, essas pessoas inevitavelmente acabam voltando ao meu consultório, mais pesadas do que na primeira vez que vieram. A seguir, apresento um resumo de algumas dietas da moda tentadoras que falharam com elas e provavelmente irão falhar com você também:

- **Dieta com redução de carboidrato.** Esse plano alimentar é inadequado para atletas porque corta drasticamente a ingestão de carboidrato, uma fonte importante de combustível necessário para o exercício intenso. Embora diminuir sua ingestão de açúcares e grãos refinados (refrigerantes, salgadinhos) possa ser uma etapa na diminuição da ingestão de calorias, é desejável reter os grãos (integrais), frutas, legumes e verduras como parte do seu padrão alimentar saudável. Como já disse, os carboidratos não são engordativos; as calorias (de qualquer tipo) em excesso são as culpadas pelo ganho de peso. Em um estudo de 12 meses que comparou uma dieta pobre em carboidratos (30% das calorias) saudável a uma dieta rica em carboidratos (50% das calorias) também saudável, as alterações no peso foram similares (Gardner et al., 2018).

  O aparente sucesso da dieta Atkins e outras dietas reduzidas em carboidrato demonstra que uma forte ingestão de proteína e gordura saudável pode promover redução do peso porque esses tipos de alimentos saciam mais do que os alimentos à base de carboidrato isentos de gordura. Quando se sente menos fome, é possível consumir menos calorias com maior facilidade e, assim, perder peso.

A má notícia é que os atletas em geral precisam de mais carboidrato para abastecer os músculos e alcançar um desempenho superior. Você não consegue repetir facilmente dias de exercício intenso sem usar carboidratos como base de cada refeição. Se você se exercita casualmente, é possível que consiga se exercitar bem o suficiente com uma ingestão reduzida de carboidratos. Mas você realmente deseja viver para sempre restringindo as massas, pães e cereais?

- **Dieta paleolítica.** A dieta paleo elimina o açúcar branco, a farinha branca e todos os alimentos refinados e altamente processados que não fazem parte das dietas dos primitivos homens da caverna. Não há nada de errado com isso. A minha preocupação é com relação à eliminação de grupos alimentares como grãos integrais, legumes e laticínios.

  Se você se exercita de maneira recreativa, possivelmente consegue obter carboidratos a partir de frutas, legumes e verduras em quantidade suficiente para os treinos. Mas, se você se exercita intensamente e tem uma elevada demanda por carboidrato, pode ser desejável experimentar uma dieta paleo modificada, que limite os alimentos processados mas inclua mingau de aveia, arroz integral, iogurte com teor reduzido de gordura, além de outros grãos integrais e laticínios ricos em cálcio, além de alimentos à base de soja. Novamente, surge a questão: você realmente quer passar o resto da vida sem comer massas nem bolo de aniversário?

- **Dieta cetogênica.** Ao reduzir a ingestão de grãos, frutas, legumes e verduras, açúcares e amidos a menos de 50 g (200 calorias) de carboidrato por dia, a dieta ceto treina o corpo a queimar gordura como combustível primário. Essa dieta de 70-80% de gordura diminui a fome, o que pode ajudar as pessoas a perderem peso, pelo menos em curto prazo. Mas esse padrão alimentar restritivo é sustentável? Ele fornece ao seu corpo todas as vitaminas e minerais necessários para uma boa saúde? O que acontece com os microrganismos intestinais que sobrevivem das frutas, legumes, verduras e grãos ricos em fibras? E o que acontece quando você sai da "prisão cetogênica": em compulsão por seus biscoitos e sobremesas favoritos, e assim recupera todo o peso perdido? Embora alguns atletas possam delirar sobre isso, questiono se esse é um padrão alimentar saudável no longo prazo. Há necessidade de mais pesquisas.

- **Dieta de baixo índice glicêmico.** Segundo a teoria, os alimentos com alto índice glicêmico engordam porque produzem uma elevação rápida na glicemia, estimulam o corpo a secretar mais insulina, desencadeiam a fome e a ingestão excessiva de alimentos e promovem o armazenamento de gordura. Para a maioria dos atletas e pessoas ativas, essa teoria não se aplica porque as pessoas que estão em forma apresentam resposta diminuída de insulina

# 346 Parte III | Equilíbrio do peso e da atividade

(Archer, 2018). A resposta de cada indivíduo a um alimento contendo carboidrato é exclusiva, por isso basta comer mais alimentos que estejam mais próximos de seu estado natural (p. ex., maçã em vez de torta de maçã). Esses alimentos tendem a ter um índice glicêmico menor do que o dos alimentos altamente processados (ver Cap. 6).

- **Jejum intermitente (também chamado jejum em dias alternados ou alimentação restrita ao tempo).** Pesquisas realizadas com animais sugerem que alternar refeições normais com períodos estendidos (p. ex., 8 ou 24 horas) sem se alimentar pode trazer benefícios à saúde e contribuir para a perda de peso. Entretanto, a pesquisa de longo prazo com seres humanos é limitada. Em um estudo de 10 semanas realizado com seres humanos, um total de 13 participantes (faixa etária de 29 a 57 anos) tomou o café da manhã uma hora e meia após o horário usual e jantou uma hora e meia antes do horário habitual, prolongando em 3 horas o jejum da madrugada. Eles permaneceram em suas casas e tiveram permissão para comer qualquer coisa que desejassem. Esses indivíduos perderam um pouco de gordura corporal, mas a maioria se queixou de que as restrições de tempo interferiram nos eventos sociais e eram incompatíveis com a vida familiar (Antoni et al., 2018).

  Com relação à alimentação restrita ao tempo, surgem as perguntas a seguir. É possível atingir as mesmas metas de saúde com os padrões de alimentação saudável padrão? A resposta é sim. Você aprende a se alimentar de um jeito que deseja manter pelo resto da vida? A resposta é que seja pouco provável. Você ouve os indícios que seu corpo fornece e aprende a se alimentar de maneira intuitiva? A resposta é não. O que acontece depois que o peso é perdido? Você retoma os antigos hábitos alimentares que contribuíram para o ganho de peso em primeiro lugar? A resposta é sim. Então, até que mais pesquisas de longa duração sejam conduzidas, o meu conselho é: não comece uma dieta que você não quer manter pelo resto da vida. A melhor dieta é aquela que você faz sem perceber.

- **Campos de treino e programas de exercícios exaustivos.** Fazer treinos exaustivos para queimar mais calorias e derreter a gordura corporal pode parecer uma boa ideia. Mas o que acontece com frequência é que, quanto mais você se exercita, mais quer comer. Você pode queimar um extra de 400 calorias e, então, sucumbir e consumir 500. Ou, se conseguir restringir sua ingestão calórica, seu corpo irá conservar energia em resposta a essa "fome" percebida causada pelo enorme déficit calórico. Outra alternativa é que você pode estar tão cansado que fica desocupado o resto do dia e queima pouquíssimas calorias. Os adeptos de dieta que exageram nos exercícios podem facilmente acabar machucados, exaustos e doentes com resfriado ou gripe. O exercício deve servir para descontração e não para punir.

Mesmo assim, se você quer fazer exercícios intensos como parte de um programa para entrar em forma, o exercício intermitente de alta intensidade (HIIT, do inglês *high-intensity intermittent exercise*) é comprovadamente efetivo para a perda de peso. Em um estudo envolvendo homens jovens, aqueles que fizeram tiros de velocidade na bicicleta ergométrica (8 segundos de exercício intenso seguidos de 12 segundos de repouso, durante 20 minutos, três vezes por semana, ao longo de 12 semanas) perderam a gordura da barriga, ganharam músculo e até se divertiram (Heydari, Freund e Boutcher, 2012). Apenas esteja certo de estar honestamente gostando disso.

A linha de base é que aprender a comer com moderação, sem se sentir negado ou privado, é a chave para uma dieta bem-sucedida. A sua meta deve ser aprender a perder peso consumindo porções menores dos alimentos que sempre consome e que sempre apreciará. As dietas que negam os alimentos favoritos têm uma vida muito curta. Ademais, você acaba se sentindo culpado quando "trapaceia" e ataca um *bagel*. Viver com culpa e raiva de si mesmo por ter comido um *bagel* é favorável a uma saúde ótima? Duvido. Em meu sistema de valores, comer não é trapacear.

## Fatos e falsas ideias sobre perda de peso

A redução de peso é mais complexa do que adicionar exercício e eliminar gordura da dieta (Academy of Nutrition and Dietetics, 2016). A confusão é abundante inclusive entre os próprios atletas, praticantes de exercício e estudiosos da obesidade quanto ao melhor modo de perder gordura corporal. A abordagem de dieta do tipo universal para perder peso é inadequada; pessoas diferentes têm histórias diferentes. Há pessoas cujo peso é maior que são geneticamente pesadas, enquanto outras são geneticamente magras. Algumas são homens; e outras, mulheres. Algumas acabaram de acumular excesso de gordura, enquanto outras lutam na batalha do volume há anos. Algumas buscam conforto na comida desde a infância, enquanto outras se voltaram para a comida apenas recentemente, buscando suavizar emoções duras.

Apesar desses fatores que contribuem para as complexidades da perda de peso, as pessoas sempre buscam um método simples para se livrar do excesso de gordura corporal. Esta seção aborda alguns conceitos equivocados sobre redução de peso que circulam entre os atletas e praticantes de exercício.

### Carboidrato engorda?

Não. Conforme expliquei no Capítulo 6, o excesso de calorias engorda. As calorias são provenientes de carboidrato (4 cal/g), proteína (4 cal/g), álcool (7 cal/g) e gordura (9 cal/g). As calorias excessivas provenientes da gordura são os principais demônios dietéticos. Seu corpo consegue armazenar facilmente o excesso de gordura da dieta na forma de gordura corporal, ao mesmo tempo que você tende mais a queimar as calorias excessivas de carboidrato.

As calorias excessivas provenientes do álcool também são rapidamente adicionadas e podem inflar com facilidade suas reservas de gordura corporal. E o mesmo ocorre com as calorias advindas dos petiscos ricos em gordura que comumente acompanham as bebidas alcoólicas. Entretanto, seu corpo queima preferencialmente as calorias excessivas de carboidrato para obter energia, em vez de estocá-las na forma de gordura.

**As dietas ricas em proteína e pobres em carboidrato são a melhor opção para quem quer perder peso?**

Se quer perder peso, a sua melhor escolha é consumir porções menores no jantar, de modo a criar um déficit calórico ao final do dia. O tipo fundamental de alimento consumido, seja proteína ou carboidrato, parece ter menos importância do que a ingestão calórica total. Em um estudo com duração de 12 meses, que comparou dietas contendo várias quantidades de carboidrato, proteína e gordura, os participantes apresentaram perdas de peso similares (Gardner et al., 2018). A linha de base é que todas as calorias contam.

Uma dieta rica em proteína e pobre em carboidrato parece funcionar por vários fatores. As pessoas que fazem dieta perdem peso em água. O carboidrato retém a água nos músculos. Quando você depleta os carboidratos, perde uma quantidade significativa de peso que corresponde principalmente à água e não à gordura. As pessoas eliminam muitas calorias ao eliminar o carboidrato. Por exemplo, você pode eliminar não só a batata (200 calorias), mas também a manteiga (100 calorias) usada como cobertura na batata, e isso gera um déficit calórico. A proteína tende a saciar mais do que os carboidratos. Ovos ricos em proteína no café da manhã permanecem mais tempo em você do que um *bagel* rico em carboidrato com geleia. Ao refrear a fome, você consegue cortar calorias mais facilmente.

O motivo esmagador pelo qual as dietas ricas em proteína e pobres em carboidrato *não* funcionam é que as pessoas que fazem dieta não conseguem continuá-las por muito tempo. (Você quer mesmo nunca mais comer pãozinho quente no restaurante?) Você só deve iniciar um plano alimentar se estiver disposto a mantê-lo pelo resto da vida.

**As pessoas que fazem dieta só perdem gordura corporal quando perdem peso?**

Cerca de 25-30% da perda de peso está relacionada à perda de músculo e não só de gordura. Para minimizar essa perda de tecido magro, os praticantes de dieta podem fazer o seguinte: criar apenas um pequeno déficit calórico (em vez

Capítulo 16 | Perder peso sem passar fome **349**

de passarem fome com uma dieta desastrosa). Escolha refeições e lanches ricos em proteína. Inclua exercícios de resistência duas vezes vezes por semana nos treinos. O exercício ajuda a manter a massa muscular e a minimizar a perda de musculatura, contudo perder somente gordura corporal é improvável.

### Consumir gordura engorda?

Se consumir calorias em excesso, você irá engordar. O controle do peso se baseia em uma carga calórica e não só em uma carga de gramas de gordura. Os alimentos gordurosos que se adéquam à sua carga calórica não são inerentemente engordativos (McManus, Antinoro e Sacks, 2001). Se optar por usar 300 calorias do seu total de 2.000 calorias consumindo pasta de amendoim com alto teor de gordura, em vez de queijo *cottage* sem gordura, ainda poderá perder gordura corporal.

As pessoas que fazem dieta e só comem alimentos sem gordura estão apenas enganando a si mesmas. Sharon, uma *personal trainer*, relatou que era conhecida por comer uma caixa inteira de *pretzels* sem gordura como lanche. Max, um fisiculturista, costumava consumir 2 L de *frozen yogurt* sem gordura, rotineiramente. E Nancy, uma nadadora, costumava comer pelo menos 6 maçãs livres de gordura por dia. Não surpreende que todas essas pessoas se queixassem de não perder peso mesmo quando evitavam alimentos contendo gordura. Elas estavam ingerindo calorias demais. O excesso de calorias, seja qual for a fonte, acabará sendo armazenado como gordura (Hill et al., 1992).

Não consumir gordura para perder gordura corporal pode "funcionar" se você ingerir menos calorias. Por exemplo, em vez de consumir *bacon*, ovos e torradas com manteiga no café da manhã (700 calorias), Elliott mudou para farelo de cereais, leite desnatado e uma banana (400 calorias). Ele perdeu peso graças ao déficit calórico consistente.

### A comida consumida após as 18h é rapidamente transformada em gordura corporal enquanto a pessoa dorme?

Embora comer demais à noite seja um problema, não há um veredito claro quanto à alimentação noturna (dentro da sua carga calórica) ser inerentemente engordativa. Sabemos que os ginastas e corredores que comem pouco ao longo do dia e fazem a maior refeição à noite tendem a ter mais gordura corporal do que aqueles que se mantêm mais bem abastecidos (Deutz et al., 2000). O mesmo é válido para mais de 50.600 adventistas do sétimo dia (Kahleova, 2017).

Se o seu corpo verdadeiramente tem fome durante a noite, você deve respeitar a fome e comer. Entretanto, recomendo que se abasteça de maneira adequada durante o dia para não sentir fome às 20h. Você não só terá mais energia para treinar como também diminuirá o risco de comer excessivamente à noite.

**350** Parte III | Equilíbrio do peso e da atividade

Lembre-se de que fica fácil comer demais quando se está com muita fome. A urgência em comer é fisiológica e pouco tem a ver com força de vontade.

### Devo me exercitar com o estômago vazio para queimar mais gordura?

Quando você se exercita de estômago vazio, queima mais gordura, mas queimar gordura é diferente de perder gordura corporal. Você pode prejudicar o treino ótimo ao se exercitar quando está com fome. Ver no Capítulo 9 informações sobre a importância da alimentação pré-exercício. Sugiro que você se abasteça bem para o exercício e se concentre em comer menos ao final do dia, para assim perder peso enquanto estiver dormindo e não enquanto se exercita.

### Exercitar-se mata o apetite?

O exercício intenso pode matar o apetite temporariamente, mas a fome irá atacar em 1-2 horas. O controle da temperatura regula o apetite até certo ponto. Sendo assim, se sentir calor após um treino intenso, você pode experimentar uma diminuição temporária do apetite. Por outro lado, se estiver frio, como ocorre após nadar, você poderá se sentir faminto.

O efeito do exercício sobre o apetite varia de acordo com o gênero. Ratos machos submetidos ao exercício regular tendem a perder o apetite e diminuir o peso, enquanto as fêmeas apresentam aumento do apetite, comem mais e mantêm o peso (Staten, 1991). Alguns estudos envolvendo seres humanos sugerem que o exercício torna a comida mais atraente para as mulheres, mas isso pode variar de acordo com o condicionamento e a adiposidade (Howe, Hand e Manore, 2014). Estudos com mulheres obesas que adicionaram exercício moderado aos seus estilos de vida sedentários indicaram que elas não comeram mais e, assim, perderam peso. Estudos sobre dieta e exercício em homens sugeriram que, quanto mais gordos eles eram, maior era a perda de peso (em comparação com seus pares mais magros), uma vez que suas refeições não compensavam as calorias queimadas durante o exercício (Westerterp et al., 1992).

### É verdade que, quanto mais gorda for uma pessoa, menos calorias ela deve consumir?

Isso está errado. Assim como caminhões de 18 pneus precisam de mais combustível do que os carros compactos, corpos maiores necessitam de mais calorias do que corpos menores. Ao contrário da crença popular, os obesos raramente têm metabolismo lento. Em vez disso, precisam de quantidades significativas de comida. Uma pessoa de 113 kg pode precisar de 3.000-4.000 calorias por dia para manter o peso. Um plano de redução apropriado seria 2.400-3.200 calorias. Isso é muito mais do que as 800-1.000 calorias oferecidas por muitos programas de redução rápida de peso que falham no longo prazo.

Meus clientes cujos corpos são grandes relatam repetidamente que não têm tempo para o café da manhã e que costumam trabalhar na hora do almoço. O fato é que eles escolhem pular essas refeições. Podem acreditar que não merecem comer, ou se sentem constrangidos ao serem vistos comendo. Alimentam-se de maneira insuficiente ao longo do dia e, então, sucumbem a quantidades excessivas de comida durante a noite. É claro que as pessoas que vivem em corpos grandes merecem comer. Como disse um de meus clientes, "Nancy, você é a única pessoa que me disse que está tudo bem se eu comer".

## Atletas com limitações de peso

Se você é jóquei ou lutador, pugilista ou remador na categoria peso leve, provavelmente não é gordo. Mas é possível que tenha que perder alguns quilos para atingir um padrão de peso menor de seu esporte, caso contrário terá negada a permissão para competir. Use a informação fornecida aqui e no Capítulo 13 para lhe ajudar a perder peso de maneira saudável. Você pode atingir suas metas de peso seguindo a informação sensível apresentada neste livro e abandonando tradicionais dietas e práticas desidratantes não fundamentadas na ciência (Morton et al., 2010).

O primeiro passo para alcançar sua categoria de peso é traçar um quadro realista de quanto peso você precisa perder, medindo a sua gordura corporal (ver Cap. 14). Caso não tenha acesso a um paquímetro ou outro meio de medir seu percentual de gordura corporal, submeta-se ao teste da pinça, menos profissional. Se conseguir pinçar mais de 1,5 cm de espessura sobre a omoplata ou o quadril, pode seguramente perder um pouco mais de peso.

O percentual de gordura corporal mínimo absoluto é 5% para homens e 12% para mulheres. O mínimo recomendado para lutadores é cerca de 7% de gordura corporal. Se possível, não tente alcançar um peso que irá resultar na necessidade de passar fome para perder músculo ou se desidratar para perder peso em água. Atingir um peso fantasioso é difícil e pode causar lesão, em vez de melhorar a saúde e o desempenho.

Em segundo lugar, comece a perder peso no início da temporada ou, ainda melhor, antes de a temporada começar. Assim, você terá tempo para perder peso devagar (0,25-0,5 kg por semana) e de uma forma mais agradável. Sua meta é alcançar e se manter em seu menor nível de gordura corporal saudável.

Para perder peso, siga as diretrizes de caloria destacadas anteriormente neste capítulo, na seção "Os 10 passos para uma perda sensível de gordura". Não importa quanto peso tenha que perder, não coma menos do que o necessário para sustentar sua taxa metabólica de repouso. A maioria dos atletas precisa ingerir ao menos 1.500 calorias provenientes de uma variedade de alimentos integrais,

**352** Parte III | Equilíbrio do peso e da atividade

todo dia, para prevenir deficiências de vitaminas, minerais e proteínas. Não elimine nenhum grupo alimentar. Durante o dia ou dois dias antes do evento, escolha alimentos com baixo teor de fibras para diminuir o peso dos conteúdos intestinais e restrinja os alimentos salgados para reduzir o peso em água.

Se você for um *geek* dos números, veja as seguintes diretrizes mais específicas:

- Os planos de refeições devem incluir 1,5-2 g de proteína/kg/dia e 3-5 g de carboidrato/kg/dia – ou até mais, dependendo do esporte.
- Tenha como meta 30-45 calorias/kg/dia. Isso é particularmente importante para as mulheres prevenirem irregularidades menstruais. Ao contrário da crença popular, você pode consumir carboidrato.
- Pelo menos 15-25% das suas calorias diárias devem ser obtidas de gordura (saudável).

Assegure-se de cercar seus treinos com comida, de modo a poder se abastecer e se recuperar bem, e assim alcançar o máximo em seus treinos. A sua refeição de recuperação deve ser uma das refeições planejadas do dia (Sundgot-Borgen et al., 2013). A Tabela 16.2 traz uma dieta redutora destinada a atletas de vários pesos, sugerindo refeições e lanches apropriados.

Lembre-se de que a água não é peso extra. As suas preciosas reservas corporais de água estão em um delicado equilíbrio. Se esse equilíbrio for rompido, você irá diminuir sua capacidade de se exercitar da melhor forma possível. É perigoso usar diuréticos, vestir trajes de borracha, ir a saunas, hidromassagens ou salas de vapor para se desidratar. Além disso, ao repor os líquidos perdidos no suor após as sessões de treino, tenha em mente que as bebidas esportivas, refrigerantes e sucos contêm, todos, calorias. Dose essas bebidas com sabedoria ao se reabastecer após o exercício, e então beba água durante o restante do dia.

Perder peso rapidamente antes de um evento pode ser contraprodutivo porque as reservas musculares de glicogênio depletadas e a desidratação podem cobrar um preço. As probabilidades são desfavoráveis para o lutador faminto que adere a dietas desastrosas, mas favorecem o lutador bem abastecido que rotineiramente mantém ou continua com alguns quilos dentro de seu peso de competição durante os treinos.

Em um estudo envolvendo lutadores que perderam rapidamente cerca de 3,5 kg (4,5% do peso corporal), constatou-se que os lutadores apresentaram uma queda de 3,5% no desempenho em um teste de manivela de 6 minutos projetado para simular uma competição de luta livre. Esses resultados sugerem que a rápida perda de peso antes da competição pode ser prejudicial, em vez de resultar em uma vantagem competitiva (Hickner et al., 1991). Se você é um lutador do

**Tabela 16.2** Dieta redutora para um atleta durante o treino

A tabela mostra o que uma dieta redutora (perda de 0,5 kg/semana) destinada a um atleta em treinamento deveria fornecer, de modo a proporcionar energia suficiente para o treino, além de minimizar a perda de músculo.* Nada de dieta desastrosa, por favor.

| Peso atual em kg | Calorias/dia para perder peso | Proteína (g/dia) | Carboidrato (g/dia) | Gordura (g/dia) |
|---|---|---|---|---|
| | 30-45 cal/kg | 1,5-2,0 g/kg | 3-5 g/kg | 15-25% das calorias totais |
| 57 | 1.700-2.500 | 85-115 | 170-285 | 30-70 |
| 68 | 2.000-3.000 | 100-135 | 200-340 | 35-85 |
| 80 | 2.400-3.600 | 120-160 | 240-400 | 40-100 |

*Nota:* dividindo-se em uma refeição a cada quatro horas (p. ex., café da manhã, almoço inicial, almoço tardio, jantar), cada refeição contém cerca de:

| Peso atual em kg | Calorias/refeição | Proteína/refeição (g) | Carboidrato/refeição (g) | Gordura/refeição (g) |
|---|---|---|---|---|
| 57 | 425-625 | 20-28 | 40-70 | 10-18 |
| 68 | 500-750 | 25-35 | 50-85 | 12-20 |
| 80 | 800-900 | 30-40 | 60-100 | 15-25 |

*Nota:* para um atleta de 57 kg, a ingestão de um dia poderia ser algo como:
Café da manhã: 2 ovos, *muffin* inglês, iogurte de frutas Chiobani, laranja.
Almoço inicial: 2 fatias de pão, 60 g de peru, ¼ de xícara de *homus*, alface e tomate, 1 fatia de queijo.
Almoço tardio (dividido em lanches pré- e pós-treino): barras energéticas, achocolatado.
Jantar: 90 g de frango, 1 xícara de arroz, 2 talos de brócolis, 2 colheres de uvas-passas cobertas com chocolate amargo.
*Baseada em Sundgot-Borgen (2013).

ensino médio e se preocupa com a possibilidade de uma dieta restrita retardar seu desenvolvimento, note que irá alcançá-lo após a temporada de competições. Muitos lutadores têm baixa estatura não por causa de desnutrição, mas por causa da genética. Esses lutadores tendem a ter pais pequenos. As pessoas pequenas com frequência escolhem esportes com carga baixa por serem mais convenientes do que o futebol americano ou o basquete.

Caso tenha recorrido à desidratação para compor seu peso, você precisará seguir um programa de reabastecimento agressivo após a pesagem. Isso pode ajudar a minimizar as quedas no desempenho (Slater et al., 2007). Escolha alimentos salgados com alto teor de carboidrato e beba muito líquido. Por exemplo, tome suco e coma *pretzels*. Todavia, tenha o cuidado de consumir apenas a quantidade que você consegue tolerar confortavelmente.

# 17

## Quando a dieta fracassa: transtornos alimentares e obsessão por comida

Para a maioria das pessoas ativas, o *c* de *comer* significa *contentamento (prazer)*. Para alguns, entretanto, significa *culpa*, e a comida é para eles o inimigo. Esses praticantes de exercício obcecados por comida e pelo peso vivem seus dias tentando não comer. Estão constantemente preocupados com o que vão comer, quando e onde vão comer, quanto peso irão ganhar se consumirem uma refeição normal com os amigos, quantas horas terão que se exercitar para queimar as calorias, quantas refeições deverão pular se comerem alguns bocados a mais, e assim por diante. A infindável inquietação com relação à comida, ao peso, exercício e dieta os consome. Entretanto, algumas dessas pessoas não entendem que sua ansiedade é anormal.

A seguir são listadas cinco perguntas simples que o ajudarão a determinar se o seu relacionamento com a comida está desequilibrado.[*] Você deve marcar 1 ponto para cada resposta "sim". Se pontuar 2 pontos ou mais, é provável que consultar um nutricionista esportivo em busca de orientação profissional seja benéfico a você.

1. Você fica indisposto por sentir-se desconfortavelmente cheio?
2. Você se preocupa em perder o controle sobre o quanto come?
3. Você sofreu uma perda recente de mais de 6,5 kg em um período de três meses?
4. Você acredita que está gordo, embora os outros digam que está magro demais?
5. Você diria que a comida domina a sua vida?

### Por que os transtornos alimentares ocorrem?

Os transtornos alimentares como a anorexia e a bulimia são comuns em pessoas com baixa autoestima, as quais acreditam que não são boas o suficiente.

---

[*] Fonte: J.F. Morgan, J.H. Reid e J.H. Lacey, "The SCOFF questionnaire: Assessment of a new screening tool for eating disorders," *BMJ* 316, n.7223 (1999); 1467-1468.

Para essas pessoas, a magreza as tornará melhores e mais merecedoras de amor. A verdade é que um corpo mais magro não torna ninguém melhor e sim menor. É apenas menos de você para amar. Você continua sendo a mesma pessoa, só que ansiosa, obcecada, isolada e exausta. E, ao restringir rigorosamente os alimentos, você perde musculatura, força e vigor. Esse não é o caminho para se tornar uma atleta de sucesso.

O risco de desenvolver um transtorno alimentar parece aumentar de forma drástica quando um atleta ansioso, com baixa autoestima, é fisicamente bonito, tem traços de perfeccionismo e tende a ser autocrítico. A esse cenário, some-se uma mãe que teve (ou tem) problemas com a comida e o peso, de modo que sua filha então se torna o principal alvo para o desenvolvimento de um transtorno alimentar totalmente manifesto.

Os atletas com transtorno alimentar são menos disponíveis aos amigos. Afinal de contas, quando uma pessoa está constantemente se exercitando e contando calorias (calorias consumidas como refeições, calorias queimadas durante o exercício, calorias poupadas pulando o almoço, calorias a serem consumidas no jantar), bem como contando os gramas de gordura e os abdominais, o cérebro tem pouca energia de sobra para lidar com questões maiores, como problemas da vida e relacionamentos. A anorexia e a bulimia criam uma cortina de fumaça que mascara as questões subjacentes.

Um caminho rumo à recuperação é encarar o transtorno alimentar apenas como uma parte de você. É a parte que tenta proteger suas outras partes que não gostam de se sentir solitárias, rejeitadas ou imperfeitas. Por exemplo, talvez você tenha passado por experiências traumáticas no ensino médio. A sua parte correspondente ao transtorno alimentar pode distraí-lo e anestesiá-lo dos sentimentos de dor, terror e medo. Essa parte tem um propósito – manter seus sentimentos mais no controle da sua vida. Entretanto, ela também torna você infeliz.

## O que é anorexia?

As pessoas que sofrem de anorexia (mais corretamente denominada anorexia nervosa) tendem a restringir consistentemente a comida ou a restringi-la e, em seguida, comer de forma compulsiva e vomitar. A definição da American Psychiatric Association para anorexia nervosa inclui as seguintes características:[*]

---

[*] Adaptado de American Psychiatric Association, *Diagnostic and Statistical Manual of Mental Disorders*, 5.ed. (Arlington, VA: American Psychiatric Association, 2013).

## 356 **Parte III** | Equilíbrio do peso e da atividade

- Medo intenso de ganhar peso ou ficar gordo, mesmo estando abaixo do peso.
- Perturbação no modo como uma pessoa experimenta o próprio corpo (i. e., alega que se sente gordo ainda que esteja magro ao extremo), com uma influência indevida do peso ou do formato do corpo sobre sua autopercepção.
- Redução do peso a menos de 85% do peso corporal normal ou, quando durante o período de crescimento, falha em alcançar o ganho de peso esperado que leve a 85% desse valor.
- Recusa em manter o peso corporal acima do peso normal mínimo para a idade e a altura.
- Negação da gravidade da perda de peso atual.

Historicamente, a ausência de pelo menos três ciclos menstruais consecutivos era parte integrante da definição de anorexia, mas foi abolida em 2013. Algumas atletas anoréxicas mantêm os ciclos menstruais normais e falham em obter a ajuda necessária, crendo não estarem "doentes o bastante".

Caso considere a possibilidade de você ou alguém conhecido ter anorexia, observe os seguintes sinais e sintomas:

- Perda de peso significativa.
- Perda dos ciclos menstruais.
- Perda de cabelo.
- Crescimento de pelos corporais finos, perceptíveis na face e nos braços.
- Mãos e pés frios, com sensibilidade extrema à baixa temperatura.
- Usar agasalho no clima quente de verão, por sentir frio o tempo todo.
- Usar camadas de roupas largas para esconder a magreza (e para ficar aquecido).
- Vertigem.
- Incapacidade de se concentrar.
- Pulsação baixa.
- Hiperatividade, compulsão por exercícios além do treino normal.
- Lesões por uso excessivo e fraturas por estresse recorrentes.
- Comentários sobre ser gordo, imagem corporal distorcida, expressão de medo intenso de ficar gordo.
- Rituais alimentares, como cortar a comida em pedaços pequenos e ficar brincando com eles.
- Nervosismo na hora das refeições, evitando comer com os amigos ou em público.
- Comportamento antissocial, isolamento de familiares e amigos.
- Trabalhar ou estudar excessivamente, compulsão e rigidez.
- Emoções extremas: choro, tensão, hipersensibilidade e agitação.

## O que é bulimia?

A pessoa que sofre de bulimia nervosa do tipo purgativa pode purgar via autoindução de vômito e pelo uso indevido de laxantes, diuréticos ou enemas. Na bulimia do tipo não purgativa, a pessoa usa outros mecanismos compensatórios inadequados para prevenir o ganho de peso após uma compulsão, como jejuar ou se exercitar de maneira excessiva. A definição usada pela American Psychiatric Association inclui os seguintes aspectos:[*]

- Episódios recorrentes de compulsão alimentar, com uma ou ambas características a seguir:
  1. Comer, por um período de tempo discreto (p. ex., em um intervalo qualquer de 2 horas), uma quantidade de comida definitivamente maior do que a maioria das pessoas comeria no mesmo intervalo de tempo e nas mesmas circunstâncias.
  2. Sentir-se descontrolado durante o episódio da ingestão de comida (incapaz de parar de comer ou de controlar o que e quanto come).
- Compensar a compulsão alimentar para prevenir o ganho de peso, por exemplo, induzindo vômito; fazendo uso indevido de laxantes, diuréticos ou outras medicações; ou ainda se exercitando excessivamente.
- Avaliar o valor próprio segundo o formato e o peso corporais.
- Compulsão alimentar e purga, em média, uma vez por semana durante três meses.

Caso considere a possibilidade de você ou alguém conhecido ter bulimia, observe os seguintes sinais e sintomas:

- Fraqueza, cefaleias, tontura.
- Flutuações frequentes do peso em decorrência da alternância de compulsões e jejuns.
- Glândulas inchadas, que conferem aparência semelhante à de um esquilo.
- Dificuldade para deglutir e reter os alimentos, lesão na garganta.
- Vômitos frequentes.
- Esmalte dental danificado em consequência da exposição ao ácido gástrico durante os vômitos.
- Pequenos furtos de comida ou dinheiro para comprar comida associados às compulsões.

---

[*] Adaptado de American Psychiatric Association, *Diagnostic and Statistical Manual of Mental Disorders*, 5.ed. (Arlington, VA: American Psychiatric Association, 2013).

## 358 Parte III | Equilíbrio do peso e da atividade

- Comportamento estranho que gira em torno da prática de comer escondido.
- Sumiço após as refeições, frequentemente para ir ao banheiro "tomar uma ducha".
- Barulho de água corrente no banheiro, após as refeições, para ocultar os sons do vômito.
- Preocupação extrema com o peso, formato e aparência física do corpo.
- Capacidade de fazer refeições enormes sem ganhar peso.
- Compulsão por exercícios, além do treino normal.
- Depressão.
- Olhos avermelhados.

## O que é o transtorno de compulsão alimentar?

O transtorno de compulsão alimentar (TCA) é um transtorno alimentar recentemente reconhecido, além de ser o transtorno alimentar mais comum nos Estados Unidos. Em alguns aspectos, é parecido com a bulimia, só que sem os meios insalubres de compensação (i. e., purga) da ingestão de comida. Entre as pessoas que sofrem de TCA, até dois terços estão com peso acima da média.

O TCA é uma condição grave caracterizada por episódios repetidos de ingestão descontrolada de comida e ganho de peso. A ingestão de comida pode ser uma forma de enfrentar a depressão, o estresse ou a ansiedade e pode ocorrer com pessoas que nunca aprenderam a lidar efetivamente com seus sentimentos. A definição usada pela American Psychiatric Association inclui os seguintes aspectos:[*]

- Comer até ficar desconfortavelmente cheio.
- Comer grandes quantidades de comida, sem estar se sentindo fisicamente com fome.
- Comer sozinho em virtude do constrangimento pela quantidade que come.
- Sentimento de desgosto consigo mesmo, depressão ou grande culpa subsequentemente.

As compulsões ocorrem, em média, pelo menos uma vez por semana, durante três meses.

Caso desconfie que você ou alguém conhecido possa estar com TCA, procure os seguintes sinais e sintomas:

---

[*] Adaptado de American Psychiatric Association, *Diagnostic and Statistical Manual of Mental Disorders*, 5.ed. (Arlington, VA: American Psychiatric Association, 2013).

- Desaparecimento de grandes quantidades de comida, ou aparecimento de grande quantidade de embalagens ou frascos de comida vazios.
- Interesse por dietas da moda.
- Roubar ou acumular comida em lugares inusitados.
- Beliscar comida fora das refeições planejadas; pular refeições.
- Flutuações nítidas do peso, tanto de ganho quanto de perda.
- Dificuldade para se concentrar.

## Transtornos alimentares e pessoas ativas

Os transtornos alimentares entre pessoas ativas parecem estar em ascensão. Funcionários de academias comumente expressam preocupação acerca de alguns clientes, do mesmo modo como os técnicos em relação aos seus atletas, em especial aqueles que praticam esportes que enfatizam o peso, como corrida, ginástica e luta livre. Pesquisas indicam que os transtornos alimentares estão amplamente disseminados entre os atletas, em todos os esportes. Estima-se que 6-45% das mulheres atletas e até 19% dos homens atletas lutam com a alimentação, dependendo do esporte que praticam (Bratland-Sanda e Sundgot-Borgen, 2013). A maioria das pessoas que sofrem de transtorno alimentar se exercita de maneira compulsiva, seja para criar um déficit calórico e emagrecer, seja para queimar as calorias consumidas durante uma compulsão. Algumas relatam que usam o exercício como uma forma de se sentirem mais aquecidas; a falta de combustível torna suas mãos e pés cronicamente frios (Carrera et al., 2012).

Muitos praticantes de dieta abusam do exercício para controlar o peso. A partir de uma perspectiva externa, parecem ser atletas sadios, mas na realidade poderiam ser mais corretamente descritos como "compulsivos por exercício". Muitos vivem com medo de ficar gordos e estão constantemente restringindo a ingestão alimentar, na esperança de perder peso. Vivem com padrões alimentares caóticos e aversão ao corpo. Cerca de metade de todas as pessoas que fazem dieta relata compulsões alimentares anormais.

Estimo que pelo menos 40% dos meus clientes sejam obcecados pela alimentação, e estes representam apenas a minoria das pessoas que buscam orientação nutricional profissional. Em sua maioria, as pessoas obcecadas pela alimentação lutam consigo mesmas durante anos antes de finalmente procurarem ajuda porque se sentem constrangidas e parecem não conseguir resolver seus desequilíbrios alimentares. Uma idosa de 65 anos, frequentadora regular de uma academia, confidenciou que, em 50 anos, eu era a primeira pessoa com quem ela conversava a respeito de sua bulimia.

Para essas pessoas, o alimento não é um combustível, mas o inimigo engordativo que frustra o desejo delas de serem perfeitamente magras. O obje-

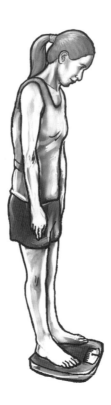

tivo dessas pessoas é a magreza a qualquer preço – e esse preço muitas vezes é a culpa, vergonha, angústia mental, fadiga física, lesões que não cicatrizam, anemia, ossos fracos, fraturas por estresse e comprometimento do desempenho atlético. Esses atletas apresentam um desempenho inferior porque se alimentam mal. Uma corredora do ensino médio falhou em conectar sua incapacidade de concluir os treinos de pista com sua dieta baseada em uma banana por dia. Ela pensava que dormia durante as aulas porque ficava estudando até muito tarde e não por estar subnutrida.

Caso você lute contra anorexia, bulimia ou compulsão alimentar, recomendo buscar a ajuda de um consultor profissional que tenha experiência em transtornos alimentares e que obtenha orientação nutricional de um nutricionista. Você (ou seu ente querido) não precisa lutar sozinho. Seja sensato e tome a decisão certa de procurar ajuda. Os transtornos alimentares extremos geralmente refletem uma incapacidade de lidar com os estresses diários da vida.

Por exemplo, uma mulher encarregada de levantar fundos para uma instituição de caridade aliviava o estresse comendo *cookies* com gotas de chocolate quentinhos, recém-assados no forno. Essa guloseima certamente desviava sua atenção dos problemas, contudo não resolvia nenhum deles. Com medo de ga-

Capítulo 17 | Quando a dieta fracassa: transtornos alimentares e obsessão por comida **361**

nhar peso, ela queimava as calorias em um treino longo que era puramente uma punição. O exercício excessivo lhe rendeu lesões e, aterrorizada por não poder mais se exercitar, ela tentou não comer nada em seguida, tornou-se esfomeada, compulsiva e, então, recorreu ao vômito autoinduzido para purgar as calorias, uma vez que não podia mais se exercitar do modo como desejava. Ela me procurou buscando ajuda com a alimentação. Insisti que ela também deveria procurar aconselhamento psicológico que a ajudasse a lidar com o estresse e com seus sentimentos de estar fora de controle.

Os transtornos alimentares afetam todos os tipos de pessoas que se exercitam de maneira casual, bem como atletas competitivos, igualmente homens e mulheres – e, talvez, até mesmo você ou algum amigo. Certas pessoas que aparentam um peso normal podem não atender aos critérios de peso para anorexia e, todavia, é possível que tenham uma forma de anorexia *atípica*. Essas pessoas têm uma relação anômala com a comida e gastam tempo demais pensando na alimentação e no peso. Desperdiçam dia após dia tentando ficar mais magras.

Entrevistas aprofundadas com mulheres portadoras de transtornos alimentares subclínicos ou atípicos delineiam os seguintes comportamentos alimentares característicos:

- Elas restringem a ingestão calórica para perder peso e consomem uma dieta repetitiva, com pouca ou nenhuma variedade de tipos e quantidades de alimentos consumidos.
- Seguem regras alimentares rígidas e vivenciam sentimentos de culpa e raiva de si mesmas ao quebrarem uma delas.
- Limitam a ingestão de "alimentos ruins" e, geralmente, escolhem alimentos com teor reduzido ou isentos de gordura.

Quase todas essas mulheres se percebem como discretamente ou muito gordas e se preocupam com o peso (Beals e Manore, 2000).

As mulheres ativas aparentemente se adaptam à combinação de exercício intenso de queima de calorias e ingestão calórica restrita. A natureza percebe o grande déficit energético como "fome"; o corpo parece desligar e conservar energia (semelhante à hibernação). Mesmo assim, pesquisas sugerem que essas mulheres que mantêm um peso estável podem de fato obter as calorias de que necessitam, só que por uma compulsão alimentar caótica (Wilmore et al., 1992).

Se você acredita que seu corpo está hibernando e acredita que come menos do que "merece" comer, em razão do seu nível de exercício, a solução é elevar a ingestão calórica do dia a um nível apropriado, parar de viver em déficit calórico e controlar a compulsão alimentar. É possível fazer isso de forma gradativa, adicionando cerca de 100 calorias (p. ex., um iogurte) à sua ingestão diária, du-

## 362 Parte III | Equilíbrio do peso e da atividade

rante quatro dias; em seguida, adicionar mais 100 calorias (p. ex., uma laranja) durante os próximos quatro dias, e assim por diante, até se aproximar de seus requisitos calóricos, conforme destacado no Capítulo 16. Um profissional nutricionista pode ajudar nesse processo.

### Fome: apenas um pedido de combustível

Estar com fome o tempo todo não é uma peculiaridade da personalidade. Em vez disso, a fome é o corpo pedindo combustível. A fome é uma força fisiológica poderosa que cria um forte desejo de comer. Infelizmente, em nossa atual sociedade, em que a magreza é enaltecida, muitas pessoas ativas falham em honrar esse pedido simples, por temerem a comida como uma coisa que engorda. O ato de pensar em comer desencadeia uma sensação de pânico: "Oh, não, se eu comer vou engordar. Mas, se ficar com fome, sei que não irei ganhar peso". Esse tipo de atitude mental é insalubre.

Os atletas podem comer sem engordar. Afinal de contas, a comida é combustível. Entretanto, os problemas surgem quando as pessoas negam comida a si mesmas (como acontece quando se adere a uma dieta restrita), quando a fome se torna a regra. O resultado é um estado fisiológico anormal conhecido como inanição.

A inanição foi infringida a muitas pessoas, inclusive pessoas que vivem em países em desenvolvimento que sofrem com a fome; pessoas atingidas pela pobreza no fim do mês, quando acaba o dinheiro para comprar comida; e vítimas de campos de concentração, na II Guerra Mundial. A inanição também é comum entre aqueles que praticam exercício com intenção de perder peso.

Qual é o preço da inanição? O que acontece com o corpo e a mente quando a alimentação é restringida e o peso corporal é anormalmente reduzido? Em 1950, Ancel Keys e seus colegas da Universidade de Minnesota estudaram a fisiologia da inanição (citada em Garner, 1998). Esses pesquisadores monitoraram 36 homens jovens, sadios e psicologicamente normais, que tiveram permissão para comer apenas metade da ingestão normal (uma quantidade similar ao que era consumido em uma dieta redutora restrita ou com uma alimentação anoréxica), por seis meses. Durante os três meses que antecederam o início dessa dieta de semi-inanição, os pesquisadores estudaram cuidadosamente o comportamento de cada homem, bem como a personalidade e os padrões alimentares. Após a dieta de semi-inanição, os homens foram observados por 3-9 meses de realimentação.

Com a queda do peso corporal dos participantes em 25% abaixo do peso inicial, os pesquisadores aprenderam que muitos sintomas até então considerados específicos de anorexia ou bulimia eram, na verdade, resultantes de inanição. A alteração mais marcante foi um drástico aumento na preocupação com a comida. Os participantes do estudo pensavam na alimentação o tempo todo, do mesmo como as pessoas que passam fome fazendo dieta e os anoréxicos. Eles falavam sobre isso, liam e sonhavam com isso. Chegavam até a colecionar receitas. Aumentaram drasticamente o consumo de café e chá e mascavam chicletes em excesso. Tornaram-se deprimidos, sofriam oscilações do humor graves e apresentavam irritabilidade, raiva e ansiedade. Tornaram-se isolados, tinham pouco interesse por sexo e perderam o senso de humor. Tinham mãos e pés frios, sentiam fraqueza e vertigem, bem como apresentaram queda capilar. Suas taxas metabólicas basais (a quantidade de alimento necessária à existência) caíram 40% à medida que seus corpos se adaptaram para conservar energia. Talvez essas alterações sejam familiares a você.

Durante o estudo, alguns homens não conseguiram manter o controle sobre a alimentação e, se tivessem tido oportunidade, teriam comido de forma compulsiva. Durante o período de realimentação, muitos homens comeram continuamente – refeições grandes seguidas de lanche. Vários comiam até ficar desconfortavelmente cheios, tornavam-se nauseados e acabavam vomitando. Esses comportamentos alimentares anômalos duraram cerca de cinco meses. Por volta dos oito meses, a maioria dos homens tinha recuperado seus comportamentos alimentares padrão. Em média, eles ganharam inicialmente 10% a mais que o peso original, mas, então, foram perdendo esse excesso de maneira gradativa e retornaram a um peso próximo do inicial.

O que é possível aprender com esse estudo sobre inanição?

- A preocupação com a comida é sinal de que seu corpo está com muita fome. A fome gera um forte impulso fisiológico para comer.
- A compulsão alimentar tem origem na inanição. Se você se preocupa com a incapacidade de parar de comer após começar, é provável que termine faminto. Coma um pouco mais no café da manhã e no almoço, para prevenir a fome extrema.
- O peso é mais do que uma questão de força de vontade. Quando você perde peso, seu corpo irá lutar para voltar ao nível geneticamente normal.
- As pessoas que fazem dieta e restringem a alimentação ao ponto de semi-inanição tendem não só a recuperar o peso perdido como também a ultrapassá-lo. Se você tem que perder peso, essa perda deve ser lenta e não por meio da inanição.

Para prevenir a fome, pode ser útil saber de quantas calorias seu corpo necessita para manter ou perder peso (ver Cap. 16). Assim, da próxima vez que você tiver um frenesi por comida, exagerar e se perguntar se está no limite da

**Parte III** | Equilíbrio do peso e da atividade

## A escala da fome

Se você faz dieta há anos e evita comer quando sente fome, para então sair da dieta e se entupir até precisar afrouxar o cinto, é possível que se sinta perturbado pelo esforço para regular sua ingestão alimentar. A escala da fome (Tab. 17.1) pode ajudar você a retomar a alimentação intuitiva (i. e., comer como uma criança). Ao longo do dia, antes, durante e após as refeições, preste atenção aos seus níveis de fome, fadiga, satisfação e repleção. Note que as crianças comem quando sentem fome e param de comer ao ficarem satisfeitas – e raramente ficam sem energia.

**Tabela 17.1** A escala da fome

| 1 | 3 | 5 | 7 | 10 |
|---|---|---|---|---|
| Faminto Com vertigem Estômago roncando | Pensando em comida Mau humor, frio Tédio | Contente Agradavelmente alimentado Saciado | Muito cheio Desconfortável "Comi demais" | Estufado Dolorosamente cheio Muito desconfortável |

O estômago roncando é sinal de que você está com *muita* fome. Você deve comer antes de atingir esse estágio. Podemos perceber mentalmente a fome antes de senti-la no estômago. Jessie, programadora de computação, queixava-se de beliscar durante a tarde apenas porque sentia tédio. Ela não percebia que a sensação de tédio e a incapacidade de se concentrar são indicações de necessidade de combustível. Convidei-a para fazer a seguinte experimentação: degustar dois biscoitos de cereais integrais com pasta de amendoim sempre que se sentisse entediada. Ela rapidamente descobriu que esse combustível reforçava sua glicemia. Ela se animou, passou a sentir mais feliz e conseguiu trabalhar de forma produtiva pelo resto da tarde.

A sua tarefa é ouvir seu corpo e comer até ficar satisfeito e se sentir agradavelmente alimentado – em vez de estufado, cobiçando mais por ainda estar com fome, ou parando de comer apenas por pensar que deveria fazer isso. O truque para se alimentar da maneira apropriada é comer devagar e de forma consciente, prestando atenção à sensação prazerosa de saciedade que se encontra no meio do caminho entre a inanição e a repleção.

bulimia, poderá comparar a sua ingestão às suas necessidades. É provável que você constate uma enorme discrepância entre o que come e aquilo de que seu corpo precisa. A fome é poderosa. Evite ficar com muita fome.

## Magro a qualquer custo

A restrição alimentar que acompanha a luta para ser perfeitamente magro cria problemas de saúde tanto para aqueles que se exercitam de forma casual

Capítulo 17 | Quando a dieta fracassa: transtornos alimentares e obsessão por comida **365**

como para quem compete. Consumir muito pouca comida pode diminuir significativamente a ingestão de vitaminas, minerais, proteína e carboidrato, colocando os atletas em uma situação de risco de desnutrição. As restrições alimentares também podem acarretar problemas de saúde como fadiga crônica, comprometimento da função imune, cicatrização precária ou retardada, anemia, desequilíbrio eletrolítico, disfunção menstrual, diminuição da densidade óssea e um risco muito aumentado de fratura pode estresse (Mountjoy et al., 2014).

Presto aconselhamento a muitas pessoas que sofrem de transtorno alimentar e alimentação desordenada, as quais chegam a mim acreditando que seriam atletas melhores (assim como toda a vida delas) apenas se fossem mais magras. Discordo. Seus esforços no sentido de alcançar a magreza desejada derrubam sua energia e seu desempenho. Elas seriam atletas melhores se tivessem uma alimentação melhor. Esse era o caso de Barbara, uma ciclista ávida. Ela me procurou queixando-se de sua incapacidade de perder 2,3 kg: "se pelo menos conseguisse eliminar essa gordura extra, conseguiria subir as colinas muito mais rápido". Ela restringia rigorosamente sua ingestão alimentar. Salientei que ela estava consumindo pouquíssimas calorias, em comparação com as necessidades de seu corpo. Tão logo começou a se alimentar de forma adequada, ela descobriu que conseguia se equiparar às outras ciclistas. A alimentação funciona.

Os estudos de caso a seguir são típicos dos clientes que trato. É possível que lhe soem familiar e que possam ajudar aqueles que estão sempre lutando com a comida e o exercício.

## A amante de *stepper*

Alícia, uma professora de 41 anos, nunca se preocupou com o peso nem fez dieta até os 39 anos de idade. Entretanto, nos últimos dois anos, ela ganhou alguns quilos em razão do estresse de um novo emprego. Desgostosa pelo peso extra, decidiu entrar na academia. Ela se forçava a fazer 60 minutos de *step* todas as manhãs, antes de ir para a escola, comia muito pouco ao longo do dia e, então, devorava qualquer comida que encontrasse ao chegar em casa. "Sinto muita culpa pelas caixas de biscoitos, *pretzels* e *cookies* que devoro. Após uma compulsão, não janto. Em vez disso, vou novamente à academia para queimar o excesso de calorias. Estou sempre exausta. Meu desempenho no ensino está ruim. Eu me irrito facilmente e sinto vontade de berrar com os alunos. Estou frustrada por não conseguir fazer algo tão simples quanto perder alguns quilos. Já não posso sequer me alimentar normalmente. Passo fome ou como de forma compulsiva. Estou em dúvida se devo procurar você ou um terapeuta."

## Mantras e afirmações curativas

Se você está determinado a começar a se alimentar melhor, pode ser que ache mais fácil falar que colocar isso em prática. A seguir, são listados alguns mantras que ajudam meus clientes enquanto se esforçam para abastecer o corpo da maneira apropriada:

- Meu corpo está com fome; isso significa que queimei aquilo que comi e agora ele precisa de mais combustível. A fome é apenas um pedido de combustível.
- Esse alimento é fundamental e não "extra" nem "engordativo".
- Uma refeição não vai arruinar a minha vida para sempre.
- Preciso ser mais flexível. Sempre é possível retomar as antigas escolhas, se for preciso.
- Meu corpo fica mais forte quando me abasteço melhor, e, assim, me torno um atleta melhor.
- Não preciso de uma dieta perfeita para ter uma dieta excelente.
- Submeter meu corpo à inanição não resolverá nenhum de meus problemas.
- Estar feliz e saudável é mais importante do que qualquer número na balança.
- Eu tenho escolha: ser uma pessoa anoréxica ou um atleta bem abastecido?
- Tudo funcionará bem. Só tenho que manter o foco no quadro amplo – preciso estar sadio.

Para ajudar Alícia a equilibrar suas metas de alimentação e exercícios, bem como a normalizar seus padrões alimentares desordenados, estimei de quantas calorias seu corpo precisava a cada dia. Ela precisava de cerca de 1.200 calorias para sua taxa metabólica de repouso, 600 calorias para as atividades diárias moderadas e 500 calorias para os exercícios propositais, com uma adição de 2.300 calorias totais por dia. Também medi sua gordura corporal para determinar se ela realmente tinha excesso de gordura para perder. Alícia era magra (18% de gordura corporal). Ela concordou em tirar férias da dieta para assim conseguir estabilizar melhor sua alimentação.

Como muitos de meus clientes, Alícia fazia uma dieta rigorosa demais e restringia suas calorias de uma forma não realista. Queimava cerca de 500 calorias na academia, mas não comia nada até a hora do almoço, quando se limitava a ingerir 250 calorias a partir de uma refeição congelada. Não surpreende que se empanturrasse de comida no minuto em que chegava em casa, após voltar da escola – ela estava faminta. Aconselhei que ela parasse de fazer dieta, passasse a tomar o café da manhã e a almoçar, e incluísse um segundo almoço após o horário da escola.

Alícia seguiu as minhas recomendações para consumir 2.300 calorias divididas em quatro refeições de tamanho uniforme: café da manhã, primeiro almoço, segundo almoço (após a escola) e jantar. Ao voltar ao consultório, passadas duas semanas, relatou em meio a um largo sorriso "Quando chego em casa, na volta da escola, já não ajo como uma maníaca na cozinha e não como tudo que cai nas minhas mãos. Tenho me sentido muito melhor por não estar comendo compulsivamente. Faço um café da manhã rico em proteínas substanciais, e o almoço me fornece energia suficiente para me divertir com meus alunos. Estou menos irritável – de volta ao meu antigo eu feliz. E, o mais importante, retomei o controle sobre a minha alimentação". Alícia pensava que fazer dieta a ajudaria a perder peso, mas, em vez disso, aprendeu que uma alimentação normal saudável é realmente o melhor modo de controlar o peso.

## O viciado em exercício

Bill, que trabalhava como gerente de vendas regional em uma empresa de computadores, era viciado em exercício. Acordava às 5h15 e estava na porta da academia às 6h. Fazia aula de *spinning* das 6 às 7h e, em seguida, praticava musculação das 7 às 8h. Na hora do almoço, fazia aula de *stepper*-aeróbica na própria empresa. Depois do trabalho, ele fazia natação por uma hora na ACM local. Como se exercitava em três locais diferentes, poucas pessoas sabiam quanto tempo ele passava se exercitando, além da esposa e dos familiares. Eles se queixavam constantemente de Bill nunca estar em casa.

Nos feriados, as queixas aumentavam ainda mais. "Por que você tem que se exercitar na manhã de Natal?", queixava-se a filha de 8 anos quando Bill anunciava que iria participar da corrida de Feliz Natal, com duração de duas horas, como seu próprio presente de Natal. A família sabia que ele ficaria incrivelmente irritado se não corresse, por isso esperava com paciência ele voltar para abrir os presentes.

Sem dúvida, Bill era viciado em exercício. Ele se sentia irritável, ansioso, culpado e deprimido quando não conseguia se exercitar por pelo menos quatro horas em um dia. Tinha necessidade de se exercitar cada vez mais para alcançar os mesmos níveis físico e emocional elevados. Para ele, o exercício era o remédio contra a ansiedade, e ele se exercitava até quando estava machucado ou doente. Tinha pouca energia para o resto de sua vida e temia perder o emprego em razão do declínio estável que vinha sofrendo em seu desempenho.

A capacidade de Bill de se exercitar atingiu um ponto crítico quando ele começou a sentir uma lombalgia debilitante. Ele mal conseguia andar sem sentir uma dor terrível. Ao consultar o especialista em coluna vertebral, admitiu que precisava de ajuda: "Não consigo mais me exercitar como eu gostaria de fazer e estou petrificado por estar ficando gordo. Tento não comer porque não posso me exercitar, mas acabo beliscando – e roubando o M&M da minha filha". O médico insistiu para que Bill marcasse um horário comigo. Para mim, Bill ainda tinha que percorrer um longo caminho para que alguém o considerasse gordo. Ele media 178 cm de altura e pesava 59 kg, contudo ouvi seus temores.

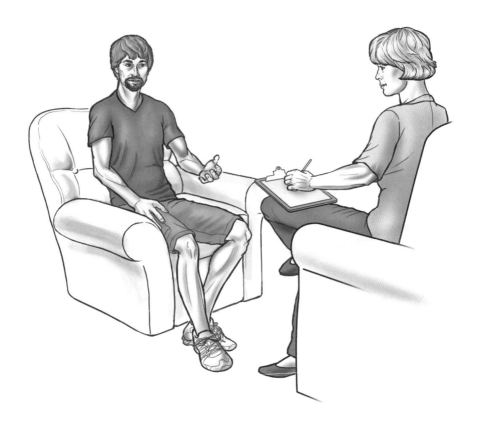

Lembrei-lhe de que os doentes hospitalizados pouco ou nada se exercitam, mas continuam comendo e não engordam; na verdade, esses pacientes costumam perder peso.

Trabalhei com Bill na normalização de sua alimentação e das práticas de exercício, sugeri-lhe material para leitura (p. ex., *The Truth About Exercise Addiction: Understanding the Dark Side of Thinspiration*, de Katherine Schreiber e Heather Hausenblas; em tradução livre, *A verdade sobre o vício em exercício: conhecendo o lado sombrio do desejo de ser magro*) e o convenci a procurar um consultor para ajudá-lo a impedir que sua vida desmoronasse. Com um médico, um terapeuta e um nutricionista integrando sua equipe de tratamento, além de um terapeuta familiar e do amor da esposa e dos filhos, ele evoluiu para se tornar uma pessoa mais feliz. Aprendeu a expressar o que desejava e precisava, de modo a nunca mais querer correr de seus problemas. Finalmente, ele entendeu que sua crença subjacente de não ser bom o suficiente constituía uma percepção equivocada. Assim, ele passou a gostar de si mesmo e a se aceitar como a pessoa verdadeiramente amável que é.

## Quanto exercício é suficiente?

O exercício deve ser uma forma de treinar e melhorar o desempenho atlético, em vez de um modo de purgar calorias. Se você é uma pessoa com bulimia por exercício, que passa tempo demais treinando, observe as recomendações a seguir do *2015-2022 Dietary Guidelines for Americans*, bem como do *Department of Health and Human Services' Physical Activity Guidelines for Americans*, 2.ed. (Piercy et al., 2018).

Para as finalidades de promoção de saúde e condicionamento, bem como redução do risco de doença, os adultos devem participar na maioria dos dias da semana, como segue:

- Pelo menos 30 minutos diários de atividade moderada para prevenir doenças crônicas (ou um total de 150-300 minutos por semana), ou 15-30 minutos diários (75-150 minutos por semana) de atividade aeróbica moderada a vigorosa.
- Pelo menos duas vezes por semana, fazer musculação ou treino de resistência para fortalecimento muscular.
- Pelo menos 60 minutos diários de atividade física moderada a vigorosa, para jovens de 6-17 anos de idade.

Se você é atleta e treina para um esporte, pode dedicar mais tempo do que essa indicação. Por outro lado, se você se exercita de maneira compulsiva e sua principal motivação é queimar calorias, considere obter ajuda. Nesse caso, é mais provável que você acabe exausto, lesionado e incapaz de melhorar na sua modalidade esportiva, em virtude de os músculos não estarem devidamente abastecidos e descansados.

## A maratonista com bulimia

Carol, uma universitária formada de 29 anos, tinha engordado 5,4 kg nos últimos dois anos, desde que começara a estudar para o MBA. Ela tendia a comer demais quando o estudo se tornava esmagador e a fazia se sentir incapaz de cumprir o que lhe era cobrado. "Como compulsivamente à noite e, em seguida, vomito para seguir uma longa jornada. Estou sempre exausta e o que mais ocupa a minha mente é com qual tipo de alimento, quando e de que maneira terei outra compulsão por comida. Parei de me socializar com os amigos nas refeições porque tenho medo de comer demais e não conseguir purgar. Em vez disso, passo o tempo estudando e treinando para uma maratona. Espero que o exercício adicional contribua para perder peso. Mas sou viciada em comida. Quando termino a corrida, é inevitável acabar na loja da esquina e comprar pelo menos dois *muffins* grandes, além de sabe Deus o que mais. Parece que simplesmente não consigo controlar minha ingestão alimentar."

Após ouvir a história de Carol, reconheci que ela parecia viciada não só em comida mas também nas tarefas escolares e no exercício. Ela costumava se forçar constantemente a cumprir os prazos, metas de peso e demandas de exercício que impunha a si mesma. Estava sempre se sentindo estressada e sobrecarregada. Faltava um equilíbrio saudável em sua vida.

Perguntei se Carol tinha algum parente com problemas de alcoolismo. Ela admitiu discretamente que a mãe era alcoólatra. Parecia se envergonhar desse segredo de família. Pelo menos um terço dos meus clientes com transtorno alimentar foram criados em famílias com algum tipo de disfunção, mais comumente relacionada ao álcool. Os clientes em si podem não ser viciados em álcool, mas alguns são alcoólatras em recuperação ou usuários de drogas. Alternativamente, eles manifestam outros comportamentos de vício como trabalhar demais, comer demais, fazer coisas demais e se exercitar em excesso. Os traços e atitudes destacados na Tabela 17.2 são característicos de pessoas que cresceram em famílias com problemas relacionados ao álcool ou outra disfunção.

**Tabela 17.2**  Traços de personalidade de alerta

| Traço de personalidade | Expressão comum do traço |
|---|---|
| Impulso para a perfeição | Tenho me exercitado por 1 hora todo dia, nos últimos 2 anos. |
| Desejo de controlar | Nunca como após as 19h. |
| Comportamento compulsivo | Treino por 2 horas todo dia, mesmo se tiver que acordar às 4h. |
| Sentimentos de inadequação | Eu poderia ter sido mais veloz na bicicleta, se tivesse perdido mais peso. |
| Dificuldade para se divertir | Obrigado por me convidar para o cinema. Fica para a próxima – tenho que treinar na academia. |
| Problema com relacionamentos | Meu marido reclama que passo tempo demais me exercitando e não passo tempo suficiente com a família. |

Carol exibia todos os traços listados na Tabela 17.2. Ela demonstrava um forte impulso à perfeição, além do desejo de controlar. Desde a infância, tentava ser perfeita para compensar os problemas da família. Agora, tenta consumir a dieta perfeita, atingir o peso perfeito, desenvolver a carreira perfeita e manter o esquema de treinos perfeito. Corria 16 km todos os dias, independentemente das nevascas, doença ou fadiga. Vivia à base de café livre de calorias, refrigerante *diet* e alimentos sem gordura, até que uma fome voraz acabava com suas boas intenções. Após uma compulsão, ela vomitava para ter uma sensação de retomada do controle sobre sua vida e para compensar sua alimentação imperfeita.

Ajudei Carol a ter uma perspectiva melhor de peso adequado, medindo seu percentual de gordura corporal (magros 16%) e, em seguida, perguntando como as outras pessoas descreviam o corpo dela. "Elas me consideram louca por querer perder peso", respondeu. Conversamos mais sobre formas de corrigir sua imagem corporal distorcida (ver Cap. 14). O problema não era o corpo dela e sim o relacionamento dela com seu corpo.

Capítulo 17 | Quando a dieta fracassa: transtornos alimentares e obsessão por comida **371**

Carol concordou em começar a trabalhar com um instrutor que pudesse ajudá-la a criar um esquema de treino apropriado, que incluísse dias de descanso. Expressou também o interesse em ler livros sobre filhos adultos de alcoólatras (ver Álcool, no Apêndice A), buscar orientação de um consultor apropriado e, talvez, juntar-se a um grupo de apoio como o Al-Anon.

"Nos últimos dois anos, procurei evitar a comida, pensando que ela me engordaria", escreveu Carol em um *e-mail* de acompanhamento, decorridos vários meses. "Aprendi que a comida não era o problema, mas sim minha incapacidade de lidar com o estresse. Agora sou mais gentil comigo mesma. Parei de me esforçar para ser a aluna perfeita. Por exemplo, tiro três dias de folga tanto da escola como da corrida, e então saio com meus amigos para esquiar no fim de semana. Estou me alimentando bem e me exercitando de maneira sadia, em vez de me punir com uma megaquilometragem para queimar calorias. Sinto-me melhor, desfruto de uma qualidade de vida melhor e estou em paz comigo e com meu corpo."

### O que é alimentação normal?

A alimentação normal é ir para a mesa com fome e comer até ficar satisfeito. É conseguir escolher o alimento que você deseja e comê-lo, até obter verdadeiramente o suficiente – em vez de parar de comer por pensar que deve parar. Alimentar-se de forma normal é conseguir dar um pouco de atenção à sua seleção de alimentos, de modo a consumir alimentos nutritivos, mas não a ponto de se tornar tão preocupado e restritivo que acabe excluindo alimentos prazerosos. Uma alimentação normal consiste em se permitir comer, às vezes, por estar feliz, triste ou entediado, ou apenas porque parece ser uma coisa boa. Uma alimentação normal é constituída principalmente por três (ou 4-5) refeições diárias, ou pode-se fazer escolhas exageradas ao longo do caminho. É deixar bolachas no prato por saber que poderá comer algumas de novo, no dia seguinte, ou comer mais agora por causa do sabor tão delicioso. A alimentação normal é exagerar na comida algumas vezes, sentir-se estufado e desconfortável. E também pode ser comer menos às vezes e desejar que tivesse comido mais. É confiar que o seu corpo irá compensar os erros cometidos na alimentação. A alimentação normal toma um pouco do seu tempo e da sua atenção, mas continua ocupando seu lugar apenas como uma das áreas importantes da sua vida.

Em resumo, a alimentação normal é flexível. Varia quanto à resposta à sua fome, seu esquema, sua proximidade em relação à comida e seus sentimentos.

Ver mais informações sobe competência alimentar (e pesquisas que remontam a esse conselho) na obra de Ellyn Satter, *Secrets of Feeding a Healthy Family: How to Eat, How to Raise Good Eaters, How to Cook* [Segredos para alimentar uma família saudável: como comer, como educar para a boa alimentação, como cozinhar]. Ver também www.EllynSatterInstitute,org/shop, para comprar os livros e rever outras fontes.

Copyright © 2008 Ellyn Satter. Reproduzido com permissão de *Secrets of Feeding a Healthy Family: How to Eat, How to Raise Good Eaters, How to Cook* (Madison, WI: Kelcy Press).

## A patinadora com amenorreia

Emily, uma estudante de 16 anos que participava de um programa de patinação artística altamente competitivo, foi encaminhada ao meu consultório por seu instrutor. A mãe de Emily agendou o horário para ela. Como Emily apresentava cansaço crônico, sua capacidade de dar saltos altos e patinar intensamente estava comprometida. As primeiras palavras a mim dirigidas por ela foram "Meu instrutor e minha mãe me fizeram vir aqui. Eles acham que como pouco".

Emily pesava 42 kg. Há 1 ano, seu peso era 50 kg e ela media 160 cm de altura; seria adequado se pesasse 52 kg. Ela estava se autolimitando a 1.000 calorias por dia, mas precisava de cerca de 1.800 calorias (ou mais). Como estava consumindo pouquíssima comida, tinha parado de menstruar (um dos sinais de saúde precária) e sua compleição era manchada e cinzenta (um segundo sinal).

Com o tempo e o incentivo de sua equipe de apoio (um pediatra, um terapeuta e eu), Emily aumentou gradativamente sua ingestão energética. Fez escolhas alimentares difíceis e praticou a alimentação saudável para conseguir patinar com vigor. Um fator-chave em sua recuperação foi o aconselhamento que a ajudou a lidar com a ansiedade em relação à comida e ao peso. Ela tinha consultas rotineiras com um psicólogo com competência para lidar com transtornos alimentares. Aprendeu a administrar o estresse e também a expressar suas necessidades. Em vez de palavras de negação e de não alimentar seus sentimentos, ela conseguiu dar um fim ao seu silencioso pedido de socorro.

Em três meses de alimentação incluindo 1.800 calorias por dia, Emily começou a menstruar, o que é um bom sinal de que ela está nutrindo adequadamente seu corpo. Ela abandonou a fantasia de que um corpo perfeitamente magro lhe traria uma vida perfeita. "Pensei que seria mais feliz sendo mais magra, mas estava errada. Aprendi que a felicidade vem de amar-se a si mesma de dentro para fora e não de fora para dentro."

### Atletas e amenorreia

Se você acredita que não está menstruando por estar magra demais e se exercitar excessivamente, é possível que esteja enganada. Estudos mostraram que atletas com menstruação regular e atletas que não menstruam não diferem quanto à gordura corporal. Mas a dúvida persiste: por que você está amenorreica enquanto suas colegas, com programas de exercício similares e percentual de gordura corporal igualmente reduzido, não estão?

Você provavelmente está consumindo calorias inadequadas para sustentar seu programa de treino e, com isso, tem apresentado amenorreia nutricional. Não ignore esse problema sério. Leia a informação sobre como superar o desequilíbrio energético que leva à amenorreia (RED-S; ver Cap. 12).

## Como ajudar

Talvez você tenha amigos, familiares ou colegas de equipe que lutam com a alimentação e se pergunte o que poderia fazer para ajudar a resolver o problema. Ver um ente querido aparentemente definhar pode ser triste e assustador. Muitas vezes, é difícil dizer se a pessoa realmente está lutando ou se está apenas sendo um atleta dedicado. Até mesmo os profissionais de saúde podem ter problemas para distinguir uma pessoa esguia de uma pessoa que está com anorexia.

O atleta com anorexia em geral é alguém com compulsão por exercícios, que treina freneticamente – sem medo de ganhar peso – e nunca tira alguns dias para descansar. Em comparação, o atleta dedicado treina duro esperando melhorar seu desempenho, mas também desfruta de alguns dias sem se exercitar. Ambos se forçam à perfeição – para serem perfeitamente magros ou para serem atletas perfeitos. Há momentos em que ambos se entrelaçam. Infelizmente, um número muito grande de treinadores, pais, amigos e colegas de equipe falham em confrontar a pessoa que está devastadoramente estressada com essa luta para alcançar a magreza definitiva. Afinal de contas, como alguém que treina duro e parece feliz pode estar doente?

Se você suspeita que um amigo, companheiro de treino, filho ou colega de equipe tem algum problema com a alimentação, não espere que os problemas médicos se manifestem para provar que você está certo. Fale com ele de maneira apropriada. A anorexia e a bulimia são condições potencialmente fatais que não devem ser negligenciadas. A seguir, são apresentadas 10 dicas de abordagem desse assunto delicado.

1. **Preste atenção aos sinais.** Você pode notar que a pessoa usa roupas volumosas para esconder sua magreza anormal, ou que seu consumo de alimentos é anormalmente restritivo e escasso, em comparação ao gasto energético dela. Os corredores anoréxicos, por exemplo, podem comer apenas um iogurte no jantar após concluírem um treino exaustivo de 16 km. Talvez você nunca tenha visto essa pessoa comer em público, em casa ou com os amigos. Ela sempre encontra uma desculpa para não se unir aos outros durante as refeições. Ou, se ela fizer isso, pode empurrar a comida para a borda do prato de modo que você pense que ela está comendo. Você também pode perceber outros comportamentos compulsivos, como estudar ou trabalhar de maneira excessiva.

   O comportamento bulímico pode ser mais sutil. O atleta pode comer muita comida e, em seguida, correr para o banheiro. Você então pode ouvir barulho de água corrente para encobrir o som do vômito. A pessoa pode esconder laxantes ou até falar sobre um método mágico de comer sem ga-

**374** Parte III | Equilíbrio do peso e da atividade

nhar peso. Seus olhos podem estar avermelhados, as glândulas inchadas e os dedos das mãos podem estar feridos (pela indução de vômito).

2. **Expresse sua preocupação com cautela.** Aborde a pessoa de forma gentil, porém persistente, dizendo-lhe que está preocupado com a saúde dela: "Estou preocupado porque suas lesões estão demorando a cicatrizar". Fale sobre o que você está vendo: "Tenho notado que você parece cansada e seus tempos de corrida estão cada vez mais lentos". Forneça evidência do motivo que o leva a crer que essa pessoa está lutando para equilibrar alimentação e exercício e pergunte se ela quer falar sobre isso.

   As pessoas verdadeiramente anoréxicas ou bulímicas costumam negar o problema, insistindo que estão perfeitamente bem. Continue compartilhando suas preocupações com a falta de concentração, as vertigens ou a fadiga crônica da pessoa. Esses problemas de saúde tendem mais a servir de trampolins para o atleta aceitar ajuda, considerando que ele sem dúvida se agarra à comida e ao exercício como tentativas de ganhar controle e estabilidade.

3. **Não discuta o peso nem os hábitos alimentares.** O atleta tem grande orgulho por ser perfeitamente magro e pode julgar que a sua preocupação é inveja. Evite qualquer menção à questão como inanição e compulsão. Enfoque aspectos da vida e não as questões alimentares.

4. **Sugira a infelicidade como motivo para buscar ajuda.** Aponte quão ansioso, cansado ou irritável o atleta tem estado ultimamente. Enfatize que ele não precisa ser assim.

5. **Seja solidário e ouça de maneira compreensiva.** Não espere que alguém admita logo de cara a existência de um problema. Dê-lhe tempo e lembre-o constantemente de que você acredita nele. O seu apoio fará diferença na recuperação. Forneça uma lista de referências profissionais, incluindo os livros e *sites* listados no Apêndice A.

6. **Cuide de si mesmo.** Busque o conselho de profissionais da saúde sobre suas preocupações. Você pode precisar discutir seus sentimentos com alguém. Lembre-se de que você não é responsável pela saúde da outra pessoa. Tudo que você pode fazer é tentar ajudar. O seu poder vem do uso de orientadores, nutricionistas, profissionais médicos ou especialistas clínicos em transtornos alimentares.

   Para ajudar você a saber mais sobre esses aspectos subjacentes, pode ser desejável ler os livros destinados aos pais e entes queridos, listados em www.edcatalogue.com. Esses recursos úteis podem ensinar o que dizer ao seu amigo ou ente querido. A sua tarefa é ajudar a pessoa, levando-a a obter orientação profissional. Isso pode implicar encontrar um nutricionista que seja especializado em nutrição esportiva e transtornos alimentares.

# Capítulo 17 | Quando a dieta fracassa: transtornos alimentares e obsessão por comida 375

7. **Esteja aberto a ouvir um pedido de ajuda.** Mesmo que o atleta negue o problema na sua presença, ele pode admitir que está desesperado em outro momento qualquer. Se você não conhece um profissional de aconselhamento de saúde mental competente para o tratamento de transtorno alimentar, os recursos e organizações norte-americanos listados no Apêndice A podem o ajudar a encontrar um especialista. Outra possibilidade é telefonar para uma clínica de medicina esportiva local e pedir para falar com um médico ou nutricionista; ligar para o centro médico ou programa de transtornos alimentares da sua universidade; ou ligar para o centro médico local e pedir para agendar uma consulta para o atleta, de modo que ele possa passar por uma avaliação que determine a profundidade dos problemas alimentares.

8. **Limite suas expectativas.** Sozinho, você é incapaz de resolver o problema. É mais complexo do que alimentação e exercício; um transtorno alimentar é um diagnóstico psicológico (e não nutricional). Você pode se sentir frustrado com o fracasso de seus esforços para solucionar o problema. Você pode pensar "Se pelo menos meu amigo se alimentasse normalmente, tudo estaria bem". Provavelmente não. A alimentação é apenas o sintoma. O problema é que essa pessoa está infeliz. Lembre ao seu amigo que o peso nunca será bom o suficiente para gerar felicidade. A felicidade vem de dentro e não de um número na balança.

    Compartilhe suas preocupações com os outros. Busque ajuda de um parente confiável, profissional médico ou serviço de saúde. Não tente lidar com o problema sozinho, especialmente se não houver nenhum avanço e o atleta estiver se tornando ainda mais autodestrutivo.

9. **Reconheça que a sua reação pode estar sendo exagerada.** Talvez não haja nenhum transtorno alimentar. Talvez o atleta esteja adequadamente magro para um nível de desempenho melhorado. Mas como você pode saber? Para esclarecer a situação, insista que a pessoa se submeta a uma avaliação. Se necessário, agende a consulta e leve pessoalmente o atleta à clínica de transtornos alimentares. Só então o atleta terá uma opinião não tendenciosa acerca do grau de perigo, se houver algum.

10. **Seja paciente.** Admita que o processo de cura pode ser longo e árduo, com muitas recaídas e retrocessos, mas sua recompensa será poder fazer uma diferença decisiva na vida dessa pessoa. Pessoas morrem por anorexia e bulimia.

## Prevenção de transtornos alimentares

Muitas pessoas pensam – ou sentem-se pressionadas a acreditar – que restringir sua ingestão alimentar para perder peso permitirá que se exercitem melhor, tenham uma aparência melhor e consigam melhorar o desempenho geral.

**376 Parte III** | Equilíbrio do peso e da atividade

Como mencionei no Capítulo 16, a dieta comumente precede o aparecimento de obesidade, alimentação desordenada e transtornos alimentares. Fazer dieta é um comportamento de risco e não uma solução para as questões relacionadas ao peso.

Como sociedade, devemos desfazer os mitos de que as dietas funcionam e de que a magreza é sinônimo de felicidade e sucesso; desencorajar a noção de que o atleta mais magro é o melhor e amar nossos corpos pelo que são, em vez de odiá-los pelo que não são. Devemos enfatizar estar em forma e saudáveis como metas mais apropriadas do que estar muito magro, bem como ter cautela com o modo como reconhecemos a perda de peso.

### Quando amigos perdem peso, você deve dizer o quê?

Quando alguém perdeu peso, a resposta automática é exclamar "Nossa. Você está ótimo." Embora a intenção desse elogio seja positiva, ele tem as seguintes implicações:

- Antes de fazer dieta, a pessoa estava horrível.
- O tamanho do corpo é mais importante do que a saúde.
- A pessoa está melhor ou mais valiosa por causa da perda de peso.

Seja 1 ou 20 kg, a melhor forma de reconhecer a perda de peso é desviar o foco da mudança de peso física e, em vez disso, focar o aspecto que merece ser elogiado: o trabalho duro que a pessoa fez e a melhora de sua condição de saúde. A seguir, são listadas algumas frases recomendadas para compartilhar com pessoas que estão perdendo ou já perderam peso:

- "Parece que você andou dando duro para perder peso." A pessoa que fez dieta sempre estará pronta para falar o quanto se orgulha do esforço que teve que fazer para perder peso. Ouça a história e certifique-se de que ela está saudável.
- "Você parece menor. Tem menos de você para eu amar?" A mensagem é que o seu amigo não está melhor por ter perdido peso, apenas diminuiu de tamanho.
- "Você parece satisfeito com sua perda de peso. Como se sente com isso?" A pessoa pode se sentir mais saudável e com mais energia, mas você também pode ouvi-la expressar frustração por não estar ainda magra o bastante.
- "Você parece estar com um bom condicionamento físico. Como estão indo os seus treinos? Como está o seu nível de energia? Como você se sente?" Se sua amiga estiver perdendo peso da maneira certa, estará se sentindo ótima.
- "Parece que você está trocando excesso de gordura por músculo." Reconheça o que vê, mas sem sugerir que fazer dieta tornou a pessoa melhor.

Seja qual for a resposta, a meta é ajudar a pessoa que faz dieta a reter uma apreciação sólida de seu valor como pessoa. A beleza está no sorriso sincero, na amizade oferecida, nas qualidades positivas exibidas — e não em ser tamanho 38 em vez de 50. As pessoas precisam saber que são amadas de dentro para fora e não julgadas de fora para dentro. Quando uma pessoa que faz dieta perde peso, precisa perceber que simplesmente há menos dela para amar. Ela não está melhor nem mais apreciável. Ela está apenas menor.

# Parte IV

Receitas vencedoras
para alta *performance*

# 18

# Pães e cafés da manhã

Uma boa dieta esportiva começa com o café da manhã e pode incluir pães deliciosos. As receitas apresentadas neste capítulo podem proporcionar um início energizado ao seu dia. *Nota:* as receitas que você espera que contenham glúten e, na verdade, são isentas de glúten trazem "não contém glúten" após o nome.

## Pão

Recém-tirados do forno, os pães são uma das formas favoritas de carboidrato para pessoas ativas. A seguir são listadas algumas dicas sobre o processo de assar pães, que vão ajudar você a preparar o mais saboroso dos pães:

- O segredo para conseguir pães, *muffins* e bolinhos rápidos, leves e fofinhos é misturar a farinha levemente e somente por 20 segundos. Ignore os grumos. Se você bater demais a massa, o glúten (proteína) contido na farinha irá endurecê-la.
- Pães feitos totalmente com farinha de trigo integral tendem a ser pesados. Em geral, metade farinha branca e metade farinha integral é uma combinação apropriada. Muitas dessas receitas foram desenvolvidas usando essa proporção, mas você pode modificá-la como quiser. Ao substituir a farinha de trigo integral em outras receitas, use ¾ de xícara (105 g) de farinha integral para 1 xícara (140 g) de farinha branca.
- A maioria dessas receitas tem conteúdo de açúcar reduzido. Para diminuir o conteúdo de açúcar das suas próprias receitas, use de um terço à metade menos açúcar do que o indicado; o resultado final será bom. Se deseja trocar o açúcar refinado por mel, açúcar mascavo ou melaço, use apenas ½ colher

380 **Parte IV** | Receitas vencedoras para alta *performance*

de chá de fermento em pó para cada 2 xícaras (280 g) de farinha, e adicione ½ colher de chá de bicarbonato de sódio. Isso evita a "perda" de sabor.

- A maioria das receitas rápidas de pães instrui a peneirar o fermento em pó com a farinha. Esse método garante pães mais leves e resultados melhores. Em algumas receitas, oriento você a misturar o fermento em pó aos ingredientes molhados, e adicionar a farinha por último. Meu método é mais fácil, produz um resultado aceitável e poupa tempo. Você apenas tem que garantir que seja polvilhada por cima, para a massa não grudar.

- Para evitar que os pães rápidos grudem, use um *spray* de cozinhar ou coloque um pedaço de papel-manteiga ou papel untado na assadeira antes de depositar a massa. Descobri que usar papel é infalível. Depois que o pão rápido estiver assado, espere cinco minutos até esfriar, então tire-o da assadeira e remova o papel.

- Para acelerar o tempo de forno, asse os pães rápidos em formas quadradas de 20 × 20 cm, e não em formas retangulares; isso elimina as assadeiras para *muffins*, que são difíceis de lavar.

## Índice de receitas

| | |
|---|---:|
| Sugestões à base de aveia | 381 |
| Pão de banana | 382 |
| Pão de tâmara e nozes | 383 |
| *Muffins* de pasta de amendoim com gotas de chocolate amargo – não contêm glúten | 384 |
| *Muffins* de cenoura e uva-passa | 386 |
| *Muffins* de melaço com linhaça e tâmaras | 387 |
| Omelete de atleta | 388 |
| Café da manhã com salada de frutas e iogurte de geleia | 389 |
| Granola de oleaginosas e mel | 390 |
| Ovos mexidos com proteína | 391 |
| Panquecas de aveia fofinhas | 392 |
| Panquecas de aveia ricas em proteína – não contêm glúten | 393 |

*Ver também:* batatas com queijo extra cremosas (Cap. 19); receitas de *smoothie* e *milk-shake* (Cap. 25); e ainda superbarras de cereal com sementes, barras de amêndoas doces e crocantes, pudim de chia e sorvete de banana (Cap. 26).

## Sugestões à base de aveia

Direto do fogão, a aveia (ou a quinoa) não só é uma adição saudável à sua dieta esportiva como também pode ser um café da manhã pré-exercício de fácil digestão. Se a primeira coisa que você cozinha de manhã não for sua xícara de chá, prepare aveia crua na noite anterior. Apenas misture ½ xícara (40 g) de aveia crua, 1 xícara (240 mL) de leite (ou ⅔ de xícara [160 mL] de leite e ⅓ de xícara [75 g] de iogurte grego) em um pote vazio de pasta de amendoim, adicione os complementos desejados (p. ex., chia, linhaça, xarope de bordo, sal), agite bem e deixe assentar por pelo menos quatro horas ou de um dia para outro, na geladeira. De manhã, você terá um mingau semelhante a um pudim que servirá de café da manhã quando estiver em trânsito.

As sugestões à base de aveia (ou quinoa) listadas a seguir acrescentarão variedade aos seus cafés da manhã.

- Damascos desidratados em pedaços, mel e uma pitada de noz-moscada.
- Uva-passa, canela e amêndoas fatiadas.
- Banana fatiada (cozida com a aveia), açúcar mascavo e pasta de amendoim.
- Oxicocos (*cranberries*) desidratados, mel e nozes-pecã picadas.
- Maçã picada (cozida com a aveia) ou purê de maçã, nozes picadas e xarope de bordo.
- Sementes de abóbora, chia ou miolo de cânhamo (salpicado por cima ou adicionado durante o cozimento).

Em vez de adicionar adoçante, algumas pessoas preferem adicionar um pouco de sal e comer a aveia (ou quinoa) como um grão salgado, em vez de cereal adoçado. Como as dietas de pessoas ativas podem acomodar um pouco de sal para repor as perdas no suor, consumir aveia salgada é uma prática aceitável – ademais, para a maioria dos atletas, a aveia é muito mais saborosa com sal.

**382** Parte IV | Receitas vencedoras para alta *performance*

## Pão de banana

A chave para o sucesso dessa receita favorita de todos os tempos é usar bananas bem maduras, já cobertas de pintas marrons. O pão de banana é um dos favoritos para a carga de carboidrato pré-maratona e também para lanches durante provas de ciclismo e trilhas de longa distância. Adicionar pasta de amendoim resulta em um sanduíche delicioso que lhe manterá energizado por muito tempo.

3 bananas grandes bem maduras
1 ovo
2 colheres de sopa de óleo, de preferência de canola
⅓ de xícara (80 mL) de leite
⅓ a ½ xícara (65-100 g) de açúcar
1 colher de chá de sal
1 colher de chá de bicarbonato de sódio
½ colher de chá de fermento em pó
1 ½ xícara (210 g) de farinha, de preferência metade farinha de trigo integral e metade farinha branca
*Opcional:* ½ xícara de oleaginosas picadas

1. Preaqueça o forno a 180°C.
2. Amasse as bananas com um garfo.
3. Adicione o ovo, o óleo, o leite, o açúcar, o sal, o bicarbonato de sódio e o fermento em pó. Bata bem.
4. Adicione delicadamente a farinha (e as oleaginosas) à mistura de banana. Mexa durante 20 segundo ou até umedecer.
5. Transfira a massa para uma forma retangular, de 10 × 20 cm, previamente untada com óleo, com aplicação de *spray* de cozinhar ou forrada com papel-manteiga ou papel untado.
6. Asse por 45 minutos ou até o ponto em que a massa não grudar em um palito de dentes.
7. Deixe esfriar por 5 minutos antes de desenformar.

Rendimento: 12 fatias.
**Informação nutricional:** 1.600 calorias totais; 135 calorias por fatia; 24 g de carboidrato; 3 g de proteína; 3 g de gordura.

## Pão de tâmara e nozes

As tâmaras são frutas pouco apreciadas. Essas minipepitas doces são densas em nutrientes e ricas em fitoquímicos (compostos bioativos que ajudam a enfrentar a inflamação). Constituem uma adição positiva para uma dieta esportiva.

Todos os anos, no Natal, minha mãe preparava pães e mais pães de tâmara e nozes. Talvez você também queira compartilhar essa guloseima com seus amigos e familiares.

175 g de tâmaras, picadas
1 ½ xícara (360 mL) de água fervente
2 colheres de sopa de óleo
1 ovo
½ xícara (100 g) de açúcar
½ xícara (60 g) de nozes, picadas
1 colher de chá de sal
2 colheres de chá de bicarbonato de sódio
2 ½ xícaras (350 g) de farinha de trigo, de preferência farinha de trigo integral

1. Coloque as tâmaras em uma tigela e derrame a água fervente por cima. Espere até esfriar.
2. Preaqueça o forno a 180°C.
3. Adicione o óleo, o ovo, o açúcar, o sal e as nozes às tâmaras. Bata bem.
4. Misture o bicarbonato de sódio e a farinha. Adicione-os delicadamente à mistura de tâmaras.
5. Transfira a massa para uma assadeira retangular forrada com papel-manteiga ou papel untado. Asse por 45-50 minutos ou até o ponto em que a massa não grude em um palito de dentes.

Rendimento: 1 filão grande de pão (16 fatias).

**Informação nutricional:** 2.800 calorias totais; 175 calorias por fatia (¹⁄₁₆ filão); 32 g de carboidrato; 3 g de proteína; 4 g de gordura.

# *Muffins* de pasta de amendoim com gotas de chocolate amargo – não contêm glúten

Feita com flocos de aveia que você transforma em farinha no liquidificador ou no processador de alimentos (ou compre farinha de aveia já pronta), essa receita sem glúten também é pobre em FODMAP (ver Cap. 9). Isso significa que, se você tem problemas com gases, estufamento e outros problemas digestivos, esta pode ser uma boa opção para você.

Mesmo que coma trigo e não tenha problemas digestivos, você irá apreciar essa receita deliciosa retirada do *blog For a Digestive Peace of Mind*, de Kate Scarlata, profissional nutricionista, especialista em saúde intestinal e autora de *The Low-FODMAP Diet Step By Step* [A dieta *low-FODMAP* passo a passo]. Como diz Kate, é uma receita saudável e pode ser um *muffin* ou um *cupcake*.

Kate prepara essa receita no liquidificador e despeja a massa em formas de latão para *muffin*. Prefiro misturar os ingredientes em uma tigela. Faça a sua escolha.

2 ovos
¾ de xícara (180 mL) de leite, sem lactose (*low-FODMAP*) ou comum
2 colheres de sopa de óleo, de preferência de canola
½ xícara (100 g) de açúcar mascavo
½ xícara (130 g) de pasta de amendoim, de preferência natural
1 colher de chá de extrato de baunilha
1 ½ xícara (210 g) de farinha de aveia (triturar a aveia no liquidificador até virar farinha)
1 colher de sopa de fermento em pó
¾ de xícara (180 g) de gotas de chocolate
*Opcional:* ½ colher de chá de sal

1. Preaqueça o forno a 180°C.
2. Prepare uma forma de latão para 12 *muffins*, untando com uma fina camada de óleo ou forrando as cavidades com papel.
3. Adicione os ingredientes a seguir, em ordem, no liquidificador (ou tigela): ovos, leite, óleo vegetal, açúcar mascavo, pasta de amendoim, extrato de baunilha, farinha de aveia e fermento em pó.
4. Bata no liquidificador (ou misture bem) até a massa ficar cremosa.
5. Adicione ½ xícara (120 g) de gotas de chocolate à massa.
6. Transfira a massa para a forma de latão de 12 *muffins*.
7. Distribua o restante ¼ de xícara (60 g) de gotas de chocolate, uniformemente, por cima de cada *muffin*.

8. Asse por 12-15 minutos ou até a massa não grudar em um palito.

Rendimento: 12 *muffins*.
**Informação nutricional:** 3.000 calorias totais; 250 calorias por *muffin*; 27 g de carboidrato; 7 g de proteína; 13 g de gordura.

Cortesia de Kate Scarlata, profissional nutricionista. *For a Digestive Peace of Mind*.

## *Muffins* de cenoura e uva-passa

Esses *muffins* são um dos favoritos de Evelyn Tribole, profissional nutricionista, nutricionista esportiva e coautora de *Intuitive Eating: A Revolutionary Program that Works* [Alimentação intuitiva: um programa revolucionário que funciona]. São saborosos logo ao serem tirados do forno e ficam ainda mais saborosos no dia seguinte, depois que os sabores se misturam.

1 xícara (140 g) de farinha de trigo integral
1 xícara (140 g) de farinha de trigo refinada
¾ de xícara (150 g) de açúcar
2 colheres de chá de fermento em pó
1 colher de chá de sal
2 colheres de chá de canela
½ colher de chá de bicarbonato de sódio
3 ovos
½ xícara (120 mL) de leitelho (ou ½ xícara de leite misturado com ½ colher de chá de vinagre e deixado em repouso por 5 minutos)
⅓ de xícara (80 mL) de óleo, de preferência de canola
2 colheres de chá de extrato de baunilha
2 xícaras (220 g) de cenoura ralada em tiras finas
1 maçã média, descascada e picada
½ xícara (80 g) de uva-passa
½ xícara (60 g) de oleaginosas picadas

1. Preaqueça o forno a 180°C. Prepare as formas de latão para 12 *muffins*, forrando com papel ou usando *spray* para cozinhar.
2. Em uma tigela grande, misture as farinhas, o açúcar, o fermento em pó, o sal, a canela e o bicarbonato de sódio.
3. Em outra tigela, misture os ovos, o leitelho, o óleo e o extrato de baunilha; em seguida, adicione a cenoura, a maçã, a uva-passa e as oleaginosas. Junte à mistura de farinhas e misture tudo até homogeneizar.
4. Com o auxílio de uma concha ou colher, coloque a massa nas cavidades da forma de *muffins*. Asse por cerca de 30 minutos ou até o ponto em que a massa não grudar em um palito de dentes.

Rendimento: 12 *muffins*.

**Informação nutricional:** 2.750 calorias totais; 230 calorias por *muffin*; 37 g de carboidrato; 5 g de proteína; 7 g de gordura.

Adaptada com permissão, www.EvelynTribole.com.

## *Muffins* de melaço com linhaça e tâmaras

A linhaça é rica em substâncias que comprovadamente protegem contra doenças cardíacas e câncer. Tem um sabor muito suave e combina quando misturada em *muffins* e pães, bem como salpicada em cereais. Essa receita de *muffin* de linhaça é uma forma de adicionar diariamente uma colher de sopa de linhaça ao café da manhã e aos lanches. Esses *muffins* são incrivelmente doces e úmidos, mesmo sem nenhuma adição de gordura. (As 3 g de gordura por *muffin* são provenientes de gorduras protetoras da saúde contidas na farinha de linhaça moída.)

1 ovo
⅓ de xícara (115 g) de melaço
1 xícara (240 mL) de leitelho (ou 1 xícara de leite misturado com 1 colher de chá de vinagre)
¾ de xícara (120 g) de farinha de linhaça moída
½ colher de chá de sal
1 xícara (175 g) de tâmaras picadas
1 ½ xícara (210 g) de farinha de trigo, de preferência metade farinha de trigo integral e metade farinha de trigo refinada
1 colher de chá de bicarbonato de sódio
*Opcional:* ½ colher de chá de canela, 1 colher de chá de raspas de laranja, 1 colher de chá de extrato de baunilha

1. Preaqueça o forno a 180°C e prepare 12 formas de *muffin* forrando-as com papel ou passando *spray* de cozinhar.
2. Em uma tigela grande, misture o ovo, o melaço, o leitelho, a linhaça e o sal (e também as raspas de laranja e o extrato de baunilha); adicione as tâmaras à massa.
3. Em outra tigela, misture a farinha ao bicarbonato de sódio (e a canela).
4. Adicione delicadamente a mistura de farinha à mistura do ovo.
5. Coloque a massa nas formas de muffin (encher até ⅔). Asse por 18-20 minutos ou até o ponto em que a massa não grude no palito de dentes.

Rendimento: 12 *muffins*.
**Informação nutricional:** 2.000 calorias totais; 165 calorias por *muffin*; 30 g de carboidrato; 4 g de proteína; 3 g de gordura.

## Omelete de atleta

Esta receita é uma das favoritas de Gale Bernhardt, técnico de ciclismo e triatlo. O que faz essa omelete ser "de atleta" é a adição de carboidrato (arroz) – e a compilação de alimentos densos em nutrientes de diversos grupos alimentares: legumes e verduras (espinafre, pimentão), frutas (tomate), proteína (ovo), laticínios (queijo) e grãos (arroz). Você pode facilmente modificar a omelete conforme as suas necessidades, substituindo o arroz por batata (doce) cozida picada; adicionando todo e qualquer legume e verdura que tenha à mão (p. ex., cebola, brócolis, cogumelos); e reforçando a proteína com a adição de queijo *cottage*, presunto picado ou *tofu* à mistura de ovos.

Antes de mergulhar nessa receita, você precisará cozinhar um pouco de arroz integral com antecedência para que esfrie. (Alternativamente, Gale sugere comprar arroz integral congelado.) Como o arroz está frio, os grãos ficam firmes e tenros na omelete, conferindo uma textura especial. É saboroso para o café da manhã, almoço, jantar e refeições de recuperação.

1 colher de chá de azeite de oliva
2 ovos inteiros
½ xícara (120 g) de arroz integral (previamente cozido e esfriado)
½ tomate, picado
Um punhado de espinafre fresco
¼ de xícara de pimentão amarelo doce, picado
Sal e pimenta a gosto
*Opcional:* ¼ de xícara (60 g) de queijo com teor reduzido de gordura ralado

1. Cubra levemente o fundo de uma frigideira com o azeite de oliva.
2. Misture os ovos e reserve.
3. No fogo médio, cozinhe levemente os legumes e verduras até ficarem crocantes.
4. Adicione os ovos e o arroz (bem como o queijo), ao mesmo tempo. Cozinhe a mistura até que os ovos fiquem firmes e úmidos, mas sem endurecer. Você pode cozinhar a mistura de ovos como uma "panqueca" (que você vira) ou como uma omelete dobrada.

Rendimento: 1 porção.
**Informação nutricional:** 250 calorias totais (sem queijo); 28 g de carboidrato; 15 g de proteína; 9 g de gordura.

Cortesia de Gale Bernhardt.

## Café da manhã com salada de frutas e iogurte de geleia

Esta salada de frutas pode ser preparada com uma mistura de frutas frescas, enlatadas e desidratadas, conforme a sua preferência. Seja criativo e compre frutas que possam não fazer parte do seu cardápio padrão – manga, mamão papaia, kiwi.

Para o molho, o iogurte ao estilo grego funciona bem, por ser mais encorpado e mais doce do que o iogurte comum, além de ter um sabor mais rico e maior cremosidade. O iogurte de sabor baunilha também funciona bem.

3 xícaras (480 g) de frutas da sua preferência cortadas:
Maçã
Banana
Manga
Abacaxi (fresco ou enlatado)
Frutas silvestres
Damasco desidratado
½ xícara (115 g) de iogurte puro com teor reduzido de gordura, de preferência do tipo grego
1 colher de sopa de geleia de laranja
*Opcional:* uma pitada de noz-moscada ou canela, amêndoas em lâminas ou nozes picadas

1. Em uma tigela pequena, combine as frutas cortadas.
2. Misture o iogurte com a geleia.
3. Adicione a mistura de iogurte às frutas (adicione especiarias e oleaginosas) e sirva.

Rendimento: 2 porções.

**Informação nutricional:** molho: 120 calorias totais; 60 calorias por porção; 8 g de carboidrato; 5 g de proteína; 1 g de gordura.

Com fruta: 320-440 calorias totais; 160-220 calorias por porção; 33-48 g de carboidrato; 5 g de proteína; 1 g de gordura.

## Granola de oleaginosas e mel

A vantagem de fazer sua própria granola é poder evitar a gordura saturada prejudicial à saúde encontrada nas granolas industrializadas vendidas no mercado. Em vez disso, esta receita propõe gorduras saudáveis de oleaginosas e óleo de canola, com uma ótima mistura de aveia integral rica em carboidrato, frutas desidratadas e outras adições à sua escolha que conferem crocância e fazem bem.

Misturada a frutas frescas e iogurte, esta receita proporciona uma forma deliciosa e saudável de começar a manhã ou de se recuperar após um treino intenso. O leite em pó e as oleaginosas adicionam um reforço de proteína.

> 3 xícaras (240 g) de aveia em flocos (e não farinha de aveia instantânea)
> 1 xícara (120 g) de amêndoas picadas
> 2 colheres de chá de canela
> 1 xícara (120 g) de leite em pó
> ⅓ de xícara (115 g) de mel
> ⅓ de xícara (80 mL) de óleo de canola
> 1 xícara (160 g) de frutas desidratadas em pedaços (p. ex., uva-passa, oxicocos desidratados, tâmaras picadas)
> *Opcional:* 1 colher de chá de sal, ½ xícara (60 g) de gergelim (sem torrar), ½ xícara (60 g) de semente de girassol (sem sal, sem torrar), ½ xícara (60 g) de germe de trigo, ½ xícara (80 g) farinha de linhaça triturada

1. Em uma tigela grande, junte a aveia, as amêndoas, a canela e o leite em pó (e o sal, o gergelim e as sementes de girassol, a gosto).
2. Em uma caçarola ou tigela de micro-ondas, junte o mel com o óleo. Aqueça até quase ferver. Derrame a mistura de mel e óleo sobre a mistura de aveia e mexa bem.
3. Espalhe a mistura resultante sobre duas formas de assar grandes.
4. Asse a 150°C, por 20-25 minutos, agitando a cada 5 minutos.
5. Depois que a granola esfriar, adicione a fruta desidratada (e o germe de trigo e a farinha de linhaça, a gosto). Guarde em recipiente com tampa hermética.

Rendimento: 10 porções de ½ xícara.

**Informação nutricional:** 3.300 calorias totais; 330 calorias por ½ xícara; 40 g de carboidrato; 10 g de proteína; 14 g de gordura.

## Ovos mexidos com proteína

Adicionar queijo *cottage* aos ovos é uma maneira simples de reforçar a proteína do seu café da manhã. Além disso, torna os ovos mais cremosos e deliciosos. Você pode usar o liquidificador para misturar os ingredientes, mas, honestamente, ninguém se importará se houver um coalho de queijo *cottage* nos ovos; apenas parece a clara do próprio ovo. É claro que você pode ser criativo e adicionar legumes e verduras salteados e queijo *cheddar* com teor reduzido de gordura picado. Sirva com torradas integrais, aveia, batata-doce (micro-ondas) ou outra fonte de carboidrato para encher suas reservas musculares de glicogênio.

Esta receita é cortesia de Judith Scharman Draughon, mestre em ciências na área de nutrição, dietista registrada, nutricionista licenciada, autora de *Lean Body Smart Life* [Corpo magro, vida inteligente].

2 ovos
¼ de xícara (uma colher cheia) de queijo *cottage*
*Opcional:* ¼ de xícara (30 g) de queijo ralado (*cheddar* com teor de gordura reduzido), cebola salteada, pimentões, espinafre

Rendimento: 1 porção.
**Informação nutricional:** 175 calorias totais; 3 g de carboidrato; 19 g de proteína; 10 g de gordura.

Cortesia de Judith Scharman Draughon, *Lean Body, Smart Life*, www.foodswithjudes.com.

## 392 Parte IV | Receitas vencedoras para alta *performance*

## Panquecas de aveia fofinhas

Estas panquecas premiadas são leves e fofinhas, perfeitas para a carga de carboidrato ou para a recuperação de um treino intenso. Obtenha resultados melhores deixando a massa descansar por 5 minutos antes de cozinhar.

½ xícara (40 g) de aveia crua, de preparo rápido ou tradicional
½ xícara (115 g) de iogurte puro, leitelho ou leite misturado com ½ colher de chá de vinagre
½ a ¾ de xícara (120-180 mL) de leite
1 ovo
1 colher de sopa de óleo, de preferência de canola
2 colheres de sopa de açúcar mascavo
½ colher de chá de sal, a gosto
1 colher de chá de fermento em pó
1 xícara (140 g) de farinha de trigo, de preferência metade farinha de trigo integral e metade farinha de trigo refinada
*Opcional:* uma pitada de canela

1. Em uma tigela média, junte a aveia, o iogurte e o leite. Reserve, deixando descansar por 15-20 minutos, para que a aveia amoleça.
2. Quando a aveia tiver absorvido tudo, bata o ovo e o óleo e misture bem. Adicione o açúcar e o sal (e a canela); em seguida, acrescente o fermento em pó e a farinha. Mexa até hidratar.
3. Esquente uma chapa levemente untada com óleo, em fogo médio-alto (190°C na chapa elétrica).
4. Para cada panqueca, despeje cerca de ¼ de xícara de massa sobre a chapa.
5. Vire quando a superfície estiver coberta de bolhas e as bordas parecerem cozidas. Vire só uma vez.
6. Sirva com xarope, mel, purê de maçã, iogurte ou outra cobertura à sua escolha.

Rendimento: 6 panquecas de 15 cm.
**Informação nutricional:** 1.000 calorias totais; 330 calorias por porção (2 panquecas); 57 g de carboidrato; 10 g de proteína; 7 g de gordura.

## Panquecas de aveia ricas em proteína – não contêm glúten

Estas panquecas não são tão leves e fofinhas como plumas, mas são saudáveis e ricas em proteína. Conforme relata a blogueira autora de *Lean Body Smart Life* e colaboradora da receita, Judith ("Judes") Scharman Draughon, mestre em ciências na área de nutrição, profissional nutricionista (www.foodswithjudes. com), são panquecas de preparo rápido e fácil, testadas e comprovadas para um café da manhã básico.

Se você tem doença celíaca e segue uma dieta estritamente livre de glúten, tenha a certeza de escolher uma marca de queijo *cottage* sem glúten (p. ex., Daisy), bem como flocos de aveia sem glúten (p. ex., Bob's Red Mill).

½ xícara (115 g) de queijo *cottage*
1 colher de sopa de mel cru ou xarope de bordo
2 ovos
½ xícara (40 g) de flocos de aveia
¼ de colher de chá de canela
¼ de colher de chá de fermento em pó
¼ de colher de chá de sal
*Opcional:* ½ colher de chá de extrato de baunilha ou amêndoa
*Coberturas e misturas adicionais optativas:*
- Faça uma cobertura de fruta quente, como fatias de pêssego (fresco, congelado ou enlatado) aquecidas no micro-ondas (com um pouco de suco de laranja) ou purê de maçã quente.
- Misture banana em fatias, mirtilos, pêssego picado ou qualquer fruta de sua preferência à massa.
- Espalhe manteiga de castanha, fatias de banana, iogurte grego, xarope de bordo ou uma pitada de canela.

1. Misture o queijo *cottage*, o mel, o ovo, a aveia, a canela (o sal e o extrato de baunilha) em um liquidificador ou processador de alimentos, em velocidade alta, por 1 minuto.
2. Adicione o fermento em pó (e as frutas em pedaços).
3. Aqueça uma chapa com um pouco de óleo, em fogo médio-baixo.
4. Despeje a massa sobre a superfície aquecida, fazendo pequenas panquecas de 7,5 cm de diâmetro (para facilitar a virada). Quando as panquecas estiverem douradas por baixo, vire-as para cozinhar o outro lado.

*Opcional:* cubra com os pêssegos cozidos e saboreie.
Rendimento: 1 café da manhã saudável com 6 panquecas de 7,5 cm.

**Informação nutricional:** 450 calorias totais (sem cobertura de fruta); 50 g de carboidrato; 32 g de proteína; 14 g de gordura.

Cortesia de Judith Scharman Draughon, www.foodswithjudes.com.

# 19

## Massas, arroz e batatas

Embora algumas pessoas com consciência do peso corporal tentem erroneamente ficar longe dos amidos do jantar, como massas, arroz e batatas, esses alimentos ricos em carboidrato são importantes para uma dieta esportiva altamente energética. As dicas de cozimento e receitas apresentadas adiante podem ajudar você a adicionar o equilíbrio certo aos seus jantares esportivos.

### Massas

Ao tentar decidir qual tipo de massa consumir em uma refeição, a regra é escolher os formatos retorcidos e curvos (p. ex., parafusos e conchas) com molhos à base de carne, feijão, e com pedaços. O formato irá reter mais molho do que as fitas retas de espaguete ou linguine.

Ao tentar decidir entre massas brancas ou integrais, preste atenção ao conteúdo de fibra total da refeição. Se houver macarrão integral com feijão e grande quantidade de legumes e verduras, seu trato digestivo pode dar uma resposta durante o próximo treino. Avalie o conteúdo de fibras do seu padrão alimentar saudável geral, observando que o *Dietary Guidelines for Americans* aceita que metade dos grãos sejam oriundos de farinha de trigo refinada enriquecida. Escolha a massa que melhor atende às suas necessidades dietéticas.

O macarrão perfeitamente cozido é macio, ainda que firme à mordida – *al dente*, como dizem os italianos. Os macarrões de cozimento mais rápido são dos tipos cabelo-de-anjo, letrinhas e estrelinhas. A seguir, são listadas algumas dicas para o cozimento perfeito de macarrão:

- Use 4 L de água para cada 480 g de macarrão cru (seco). Espere 10 minutos para que a água atinja o ponto de fervura, para então adicionar o macarrão. (Se você tiver pressa, pode cozinhar o macarrão com metade dessa quantidade de água, que o resultado também será bom – em menos tempo.) Planeje cozinhar no máximo 1 kg de massa por vez; caso contrário, o resultado poderá ser um desastre grudento.

- Para evitar que a água ferva demais, adicione 1 colher de sopa de óleo à agua do cozimento.
- Adicione o macarrão em pequenas quantidades para evitar que a água esfrie demais ou que a massa grude. Ao cozinhar espaguete ou lasanha, afunde totalmente as tiras ainda duras, conforme vão amolecendo, usando uma colher de cabo longo.
- Se a água parar de ferver, cubra a panela, aumente o fogo e deixe a água ferver de novo, o mais rápido possível.
- O tempo de cozimento dependerá do formato do macarrão. A massa estará pronta quando começar a ficar opaca. Para saber com certeza se está pronta, use um garfo para erguer uma tira de macarrão da água fervente, espere esfriar um pouco e, então, belisque ou morda a massa tomando cuidado para não se queimar. O macarrão deve estar flexível e, ao mesmo tempo, firme por dentro.
- Quando o macarrão estiver pronto, despeje-o em um escorredor, na pia, usando pegadores de panela para proteger suas mãos do vapor. Agite a massa brevemente para remover o excesso de água; em seguida, coloque a massa de volta na panela ou em uma travessa aquecida para servir.
- Para evitar que o macarrão grude ao esfriar, regue com um pouco de óleo ou molho.

## Arroz

O arroz é o terceiro grão mais importante no mundo, atrás apenas do trigo e do milho. O arroz integral é transformado em arroz branco quando o farelo rico em fibras é retirado durante o processo de refinamento. Isso também remove alguns nutrientes, mas essa perda pode ser compensada (caso você prefira o arroz branco ao arroz integral) consumindo outros grãos integrais, como farinha de aveia e pães integrais nas outras refeições. Contudo, aprender a apreciar o arroz integral é uma tarefa fácil.

A seguir, são listadas algumas dicas para o cozimento do arroz:

- Para cada xícara (200 g) de arroz, adicione 2 xícaras (480 mL) de água e 1 colher de chá de sal, conforme desejado, em uma caçarola. Leve ao fogo até ferver e, então, tampe a panela e cozinhe em fogo baixo. Deixe o arroz cozinhar sem perturbação, até ficar mole e toda a água ser absorvida. Em seguida, mexa delicadamente com auxílio de um garfo. (Mexer demais tornará o arroz grudento.) Esse método preserva as vitaminas que, de outro modo, poderiam ser perdidas na água de cozimento.

- Em virtude de sua casca resistente e da semente, o arroz integral requer 45-50 minutos de cozimento; o arroz branco cozinha em apenas 20-30 minutos.
- Considere cozinhar o arroz de manhã, enquanto se apronta para ir trabalhar, assim você só terá que esquentá-lo quando voltar para casa.
- Ao cozinhar o arroz, prepare o dobro da quantidade necessária para ter sobras que possam ser congeladas ou guardadas na geladeira.

Use as seguintes porções como guia, ao cozinhar arroz:

1 xícara (200 g) de arroz branco cru
= 3 xícaras de arroz cozido = 700 calorias (3 g de fibras)

1 xícara (200 g) de arroz integral cru
= 3-4 xícaras de arroz cozido = 700 calorias (10 g de fibras)

## Batatas

Tanto as batatas brancas como as batatas-doces são vegetais ricos em carboidrato que fornecem mais vitaminas e minerais do que o arroz comum ou as massas. Para ajudar você a incluir mais batatas em sua dieta esportiva, siga estas dicas:

- Existem diferentes variedades de batatas. Algumas são mais adequadas para assar (*russet*), enquanto outras são melhores para cozinhar (vermelha ou branca), e outras ainda são boas de qualquer modo (doce). Pergunte ao gerente do mercado ao qual você costuma ir.
- A melhor forma de armazenar as batatas é em local refrigerado e úmido (sem ser molhado), com boa ventilação, como um porão. Não guarde as batatas na geladeira porque ficarão doces e desbotadas.
- Em vez de descascar (e remover uma parte das fibras), esfregue bem a casca e cozinhe a batata com casca e tudo. Isso mesmo, até purês podem ser preparados com batatas com casca.
- Uma porção de 480 g de batata equivale a três batatas médias ou duas batatas grandes. Uma batata grande "padrão restaurante" contém cerca de 200 calorias.
- Assar a batata no forno requer cerca de 40 minutos a 200°C, para batatas médias, ou quase 1 hora, se a batata for grande. Como as batatas podem ser

**398** Parte IV | Receitas vencedoras para alta *performance*

assadas a qualquer temperatura, você pode ajustar o tempo de cozimento enquanto a batata estiver no forno.

- A batata estará pronta quando você conseguir espetar um garfo com facilidade.
- Para cozinhar uma batata no micro-ondas, fure a casca várias vezes usando um garfo; coloque a batata sobre uma folha de papel-toalha e cozinhe por cerca de 4 minutos, se a batata for de tamanho médio, ou 6-10 minutos, se a batata for grande. O tempo de cozimento irá variar de acordo com o tamanho da batata, a potência do forno e o número de batatas sendo cozidas. Vire a batata na metade do tempo de cozimento. Retire a batata do forno, embrulhe-a em um pano e espere terminar de cozinhar fora do forno, por 3-5 minutos.

## Índice de receitas

| | |
|---|---|
| Coberturas para massa rápidas e fáceis | 399 |
| Alfredo cabelo-de-anjo | 400 |
| Lasanha de panela | 401 |
| Lasanha vegetariana *gourmet* | 402 |
| Macarrão de couve-flor e queijo | 404 |
| Macarrão com cogumelos e aspargos | 406 |
| Coberturas para batata rápidas e fáceis | 407 |
| Batatas fritas de forno | 408 |
| Batatas com queijo extra cremosas | 409 |
| Salada de abacate e batata | 411 |
| Ideias rápidas e fáceis com arroz (ou quinoa) | 412 |
| Salada de feijão e arroz do sudoeste | 413 |

*Ver também:* omelete de atleta (Cap. 18); batatas-doces vidradas com mel (Cap. 20); frango com macarrão e espinafre, cozido de amendoim africano temperado (Cap. 21); *conchiglione* com camarão, salada de macarrão com atum (Cap. 22); arroz e feijão assado Boston (Cap. 23); ideias para tigela de Buda, sopa de macarrão e feijão-branco com tomates secos (Cap. 24).

## Coberturas para massa rápidas e fáceis

As coberturas para massas listadas a seguir são variações do molho de tomate comum direto do pote.

- Brócolis picados no vapor.
- Molho, simples ou quente, misturado com queijo *cottage*.
- Pimentão vermelho em flocos.
- Molhos para salada com teor reduzido de gordura, à sua escolha.
- Molho para salada italiano, com teor reduzido de gordura, à base de *tamari* (molho de soja), alho picado e vegetais cozidos.
- Creme azedo com baixo teor de gordura ou iogurte grego e temperos italianos.
- Temperos italianos e queijo *cottage* ou queijo parmesão.
- Peito de frango salteado com óleo, alho, cebola e manjericão.
- *Chili* com feijão-vermelho (e queijo).
- Sopa de lentilha.
- Molho de espaguete com uma colher cheia de geleia de uva.
- Molho de espaguete com adição de proteína: frango ou atum enlatado, *tofu* em cubos, feijão enlatado, queijo *cottage*, peru ou carne moída.
- Molho de espaguete com salsinha e tomates frescos picados.

**400** Parte IV | Receitas vencedoras para alta *performance*

## Alfredo cabelo-de-anjo

Quem disse que o molho Alfredo só combina com *fettuccine*? Você pode usá--lo com macarrão cabelo-de-anjo – e encurtar o tempo de cozimento. Sirva com uma salada ou legumes e verduras verdes e peixe ou frango grelhados.

¼ de pacote (110 g, seco) de macarrão cabelo-de-anjo
⅓ de xícara (75 g) de iogurte grego
⅓ de xícara (35 g) de queijo parmesão
Sal e pimenta a gosto
*Opcional:* orégano, alho, legumes e verduras cozidos (p. ex., brócolis ou cogumelos)

1. Leve ao fogo uma panela com água para ferver. Adicione o macarrão cabelo--de-anjo e cozinhe por cerca de 4 minutos, até o ponto *al dente*. Escorra o macarrão, reservando um pouco da água do cozimento para afinar o molho, caso seja necessário.
2. Espalhe queijo parmesão sobre o macarrão e, então, misture o iogurte grego. Adicione os temperos a gosto (sal, pimenta, orégano, sais de alho, legumes e verduras cozidos).

Rendimento: 1 porção grande, quando servida como entrada (ou 2 porções menores, como acompanhamento).

**Informação nutricional:** 580 calorias totais; 86 g de carboidrato; 34 g de proteína; 11 g de gordura.

## Lasanha de panela

Esta é uma versão muito mais rápida das clássicas lasanhas italianas e que proporciona todo o sabor. É tão simples de preparar que você vai querer comer lasanha com mais frequência. Para obter um prato vegetariano, substitua a carne moída por *tofu* despedaçado ou proteína vegetal texturizada. Para abastecer seus músculos com mais carboidrato (apenas metade das calorias advém de carboidrato), sirva com pãezinhos integrais crocantes e sobremesa de frutas.

240-480 g de carne moída extra magra ou peru moído
780 mL de molho para espaguete
3 xícaras (720 mL) de água
240 g de macarrão instantâneo de ovos, cru
1 xícara (230 g) de queijo *cottage*, de preferência com baixo teor de gordura
¼ de xícara (25 g) de queijo parmesão ralado
½ a 1 xícara (120-240 g) de queijo muçarela semidesnatado

1. Em uma frigideira grande, doure a carne moída. Escorra.
2. Adicione o molho para espaguete e as 3 xícaras de água. (Use um pouco da água para lavar o frasco do molho.) Deixe ferver.
3. Misture o macarrão instantâneo cru. Deixe ferver, mexendo de vez em quando. Diminua o fogo, tampe e deixe cozinhar em fogo brando por cerca de 10 minutos, ou até o macarrão ficar pronto.
4. Adicione os queijos *cottage*, parmesão e muçarela; junte delicadamente à mistura de macarrão. Tampe e cozinhe por mais 5 minutos.
5. *Opcional:* espalhe mais muçarela antes de servir.

Rendimento: 4 porções grandes.
**Informação nutricional:** 2.100 calorias totais; 525 calorias por porção; 60 g de carboidrato; 35 g de proteína; 16 g de gordura.

Cortesia de Karin Daisy.

**Parte IV** | Receitas vencedoras para alta *performance*

## Lasanha vegetariana *gourmet*

Esta lasanha do tipo "teremos visita" tem um sabor maravilhoso e é uma boa variação das lasanhas comuns. Os tomates secos e os pinhões fazem a diferença – e valem o esforço de comprá-los, caso não os tenha em estoque.

15 folhas de lasanha
½ xícara (60 g) de pinhão
8-9 tomates secos
1-3 dentes de alho, sem casca e bem picados
1 colher de chá de óleo, de preferência azeite de oliva ou óleo de canola
480 g de queijo ricota, semidesnatado ou desnatado
120-240 g de queijo muçarela com teor reduzido de gordura, picado
1-2 pitadas de noz-moscada
¼ de colher de chá de orégano
300 g de espinafre congelado, descongelado e drenado
840 mL de molho para espaguete
*Opcional:* ¼ de xícara (25 g) de queijo parmesão ralado

1. Cozinhe as folhas de lasanha em uma panela grande, contendo água fervente, de acordo com as instruções da embalagem. Escorra e enxague com água fria. Reserve.
2. Torre os pinhões no fogão, em frigideira antiaderente, em fogo médio-alto e por 2-3 minutos.
3. Coloque os tomates secos em uma tigela pequena e cubra-os com água fervente. Tomates em óleo devem ficar de molho por 5 minutos, enquanto os tomates secos devem ficar de molho por 10-15 minutos. Drene, esfrie e, por fim, pique-os bem finos.
4. Salteie o alho em óleo por 2 minutos. Não doure.
5. Em uma tigela de misturar grande, combine a ricota, a muçarela, a noz-moscada, o orégano, o espinafre, os tomates secos, os pinhões e o alho.
6. Despeje molho de tomate em uma panela (23 × 33 cm) até cobrir o fundo. Monte uma camada com cinco folhas de lasanha, cortando ou dobrando as folhas até acomodá-las. Em seguida, adicione ⅓ da mistura de ricota e, então, ⅓ do molho de espaguete restante. Repetir o processo mais duas vezes, de modo a ter três camadas de ricota. Sobre a última camada, termine com as folhas de lasanha e o molho de tomate. Polvilhe parmesão, se desejar.

7. Cubra com papel-alumínio. Asse por 30-40 minutos, ou até esquentar, a 180°C.

Rendimento: 8 porções

**Informação nutricional:** 3.600 calorias totais; 450 calorias por porção; 53 g de carboidrato; 21 g de proteína; 17 g de gordura.

Adaptada de uma receita cedida por Linda Press Wolfe.

**404** Parte IV | Receitas vencedoras para alta *performance*

## Macarrão de couve-flor e queijo

Dei um toque de leveza a esta receita de família favorita adicionando couve-
-flor picada. Provavelmente, nem as crianças notarão a diferença, em especial
se usar macarrão em conchas pequenas. A couve-flor fica escondida dentro das
conchas.

Se faltar tempo para preparar o macarrão e o queijo, pule essa parte das instruções. O sabor é bom mesmo antes de assar.

Como essa receita inclui picar e ralar, chame um amigo ou familiar para ajudar a cozinhar. Enquanto você faz o molho, a outra pessoa pode ralar o queijo,
e ainda uma outra pessoa poderá picar a couve-flor. O resultado final é uma
refeição feita com amor.

> 2 xícaras (cerca de meio pacote ou 240 g) de macarrão pequeno cru, como
> cotovelo pequeno ou conchas pequenas
> 2 xícaras (480 g) de couve-flor finamente picada
> 2 xícaras (480 mL) de leite
> 3 colheres de sopa de farinha de trigo
> ¼ de colher de chá de mostarda seca
> ¼ de colher de chá de alho em pó
> Uma pitada de pimenta-de-caiena
> Sal e pimenta a gosto
> 150 g de queijo *cheddar* com teor reduzido de gordura, picado
> *Opcional:* 2 colheres de sopa de queijo cremoso com baixo teor de gordura

1. Encha uma panela para macarrão com água e leve ao fogo para ferver. Enquanto a água esquenta, pique a couve-flor em pedaços pequenos.
2. Adicione a massa à água fervente, cozinhe por cerca de 5 minutos e, em seguida, adicione a couve-flor picada. Escorra quando o macarrão e a couve-
   -flor estiverem macios, em 4-5 minutos.
3. Em uma panela grande, bata a farinha com o leite; leve ao fogo médio-alto e
   deixe ferver, mexendo sem parar.
4. Adicione a mostarda, o alho em pó, a pimenta-de-caiena (queijo cremoso
   com baixo teor de gordura), sal e pimenta; mexa bem.
5. Adicione o queijo *cheddar* ralado, mexendo até derreter; em seguida, adicione o macarrão e a couve-flor.

6. Saboreie o prato preparado apenas dessa forma, ou transfira a mistura para uma assadeira (20 × 20 cm) e leve ao forno para assar por 20 minutos, ou até borbulhar a 180°C.

Rendimento: 5 porções (como acompanhamento).

**Informação nutricional:** 1.250 calorias totais; 250 calorias por porção (⅕ da receita); 43 g de carboidrato; 11 g de proteína; 4 g de gordura.

## Macarrão com cogumelos e aspargos

Cogumelos conferem um sabor semelhante ao de carne às refeições e são uma forma sorrateira de diminuir a ingestão de carne sem a sensação de privação. Cogumelos expostos à luz diurna também podem produzir vitamina D. Que tal deixar os cogumelos sob o sol por algumas horas e preparar este prato com frequência durante o inverno?

2 xícaras de macarrão cru (cerca de 225 g), como o do tipo gravatinha
480 g de aspargos
1 colher de sopa de azeite de oliva
240 g de cogumelos fatiados
230 g de *pesto*
½ xícara (120 mL) de água quente (ou água de cozimento)
*Opcional:* queijo parmesão ralado

1. Enquanto espera a água do macarrão ferver, remova as extremidades duras dos aspargos e, então, corte o restante em pedaços de 2,5 cm.
2. Comece a cozinhar o macarrão e, após 5 minutos, adicione os pedaços de aspargos.
3. Enquanto isso, em uma panela pequena, adicione o azeite de oliva e os cogumelos fatiados. Deixe cozinhar por cerca de 7 minutos ou até amolecer.
4. Escorra o macarrão quando estiver mole. Coloque o macarrão e os aspargos de volta na panela, adicionando a meia xícara (120 mL) de água quente.
5. Misture o *pesto* e os cogumelos.
6. *Opcional:* cubra com queijo parmesão ralado.

Rendimento: 5 porções como acompanhamento.
**Informação nutricional:** 1.300 calorias totais; 260 calorias por porção (⅕ da receita); 38 g de carboidrato; 7 g de proteína; 9 g de gordura.

## Coberturas para batata rápidas e fáceis

Para temperar suas batatas, experimente as seguintes coberturas:

- Iogurte natural ou grego.
- Creme azedo com teor reduzido de gordura, cebola picada e queijo *cheddar* com teor reduzido de gordura picado.
- Queijo *cottage* com teor reduzido de gordura e alho em pó ou molho.
- *Chili* e queijo *cheddar* com teor reduzido de gordura picado.
- Espinafre picado cozido e queijo *feta* esfarelado.
- Batata amassada com caldo de sopa ou leite.
- Mostarda (e molho inglês).
- Vinagres branco e aromatizado ou molho para salada com teor reduzido de gordura.
- Molho de soja.
- *Pesto.*
- Ervas como endro, salsinha e cebolinha.
- Brócolis cozidos no vapor ou outros legumes e verduras cozidos.
- Pimenta *jalapeño* picada.
- Feijão assado, feijão resfriado, lentilhas ou sopa de lentilha.
- Purê de maçã.

## Batatas fritas de forno

Esta receita saudável de batatas fritas pode ser preparada com batatas brancas ou batatas-doces e é um dos pratos familiares populares favoritos – ninguém irá notar que tem conteúdo reduzido de gordura. Para intensificar o sabor, mergulhe as batatas em molhos, iogurte desnatado misturado com ervas frescas ou *ketchup*.

> 1 batata (branca ou doce) grande assada, limpa, descascada
> 1 colher de chá de óleo, de preferência de canola ou azeite de oliva
> Sal e pimenta a gosto
> *Opcional:* pimenta vermelha em flocos, coentro desidratado, orégano, alho moído, queijo parmesão; substituir o óleo por *pesto* previamente preparado

1. Corte a batata ao longo do comprimento em 10-12 pedaços. Coloque em uma tigela grande, cubra com água fria e deixe descansar por 15-20 minutos. (Embora essa etapa de deixar de molho possa ser eliminada, ela reduz o tempo de cozimento e melhora o resultado final.)
2. Escorra as batatas em pedaços, seque-as em um pano e, em seguida, coloque-as em uma tigela ou saco com vedação. Regue com óleo e salpique o sal e a pimenta, a gosto. Agite para uma cobertura uniforme.
3. Distribua as batatas de maneira uniforme, sobre uma assadeira rasa untada com óleo.
4. Asse a 220°C por 15 minutos. Vire as batatas para cima, salpique os temperos opcionais a gosto e asse por mais 10-15 minutos. Sirva imediatamente. Tenha cuidado, pois as batatas estarão muito quentes.

Rendimento: 1 porção.
**Informação nutricional:** 260 calorias por batata; 52 g de carboidrato; 4 g de proteína; 4 g de gordura.

Cortesia de Ann LeBaron, profissional nutricionista.

Capítulo 19 | Massas, arroz e batatas **409**

## Batatas com queijo extra cremosas

Servidas no jantar (combinando bem com peixe, legumes e verduras verdes) ou apreciadas como sobras no café da manhã ou almoço, as batatas com queijo são uma comida esportiva bem-vinda. São de fácil digestão e proporcionam um balanço eficiente de proteína e carboidrato. Se quiser ser criativo, adicione outros legumes e verduras (p. ex., cenouras fatiadas, espinafre) para obter cor e nutrientes.

Para se adequar a dietas veganas, sem glúten e sem lactose, prepare as batatas com leite sem lactose ou leite de soja, bem como queijo de soja, e engrosse o molho com ¼ de xícara (35 g) de amido de milho (livre de glúten). Esta é uma das várias receitas à base de batata que são saborosas e promotoras de alto desempenho destacadas em http://www.potatogoodness.com.

6 batatas médias (cerca de 1,2 kg), de preferência *russet* ou amarela, mas pode-se usar qualquer uma que esteja à mão
2 colheres de sopa de manteiga ou margarina em tablete
3 xícaras (720 mL) de leite desnatado ou à sua escolha
½ xícara (70 g) de farinha de trigo
1 colher de chá de sal, a gosto
¼ de colher de chá de pimenta, a gosto
1 xícara (120 g) de queijo picado (p. ex., *cheddar* com teor reduzido de gordura)
*Opcional:* ½ colher de chá de noz-moscada, ¼ de colher de chá de alho em pó, uma pitada de pimenta-de-caiena, 2 colheres de sopa de queijo parmesão ralado

1. Lave as batatas (retire as cascas, se desejar) e corte-as em fatias finas (0,3 cm).
2. Em uma panela média, derreta a manteiga com 1 ½ xícara (360 mL) de leite. Ao restante do leite (120 mL) misture ½ xícara (70 g) de farinha e mexa até desfazer os grumos.
3. Bata a mistura de farinha e leite com a mistura de manteiga e leite e cozinhe até engrossar. Tempere com sal, pimenta (e pimenta-de-caiena, noz-moscada ou alho em pó).
4. Prepare uma assadeira de 23 × 33 cm usando *spray* de cozinhar (ou forre com papel-alumínio para facilitar a limpeza). Preaqueça o forno a 205°C.
5. Distribua uma camada de fatias de batata sobre o fundo da assadeira; cubra com ⅓ do molho branco e ⅓ do queijo picado. Monte mais duas camadas de batata e molho branco.
6. Cubra com papel-alumínio e asse a 205°C por 30 minutos.

410 **Parte IV** | Receitas vencedoras para alta *performance*

7. Retire o papel-alumínio e asse por mais 20-30 minutos, ou até as batatas ficarem macias quando espetadas com um garfo.
8. Se desejar, asse em temperatura alta por 1-2 minutos, até dourar bem.
9. Espere 5-10 minutos para o molho assentar, e só então sirva.
10. *Opcional:* salpique queijo parmesão por cima, antes de assar.

Rendimento: 6 porções.
**Informação nutricional:** 1.900 calorias totais; 320 calorias por porção; 44 g de carboidrato; 13 g de proteína; 10 g de gordura.

Esta receita é adaptada a partir da contribuição da blogueira de culinária Manuela Mazzocco, de http://cookingwithmanuela.blogspot.com/.

## Salada de abacate e batata

Esta é uma sugestão de um modo simples de apreciar abacate para conseguir mais gordura monoinsaturada benéfica ao coração – a "gordura boa" que ajuda a proteger contra doenças cardíacas. É apenas uma das numerosas formas de comer abacate, além do guacamole e do sanduíche com abacate fatiado. Ver outras receitas em www.loveonetoday.com.

480 g de batatas, de preferência vermelhas e com casca
½ xícara (115 g) de maionese, com teor de gordura reduzido ou nulo
1 colher de sopa de vinagre de maça
1 colher de chá de mostarda Dijon
Sal e pimenta a gosto
1 abacate grande
*Opcional:* ¼ de xícara (60 g) de cebolinha picada

1. Corte as batatas em cubos de 2,5 cm e ferva ou cozinhe no vapor por cerca de 15 minutos, ou até ficarem macios quando espetados com um garfo. Escorra e espere esfriar em uma tigela grande.
2. Em uma tigela pequena, misture a maionese, o vinagre, o sal e a pimenta (e a cebolinha picada).
3. Distribua a mistura de maionese sobre as batatas até cobri-las bem.
4. Descasque e pique o abacate em cubos de 1,3 cm. Distribua delicadamente o abacate picado, sem amassar.
5. Coloque a salada de batatas na geladeira para permitir que os sabores se misturem, idealmente por 2 horas ou de um dia para o outro. Sirva fria.

Rendimento: 4 porções.
**Informação nutricional:** 900 calorias totais; 425 calorias por porção (¼ da receita); 27 g de carboidrato; 2 g de proteína; 12 g de gordura.

Adaptada de uma receita disponível em www.avocadocentral.com.

# Ideias rápidas e fáceis com arroz (ou quinoa)

A seguir são listadas algumas sugestões à base de arroz para atletas famintos que precisam reabastecer seus músculos depletados. Para variar, experimente cozinhar o arroz (ou a quinoa) nestes líquidos:

- Caldo de galinha ou de carne.
- Mistura de suco de laranja ou de maçã e água.
- Água com especiarias e condimentos: canela, molho de soja, orégano, *curry*, *chili* em pó ou qualquer coisa que possa combinar bem com o cardápio.

Você também pode combinar arroz (ou quinoa) com os seguintes alimentos:

- Sobras de *chili*.
- Gergelim torrado e oleaginosas picadas.
- Legumes e verduras cozidos no vapor.
- Cogumelos picados e pimentão verde, crus ou salteados.
- Creme azedo com teor reduzido de gordura, uva-passa, atum e *curry* em pó.
- Uva-passa, canela e purê de maçã.
- Molho de soja e cebolinha picada.
- Mel, uva-passa e amêndoas fatiadas torradas.

## Salada de feijão e arroz do sudoeste

Este é um ótimo prato para acompanhamento de frango ao molho *barbecue*. Se você não tiver suco de limão-taiti, pode usar suco de outro limão, vinagre de arroz ou vinagre branco.

2 xícaras de arroz cozido, frio (cerca de ⅔ de xícara [130 g] de arroz cru)
1 lata de 425 g de feijão-preto, drenado e lavado
1 tomate grande, picado
90 g de queijo *cheddar* com teor de gordura reduzido, picado em cubos de 0,5 cm

*Molho:*
1 colher de sopa de óleo, de preferência de azeite de oliva ou óleo de canola
2 colheres de sopa de suco de limão-taiti, suco de outro tipo de limão ou vinagre
1 colher de sopa de mistura de tempero para taco (ou 1 colher de chá de cominho e ⅛ de colher de chá de pimenta-de-caiena)
*Opcional:* 2 colheres de sopa de coentro picado; ¼ de xícara de cebola picada, sal e pimenta

1. Em uma tigela grande, combine o arroz cozido, o feijão, o tomate e o queijo (além do coentro e da cebola).
2. Em uma tigela pequena, bata o óleo, o suco de limão e o tempero para taco. Derrame por cima da mistura de arroz e misture bem. Ajuste os temperos conforme o sabor desejado. Espere esfriar até estar pronto para servir.

Rendimento: 4 porções (como acompanhamento).
**Informação nutricional:** 960 calorias totais; 240 calorias por porção; 27 g de carboidrato; 15 g de proteína; 12 g de gordura.

# 20

## Legumes, verduras e saladas

Os legumes e verduras são perfeitamente deliciosos quando servidos de forma simples, sem aromatizantes. De outro modo, você pode temperá-los com ervas, especiarias, alho e cebola. Seja como for, cozinhe cuidadosamente os legumes e verduras até ficarem com uma textura tenra, crocante e ainda rica em sabor. Vegetais moles e excessivamente cozidos perdem não só o atrativo como também seus nutrientes.

A maioria dos legumes e verduras contém quantidades insignificantes de proteína e gordura, mas fornece carboidrato, fibras e uma abundância de vitaminas e minerais. Comer legumes e verduras é uma maneira excelente de reforçar sua ingestão de vitaminas – e preferível ao consumo de vitaminas em cápsulas. Essas "vitaminas 100% naturais" atuam de modo sinérgico com outros compostos fitoquímicos presentes no alimento para proteger sua saúde.

As primeiras cinco receitas trazem recomendações básicas sobre métodos de cozimento. Como você escolherá suas próprias combinações de legumes e verduras nas primeiras receitas, a informação nutricional é fornecida apenas para as últimas receitas. Ver informação nutricional adicional nas Tabelas 1.2 e 4.1.

### Índice de receitas

| | |
|---|---|
| Legumes e verduras cozidos no vapor | 415 |
| Legumes e verduras refogados | 416 |
| Legumes e verduras tostados | 418 |
| Legumes e verduras no micro-ondas | 419 |
| Legumes e verduras grelhados | 420 |
| Salada de espinafre com molho agridoce | 421 |
| Salada de espinafre com molho asiático | 422 |
| Beterrabas assadas | 423 |
| Batatas-doces vidradas com mel | 424 |

*Ver também: muffins* de cenoura e uva-passa (Cap. 18); salada de feijão e arroz do sudoeste, lasanha de panela, lasanha vegetariana *gourmet*, macarrão de couve-flor e queijo, batatas com queijo extra cremosas, macarrão com cogumelos e aspargos (Cap. 19); frango salteado com cogumelos e cebolas, frango com macarrão e espinafre, *quesadillas* de feijão-preto, couve e frango (Cap. 21); assado de peixe e espinafre (Cap. 22); o hambúrguer que é melhor para você (Cap. 23); ideias para tigela de Buda, sopa de feijão *cannellini* e couve, *chili* de abóbora, sopa de pasta de amendoim, *curry* e grão-de-bico (Cap. 24); sugestões de *smoothies*, *smoothie* de beterraba e cereja (Cap. 25); bolo de cenoura (Cap. 26).

## Legumes e verduras cozidos no vapor

Ao cozinhar legumes e verduras no vapor, conservam-se as vitaminas e minerais, que, de outro modo, seriam lavados na água do cozimento. Os vegetais não só terão mais sabor como também um valor nutricional maior. A seguir são listados exemplos de legumes e verduras que se prestam otimamente para serem cozidos no vapor:

- Brócolis.
- Espinafre.
- Cenouras.
- Vagem.
- Couve-de-bruxelas.

*Opcional*: salpique ervas nos legumes e verduras, antes ou após o cozimento. Adicione manjericão e orégano às abobrinha e abóboras, gengibre à cenoura e alho em pó à vagem. No caso das cenouras, adicione depois uma colher de chá de mel. Seja criativo!

1. Lave bem os legumes e as verduras. Corte no tamanho desejado.
2. Cubra com cerca de 1 cm de água o fundo de uma panela com tampa bem justa. Leve ao fogo para ferver e, então adicione os vegetais. Tampe a panela com a tampa bem apertada. Alternativamente, coloque-os em uma cesta de cozimento a vapor; então, coloque a cesta dentro de uma caçarola cujo fundo esteja coberto com 2,5 cm de água (ou o suficiente para evitar a perda de água por evaporação). Tampe firmemente a caçarola e leve ao fogo para ferver.
3. Cozinhe em fogo médio até obter uma textura tenra e crocante, durante 3-10 minutos, dependendo do tipo e do tamanho dos legumes e verduras.
4. Escorra-os e guarde o líquido do cozimento para preparar sopas, molhos ou até para beber como caldo de vegetais.

**416** Parte IV | Receitas vencedoras para alta *performance*

## Legumes e verduras refogados

Uma frigideira grande é útil para refogar os legumes e verduras. O objetivo é obter vegetais cozidos com textura tenra e crocante e sabor rico. A combinação de apenas dois ou três legumes e verduras permitirá uma melhor distinção de sabores. Ademais, isso favorece o tempo de cozimento, permitindo que tudo fique cozido ao mesmo tempo.

O azeite de oliva e o óleo de canola estão entre as opções mais saudáveis para refogados. Um sabor maravilhoso é conseguido com a adição de um pouco de óleo de gergelim (disponível na seção de itens asiáticos de grandes supermercados ou lojas de alimentos naturais). Se você está de olho no peso, cuide para adicionar somente um pouco de óleo. As combinações listadas a seguir são populares:

- Cenouras, brócolis e cogumelo.
- Cebolas, abobrinha e tomates.
- Repolho-chinês e castanha-de-água.
- Ervilha-torta, vagem chinesa, ervilhas.

*Opcional:* gergelim torrado, oleaginosas, gomos de tangerina-ponkan, pedaços de abacaxi.

1. Lave os legumes e verduras e escorra bem (para evitar que o óleo espirre quando forem adicionados à panela, *wok* ou frigideira quente). Corte em pedaços do tamanho de uma mordida ou fatias de 0,3 cm. Quando possível, fatie os vegetais na diagonal, para aumentar a área de superfície; isso ajuda a cozinhar mais rápido. Tente cortar os pedaços de maneira uniforme, para que cozinhem por igual.

2. Esquente uma *wok* ou uma frigideira grande em fogo alto, até ficar bem quente. Então, adicione 1-3 colheres de chá de óleo de canola, azeite de oliva ou óleo de gergelim – apenas o suficiente para cobrir o fundo da panela. Para obter um sabor interessante, experimente adicionar uma fatia de gengibre ou alho esmagado ao óleo. Refogue por 1 minuto, para que o óleo incorpore o sabor.

Capítulo 20 | Legumes, verduras e saladas **417**

3. Primeiro, adicione os vegetais que demoram mais para cozinhar (cenouras, couve-flor, brócolis); depois de alguns minutos, adicione os demais (cogumelos, broto de feijão, repolho, espinafre). Em vez de mexer sem parar, espere 30 segundos entre uma mexida e outra, para permitir que a panela recupere o calor. Ajuste o fogo para evitar que queime.

4. Não encha demais a panela. Cozinhe pequenas porções de cada vez. A meta é cozinhar os vegetais até que fiquem tenros, mas ainda crocantes (2-5 minutos).

5. *Opcional:* guarneça os legumes e verduras com gergelim torrado, oleaginosas torradas (amêndoas, castanhas-de-caju, amendoim), gomos de tangerina--ponkan ou pedaços de abacaxi.

**418** Parte IV | Receitas vencedoras para alta *performance*

## Legumes e verduras tostados

Se o forno já estiver quente porque você está assando batatas, frango ou um guisado, você pode aproveitar o calor para assar os legumes e verduras. Tostar os vegetais evapora uma grande parte de seu conteúdo de água e, assim, concentra seus açúcares naturais, rendendo um sabor doce e uma textura carnuda. Algumas combinações populares são:

- Metades de berinjela salpicadas com alho em pó.
- Metades de abobrinha ou abóbora cobertas com fatias de cebola.
- Pedaços de cenoura.
- Fatias de batata-doce e maçã.
- Abóbora-japonesa, partida em fatias de ¼ e salpicadas com sal e pimenta.

1. Posicione a grade do forno no meio e, em seguida, aqueça o forno a 200°C.
2. Enquanto o forno esquenta, corte os vegetais em pedaços de tamanhos iguais, esfregue-os em um pouco de óleo de canola ou azeite de oliva e espalhe os pedaços em camada única sobre uma assadeira forrada com papel-alumínio e untada com *spray* de cozinhar.
3. Para um resultado ainda melhor, cubra-os firmemente com papel-alumínio (para que primeiro cozinhem no vapor) e asse por 15 minutos. Então, retire o papel-alumínio e termine de assar por mais 20-30 minutos, ou até que fiquem macios.

Uma forma alternativa de assar os legumes e verduras:

1. Embrulhe os vegetais com papel-alumínio, ou coloque-os em uma assadeira contendo um pouco de água. (Esse procedimento, na verdade, cozinha os legumes e verduras no vapor, em vez de tostá-los.)
2. Asse a 180°C por 20-30 minutos (dependendo do tamanho dos pedaços), até ficarem tenros e crocantes.
3. Ao abrir o papel alumínio ou a assadeira coberta, tenha cuidado para não se queimar com o vapor que sai.

**Capítulo 20** | Legumes, verduras e saladas **419**

## Legumes e verduras no micro-ondas

A culinária de micro-ondas é ideal para vegetais porque os cozinha rápido e sem água, retendo um percentual maior de nutrientes, em comparação aos métodos convencionais. Todos os legumes e verduras cozinham bem no forno de micro-ondas, mas algumas boas opções incluem:

- Vagem.
- Ervilhas.
- Brócolis.
- Couve-flor.
- Cenoura.

*Opcional*: salpique os vegetais com ervas (manjericão, salsinha, orégano, alho em pó), molho de soja ou qualquer coisa que agrade seu paladar.

1. Lave os vegetais e corte-os em pedaços do tamanho de uma mordida.
2. Coloque os vegetais cortados em uma travessa para micro-ondas coberta. Se os vegetais tiverem espessuras variadas (como os talos de brócolis), disponha-os em forma de anel, com as porções mais grossas viradas para fora da travessa.
3. Cozinhe no micro-ondas até ficarem tenros e crocantes. A quantidade de tempo irá variar de acordo com seu forno e com a quantidade de vegetais que estão sendo cozidos. Você aprenderá isso por tentativa e erro. Comece com 3 minutos para uma porção única; quantidades maiores demoram mais. Os vegetais continuarão cozinhando depois de serem retirados do micro-ondas, então inclua isso no planejamento da distribuição do tempo.

# Legumes e verduras grelhados

Ao grelhar sua entrada (p. ex., frango, peixe, carne bovina), planeje economizar espaço para grelhar vegetais também. Os legumes e verduras grelhados têm um sabor maravilhoso; o calor evapora seu conteúdo de água e, nesse processo, o sabor se torna mais concentrado. De modo ideal, os vegetais devem ser cozidos em fogo médio-alto – você deve conseguir manter as mãos 13 cm acima da superfície de cozimento por 4 segundos. As opções populares incluem:

- Aspargos.
- Berinjelas.
- Cogumelos.
- Cebolas.
- Pimentões.

1. Fatie vegetais como abobrinha-amarela, pimentões, batata e berinjela em forma de "filés". Para os pedaços menores (p. ex., tomates-cereja, cebola, cogumelos), use espetos ou uma grade de grelhar.
2. Para evitar que a parte externa dos vegetais fique chamuscada, primeiro cozinhe os vegetais cortados no micro-ondas, por 1-2 minutos; em seguida, passe azeite de oliva nos vegetais cozidos. Coloque os pedaços pequenos em um saco plástico, adicione um pouco de óleo e agite para que fiquem totalmente cobertos.
3. Disponha-os na grelha, espetos ou grade de grelhar. Cozinhe até que fiquem macios, virando-os com o auxílio de um pegador ou uma espátula de metal. Cozinhe por 5-10 minutos.

## Salada de espinafre com molho agridoce

O espinafre é uma verdura poderosa, rica em potássio, folato, betacaroteno e muitos outros nutrientes. É fácil incorporar mais espinafre à sua dieta apenas adicionando deliciosas saladas de espinafre. Uma das versões é apresentada a seguir.

1 pacote de 300 g ou um maço grande de espinafre fresco, bem lavado e picado.
*Opcional:* 1 xícara (70 g) de cogumelos fatiados; 2 tomates frescos, cortados em cunha; 2 ovos cozidos firmes, fatiados; ½ xícara (60 g) de nozes quebradas

**Molho agridoce**
3 colheres de sopa de azeite de oliva
2 colheres de sopa de vinagre de vinho tinto
1 colher de sopa de açúcar
1 colher de chá de sal, a gosto
1 colher de sopa de *ketchup*

1. Coloque o espinafre em uma saladeira (combine com os cogumelos e tomates, conforme desejado).
2. Em um frasco, junte o azeite de oliva, o vinagre, o açúcar, o sal e o *ketchup*. Cubra e agite até misturar bem.
3. Despeje o molho sobre a salada, misture bem e, então, guarneça com os ovos e as nozes, a gosto.

Rendimento: 4 saladas grandes.
**Informação nutricional:** 480 calorias totais; 120 calorias por porção; 7 g de carboidrato; 2 g de proteína; 9 g de gordura.

## Salada de espinafre com molho asiático

Esta receita vai bem com uma refeição simples à base de frango ou peixe assados e pão integral fresco.

1 pacote de 300 g ou um maço grande de espinafre fresco, bem lavado e picado.
*Opcional:* 125 g de castanhas-de-água fatiadas; 240 g de cogumelos fatiados; 240 g de brotos de feijão; 310 g de tangerina-ponkan; ½ colher de chá de gergelim torrado

**Molho asiático**
1 colher de sopa de *shoyu, light* ou comum
¼ de xícara (60 mL) de vinagre, de preferência vinagre de arroz
2 colheres de chá de suco de limão fresco (ou mais 2 colheres de chá de vinagre)
1 colher de chá de açúcar
½ colher de chá de gengibre ralado
¼ de colher de chá de alho em pó
2 colheres de sopa de óleo de gergelim

1. Coloque o espinafre em uma saladeira (junte com as castanhas-de-água, cogumelos, brotos de feijão e tangerinas-ponkan, a gosto).
2. Em um frasco, junte o *shoyu*, o vinagre, o suco de limão, o açúcar, o gengibre, o alho em pó e o óleo de gergelim. Tampe o frasco e agite até misturar tudo muito bem.
3. Derrame o molho sobre a salada e mexa bem.
4. Guarneça com gergelim, a gosto.

Rendimento: 4 saladas grandes.
**Informação nutricional:** 320 calorias totais; 80 calorias por porção; 4 g de carboidrato; 2 g de proteína; 6 g de gordura.

## Beterrabas assadas

Beterrabas são ricas em nitratos, um composto que pode intensificar o desempenho quando consumido em cerca de 2,5 horas antes de um exercício intenso (ver Intensificadores do desempenho, no Cap. 11). Embora alguns atletas sofram com "doses" de suco de beterraba, sugiro assar 480 g de beterrabas como uma forma mais agradável de ingerir seus nitratos. As beterrabas assadas são doces e deliciosas. É como consumir um doce que faz bem para você.

480 g de beterrabas
2-3 colheres de chá de azeite de oliva

1. Corte fora as folhas e talos das beterrabas; em seguida, esfregue e seque as beterrabas com uma toalha. (Cozinhe as folhas na próxima vez que cozinhar espinafre ou couve-manteiga.)
2. Descasque as beterrabas, conforme desejar, e corte-as em pedaços de ¼ ou ⅛, dependendo do tamanho.
3. Forre uma assadeira com papel-alumínio. Coloque as beterrabas formando uma camada sobre o papel. Regue com azeite de oliva e, em seguida, misture bem para garantir que fiquem uniformemente cobertas. De modo alternativo, coloque as beterrabas em um saco plástico grande, adicione o azeite e agite bem, até as beterrabas ficarem uniformemente cobertas.
4. Coloque no forno frio e aqueça a 200°C. Deixe assar por cerca de 30 minutos, ou até as beterrabas estarem macias quando espetadas com um garfo.
5. Deixe esfriar um pouco e, então, coma alguns pedaços de beterraba (com casca e tudo).

Rendimento: 2 porções para o jantar; 1 porção para benefícios ergogênicos, desde que tolerado no pré-evento.

**Informação nutricional:** 250 calorias totais; 125 calorias por porção do jantar; 23 g de carboidrato; 4 g de proteína; 4 g de gordura.

## Batatas-doces vidradas com mel

Ricas em carboidrato e coloridas, as batatas-doces fornecem betacaroteno protetor da saúde em abundância. Saboreie batatas-doces com refeições à base de frango, peixe e *tofu*, e planeje fazer uma quantidade extra para ter sobras que possam ser consumidas frias, como lanche pré-exercício. As batatas-doces são mais saudáveis do que um biscoito – mas são igualmente doces.

1 kg de batatas-doces (cerca de 4 batatas médias)
¼ de xícara (60 mL) de água
2 colheres de sopa de açúcar mascavo
2 colheres de sopa de mel
1 colher de sopa de azeite de oliva
Preaqueça o forno a 190°C.

1. Cubra levemente o fundo e as laterais de uma assadeira (23 × 33 cm) com *spray* de cozinhar. Reserve.
2. Descasque (se desejar) e corte as batatas-doces em pedaços com 2 cm de espessura.
3. Em uma tigela pequena, misture a água, o açúcar mascavo, o mel e o azeite de oliva.
4. Transfira as batatas-doces para a assadeira e espalhe-as em uma camada única. Jogue o molho por cima das batatas e vire-as para que fiquem totalmente cobertas.
5. Cubra com papel-alumínio e asse por 30-45 minutos ou até ficarem macias, mexendo delicadamente, 2 vezes, para garantir a cobertura.
6. Quando as batatas estiverem macias, retire o papel-alumínio e asse por mais 15 minutos, ou até vidrar.

Rendimento: 4 porções.

**Informação nutricional:** 1.050 calorias totais; 260 calorias por porção; 55 g de carboidrato; 3 g de proteína; 3 g de gordura.

Adaptada de uma receita disponível em www.mayoclinic.com.

# 21

## Frango e peru

A carne branca e a escura do frango e do peru são exemplos excelentes de fisiologia muscular. Elas representam dois tipos de fibras musculares. A carne de peito branca é composta principalmente por fibras musculares de contração rápida, usadas nas explosões de energia. Atletas de elite como ginastas, jogadores de basquete e outros que realizam exercícios com corridas de velocidade tendem a ter um alto percentual de fibras de contração rápida.

A carne escura presente nas pernas e asas é composta principalmente de fibras musculares de contração lenta, as quais funcionam melhor nos exercícios de resistência. Maratonistas de elite, ciclistas de longas distâncias e outros atletas de resistência bem-sucedidos tendem a ter um alto percentual de fibras de contração lenta. A carne escura das aves contém mais gordura do que a carne branca porque a gordura fornece energia para maior resistência; a carne escura também contém um pouco mais de calorias provenientes de gordura, em comparação à carne clara:

90 g de peito de frango ou peru (carne branca) = 120 calorias
90 g de coxa de frango ou peru (carne escura) = 150 calorias

A carne escura também contém mais ferro, zinco, vitaminas do complexo B e outros nutrientes. Recomendo que os atletas que não comem carne vermelha selecionem carne de aves escura e sem pele para reforçar a ingestão desses nutrientes importantes. Como a fonte mais rica de gordura no frango é a pele, cuide para removê-la antes do cozimento. Isso elimina a tentação de comer a pele.

## Índice de receitas

| | |
|---|---|
| Ideias rápidas e fáceis com frango | 427 |
| Frango frito no forno | 428 |
| Frango salteado com cogumelos e cebolas | 429 |
| Frango com macarrão e espinafre | 430 |
| Salada de frango com amêndoas e tangerina | 431 |
| Sopa de feijão-preto e frango | 432 |
| Frango com feijão-branco | 433 |
| *Quesadillas* de feijão-preto, couve e frango | 435 |
| Cozido de amendoim africano temperado | 436 |
| *Wrap* de peru e *cranberry* com maçã | 438 |
| Almôndegas de peru com molho forte de oxicoco (*cranberry*) | 439 |

*Ver também:* lasanha de panela (Cap. 19); legumes e verduras refogados (Cap. 20); peixe no papel-alumínio à moda mexicana, salmão grelhado com vidrado de mostarda e bordo (Cap. 22); o hambúrguer que é melhor para você, almôndegas, ensopado de *enchilada* (Cap. 23); sopa de macarrão e feijão-branco com tomates secos, sopa de pasta de amendoim, *curry* e grão-de-bico, sopa de feijão *cannellini* e couve, *chili* de abóbora (Cap. 24).

## Ideias rápidas e fáceis com frango

Para uma refeição básica à base de frango, coloque água em uma caçarola, até cobrir o fundo (cerca de 1 cm), adicione pedaços de frango (com ou sem osso, com ou sem pele), tampe firmemente e leve ao fogo para ferver. Diminua o fogo e deixe cozinhar em fogo médio-baixo por 20-25 minutos, ou até saírem sucos claros ao espetar o frango com um garfo. Pode ser preferível colocar o frango sem pele em uma assadeira. Asse sem cobrir, a 180°C e por 20-30 minutos, ou até saírem sucos claros ao espetar o frango com um garfo. Para facilitar a limpeza ao assar o frango, use uma assadeira previamente untada com *spray* de cozinhar, ou forre-a com papel-alumínio.

A seguir são listadas algumas formas de adicionar variedade às suas refeições à base de frango:

- Adicione temperos à água de cozimento: um cubo de caldo de galinha com teor reduzido de sódio, molho *shoyu light*, *curry*, manjericão ou tomilho. Alternativamente, substitua a água de cozimento por suco de laranja, vinho branco ou uma lata de tomates cozidos.
- Cozinhe o arroz com o frango (adicione mais água) e acrescente os legumes e verduras nos últimos 5 minutos.
- Faça o recheio com caldo de galinha e mistura de recheio.
- Pique o frango cozido e envolva em uma *tortilla* com molho mexicano, alface picada e queijo ralado com teor reduzido de gordura.
- Espalhe uma colher de chá de mostarda Dijon por cima de um frango cru, adicione uma pitada generosa de queijo parmesão e asse.
- Espalhe uma colher de chá de mel por cima do frango cru; em seguida, espalhe *curry* em pó e asse.
- Enrole um peito de frango cru em torno de um pedaço de queijo fatiado ao meio longitudinalmente, prenda com palitos de dente e leve para assar.
- Em um saco plástico com vedação hermética, coloque o frango em uma marinada com *shoyu*, uma pitada de gengibre moído, mostarda e alho em pó; em seguida, asse ou salteie o frango.
- Coloque um peito de frango em um pedaço de papel-alumínio, cubra com legumes, verduras e temperos de sua preferência. Embrulhe bem, dobrando as bordas do papel-alumínio, e asse a 190°C por cerca de 20-25 minutos. Tenha cuidado para não se queimar com o vapor que sai ao abrir o pacote de alumínio.

## Frango frito no forno

O frango bem frito é popular entre muitos atletas, mas certamente não é o mais saudável dos alimentos esportivos. Essa receita oferece uma alternativa com baixo teor de gordura, que agradará até os mais exigentes. A grade permite que o ar circule em todas as direções; você conseguirá um frango crocante, sem ter que ficar virando durante o cozimento. Aliás, forrar a assadeira com papel-alumínio acelera o tempo de limpeza.

1 caixa (150 g) de torradas
2-4 colheres de sopa de azeite de oliva ou óleo de canola
1 ovo
4 peitos de frango, sem osso e sem pele
*Opcional:* 1 colher de sopa de mostarda Dijon, sal e pimenta a gosto

1. Aqueça o forno a 200°C.
2. Coloque uma grade metálica em uma assadeira rasa, previamente forrada com papel-alumínio.
3. Coloque as torradas em um saco plástico grosso resistente, vede e triture as torradas com o auxílio de um rolo de macarrão (ou outro objeto duro), até esmigalhar totalmente. Deixe algumas migalhas mais ou menos do tamanho de grãos de milho.
4. Derrame as migalhas em um prato raso e regue com óleo. Mexa bem para distribuir uniformemente o óleo.
5. Bata o ovo em uma tigela média. Adicione mostarda, sal e pimenta, se desejar.
6. Mergulhe cada pedaço de frango na mistura de ovo, escorra o excesso e, em seguida, passe o frango assim coberto nas migalhas. Espalhe as migalhas e pressione sobre os pedaços de frango. Retire o excesso de migalhas e coloque o frango na grade.
7. Asse por 40 minutos. A cobertura deve ficar dourada-escura, e os sucos que saem ao cortar a carne devem ser claros.

Rendimento: 4 porções.
**Informação nutricional:** 1.200 calorias totais; 300 calorias por porção; 12 g de carboidrato; 40 g de proteína; 10 g de gordura.

Adaptada da revista *Cook's Illustrated*, maio/junho de 1999.

## Frango salteado com cogumelos e cebolas

Esta receita simples é suficientemente saborosa para um jantar *gourmet* improvisado. Inclui ingredientes comuns, que são fáceis de estocar: (congelados) peito de frango, (enlatado) cogumelos, cebolas, queijo com teor de gordura reduzido e vinho. Saboreie com arroz (integral), pãezinhos integrais crocantes e legumes e verduras verdes.

1-2 colheres de sopa de óleo, de preferência azeite de oliva ou óleo de canola
4 peitos de frango sem osso e sem pele
1 cebola média picada
± 2,5 xícaras de cogumelos frescos picados ou 180 g de cogumelos enlatados drenados e picados
1 xícara (240 mL) de vinho branco seco
60 g de queijo suíço, de preferência com teor de gordura reduzido
*Opcional:* 1-2 dentes de alho amassados ou 1 colher de chá de tomilho moído

1. Em uma frigideira grande, aqueça o óleo e adicione o peito de frango, a cebola e os cogumelos frescos (e o alho). Cozinhe cada lado por cerca de 5 minutos.
2. Adicione o vinho (e os cogumelos enlatados e o tomilho).
3. Tampe a frigideira e deixe cozinhar por cerca de 10 minutos ou até o frango liberar sucos claros ao ser cortado com uma faca.
4. Coloque 15 g de queijo sobre cada peito de frango cozido. Tampe a frigideira e deixe cozinhar por mais 3 minutos ou até o queijo derreter.
5. Sirva colocando o peito de frango em cima de uma camada de cogumelos.

Rendimento: 4 porções.
**Informação nutricional:** 1.200 calorias totais; 300 calorias por porção; 10 g de carboidrato; 42 g de proteína; 10 g de gordura.

## Frango com macarrão e espinafre

Esta receita não só é rápida e fácil como também inclui três grupos alimentares (grãos, proteína e vegetais), criando uma refeição bem balanceada. A variedade de alimentos pode ajudar a manter você forte até o fim – assim como o próprio espinafre em si.

500 g de macarrão, como o *fettuccine*
2 colheres de sopa de óleo, de preferência azeite de oliva ou óleo de canola
500 g de peito de frango sem osso e sem pele, em fatias finas
1-4 dentes de alho, finamente picados, ou ¼ a 1 colher de chá de alho em pó
300 mL de caldo de galinha[1]
500 g de espinafre lavado, escorrido e grosseiramente picado
Sal e pimenta a gosto
*Opcional:* 300 g de cogumelos fatiados; ¼ de xícara (25 g) de queijo parmesão

1. Cozinhe o macarrão seguindo as instruções contidas na embalagem.
2. Enquanto o macarrão cozinha, aqueça o óleo em uma frigideira grande e salteie as fatias de peito de frango por 30 segundos.
3. Junte o alho (e os cogumelos) e mexa bem. Deixe cozinhar por cerca de 5 minutos.
4. Despeje o caldo de galinha e cozinhe em fogo brando. Adicione o espinafre, mexendo até murchar.
5. Escorra o macarrão e coloque de volta na panela de cozimento. Junte a mistura de frango e espinafre e mexa bem. Aqueça por 2 minutos.
6. Tempere a gosto com sal e pimenta (e queijo parmesão, se desejar).

Rendimento: 5 porções.
**Informação nutricional:** 2.800 calorias totais; 560 calorias por porção; 75 g de carboidrato; 40 g de proteína; 11 g de gordura.

---

1 N.C.C.: Prefira o caldo preparado em casa, com frango, legumes e especiarias, aos industrializados.

## Salada de frango com amêndoas e tangerina

Esta salada pode ser servida sobre uma camada de folhas verdes e acompanhada de pão integral.

480 g de peito de frango sem osso e sem pele
¼ a ½ xícara (30-60 g) de amêndoas fatiadas
1 lata (310 g) de tangerinas-ponkan drenadas
*Opcional*: 1 lata (240 g) de abacaxi em pedaços, 1 lata (180 g) de castanhas-de-água fatiadas, ½ xícara (80 g) de uva-passa ou tâmaras picadas
**Molho de limão**
½ a 1 xícara (115-230 g) de iogurte de limão com teor reduzido de gordura, ou uma mistura 1:1 de iogurte e maionese *light*.
**Molho asiático**
2 colheres de sopa de molho *hoisin*
2 colheres de sopa de suco das tangerinas-ponkan
4 colheres de sopa de maionese *light*
*Opcional*: ½ colher de chá de mostarda desidratada, ¼ de colher de chá de alho em pó
**Molho alternativo**
½ xícara (115 g) de maionese *light*

1. Cozinhe o frango em 1 xícara (240 mL) de água, em fogo baixo, em uma panela tampada, por cerca de 20 minutos ou até saírem sucos claros ao espetar a carne com um garfo. Deixe esfriar; corte em pedaços e transfira para uma tigela grande, com as amêndoas e tangerinas (e também abacaxi, castanhas de água e uvas-passas ou tâmaras).
2. Para o molho de limão, adicione o iogurte de limão e misture bem. Para o molho asiático, em uma tigela pequena, misture o molho *hoisin*, suco de tangerina e maionese *light* (e ainda a mostarda e o alho).
3. Se der tempo, espere esfriar. Sirva sobre uma camada de folhas verdes.

Rendimento: 4 porções.
**Informação nutricional:** 1.100 calorias totais com o molho de limão; 275 calorias por porção; 12 g de carboidrato; 40 g de proteína; 7 g de gordura.
1.200 calorias totais com o molho asiático; 300 calorias por porção; 17 g de carboidrato; 40 g de proteína; 8 g de gordura.

Cortesia de Barbara Day, profissional nutricionista.

## Sopa de feijão-preto e frango

O entusiasta de *fitness* e *chef* Peter Herman me deu esta receita simples, porém deliciosa e nutritiva. É uma forma saborosa de adicionar mais feijões ricos em fibra à sua dieta. Você pode torná-la ainda mais saudável adicionando macarrão cozido.

4 peitos de frango sem osso e sem pele
5 xícaras (1,2 L) de caldo de galinha ou água
2 cenouras descascadas e fatiadas
2 tomates picados
½ cebola picada
3-5 dentes de alho amassados
2 latas (480 g) de feijões pretos, lavados e drenados
1 colher de sopa de folhas de orégano frescas, ou 1 colher de chá de orégano desidratado
*Opcional:* ½ xícara (120 mL) de vinho Marsala; 2-4 xícaras de macarrão cozido (conchas ou gravatinha); 60 g de queijo *cheddar* ralado; pimenta vermelha em flocos

1. Em uma caçarola grande, coloque o peito de frango, o caldo ou a água, as cenouras, os tomates, a cebola, o alho, o feijão e os temperos (e também o vinho). Tampe e leve ao fogo para ferver; diminua o calor e deixe cozinhar em fogo baixo por cerca de 20 minutos ou até estar no ponto.
2. Retire os pedaços de frango do caldo e reserve, para esfriar. Mantenha o caldo aquecido, em fogo brando. (*Opcional:* adicione o macarrão cozido.)
3. Corte o frango em pedaços pequenos. Coloque de volta na sopa e leve ao fogo para esquentar totalmente.
4. Guarneça com queijo ralado e pimenta vermelha em flocos, se desejar.

Rendimento: 4 porções.

**Informação nutricional:** 1.200 calorias totais; 300 calorias por porção; 33 g de carboidrato; 35 g de proteína; 3 g de gordura.

Reimpressa com permissão de Peter Herman.

Capítulo 21 | Frango e peru **433**

# Frango com feijão-branco

Esta refeição em uma só panela fornece uma saborosa combinação de carboidrato-proteína, com o carboidrato oriundo de feijões para reabastecer os músculos, e a proteína oriunda do frango, feijão e queijo para construir e reparar sua musculatura. Se usar sobras de frango ou peru, cerca de 1 ½ xícara de carne picada serão suficientes.

720 g de coxas ou peito de frango sem osso e sem pele
1 lata (450 mL) de caldo de galinha[2]
1 colher de sopa de azeite de oliva
1 cebola pequena picada
¼ de colher de chá de alho em pó ou 1 dente de alho amassado
1 lata (120 g) de *chili* verde picado
1 colher de chá de cominho moído
2 latas (450 g) de feijão-branco, não drenado
½ xícara (120 g) de queijo com teor de gordura reduzido ralado (p. ex., Monterey Jack ou *cheddar* branco)
*Opcional:* 1 pimenta *jalapeño* com semente e picada; uma pitada de cravo moído; uma pitada de pimenta-de-caiena

1. Cozinhe o frango no caldo de galinha em fogo baixo, por cerca de 10 minutos.
2. Enquanto o frango cozinha, esquente o azeite de oliva em uma frigideira grande, em fogo médio. Misture a cebola picada e deixe cozinhar até amolecer, por 5-7 minutos.
3. Junte o alho, o *chili* verde, o cominho (*jalapeño,* cravo, caiena). Continue cozinhando e mexa até amolecer, por cerca de 3 minutos.
4. Adicione a mistura de cebola e *chili* ao caldo de frango. Adicione o feijão e leve ao fogo para ferver.
5. Diminua o fogo e deixe cozinhar por 10 minutos, mexendo de vez em quando. A textura deve ser parecida com a de sopa. Para engrossar o caldo, amasse metade dos feijões com o auxílio de um espremedor de batatas.
6. Sirva com queijo ralado por cima. Se desejar, guarneça com coentro, molho mexicano, tomate picado, cebolinha-verde e abacate ou guacamole. Para completar a refeição, sirva com *tortillas* quentes e frescas ao lado.

---

2 N.C.C.: Prefira o caldo preparado em casa, com frango, legumes e especiarias, aos industrializados.

Rendimento: 4 porções.

**Informação nutricional:** 1.700 calorias totais; 425 calorias por porção; 38 g de carboidrato; 42 g de proteína; 12 g de gordura.

## *Quesadillas* de feijão-preto, couve e frango

Nada melhor para usar sobras de frango no espeto (ou peito de frango recém-cozido) do que fazer *quesadillas*. A colaboradora de receitas culinárias e triatleta de elite Michele Tuttle, profissional nutricionista, considera esta receita um supercombustível para atletas. Além de fácil de fazer e deliciosa, é uma combinação saudável de carboidrato e proteína nutritivos. É uma adaptação de uma das várias receitas de alimentos esportivos simples criadas para o Wheat Food Council, disponíveis em www.centerfornutritionandathletics.org.

2 xícaras (135 g) de couve *baby*
1 colher de sopa de óleo, de preferência azeite de oliva ou óleo de canola
¼ de colher de chá de sal
1 lata (450 g) de feijões-pretos, lavados e escorridos
½ xícara (130 g) de molho mexicano
2 xícaras (480 g) de carne de frango cozida picada ou desfiada
6 *tortillas* de farinha (20 cm), de preferência integrais
1 ½ xícara (180 g) de queijo *blend* mexicano picado

1. Aqueça o óleo em uma frigideira média. Adicione a couve e o sal; cozinhe até a couve murchar.
2. Coloque metade dos feijões na frigideira e, com o auxílio de um garfo, amasse-os. Em seguida, adicione os feijões restantes e o molho; esquente.
3. Coloque uma colher cheia da mistura de feijão em metade de uma *tortilla*. Cubra com frango e queijo picado. Dobre cada *tortilla* ao meio sobre o recheio.
4. Esquente outra frigideira média; cubra o fundo com um pouco de óleo. Adicione 2 *quesadillas*, cozinhe até dourar levemente em cada lado (cerca de 2 minutos para cada lado). Reserve em um prato e faça as 4 *quesadillas* restantes.
5. Corte cada *quesadilla* em 3 partes para facilitar a ingestão.

Rendimento: 6 *quesadillas*.
**Informação nutricional:** 2.400 calorias totais; 400 calorias por *quesadilla*; 37 g de carboidrato; 30 g de proteína; 15 g de gordura.

Cortesia de www.centerfornutritionandathletics.org.

## Cozido de amendoim africano temperado

Este cozido é cremoso, temperado e simplesmente delicioso – além de versátil. A receita é divertida para cozinhar com amigos, pois todos podem picar e triturar um pouco. Caso prepare a refeição por conta própria e queira simplificar o processo, basta usar cebolas e pimentões picados congelados, alho amassado (de um pote) ou alho em pó, e gengibre moído (em vez de fresco – embora o gengibre fresco realmente valha a pena). Tive que comprar coentro para usar apenas nesta receita, mas, como costumo fazê-la com frequência, fico feliz por encontrar essa especiaria na minha prateleira.

Você pode fazer esta receita usando grão-de-bico ou *tofu*, em vez de carne de porco ou de frango; batata branca ou couve-flor no lugar da batata-doce; e couve-crespa, couve-manteiga, pontas de aspargo ou vagem em substituição ao espinafre. Para obter um caldo ralo, use ½ xícara (130 g) de pasta de amendoim; por outro lado, os ¾ de xícara (175 g) tornam o caldo grosso e cremoso. *Nota:* esta receita é relativamente pobre em carboidrato, por isso adicione uma quantidade extra de batata-doce se quiser abastecer totalmente os seus músculos.

Esta receita é cortesia da mãe atarefada, blogueira de culinária (www.juggling withjulia.com) e nutricionista registrada Julia Robarts, profissional nutricionista.

> 3 colheres de sopa de azeite de oliva
> 1 pimentão médio picado (cerca de 1 xícara ou 150 g)
> 1 cebola média (amarela ou Vidalia) picada (cerca de 1 xícara ou 160 g)
> 480 g de frango ou lombo de porco cortado em pedaços pequenos
> 1 ½ colher de chá de sal
> 1 colher de chá de pimenta-do-reino preta moída
> 1 ½ colher de chá de alho amassado ou ¼ de colher de chá de alho em pó
> 1 colher de sopa de gengibre fresco picado
> 2 colheres de chá de coentro moído
> ⅛ de colher de chá de pimenta-de-caiena, ou a gosto
> 1 lata (450 g) de tomates picados e não drenados
> 2 batatas-doces grandes (cerca de 900 g), descascadas e cortadas
> 3 xícaras (720 mL) de caldo de galinha[3]
> ½ a ¾ de xícara (130-175 g) de pasta de amendoim natural

---

3   N.C.C.: Prefira o caldo preparado em casa, com frango, legumes e especiarias, aos industrializados.

*Opcional:* 1-2 xícaras (65-135 g) de espinafre *baby*, 1-2 colheres de sopa de vinagre de maçã (acentua os sabores), ½ xícara (60 g) de amendoim para cobertura

1. Em uma caçarola grande, aqueça o azeite de oliva em fogo médio-alto. Adicione os pimentões e cebola picados e salteie até amolecerem, por 3-5 minutos. Enquanto isso, salpique o sal e a pimenta sobre os pedaços de frango (ou porco).
2. Adicione o frango (ou porco) à caçarola e doure a carne em todos os lados, por cerca de 2 minutos. Junte o alho, o gengibre, o coentro e a caiena, e salteie por mais 1 minuto.
3. Junte os tomates enlatados; adicione as batatas-doces e o caldo.
4. Cubra e leve ao fogo para ferver; em seguida, diminua o fogo e deixe ferver suavemente por 15-18 minutos, até as batatas-doces ficarem macias.
5. Adicione a pasta de amendoim e mexa até homogeneizar. Adicione o espinafre. Tampe e cozinhe por mais 1-2 minutos.
6. Tire a panela do fogo (junte o vinagre).
7. Prove e ajuste os temperos (sal, caiena, pimenta), conforme desejar.

Rendimento: 6 porções.

**Informação nutricional:** 2.600 calorias totais; 430 calorias por porção; 28 g de carboidrato; 32 g de proteína; 21 g de gordura.

Cortesia de Julia Robarts, profissional nutricionista, www.jugglingwithjulia.com.

**438** **Parte IV** | Receitas vencedoras para alta *performance*

## *Wrap* de peru e *cranberry* com maçã

Simples de fazer, porém único e saboroso, este *wrap* é um dos lanches ou jantares favoritos de uma profissional nutricionista da área de Boston, e também autora de livros de culinária, Heidi McIndoo (www.appleadaynutrition.net). A receita pode ser preparada como um *wrap* ou usando pão pita, baguete integral crocante ou, ainda, com fatias de pão. É perfeito como um alimento de recuperação – uma boa combinação de proteína, carboidrato e sabor. Em um dia de inverno, é só cozinhar rapidamente no micro-ondas. Delicioso!

**Por sanduíche**
1-2 colheres de sopa de molho de *cranberry*
1 *wrap* ou pão integral, ou 2 fatias de pão integral
30 g de queijo *cheddar* fatiado, de preferência com baixo teor de gordura
60 g de peito de peru fatiado
¼ de maçã (p. ex., Granny Smith) cortada em fatias bem finas

1. Espalhe o molho de *cranberry* sobre o *wrap*, na parte de baixo do pãozinho ou em uma fatia de pão.
2. Adicione o queijo fatiado, o peito de peru e as fatias bem finas de maçã.
3. Enrole o *wrap*, ou coloque a parte de cima do pãozinho, ou a segunda fatia de pão.
4. Se desejar, esquente brevemente no micro-ondas.

Rendimento: 1 sanduíche.
**Informação nutricional:** 400 calorias totais; 400 calorias por porção; 60 g de carboidrato; 25 g de proteína; 6 g de gordura.

Cortesia de Heidi McIndoo, profissional nutricionista, www.appleadaynutrition.net.

## Almôndegas de peru com molho forte de oxicoco (*cranberry*)

Estas almôndegas de peru são deliciosas como aperitivos. Quando servidas com palitos de dente, desaparecem num instante. Se quiser incorporá-las a uma refeição, sirva com arroz (integral) e legumes e verduras verdes.

Esta receita foi criada pelos nutricionistas das lojas Hy-Vee. Eles a usam com frequência em demonstrações culinárias para ensinar as pessoas a aproveitarem a carne de peru moída (ou carne de frango moída) como uma alternativa ao hambúrguer mais gordo.

480 g de carne de peru moída
½ xícara (60 g) de migalhas de pão temperadas
1 ovo grande
1 lata (420 g) de molho de *cranberry* integral
1 lata (240 mL) de molho de tomate
1-2 colheres de sopa de raiz-forte
1 colher de sopa de molho inglês
1 colher de sopa de suco de limão

1. Em uma tigela, misture a carne de peru moída, migalhas de pão e o ovo.
2. Faça pequenas bolas (2,5 cm de diâmetro) com a mistura.
3. Cozinhe as almôndegas em uma panela com revestimento antiaderente (25 cm de diâmetro), em fogo médio-alto, por cerca de 10 minutos, virando uma ou duas vezes. (Outra possibilidade é assar as almôndegas no forno, a 180°C, por cerca de 20 minutos.)
4. Adicione o molho de *cranberry*, o molho de tomate, a raiz-forte, o molho inglês e o suco de limão à panela, mexendo com cuidado para não danificar as almôndegas.
5. Esquente até ferver e, então, diminua o fogo. Cozinhe em fogo baixo com a panela destampada, por cerca de 10 minutos, mexendo ocasionalmente.

Rendimento: 30 almôndegas pequenas.

**Informação nutricional:** 1.500 calorias totais; 300 calorias por porção (6 almôndegas, incluindo ⅕ do molho); 40 g de carboidrato; 18 g de proteína; 7 g de gordura.

Cortesia de Hy-Vee. www.Hy-Ve.com.

# 22

## Peixe e frutos do mar

As refeições à base de peixe tendem a ser mais populares nos restaurantes do que em casa porque muitas pessoas não sabem como comprar ou preparar peixes. As dicas a seguir darão fim à mística em torno da culinária de peixes. Na verdade, o peixe é um dos alimentos mais fáceis de preparar.

O peixe fresco, desde que devidamente manipulado, não apresenta o típico odor de peixe quando cru ou cozido. Esse odor decorre do envelhecimento e de contaminação bacteriana. Sempre que possível, peça para cheirar o peixe que deseja comprar. Depois que comprar um peixe fresco, use-o rapidamente, de preferência dentro de um dia. Mantenha-o na parte mais fria da geladeira.

Ao comprar peixe congelado, certifique-se de que a embalagem esteja firme e nivelada, sem sinais de descongelamento e recongelamento. Para descongelar, deixe o peixe na geladeira ou leve-o ao micro-ondas. Não congele novamente.

Para cada porção, inclua 480 g de peixe integral cru (p. ex., truta ou cavala) ou 160-240 g de filés ou *steaks* de peixe (p. ex., salmão, peixe-espada, halibute ou linguado). Para eliminar qualquer tipo de odor de peixe das suas mãos, esfregue-as com suco de limão ou vinagre. Lave os utensílios de cozinha com uma solução contendo 1 colher de chá de bicarbonato de sódio em 1 L de água.

A seguir são listadas algumas dicas para ajudar você a preparar seu "pescado":

- Se possível, cozinhe o peixe na travessa em que irá servi-lo; o peixe é frágil e, quanto menos for manipulado, mais atraente será.
- Os temperos que combinam bem com peixe são limão, endro, tomilho, alecrim e salsinha. Adicione páprica para obter cor.
- Para testar o cozimento, puxe delicadamente a carne com um garfo. A carne deve soltar lascas facilmente e não deve estar translúcida.
- Use as sobras de peixe, quentes ou frias, em sanduíches, como uma variação das carnes de frango ou peru.

Confira a seguir quatro formas de preparar peixes:

- **Grelhar.** Coloque o peixe em uma grelha previamente untada com óleo ou *spray* de cozinhar para evitar aderência. Salpique um pouco de azeite de oliva e temperos (se desejar), ou espalhe uma mistura de partes iguais de maionese *light* e mostarda Dijon. Coloque a grelha a uma distância de 10-15 cm do fogo. Filés finos (p. ex., linguado e anchova) podem ser cozinhados em 5 minutos, sem virar; os filés mais grossos (p. ex., salmão e peixe-espada) podem demorar 5-6 minutos de cada lado.
- **Assar.** Coloque o peixe em uma assadeira previamente untada com um pouco de óleo ou com *spray* de cozinhar, tempere a gosto, cubra e leve ao forno para assar a 200°C por 15-20 minutos, dependendo da espessura.
- **Escaldar.** Coloque o peixe em uma frigideira antiaderente e cubra os filés com água, vinho branco ou leite. Tempere a gosto com ervas e alho, cubra e deixe cozinhar levemente em fogo baixo no fogão, por cerca de 10 minutos. Em uma variação asiática, adicione cebolinha-verde e um pouco de *shoyu*.
- **Micro-ondas.** Se possível, coloque a parte mais grossa do filé voltada para fora do prato e sobreponha as porções finas, para assim evitar que cozinhem demais. Tempere a gosto, cubra com papel-manteiga e leve ao micro-ondas pelo mínimo tempo necessário, a fim de evitar que o peixe fique duro e seco. Retire o peixe do forno antes de cozinhar totalmente e deixe-o descansar por 5 minutos, para finalizar o cozimento, antes de servir. Os filés de pescada-branca podem demorar 4 minutos, enquanto os *steaks* de salmão chegam a demorar 6-7 minutos.

## Índice de receitas

| | |
|---|---|
| Salmão grelhado com vidrado de mostarda e bordo | 442 |
| Bolinhos de salmão simples | 443 |
| Assado de peixe e espinafre | 444 |
| *Conchiglione* com camarão | 445 |
| Salada de macarrão com atum | 446 |
| Marinara de camarão | 447 |
| Peixe no papel-alumínio à moda mexicana | 448 |

## Salmão grelhado com vidrado de mostarda e bordo

A cobertura simples complementa otimamente o salmão e também pode ser usada com frango. Cortar o salmão em dois pedaços, antes de cozinhar, facilita na hora de servir.

480 g de salmão
1 colher de sopa de mostarda, de preferência Dijon
1 colher de sopa de xarope de bordo
*Opcional:* suco de ½ limão, uma pitada de alho em pó

1. Preaqueça a grelha. Coloque os pedaços de salmão em uma frigideira de grelhar, previamente forrada com papel-alumínio (para facilitar a limpeza).
2. Em uma tigela pequena, misture a mostarda e o xarope de bordo (e também o suco de limão e o alho em pó). Espalhe essa mistura sobre os filés de salmão.
3. Deixe grelhar por 5-8 minutos (dependendo da espessura dos filés), até o salmão cozinhar por completo e ser facilmente despedaçado com o auxílio de um garfo.

Rendimento: 3 porções grandes.

**Informação nutricional:** 750 calorias totais; 250 calorias por porção; 4 g de carboidrato; 32 g de proteína; 14 g de gordura.

## Bolinhos de salmão simples

São bolinhos feitos com salmão enlatado, uma fonte econômica de gordura ômega-3 protetora da saúde. Saboreie com macarrão, cogumelos e aspargos (ver Cap. 19) ou arroz integral e legumes e verduras verdes para obter uma refeição completa.

1 lata de 420 g de salmão-rosa, drenado e despedaçado (com a pele removida, porém mantendo os ossos como fonte de cálcio extra)
1 xícara (120 g) de biscoitos *cream cracker* integrais salgados, ou migalhas de pão
1 ovo, ligeiramente batido
1 xícara (150 g) de pimentão (verde ou vermelho) picado
½ cebola picada, de preferência uma cebola doce como a Vidalia
¼ de xícara (60 mL) de leite, de preferência com teor de gordura reduzido
*Lemon pepper* ou pimenta-do-reino preta, a gosto
1-2 colheres de sopa de azeite de oliva ou óleo de canola, para cozinhar
*Opcional:* 1 colher de chá de molho inglês ou *shoyu*, uma pitada de molho de pimenta, ½ colher de chá de endro desidratado ou 2 colheres de chá de endro fresco

1. Em uma tigela grande, junte o salmão, os biscoitos *cream cracker* ou migalhas de pão, ovo, pimentão e cebola. Adicione o leite (e os molhos inglês e de pimenta, a gosto). Adicione a pimenta (e o endro) e misture bem, usando as mãos. Pressione delicadamente a mistura em 8 bolinhos (semelhantes a hambúrgueres).
2. Aqueça o óleo em uma frigideira grande, em fogo médio. Quando o óleo estiver quente, coloque os bolinhos na frigideira e cozinhe ambos os lados, até dourarem levemente, por 3-5 minutos.

Rendimento: 4 porções (8 bolinhos).
**Informação nutricional:** 1.200 calorias totais; 300 calorias por porção (2 bolinhos); 24 g de carboidrato; 27 g de proteína; 11 g de gordura (2 g de ômega-3).

Cortesia de Kelly Leonard, mestre em ciências, profissional nutricionista.

## Assado de peixe e espinafre

Esta receita combina bem com arroz e um filão de pão integral com casca crocante. Caso deseje uma receita mais requintada, salteie ½ colher de chá de alho amassado, 240 g de cogumelos fatiados e ¼ de colher de chá de orégano em um pouco de azeite de oliva. Em seguida, adicione isso ao espinafre, antes de colocá-lo na assadeira.

1 embalagem de 300 g de espinafre em pedaços congelado
60 g de queijo muçarela picado
480 g de filé de peixe
Sal, pimenta e suco de limão a gosto.

1. Preaqueça o forno a 200°C.
2. Descongele o espinafre e esprema para eliminar o excesso de umidade. Espalhe o espinafre no fundo de uma assadeira pequena.
3. Salpique o queijo e coloque os filés de peixe por cima. Tempere a gosto.
   Cubra com papel-alumínio. Asse por 20 minutos, ou até o peixe ser facilmente despedaçado.
4. Rendimento: 2 porções.

**Informação nutricional:** 560 calorias totais (se usar bacalhau); 280 calorias por porção; 6 g de carboidrato; 50 g de proteína; 6 g de gordura.

## *Conchiglione* com camarão

Esta é uma refeição pré-evento, de preparo rápido e fácil. Alguns atletas a escolhem para consumo antes de um evento por ser pobre em fibras, fácil de digerir e ter sabor suave. É improvável que cause "indigestão". (Você pode incrementar a receita adicionando uma pitada de pimenta-malagueta.) Sirva com legumes e verduras verdes (p. ex., ervilha, vagem ou brócolis), que você pode preparar no vapor enquanto o macarrão estiver cozinhando.

175 g de macarrão de concha (*conchiglione*) ou de outro tipo
1 colher de sopa de margarina ou azeite de oliva
1 embalagem de 250 g de camarão congelado, sem casca e limpo
½ colher de chá de caldo de galinha em grânulos ou 1 cubo (ou ½ colher de chá de sal)
1 colher de sopa de amido de milho misturado com:
1 xícara (240 mL) de leite, de preferência com teor de gordura reduzido
2-4 colheres de sopa de queijo parmesão ralado
*Opcional:* 1 dente de alho amassado ou ⅛ de colher de chá de alho em pó; 2 colheres de sopa de vinho branco; tomates e salsinha para guarnição

1. Em uma panela grande, cozinhe o macarrão seguindo as instruções contidas na embalagem.
2. Enquanto o macarrão cozinha, aqueça uma frigideira antiaderente grande e adicione a margarina; em seguida, adicione os camarões e o caldo de galinha (ou sal e alho). Deixe refogar por 3-4 minutos ou até os camarões ficarem rosados.
3. Cozinhe o amido de milho no leite e, então, junte a mistura aos camarões cozidos. Deixe cozinhar, mexendo sem parar, até engrossar e borbulhar. Junte o queijo (e o vinho, se desejar).
4. Adicione o macarrão cozido e escorrido; mexa para misturar. Guarneça com mais parmesão, tomates e salsinha, como desejar.

Rendimento: 2 porções grandes.
**Informação nutricional:** 1.100 calorias totais; 550 calorias por porção; 70 g de carboidrato; 40 g de proteína; 12 g de gordura.

Adaptada de uma receita da colaboradora Helen Baker.

# Salada de macarrão com atum

Esta receita é uma das clássicas favoritas, perfeita para as reuniões de verão ou "almoços em cartucho de papel" que se leva para o trabalho. Você pode ajustar os ingredientes conforme seu gosto, diminuindo a quantidade de cebola e aumentando a de macarrão, por exemplo. Se a salada ressecar, adicione leite para umedecer.

2 ½ xícaras (300 g) de macarrão cru, como conchas pequenas, cotovelo ou *rotelle*
⅔ a 1 xícara (152-230 g) de maionese *light*
1 embalagem de 300 g de ervilhas pequenas congeladas
1 lata de 360 g de atum
1 xícara (160 g) de aipo picado
1 xícara (240 g) de queijo *cheddar* com teor de gordura reduzido, picado
¼ a ½ xícara (40-80 g) de cebola picada, de preferência cebola-roxa ou Vidalia
2 colheres de sopa de picles doce picado
Sal e pimenta a gosto

1. Cozinhe o macarrão seguindo as instruções da embalagem. Escorra e enxágue com água fria.
2. Em uma tigela grande, misture a maionese, as ervilhas (descongelam durante o preparo), o atum, o aipo, o queijo ralado, a cebola, o picles picado, sal e pimenta a gosto.
3. Adicione o macarrão escorrido, misture completamente, resfrie e sirva.
4. Rendimento: 4 porções como prato principal (8 porções como acompanhamento).

**Informação nutricional:** 1.800 calorias totais; 450 calorias por porção de prato principal; 45 g de carboidrato; 34 g de proteína; 15 g de gordura.

## Marinara de camarão

Adaptei esta receita criada pela nutricionista do esporte Eileen Stellefson Myers, mestre em saúde pública, profissional nutricionista, de Nashville. Proporciona um jantar rápido e fácil – além de algo especial. É leve e de fácil digestão, boa para o abastecimento pré-evento!

Eileen recomenda deixar o molho de tomate cozinhar em fogo baixo por cerca de 25 minutos, para engrossar. Como sou impaciente, espero 5 minutos. A receita deve ser servida com salada e pãezinhos integrais.

1 lata de 840 g de tomates picados temperados com tomilho, alho e orégano
¼ de colher de chá de pimenta-malagueta
3 colheres de sopa de azeite de oliva
480 g de camarões crus, sem casca e limpos
360 g de macarrão cru, de preferência integral
*Opcional*: 1-2 dentes de alho amassados; 2 colheres de sopa de salsinha, finamente picada

1. Cozinhe o macarrão seguindo as instruções da embalagem.
2. Enquanto o macarrão entra em fervura, misture em uma frigideira grande o azeite de oliva, a pimenta-malagueta e os tomates picados. Esquente até começar a borbulhar; então, deixar em fogo baixo por 5-25 minutos, enquanto o macarrão cozinha.
3. Adicione os camarões e cozinhe até ficarem rosados. Guarneça com salsinha, a gosto.
4. Sirva por cima do macarrão.

Rendimento: 4 porções saudáveis.
**Informação nutricional:** 2.400 calorias totais; 600 calorias por porção; 82 g de carboidrato; 35 g de proteína; 12 g de gordura.

Somente o molho: 1.100 calorias totais; 275 calorias por porção; 20 g de carboidrato; 25 g de proteína; 11 g de gordura.

Adaptada com permissão a partir de uma receita fornecida por Eileen Stellefson Myers, mestre em saúde pública, profissional nutricionista.

**448** Parte IV | Receitas vencedoras para alta *performance*

## Peixe no papel-alumínio à moda mexicana

Peixes sempre ficam mais úmidos e aromáticos quando cozidos em papel-alumínio. Para obter mais variedade, o peixe pode ser cozido à moda asiática (com *shoyu*, óleo de gergelim e cebolinha-verde) ou à moda italiana (com tomates, cebolas e orégano). A receita também funciona bem com peito de frango sem osso e sem pele.

Essa receita rende duas porções. Para alimentar uma família, você deve dobrar a receita.

2 pedaços (46 cm) de papel-alumínio resistente
480 g de filés de pescada-branca
½ xícara (130 g) de molho mexicano
*Opcional:* 1 pimentão verde picado e 1 cebola pequena picada, salteada em 1 colher de chá de azeite de oliva; ⅛ de colher de chá de alho em pó; sal e pimenta; queijo *cheddar* com teor de gordura reduzido picado

1. Se desejar, salteie a cebola e o pimentão no azeite de oliva.
2. No centro de cada folha de papel-alumínio, coloque 240 g de peixe. Cubra com ¼ de xícara (65 g) de molho mexicano (adicione pimenta, cebola e outros ingredientes ou temperos, a gosto).
3. Embrulhe unindo as duas bordas do papel, dobrando-as por cima e, então, dobrando as extremidades e apertando as bordas.
4. Asse ou grelhe os pacotes, por 15-20 minutos. Erga com uma espátula e abra, tomando cuidado para não se queimar com o vapor que sai.

Rendimento: 2 porções.
**Informação nutricional:** 400 calorias totais; 200 calorias por porção; 4 g de carboidrato; 42 g de proteína; 2 g de gordura.

# 23

## Carnes bovina e suína

Apesar da crença popular, as carnes magras de boi e de porco podem ser incluídas em uma dieta saudável. São excelentes fontes de proteína, ferro e zinco – nutrientes importantes para todas as pessoas, em particular para os atletas. A principal preocupação com a saúde, no que se refere à carne vermelha, é o conteúdo de gordura e as porções grandes. A solução é escolher cortes magros, remover a gordura, consumir porções menores e balanceá-los em um cardápio semanal que seja rico em legumes e verduras e mais ecologicamente correto.

Os cortes de carne bovina mais magros incluem:

- Coxão mole assado e *steak*
- Picanha assada e *steak*
- Coxão duro assado
- Tiras de coxão mole/duro, *steak* de ponta de agulha/fraldinha
- Lagarto
- Carne magra ensopada
- Alcatra assada

E os cortes suínos mais magros são:

- Lombo assado e em pedaços
- Lombinho
- Costeleta
- Bistecas
- Lombo assado

## Índice de receitas

| | |
|---|---|
| Almôndegas | 451 |
| Ensopado de *enchilada* | 452 |
| Arroz e feijão assado Boston | 453 |
| O hambúrguer que é melhor para você | 454 |
| Costeletas de porco vidradas com mel | 455 |
| Carne de porco refogada com fruta | 456 |

*Ver também:* lasanha de panela, salada de feijão e arroz do sudoeste (Cap. 19); *chili* de abóbora (Cap. 24).

## Almôndegas

A amiga e nutricionista do esporte aposentada Sue Luke, de Fort Mill, Carolina do Sul, gosta de ter essas almôndegas sempre no congelador. Quando nada mais der certo para o jantar, um espaguete com almôndegas ou um sanduíche de almôndega é prontamente disponível, acompanhado de pimentões e minicenouras picados ou de uma salada.

1 kg de carne moída de peru ou de boi, extra magra
4 ovos, ligeiramente batidos
1 ½ xícara (180 g) de migalhas de pão temperadas
2 cebolas médias, finamente picadas
2 colheres de chá de tempero italiano
1 colher de chá de pimenta
*Opcional:* 2-6 dentes de alho amassados

1. Coloque todos os ingredientes em uma tigela grande.
2. Lave bem as mãos (ou use luvas de látex estéreis); em seguida, misture os ingredientes usando as próprias mãos.
3. Modele as almôndegas no tamanho desejado.
4. Coloque-as em uma assadeira grande untada com *spray* de cozinhar (ou forrada com papel-alumínio previamente untado com óleo) e asse a 180°C, por 25-30 minutos.
5. Espere esfriar. Transfira as almôndegas para um saco plástico próprio para congelamento, de pelo menos 3 L, e leve para congelar.
6. Quando estiver pronto para comer as almôndegas, descongele quantas quiser no micro-ondas ou em uma panela contendo molho de espaguete fervente.

Rendimento: 28 almôndegas de 5 cm de diâmetro.
**Informação nutricional:** 2.800 calorias totais; 200 calorias por porção (2 almôndegas); 10 g de carboidrato; 22 g de proteína; 8 g de gordura.

Cortesia de Sue Luke, profissional nutricionista.

# Ensopado de *enchilada*

Esta é uma das favoritas da família, apreciada por todos. É feita com carne bovina, mas com o mesmo grau de facilidade pode-se usar peru moído, *tofu* em pedaços ou feijão-vermelho. Para dar cor e crocância, cubra o ensopado com pimentão picado.

480 g de carne bovina moída, extra magra
1 lata de 840 g de tomates picados e drenados, ou de tomates frescos picados
1 lata de 300 mL de molho para *enchilada*
1 lata de 480 g de feijões cozidos, de preferência com teor de gordura reduzido
180 g de salgadinhos de milho, de preferência assados
120 g de queijo *cheddar*, de preferência com teor de gordura reduzido
*Opcional:* 1 cebola média picada; 1 colher de chá de *chili* em pó; ½ colher de chá de manjericão desidratado; 1 pimentão verde picado

1. Doure a carne moída (e a cebola) em uma panela antiaderente grande.
2. Drene toda a gordura; em seguida, adicione os tomates picados, o molho de *enchilada* e os feijões cozidos (e também o *chili* em pó e o manjericão, se desejar). Esquente até borbulhar.
3. Preaqueça o forno a 180°C. Esfarele o salgadinho de milho e espalhe o equivalente a 1 xícara no fundo de uma assadeira (23 × 33 cm).
4. Derrame a mistura de carne moída e *enchilada* sobre o salgadinho esfarelado.
5. Rale o queijo e salpique por cima, com 1 xícara de salgadinho de milho (e pimentão verde picado), se desejar.
6. Asse por 15 minutos ou até o queijo derreter.

Rendimento: 6 porções.
**Informação nutricional:** 2.800 calorias totais; 470 calorias por porção; 52 g de carboidrato; 30 g de proteína; 16 g de gordura.

## Arroz e feijão assado Boston

Esta receita se enquadra na categoria de alimentos de recuperação rápidos, fáceis e saudáveis. Os feijões assados adicionam um toque doce que é bem-vindo após um treino intenso, além de carboidratos para reabastecer e proteína para reparar e construir músculos.

Sirva com tiras de pimentão e minicenouras para conferir crocância à refeição.

1 lata de 480 g de feijões assados
480 g de carne bovina moída magra
½ xícara (100 g) de arroz cru
⅓ de xícara (75 g) de *ketchup*

1. Cozinhe o arroz conforme as instruções contidas na embalagem. Escorra.
2. Enquanto o arroz cozinha, leve a carne moída ao fogo para dourar; drene a gordura.
3. Adicione à panela a lata de feijões assados, o arroz cozido e o *ketchup*. Misture até homogeneizar.

Rendimento: 3 porções generosas.

**Informação nutricional:** 1.725 calorias totais; 575 calorias por porção; 65 g de carboidrato; 45 g de proteína; 15 g de gordura.

## O hambúrguer que é melhor para você

E se eu disser que existe uma maneira de saborear um delicioso e suculento hambúrguer, pobre em gordura saturada e que faz bem para você? Bem, aqui está! O segredo é apenas substituir parte da carne moída bovina (ou de bisão ou peru) por cogumelos finamente picados. Para ter uma refeição que agrade toda a família, adicione um acompanhamento de fritas (batatas-doces) preparadas no forno. Agradeço a Laura McCann, profissional nutricionista, por compartilhar esta receita de seu *blog* (www.myfamilyfork.com).

> 225 g de cogumelos finamente picados ou processados
> 480 g de carne moída de boi (ou de bisão), 93% magra
> *Opcional:* 1 colher de chá de *shoyu*, 1 colher de chá de molho inglês

1. Corte os cogumelos em pedaços bem pequenos ou passe-os no processador de alimentos.
2. Misture a carne moída e os cogumelos picados (mais o *shoyu* e o molho inglês).
3. Modele 4 bolinhos em forma de hambúrguer.
4. Grelhe ou leve ao fogo para cozinhar em uma panela levemente untada com óleo.

Rendimento: 4 porções.

**Informação nutricional:** 725 calorias totais; 170 calorias por hambúrguer; 2 g de carboidrato; 26 g de proteína; 8 g de gordura.

Cortesia de Laura McCann, profissional nutricionista: www.MyFamilyFork.com.

## Costeletas de porco vidradas com mel

A combinação de mel, canela e purê de maçã compõe um ótimo vidrado para costeletas de porco. Saboreie com arroz, aproveitando os caldos acumulados na panela como molho.

4 bistecas ou costeletas de porco extra magras, bem cortadas (cerca de 150 g cada unidade crua)

**Vidrado de mel**
2 colheres de sopa de mel
¼ de xícara (57 g) de purê de maçã
¼ de colher de chá de canela
Sal e pimenta a gosto

1. Em uma tigela pequena, junte o mel, o purê de maçã e a canela (e também o sal e a pimenta a gosto).
2. Aqueça uma panela antiaderente; doure a carne de porco em um dos lados, por 3 minutos.
3. Vire a carne de porco; coloque uma colherada de vidrado por cima. Tampe a panela e deixe cozinhar por 3 minutos.
4. Destampe a panela e deixe cozinhar em fogo médio-baixo por 10 minutos ou até ficar pronto, virando apenas uma vez.
5. Sirva a carne de porco com arroz, despejando uma colherada de vidrado por cima do arroz e da carne.

Rendimento: 4 porções.
**Informação nutricional:** 1.000 calorias totais; 250 calorias por hambúrguer; 10 g de carboidrato; 30 g de proteína; 10 g de gordura.

# Carne de porco refogada com fruta

Esta é uma refeição popular na família, que atrai igualmente crianças e adultos. O abacaxi é uma boa adição às tangerinas-ponkan.

1 colher de chá de óleo
480 g de bistecas de porco desossadas, limpas e cortadas em tiras
½ xícara (120 mL) de água
¼ de xícara (60 mL) de vinagre
2 colheres de sopa de melaço ou mel
2 colheres de sopa de *shoyu*
1 lata de 330 g de tangerinas-ponkan
1 colher de sopa de amido de milho
1 colher de sopa de água
*Opcional:* ½ xícara (125 g) de abacaxi em pedaços; 1 pimentão verde cortado em pedaços; 1 maçã média picada; ¼ de xícara (40 g) de uvas-passas; ¼ de xícara (30 g) de oleaginosas torradas e picadas

1. Em uma panela antiaderente grande, esquente o óleo e adicione as bistecas cortadas em tiras. Deixe cozinhar até dourar.
2. Adicione a água, o vinagre, o melaço, o *shoyu* e as tangerinas (e também o abacaxi, o pimentão verde, a maçã e a uva-passa, conforme desejado).
3. Deixe ferver; tampe a panela e cozinhe em fogo baixo por 5 minutos.
4. Engrosse o caldo adicionando lentamente o amido de milho misturado com água e cozinhe até atingir a consistência desejada.
5. Salpique as oleaginosas picadas, a gosto.

Rendimento: 4 porções.
**Informação nutricional:** 1.200 calorias totais; 300 calorias por hambúrguer; 30 g de carboidrato; 25 g de proteína; 8 g de gordura.

# 24

## Feijão e *tofu*

Quando escrevi a primeira edição do *Guia de Nutrição Esportiva*, em 1990, o feijão e o *tofu* ocupavam posições inferiores na lista de alimentos populares. Hoje, como as pessoas mais ativas estão escolhendo a opção vegetariana, feijões e *tofu* se tornaram convencionais. Adicionei sobremesas à base de feijão como uma forma de mostrar a versatilidade desses alimentos esportivos promotores de saúde.

Aqui, são descritas receitas para serem saboreadas nas "segundas-feiras sem carne" – se não, todos os dias. *Nota:* as receitas que poderiam conter glúten, mas não contêm, apresentam "não contém glúten" após o nome da receita.

### Feijão

O feijão é um dos melhores alimentos fornecidos pela natureza. Os feijões são ricos em proteína, contêm pouca gordura e não têm colesterol. Ajudam a diminuir o colesterol sanguíneo, controlar a glicemia, combater o câncer, diminuir os problemas de constipação, construir músculos (com sua proteína), abastecer os músculos (com seu carboidrato) e nutrir a musculatura (com vitaminas do complexo B, ferro, zinco, magnésio, cobre, ácido fólico e potássio).

Como o feijão é uma fonte saudável de proteína e carboidrato, as refeições vegetarianas como *chili*, *homus*, ensopados de feijão com arroz e outras refeições à base de feijão são perfeitas para uma dieta esportiva. Quando o feijão é a única fonte proteica disponível, deve-se consumi-los em grande quantidade para, assim, conseguir um suprimento de proteínas adequado (ver Cap. 7). Se você é um carnívoro que deseja se tornar um pouco mais vegetariano, substitua parte de toda a carne incluída nas receitas por mais feijão, por exemplo, substitua a carne moída do *chili* ou da lasanha por feijão-vermelho.

**458** Parte IV | Receitas vencedoras para alta *performance*

Para obter informação adicional sobre o preparo de feijão caseiro e a criação de pratos à base de feijão, leia livros especializados em culinária vegetariana (sugestões incluídas no Apêndice A) ou pesquise "culinária com feijão", na internet.

## Tofu

O *tofu*, também conhecido como queijo de soja, é feito com extrato de soja. Trata-se de uma proteína completa que contém todos os aminoácidos essenciais, além de gordura saudável. O *tofu* não contém colesterol e é relativamente pobre em calorias e sódio. É uma alternativa popular à carne bovina, podendo servir de fonte de cálcio para pessoas que limitam a ingestão de laticínios.

O *tofu* é encontrado na maioria dos supermercados, no setor de legumes e verduras refrigerados. É possível comprar blocos de *tofu* mole ou firme, embalados em água; é preciso verificar a data de validade e escolher a marca mais fresca. O *tofu* mole ou sedoso é preferível para misturar em um creme suave; o *tofu* firme é bom para ser despedaçado ou fatiado.

O *tofu* em si tem muito pouco sabor; ele adquire o sabor dos alimentos com os quais é preparado. Por exemplo, o *tofu* misturado com *shoyu* adquire o sabor do *shoyu*, e o mesmo ocorre com o *chili*. Em razão de sua versatilidade, o *tofu* pode ser usado em muitas receitas: espaguete, saladas, *chili*, refogado chinês e até molhos para salada. Para obter uma textura esponjosa interessante, congele o *tofu* por pelo menos dois dias. Depois de descongelar, esprema o *tofu* para eliminar a água (como se fosse uma bucha de cozinha) e corte-o em pedaços. Em seguida, adicione o *tofu* em pedaços ao molho de espaguete, *chili*, sopas ou outros pratos.

## Índice de receitas

| | |
|---|---:|
| Ideias rápidas e fáceis com feijão | 459 |
| Bocados de *tofu* agridoces | 460 |
| Ideias para tigela de Buda | 461 |
| *Chili* de abóbora | 462 |
| *Chili* de peru com quinoa e feijão | 464 |
| Sopa de macarrão e feijão-branco com tomates secos | 466 |
| Sopa de feijão *cannellini* e couve | 467 |
| Sopa de pasta de amendoim, *curry* e grão-de-bico | 468 |
| *Burritos* de *tofu* | 469 |
| Lanche de *homus* com massa de *cookie* – não contém glúten | 470 |
| Sobremesa de *homus* com massa de bolo de chocolate – não contém glúten | 471 |

*Ver também:* lasanha de panela, salada de feijão e arroz do sudoeste (Cap. 19); sopa de feijão-preto e frango, frango com feijão-branco, *quesadillas* de feijão-preto, couve e frango, cozido de amendoim africano temperado (Cap. 21); ensopado de *enchilada*, arroz e feijão assado Boston (Cap. 23); sugestões de *smoothies* (Cap. 25).

## Ideias rápidas e fáceis com feijão

A seguir são listadas algumas sugestões de como preparar e servir feijões:

- No liquidificador, misture feijões-pretos ou carioquinhas, molho mexicano e queijo. Esquente no micro-ondas e use como molho ou cobertura de *tortillas* ou batatas.
- Misture feijões-pretos, iogurte grego, molho mexicano e uma mistura de temperos para taco; o resultado é um molho para servir com pimentões verdes em lascas ou tiras.
- Salteie alho e cebola em um pouco de óleo, adicione feijões enlatados (intactos ou amassados) e esquente tudo junto. Coma com arroz ou embrulhado em uma *tortilla*.
- Adicione feijões a saladas, molho de espaguete, sopas e ensopados para reforçar o conteúdo de proteína.
- Em uma *tortilla* grande, monte um *wrap* com feijões cozidos vegetarianos, um bocado de queijo *cottage*, molho mexicano, alface picada e tomate, a gosto. Enrolar em um *burrito*.
- Combine feijões-pretos, feijões cozidos e molho mexicano para dar sabor. Deposite uma colherada sobre uma *tortilla* e cubra com mais molho e queijo, a gosto.
- Salpique feijões, molho mexicano, queijo ralado e qualquer coisa que lhe pareça apetitosa (p. ex., frango desfiado, tomate picado, carne moída) por cima dos salgadinhos de milho assados. Esquente no forno até o queijo derreter.

## Bocados de *tofu* agridoces

Adultos e crianças que afirmam não gostar de *tofu* acabam comendo este prato criado por Julie Negrin, profissional nutricionista. Para um lanche, sirva os pedaços de *tofu* com palitos de dente. Para uma refeição, sirva com arroz, legumes e verduras verdes.

1 *tofu* (420-480 g) (firme ou extra firme)
1 colher de sopa de óleo de canola
4 colheres de sopa de *shoyu* ou *tamari*
4 colheres de sopa de xarope de bordo
4 colheres de sopa de água

1. Drene a água contida na embalagem do *tofu*. Embrulhe o *tofu* em um pano de prato ou tecido de algodão limpo e espere pelo menos 10 minutos, até o excesso de umidade ser absorvido (é possível colocar um prato pesado ou uma panela em cima para acelerar esse processo). Com cuidado, corte o *tofu* em cubos de 2,5 cm.

2. Esquente o óleo em uma frigideira larga e grande, em fogo médio. Adicione o *tofu* à panela e cozinhe por cerca de 10 minutos, usando uma espátula para virar os cubos com frequência, de modo que cada pedaço de *tofu* fique dourado e um pouco crocante.

3. Enquanto o *tofu* cozinha, misture e bata o *shoyu*, o xarope de bordo e a água em uma tigela pequena. Garanta que a mistura esteja bem homogênea para, então, adicioná-la à panela, caso contrário o xarope de bordo irá se separar do *tamari*.

4. Derrame o molho por cima do *tofu* e continue a cozinhar, até a maior parte do molho ser absorvida pelo *tofu*, em 12-15 minutos. Retire a panela do fogo e transfira o *tofu* para uma travessa de servir.

Rendimento: 4 porções como aperitivo em palitos de dente, ou 2 porções como entrada com arroz.

**Informação nutricional:** 700 calorias totais; 175 calorias por porção de aperitivo; 15 g de carboidrato; 10 g de proteína; 8 g de gordura.

Adaptada com permissão a partir de uma receita de *Easy Meals to Cook with Kids*, de Julie Negrin, ©2010. www.mykitchennutrition.com.

## Ideias para tigela de Buda

A tigela de Buda consiste em uma tigela grande de comida, a qual é colocada em cima de uma "barriga" redonda, que é uma espécie de almofada muito parecida com a barriga do Buda. Essas tigelas são populares não só entre os veganos e vegetarianos como também entre aqueles que buscam refeições completas servidas em uma tigela. Dependendo do que se coloca na tigela, a refeição pode ser temperada, doce, picante, quente ou fria. Dependendo de quando se come, pode ser uma refeição de café da manhã, almoço ou jantar. Em virtude da variedade de ingredientes, não conseguimos incluir a informação nutricional referente a esta receita.

1. Para criar a sua tigela de Buda, comece fazendo a primeira camada com um grão integral: quinoa, arroz (integral), farro.
2. Adicione legumes e verduras tostados: abóbora-japonesa, beterraba, couve-de-bruxelas, cenouras, couve-flor, brócolis, batata-doce e couve em pedaços e tostados.
3. Adicione verduras cruas: espinafre, couve, rúcula.
4. Adicione frutas: pedaços de abacate, maçã, pera, oxicoco (*cranberry*) desidratado, frutas silvestres e uva-passa.
5. Adicione proteína vegetal: grão-de-bico (temperado), *tofu* em cubos, feijão-carioquinha, edamame, amêndoas, castanha-de-caju, sementes de girassol.
6. Adicione proteína animal: queijo ralado, ovos cozidos firmes, frango desfiado, peixe.
7. Adicione um molho (picante) a gosto, que possa ter sabores asiáticos (gengibre, *shoyu*, alho).

462 **Parte IV** | Receitas vencedoras para alta *performance*

## *Chili* de abóbora

Quem imaginaria que a abóbora combina bem com *chili*? Eu não! Mas, graças à colaboradora que forneceu esta receita, a nutricionista esportiva, corredora e instrutora de ioga Enette Larson Meyer, PhD, profissional nutricionista, especialista em dietética esportiva certificada, conheço agora essa deliciosa combinação. Esta receita foi adaptada do livro dela, *Plant-Based Sports Nutrition: Expert Fueling Strategies for Training, Recovery, and Performance* [Nutrição esportiva à base de vegetais: estratégias inteligentes de abastecimento para o treino, recuperação e desempenho], um recurso que os atletas que optam por uma dieta à base de vegetais devem adicionar às suas bibliotecas sobre nutrição esportiva.

O sabor desta receita básica é ótimo e se torna ainda mais intenso com a adição de alguns ou todos os ingredientes opcionais. Para um *chili* vegetariano, use proteína de soja texturizada, uma unidade de *tofu* em pedaços ou uma terceira lata de feijão. Para um *chili* de carne, inclua cerca de 450 g de carne moída de peru, boi ou porco, previamente dourada. Adicione água ou caldo, se necessário, para obter a consistência desejada. Se quiser, cubra com abacate picado, creme azedo e/ou queijo ralado; sirva com uma salada de folhas verdes.

---

1-2 colheres de sopa de óleo, de preferência azeite de oliva ou óleo de canola
1 cebola média, picada
1 pimentão médio, picado
2 latas (450 g) de feijão-preto, carioquinha ou vermelho
1 xícara (170 g) de proteína vegetal texturizada (PVT)
1 lata (840 g) de tomates picados
1 lata (430 g) de molho de tomate
1 lata (450 g) de abóbora
2 colheres de sopa de *chili* em pó
1-2 colheres de sopa de cominho
*Opcional:* substituir a PVT por 480 g de carne moída de boi, peru ou porco

---

1. Adicione 2-3 xícaras (340-510 g) de legumes picados (milho, cenoura, vagem, abobrinha etc.); 1 lata (120 g) de *chili* verde; 1-2 dentes de alho amassados ou ¼ a ½ colher de chá de alho em pó; ½ colher de chá de canela, pimenta-de-caiena, a gosto; 1 colher de sopa de açúcar, 1-2 colheres de sopa de cacau em pó.
2. Em uma panela grande, salteie rapidamente a cebola e o pimentão picados (e demais vegetais, se desejar), até amolecerem (cerca de 5 minutos). *Opcional:* adicione a carne moída de boi, peru ou porco; deixe dourar e escorra toda a gordura.

3. Cozinhe os feijões, tomates picados, molho de tomate, abóbora e especiarias. Tampe a panela e deixe cozinhar em fogo baixo por 25-45 minutos.

Rendimento: 5 porções.

**Informação nutricional:** 2.000 calorias totais; 400 calorias por porção; 65 g de carboidrato; 24 g de proteína, 3 g de gordura.

Adaptada de *Plant-Based Sports Nutrition: Expert Fueling Strategies for Training, Recovery, and Performance*, de Enette Larson Meyer, profissional nutricionista.

**464** Parte IV | Receitas vencedoras para alta *performance*

## *Chili* de peru com quinoa e feijão

Esta receita de *chili* de peru, adaptada da receita da blogueira de culinária e nutricionista Samina Qureshi, profissional nutricionista, é uma refeição simples e deliciosa, preparada em uma única panela e que pode ser servida em apenas 30 minutos. Difere do *chili* tradicional, já que não tem uma forte base de tomate e sim uma base de caldo mais leve. Para fazer esta receita vegetariana, basta substituir o peru por *tofu* ou outra lata de feijão. Para obter mais nutrientes, adicione cenoura picada, vagem, abobrinha ou outros legumes e verduras de sua preferência. Samina faz o *chili* em uma panela de pressão elétrica, mas eu cozinho à maneira tradicional, no fogão. Ver mais receitas deliciosas no *blog* de Samina, www.wholesomestart.com.

2-3 colheres de sopa de óleo, de preferência azeite de oliva, óleo de canola ou abacate
1 cebola média, picada (cerca de 1 xícara ou 160 g)
480 g de carne de peru moída
1 lata (450 g) de tomates picados
1 lata (450 g) de feijão-vermelho, preto ou carioquinha, drenado e lavado
1 xícara (170 g) de quinoa crua
1 ½ (360 mL) de caldo de galinha ou água
1 colher de sopa de *ketchup*
1 colher de sopa de mostarda Dijon
¼ a 1 colher de chá de pimenta-do-reino preta moída, a gosto
1 colher de sopa de cominho moído
1-2 colheres de chá de alho em pó, a gosto
¼ a 1 colher de chá de pimenta-de-caiena moída, a gosto
*Opcional:* ½ xícara (120 g) de coentro picado; 2 xícaras de legumes e verduras picados (p. ex., cenoura, aipo, abobrinha etc.)

1. Em uma panela grande, aqueça o óleo, adicione a cebola picada e cozinhe até a cebola ficar transparente.
2. Adicione a carne de peru moída e, assim que dourar, adicione os tomates e os feijões enlatados, a quinoa e o caldo (e também os legumes e verduras extras).
3. Misture o *ketchup*, a mostarda, a pimenta-do-reino preta, o cominho, o alho em pó, a caiena (e o coentro).

**Capítulo 24** | Feijão e *tofu* **465**

4. Tampe a panela e leve ao fogo para ferver; deixe cozinhar por 15 minutos.
5. *Opcional:* cubra com creme azedo de baixo teor de gordura e também o queijo ralado. E bom apetite!

Rendimento: 5 porções.

**Informação nutricional:** 2.000 calorias totais; 400 calorias por porção; 40 g de carboidrato; 30 g de proteína, 13 g de gordura.

Cortesia de Samina Qureshi, profissional nutricionista, www.wholesomestart.com.

## Sopa de macarrão e feijão-branco com tomates secos

Esta sopa é deliciosa e vale a pena ir até o supermercado para comprar os tomates secos. Se desejar, adicione mais feijões e massa – e até frango picado – à sopa, para assim ter uma refeição ainda mais saudável.

1 colher de sopa de óleo, de preferência azeite de oliva ou óleo de canola
1 cebola grande, picada
1 cenoura média, picada
¼ a ½ colher de chá de pimenta vermelha em flocos
1 lata (360 g) de feijão *cannellini* drenado
5 xícaras (1,2 L) de caldo de galinha ou de vegetais caseiro, enlatado ou em cubos
Cerca de ⅔ de xícara (90 g) de macarrão gravatinha ou concha
⅓ de xícara (35 g) de tomates secos, picados
Sal e pimenta a gosto
3 colheres de sopa de salsinha fresca
*Opcional:* 1 dente de alho amassado ou ¼ de colher de chá de alho em pó; 1 folha de louro; queijo parmesão ralado

1. Em uma panela grande, aqueça o óleo em fogo médio. Salteie a cebola, a cenoura e a pimenta vermelha em flocos (e também o alho).
2. Tampe a panela e deixe cozinhar por 10 minutos, mexendo de vez em quando.
3. Coloque o caldo e adicione os feijões (e a folha de louro). Leve a mistura ao fogo para ferver.
4. Adicione o macarrão e os tomates secos. Diminua o fogo e deixe cozinhar por cerca de 10 minutos (ou até o macarrão amolecer).
5. Tempere com sal e pimenta e adicione a salsinha.
6. Sirva com queijo parmesão ralado, se desejar.

Rendimento: 4 porções.
**Informação nutricional:** 900 calorias totais; 225 calorias por porção; 38 g de carboidrato; 9 g de proteína, 4 g de gordura.

Adaptada a partir da receita da colaboradora Terri Smith, profissional nutricionista.

## Sopa de feijão *cannellini* e couve

Simples, deliciosa e saudável – é o tipo de alimento de que os atletas gostam. Por isso esta sopa é popular entre os praticantes de esporte ativos e ocupados como a colaboradora Angela Moore, a profissional nutricionista que forneceu a receita. Ao prepará-la, Angela inclui linguiça apimentada cortada em pedaços bem pequenos. Você pode usar apenas feijão como fonte de proteína, ou adicionar frango picado ou, ainda, carne de peru moída. Se tiver tomilho em seu porta-temperos, uma pitada irá conferir um sabor muito bom. Cubra com queijo ralado e você terá uma refeição agradável em uma tigela.

1-2 colheres de sopa de óleo, de preferência azeite de oliva ou óleo de canola
1 cebola média, picada (aproximadamente 1 xícara ou 160 g)
1-3 dentes de alho amassados
3-4 xícaras (720-960 mL) de caldo de galinha, que pode ser enlatado, fresco ou em cubos
2 latas (450 g) de feijão *cannellini* (branco), lavado e escorrido
4-6 xícaras (270-400 g) de couve picada
Sal e pimenta a gosto
*Opcional:* 2 linguiças de frango cortadas em cubos, ¼ de colher de chá de tomilho, ¼ de xícara (30 g) de queijo parmesão ralado

1. Esquente o óleo em uma caçarola grande, em fogo médio-alto. Adicione a cebola e o alho (bem como a linguiça, o frango ou a carne de peru moída); salteie por 5 minutos ou até a cebola ficar macia.
2. Enquanto a cebola cozinha, escorra os feijões e lave-os bem.
3. Adicione o caldo e os feijões à caçarola; leve ao fogo para ferver. Amasse parcialmente os feijões, usando um espremedor de batatas.
4. Junte a couve, o sal e a pimenta (e o tomilho); deixe cozinhar em fogo médio por 6 minutos.
5. *Opcional:* salpique queijo parmesão ralado.

Rendimento: 3 porções.
**Informação nutricional:** 1.000 calorias totais; 330 calorias por porção; 50 g de carboidrato; 20 g de proteína, 6 g de gordura.

Cortesia de Angela Moore, profissional nutricionista.

**468** Parte IV | Receitas vencedoras para alta *performance*

## Sopa de pasta de amendoim, *curry* e grão-de-bico

Diferentemente de muitas sopas que precisam cozinhar por horas, esta sopa pode ser misturada com os ingredientes que você tem à mão e consumida em poucos minutos. Pode parecer uma combinação estranha, mas é tremendamente saborosa! Para uma sopa mais saudável, cozinhe o frango com o caldo ou adicione sobras de frango cortadas em cubos, proteína vegetal texturizada ou *tofu*. Você também pode adicionar arroz (ou substituir o grão-de-bico por arroz).

Adaptei esta receita de Cheryl Harris, profissional nutricionista, que disponibiliza numerosas receitas sem glúten em seu *site*: www.harriswholehealth.com.

2 latas (420 mL) de caldo de galinha ou vegetais
1 lata (420 g) de tomates picados, com o suco
½ xícara (130 g) de pasta de amendoim ou outra manteiga de oleaginosas
1 colher de sopa de *curry* em pó
300 g de espinafre congelado (descongelar no micro-ondas) ou 480 g de couve-manteiga ou couve fresca picada
1 lata (450 g) de grão-de-bico drenado
*Opcional*: ½ colher de chá de gengibre (ou 1 colher de chá de gengibre fresco picado), sumo de limão

1. Em uma panela grande, misture o caldo, os tomates, a pasta de amendoim e o *curry* em pó (e o gengibre). Leve ao fogo para ferver e, se for paciente, espere cozinhar por alguns minutos em fogo baixo, até os sabores se mesclarem.
2. Adicione o grão-de-bico drenado e o espinafre (ou os vegetais verdes de sua preferência) e deixe os legumes e as verduras cozinharem totalmente.

Rendimento: 4 porções.
**Informação nutricional:** 1.300 calorias totais; 325 calorias por porção; 26 g de carboidrato; 14 g de proteína, 18 g de gordura.

Cortesia de Cheryl Harris, mestre em saúde pública, profissional nutricionista, www.HarrisWholeHealth.com.

## *Burritos* de *tofu*

Esta receita é uma refeição simples para o almoço, jantar ou até café da manhã. Gosto dela com uma porção de *homus*.

2 colheres de chá de azeite de oliva ou óleo de canola
1 cebola pequena, picada
1 pimentão verde, picado
1 unidade (420 g) de *tofu* firme, despedaçado
4 *tortillas* de farinha de trigo branca, integral ou de milho, aquecidas
Sal e pimenta a gosto
*Opcional:* uva-passa, nozes picadas e *curry* em pó; sementes de gergelim, óleo de gergelim (em vez de margarina) e *shoyu*; alho em pó; *homus*

1. Em uma panela, esquente o óleo; então, adicione a cebola e o pimentão verde. Salteie até ficarem tenros.
2. Adicione o *tofu* despedaçado e os temperos desejados; esquente totalmente.
3. Coloque ¼ da mistura no meio de uma *tortilla*, dobre uma metade sobre a outra, dobre um dos lados e enrole.

Rendimento: 4 porções pequenas (ou 2 grandes).
**Informação nutricional:** 1.200 calorias totais; 300 calorias por porção (pequena); 40 g de carboidrato; 15 g de proteína, 9 g de gordura.

# Lanche de *homus* com massa de *cookie* – não contém glúten

Os atletas famintos geralmente querem lanches que tenham algum valor para a saúde. Então, aqui está! As nutricionistas esportivas Sarah Charton, profissional nutricionista, e Uriell Carlson, profissional nutricionista, deram sua contribuição com esta receita. Elas relatam que os atletas alérgicos a derivados do leite e ovos, ou que necessitam de alimentos sem glúten, agradecerão este lanche com "massa de *cookie*". Seja comido de colherada, com fatias de maçã ou pera ou passado em palitos de biscoito de cereais integrais ou *pretzel*, irá satisfazer todos os gulosos.

Se tiver paciência, remova a casca do grão-de-bico para obter uma consistência mais suave. Quanto mais você bater os ingredientes no liquidificador, mais a receita terá a textura da verdadeira massa de *cookie*.

> 1 lata (450 g) de grão-de-bico, bem lavado (3 vezes) e drenado (cerca de 1 ½ xícara)
> ⅓ a ½ xícara (85 a 130 g) de pasta de amendoim ou castanha-de-caju, dependendo do sabor de castanha desejado
> ⅓ de xícara (115 g) de xarope de bordo, mel ou agave
> 2 colheres de chá de extrato de baunilha
> ⅓ de xícara (80 g) de gotas de chocolate
> *Opcional:* ⅛ a ¼ de colher de chá de sal, ½ de colher de chá de canela

1. Coloque todos os ingredientes no liquidificador ou processador de alimentos e bata até obter um purê uniforme.
2. Para ajustar o grau de umidade desejado, adicione um pouco de leite ou água.
3. Pegue com uma colher ou em um palito.

Rendimento: 10 porções.
**Informação nutricional:** 1.500 calorias totais; 150 calorias por porção; 20 g de carboidrato; 4 g de proteína, 6 g de gordura.

Cortesia de Sarah Charton, profissional nutricionista, e Uriell Carlson, profissional nutricionista.

## Sobremesa de *homus* com massa de bolo de chocolate – não contém glúten

Esta sobremesa é uma guloseima não só para atletas sob dieta com restrição de glúten como também para qualquer pessoa que adore uma colherada de massa de bolo de chocolate. Como relata a mochileira de longas distâncias e profissional nutricionista Aaron Owens Mayhew, "Esta receita é bastante viciante e perigosa para se ter em casa. É simplesmente deliciosa". Você poderá encontrar mais receitas como esta no livro de culinária dela: *Backcountry Foodie: Ultralight Recipes for Outdoor Explorers* [Comida da roça: receitas ultraleves para exploradores da natureza]. Aaron desidrata esta sobremesa (adicionando a pasta de amendoim na hora de consumir) e a saboreia como uma guloseima em suas longas caminhadas, acompanhada de um waffle Honey Stinger, sabor chocolate e menta. Aprecio esta receita quando busco um alimento confortável.

A textura da massa de bolo será um pouco áspera, exceto se você tiver tempo e paciência para remover a casca do grão-de-bico.

1 lata (450 g) de grão-de-bico, drenado e lavado
½ xícara (100 g) de cacau em pó
½ xícara (100 g) de açúcar
1 ½ colher de chá de extrato de baunilha
½ colher de chá de sal de cozinha
½ xícara (120 mL) de água (ou o suficiente para obter a consistência desejada)
2 colheres de sopa de manteiga de castanha

1. Coloque todos os ingredientes em um processador de alimentos ou liquidificador e bata até obter um purê uniforme, adicionando água para obter a consistência desejada.
2. Pegue sua colher e ataque.

Rendimento: 4 porções.
**Informação nutricional:** 800 calorias totais; 200 calorias por porção; 34 g de carboidrato; 6 g de proteína, 5 g de gordura.

Reimpressa com permissão de Aaron Owens Mayhew, profissional nutricionista, *Backcountry Foodie: Ultralight Recipes for Outdoor Explorers.*

# 25

## Bebidas e *smoothies*

As bebidas não são apenas uma forma de saciar a sede e repor os líquidos perdidos pelo suor, mas também um modo de reabastecer os músculos com carboidrato e reforçar a recuperação com proteína. Alguns *smoothies* podem ser uma refeição rápida, que você derrama na caneca de café para viagem e vai tomando a caminho do trabalho. Outros são uma forma fácil de reforçar sua ingestão de frutas com o mínimo de esforço.

### Índice de receitas

| | |
|---|---:|
| Bebida esportiva caseira | 473 |
| Bebida esportiva de bordo | 474 |
| Sugestões de *smoothies* | 475 |
| *Smoothie* de banana e tâmara | 477 |
| *Smoothie* PB & J | 478 |
| *Smoothie* de beterraba e cereja | 479 |
| *Milk-shake* encorpado e congelado | 480 |
| Chocolate quente | 481 |

## Bebida esportiva caseira

O perfil nutricional das bebidas esportivas industrializadas consiste em 50-70 calorias a cada 240 mL, com cerca de 110 mg de sódio. A seguir é apresentada uma receita simples que fornece esse perfil, porém a um custo bem menor do que os das marcas caras comercializadas nas lojas – e sem aditivos, corantes nem conservantes.

Esta receita pode ser feita sem suco de limão, porém o sabor será mais fraco. Não tenha medo de ser criativo; é possível diluir muitas combinações de sucos (p. ex., oxicoco [*cranberry*] e limonada) para obter 50 calorias em 240 mL e, então, adicionar uma pitada de sal. De modo mais preciso, adicione ¼ de colher de chá de sal em cada 1 L de líquido. Algumas pessoas usam aromatizantes, como a limonada sem açúcar, para intensificar o sabor, mantendo a faixa de 50-70 calorias por 240 mL. O truque é sempre testar a receita durante os treinos e não durante um evento importante. Pode ser desejável ter certeza de que o sabor da bebida será agradável quando você estiver quente e suado, de que ela cairá bem quando você estiver treinando pesado.

¼ de xícara (50 g) de açúcar
¼ de colher de chá de sal
¼ de xícara (60 mL) de água quente
¼ de xícara (60 mL) de suco de laranja (não concentrado) mais 2 colheres de sopa de suco de limão
3 ½ xícaras (840 mL) de água fria

1. No fundo de um jarro, dissolva o açúcar e o sal na água quente.
2. Adicione o suco e o restante da água; resfrie.
3. Sacie a sua sede!

Rendimento: 1 L.

**Informação nutricional:** 200 calorias totais; 50 calorias por 240 mL; 12 g de carboidrato; 110 mg de sódio.

## Bebida esportiva de bordo

Esta é uma receita à base de xarope de bordo, fácil de fazer, deliciosa e que cai bem, por não ser ácida e conter baixo teor de FODMAP (ver Cap. 9). Quando se exercitar por mais de 1 hora, tome esta bebida esportiva 100% natural para energizar seus treinos.

*Nota:* o xarope de bordo também é uma alternativa saborosa aos géis. Coloque um pouco em um frasco e vá tomando aos goles, no decorrer do exercício prolongado.

3 ¾ xícaras (900 mL) de água fria
¼ de xícara (60 mL) de xarope de bordo puro
¼ de colher de chá de sal

1. Misture todos os ingredientes em uma garrafa de 1 L.
2. Agite bem e aprecie!

Rendimento: 1 L; 4 porções de 240 mL.

**Informação nutricional:** 50 calorias totais (240 mL); 12 g de carboidrato; 0 g de proteína; 0 g de gordura; 110 mg de sódio.

## Sugestões de *smoothies*

Os *smoothies* de frutas, legumes e verduras são populares para o café da manhã e o lanche. Os ingredientes podem variar de acordo com o gosto individual. Algumas combinações testadas e aprovadas são banana com morango no suco de laranja, e melão com abacaxi no suco de abacaxi. Quase todas as combinações dão certo. Apenas não julgue um *smoothie* pela cor. Se adicionar uma fruta colorida com espinafre, couve e outras hortaliças, acabará com um *smoothie* cinza, da cor do cimento. Ao colocá-lo em uma caneca de viagem opaca, você não terá que ver isso e poderá simplesmente apreciar tanto o sabor delicioso como o benefício nutricional.

Para obter um *shake* encorpado e congelado, use frutas previamente congeladas. Para ter frutas prontas para serem misturadas em um *smoothie*, basta cortar o excesso de frutas frescas maduras (que, de outro modo, poderiam ser descartadas) em pedaços e, em seguida, congelá-los em uma camada achatada. Depois de congelados, guarde os pedaços em um saco plástico com vedação. (Se deixar para congelar os pedaços dentro do saco plástico, o resultado será um volumoso agregado de pedaços de fruta congelada que será difícil de desfazer.)

Não é necessário seguir uma receita para fazer *smoothies*. Basta jogar algumas frutas, legumes e verduras no liquidificador, com uma fonte de proteína (iogurte, manteiga de castanha, leite em pó, proteína em pó, *tofu* mole), algum líquido (suco, leite, cubos de gelo) e adoçante, conforme desejar. Se não tiver nenhuma fruta congelada à mão, você pode adicionar cubos de gelo ao *smoothie* para conseguir aquela sensação de frescor e congelamento. Para estimular sua criatividade, apresento a seguir um modelo para preparar *smoothies*, com numerosas combinações testadas e aprovadas na página seguinte.

½ xícara (115 g) de iogurte (grego) com teor de gordura reduzido (com ou sem sabor), ou de leite
1 xícara (240 mL) de suco de fruta
½ a 1 xícara (80-160 g) de frutas frescas, congeladas ou enlatadas
*Opcional:* ¼ de xícara (30 g) de leite em pó; sementes de chia, linhaça moída, aveia desidratada, biscoitos de cereais integrais, pasta de amendoim, uma pitada de canela ou noz-moscada; adoçante a gosto; qualquer outra coisa que venha da sua imaginação

1. Coloque todos os ingredientes no liquidificador.
2. Tampe e bata até homogeneizar.

Rendimento: 1 porção.

**Informação nutricional:** 220-290 calorias totais; 50-60 g de carboidrato; 5 g de proteína; 0-3 g de gordura.

| Fruta ou legume/verdura | Proteína | Líquido | Extra |
|---|---|---|---|
| Pedaços de bananas e morangos congelados | Leite em pó | Suco de laranja | Aveia crua |
| Flocos de coco | Iogurte grego de baunilha | Cubos de gelo | Café instantâneo em pó (descafeinado ou comum) |
| Pêssegos | Leite de soja | Iogurte de baunilha congelado | Noz-moscada |
| Tâmaras | Iogurte grego de baunilha Nozes | Leite de sua preferência | Xarope de bordo Óleo de linhaça |
| Pedaços de banana congelados | Proteína em pó | Suco de abacaxi | Sementes de chia |
| Abóbora-moranga enlatada e ½ banana | Pasta de amêndoa | Leite de sua preferência | Torta de abóbora condimentada Melaço |
| Morangos congelados Espinafre | Miolo de cânhamo | Água de coco | Hortelã fresca |
| Cerejas congeladas | Achocolatado | Suco de cereja azeda | Guarnição de cacau em pó |
| Mirtilos congelados Banana congelada | Feijão *cannellini* | Kefir | Mel |
| Abacaxi Minicenouras | Iogurte grego | Suco de laranja | Noz-moscada |
| Framboesas congeladas | *Tofu* mole | Suco de oxicoco (*cranberry*) | Linhaça moída Mel |
| Pedaços de banana congelados | Pasta de amendoim ou de girassol | Leite (de soja) | Biscoitos de cereais integrais |
| Purê de maçã | Queijo ricota | Leite de sua preferência | Xarope de bordo |
| Abobrinha, couve Banana congelada | Nozes | Leite de sua preferência | Gengibre |
| Abacate Espinafre | Amêndoas ou manteiga de amêndoa | Iogurte de baunilha | Óleo de linhaça |
| Manga congelada Pedaços de abacaxi | Queijo *cottage* | Água de coco | Cardamomo |
| Cerejas congeladas | Iogurte grego de baunilha | Suco de cereja (azeda) | Biscoitos de cereais integrais |

## *Smoothie* de banana e tâmara

As tâmaras são um adoçante maravilhoso para *smoothies*, além de serem fitoquímicos protetores da saúde. A sua tarefa é comer um arco-íris de frutas, legumes e verduras coloridos; deixe as tâmaras representarem o grupo da cor marrom. Esta receita premiada foi criada pela *chef* e aspirante a nutricionista Suzy McClain, conhecida por suas demonstrações culinárias no sistema educacional de Las Vegas, bem como em canais de culinária *on-line*.

½ xícara (115 g) de iogurte grego, natural ou de baunilha
½ xícara (120 mL) de leite, 1%
1 banana congelada
2-3 tâmaras
*Opcional:* 1 colher de chá de manteiga de castanha, guarnecida com aveia em flocos tradicional salpicada, ½ colher de chá de cacau em pó e uma pitada de sal

1. Coloque no liquidificador o iogurte, o leite, os pedaços de banana congelados e as tâmaras.
2. Bata bem.
3. *Opcional:* guarneça com uma pitada de aveia desidratada, cacau em pó e sal.

Rendimento: 1 porção.
**Informação nutricional:** 350 calorias totais; 57 g de carboidrato; 20 g de proteína; 5 g de gordura.

Receita da colaboradora Suzy McClain.

## *Smoothie* PB & J

Esta receita de *smoothie* da nutricionista esportiva Lauren Trocchio, profissional nutricionista, inclui queijo *cottage* como um reforço não só de proteína mas também de sódio (400 mg para cada ½ xícara [115 g] de queijo *cottage*). O sódio intensifica o sabor doce das cerejas e ajuda a repor os eletrólitos perdidos no suor. É uma refeição de recuperação em uma caneca de viagem, para atletas em trânsito, ou também um lanche na hora de ir dormir para atletas que tentam ganhar peso.

Como ocorre com todos os *smoothies*, você pode ser criativo e incluir o que bem quiser à mistura: uma colher de chá de chia, iogurte grego ou proteína em pó, em vez do queijo *cottage*, mais frutas, calda de chocolate ou 1-2 biscoitos de cereais integrais.

*Nota:* se quiser mais cerejas, poderá apreciá-las na receita do *smoothie* de beterraba e cereja.

½ xícara (115 g) de queijo *cottage* desnatado
1 xícara (240 mL) de leite à sua escolha, de preferência de vaca ou soja
2 colheres de sopa de pasta de amendoim (ou qualquer manteiga de castanha)
1 banana (temperatura ambiente ou congelada)
1 xícara (160 g) de cerejas congeladas

Rendimento: 1 *smoothie* grande.

**Informação nutricional:** 600 calorias totais; 72 g de carboidrato; 35 g de proteína; 21 g de gordura; 700 mg de sódio; 1.400 mg de potássio.

Cortesia de Lauren Trocchio, profissional nutricionista, www.NutritionUnlockedLLC.com.

## Smoothie de beterraba e cereja

As beterrabas são ricas em nitratos, que podem intensificar o fluxo sanguíneo para os músculos e melhorar o desempenho atlético (ver Cap. 11). Este *smoothie* é uma forma saborosa de adicionar beterrabas à sua dieta esportiva, além de ser um reforço energético perfeito para antes dos treinos. As cerejas acrescentam um sabor doce que equilibra bem qualquer amargor das beterrabas. Qualquer sobra de cerejas congeladas pode ser usada em outra ocasião, nesta receita de *smoothie* PB & J.

Caso você não queira cozinhar suas próprias beterrabas, procure beterrabas cozidas e descascadas na seção de itens refrigerados do supermercado.

1 xícara (160 g) de beterrabas cozidas e descascadas, picadas
½ xícara (80 g) de cerejas doces congeladas
½ xícara (120 mL) de suco de laranja, ou 2-3 tangerinas-ponkan, sem casca

1. Adicione os ingredientes ao liquidificador.
2. Bata até ficar homogêneo e aprecie!

Rendimento: 1 porção.
**Informação nutricional:** 220 calorias totais; 52 g de carboidrato; 5 g de proteína; 0 g de gordura.

Receita de cortesia de Laura McCann, mestre em ciências, profissional nutricionista, blogueira de culinária familiar em www.myfamilyfork.com.

## *Milk-shake* encorpado e congelado

Este *milk-shake* encorpado e saboroso é uma alternativa saudável aos *shakes* feitos com sorvete. O pó de pudim instantâneo confere uma textura espessa, enquanto os cubos de gelo o tornam congelante e refrescante. Gosto de fazer esta bebida para as crianças – uma forma prazerosa de reforçar a ingestão de proteínas e cálcio delas. (A chia é outra alternativa de espessante.)

Os diversos sabores de pudim comercializados (p. ex., baunilha, limão, chocolate) permitem que você crie numerosas variações. Outra possibilidade é adicionar frutas (de preferência em pedaços congelados) para incrementar o valor nutricional. *Nota:* o *shake* se torna mais encorpado com a permanência em repouso; adicione mais (ou menos) pudim em pó, dependendo da consistência desejada. Se pedaços de cubo de gelo permanecerem no *shake*, não se preocupe – eles apenas manterão a bebida fria.

> 1 xícara (240 mL) de leite desnatado
> ¼ de xícara (35 g) de pó de pudim instantâneo
> ¼ de xícara (30 g) de leite em pó
> 3 cubos de gelo
> *Opcional:* ½ a 1 xícara (80-160 g) de pedaços de fruta congelados

1. Coloque todos os ingredientes no liquidificador.
2. Bata até homogeneizar.

Rendimento: 1 porção.

**Informação nutricional:** 280 calorias totais; 55 g de carboidrato; 15 g de proteína; 0 g de gordura.

## Chocolate quente

Embora uma caneca de achocolatado gelado seja um alimento de recuperação maravilhoso quando o clima está quente, uma caneca fumegante de chocolate quente é um aquecedor bem-vindo após uma corrida, *hiking* ou patinação sob condições de clima frio. Fazer seu próprio chocolate quente é simples. Não precisa gastar muito. O cacau é vegetal e rico em compostos fitoquímicos protetores da saúde. Aprecie sem culpa.

1 xícara (240 mL) de leite, semidesnatado ou desnatado
1 colher de sopa de cacau em pó
1 colher de sopa de açúcar mascavo ou adoçante à sua escolha
*Opcional:* uma pitada de sal (para "realçar" o sabor)

1. Coloque o cacau, o açúcar e o leite em uma caneca de 360 mL. *Nota:* o cacau não irá dissolver no leite frio, por isso não se incomode em mexê-lo, por enquanto.
2. Esquente a mistura por 1 minuto, no micro-ondas, e então mexa até misturar bem.
3. Finalize aquecendo até a temperatura desejada, tomando cuidado para não ferver o leite, caso contrário irá coalhar.
4. Saboreie.

Rendimento: 1 porção.
**Informação nutricional:** 150 calorias totais (feito com leite 1%); 25 g de carboidrato; 8 g de proteína; 2 g de gordura.

# 26

## Lanches e sobremesas

Muitos atletas gostam de consumir lanches e sobremesas como parte do plano alimentar diário. As frutas frescas são opções ideais para ambos, mesmo que haja um momento e um lugar para outros doces. O truque é escolher lanches e sobremesas pobres em gordura saturada e ricos em carboidratos integrais. As receitas a seguir proporcionam refeições saudáveis alternativas às tentações com calorias vazias.

### Índice de receitas

| | |
|---|---|
| Lanches rápidos e fáceis de manteiga de castanha | 483 |
| Barras de amêndoa doces e crocantes | 484 |
| Superbarras de cereais | 485 |
| *Mix* de oleaginosas e frutas desidratadas com açúcar e especiarias | 487 |
| Pudim de chia | 488 |
| Pudim de chia de baunilha | 489 |
| Pudim de chia de morango | 490 |
| Crocante de maçã | 491 |
| Sorvete de banana | 492 |
| *Cookies* saudáveis de uva-passa e aveia com gotas de chocolate | 493 |
| Delícia de chocolate | 495 |
| Bolo de cenoura | 496 |

*Ver também:* pão de banana, *muffins* de pasta de amendoim com gotas de chocolate amargo (Cap. 18); lanche de *homus* com massa de *cookie*, sobremesa de *homus* com massa de bolo de chocolate (Cap. 24); sugestões de *smoothies*, *milk-shake* encorpado e congelado (Cap. 25).

## Lanches rápidos e fáceis de manteiga de castanha

A pasta de amendoim e outras manteigas de castanhas como amêndoa, castanha-de-caju e semente de girassol são produtos básicos para atletas famintos que desejam um lanche saciante e integral. As manteigas de castanhas fornecem muitas calorias de gordura, porém essa gordura é insaturada e pode se adequar de maneira saudável à sua dieta esportiva.

Se você é amante de manteiga de castanha, pode passá-la no pão, em bananas, biscoitos de cereais integrais e fatias de maçã. Para uma verdadeira guloseima, abra algumas tâmaras (remova o caroço, quando necessário), coloque algumas gotas de chocolate amargo e cubra com uma pitada de pasta de amendoim. Agora isso irá curar você da sua compulsão por doces.

Caso os sanduíches de manteiga de castanha sejam sua receita esportiva testada e aprovada, apresento a seguir algumas sugestões para adicionar variedade, além das geleias:

- Mel
- Canela ou açúcar de canela
- Uva-passa
- Fatias de banana
- Fatias de maçã
- Tâmaras picadas
- Purê de maçã, uva-passa e canela
- Brotos
- Granola ou sementes de girassol
- Queijo *cottage*
- Conserva de picles com endro (não é piada)

Você também pode preparar um *milk-shake* caseiro combinando 1 xícara (240 mL) de leite, 1 banana, 1 colher de sopa de pasta de amendoim e adoçante a gosto. Ver a receita de *smoothie* PB & J, no Cap. 25.

**484** Parte IV | Receitas vencedoras para alta *performance*

## Barras de amêndoa doces e crocantes

Você irá gostar dessas barras crocantes, seja em meio à correria no café da manhã, como um lanche pré-exercício ou como uma guloseima da tarde. Ao medir o mel, adicione um pouco mais do que a ½ xícara (170 g), para que a mistura tenha uma aderência melhor. Você terá que concentrar firmemente os ingredientes na panela; caso contrário, as barras irão desmontar (embora os pedaços sejam saborosos – especialmente no iogurte ou salpicados por cima em uma tigela de cereais matinais).

2 xícaras (160 g) de aveia crua
2 xícaras de cereais de flocos de arroz ou cereais de flocos de arroz integral
1 xícara (120 g) de amêndoas em lâminas
½ xícara (mais ou menos, 170 g) de mel
½ xícara (130 g) de manteiga de amêndoa
*Opcional:* ½ colher de chá de sal

1. Cubra levemente o fundo de uma assadeira (23 × 33 cm) com óleo ou *spray* de cozinhar.
2. Em uma tigela grande, misture a aveia, o cereal de flocos de arroz e as amêndoas em lâminas.
3. Em uma tigela de micro-ondas média, misture o mel e a manteiga de amêndoa. Leve ao micro-ondas por 2-3 minutos, mexendo de vez em quando.
4. Lentamente, derrame a mistura de manteiga de amêndoa por cima dos cereais, mexendo até todos os ingredientes ficarem bem cobertos.
5. Transfira a mistura para a forma previamente preparada e pressione firmemente, enquanto ainda estiver quente. (Passe manteiga nos dedos, para que a mistura não grude.) Deixe resfriar à temperatura ambiente.
6. Corte em 20 barras e guarde em um recipiente com vedação.

Rendimento: 20 porções.
**Informação nutricional:** 3.400 calorias totais; 170 calorias por porção; 24 g de carboidrato; 5 g de proteína; 6 g de gordura.

Capítulo 26 | Lanches e sobremesas **485**

## Superbarras de cereais

Estas barras ricas em sementes e crocância fornecem fibras, proteína e gorduras saudáveis. Allegra Egizi, que desenvolveu esta receita quando estudava nutrição na Simmons University, aprecia as barras por conterem vários componentes alimentares benéficos para a saúde, incluindo chia, manteiga de castanha e sementes de girassol – além de serem facílimas de preparar. Você pode misturar e combinar ingredientes. Ou seja, não faz mal que não tenha chia (embora esse ingrediente adicione uma crocância divertida) ou que queira usar nozes picadas em vez de sementes de girassol.

A melhor forma de guardar as barras é na geladeira, para consumir como um lanche rápido e saudável. À temperatura ambiente, é possível que fiquem muito quebradiças (mas você pode apreciar os pedaços em colheradas ou como uma saborosa cobertura para iogurte ou mingau de aveia).

1 ½ xícara (120 g) de aveia, de cozimento rápido ou tradicional
½ xícara (60 g) de sementes de girassol, miolo de cânhamo ou oleaginosas picadas de sua preferência
3 colheres de sopa de chia
¼ de xícara (40 g) de frutas desidratadas de sua preferência (p. ex., uva-passa, tâmaras picadas, oxicoco [*cranberries*] desidratados)
1 colher de chá de canela em pó
1 xícara (260 g) de pasta de amendoim ou manteiga de castanha de sua preferência
½ xícara (170 g) de mel
*Opcional:* 1 colher de chá de extrato de baunilha, ½ colher de chá de sal

1. Forre uma assadeira quadrada (23 × 23 cm) com papel-manteiga ou filme plástico, deixando uma parte livre de tamanho suficiente para facilitar a remoção.
2. Em uma tigela, misture a aveia, as sementes de girassol, a chia, as frutas desidratadas, a canela e o sal.
3. Em uma pequena tigela de micro-ondas, junte a pasta de amendoim, o mel (e o extrato de baunilha); esquente no micro-ondas (30-60 segundos) e, então, misture tudo até homogeneizar bem.
4. Derrame a mistura de pasta de amendoim sobre os ingredientes secos. Com o auxílio de uma colher robusta, mexa até combinar uniformemente os ingredientes.

**486 Parte IV** | Receitas vencedoras para alta *performance*

5. Transfira a mistura para a assadeira previamente preparada. Com a parte de trás da colher ou usando uma espátula, pressione firme e uniformemente a mistura dentro da assadeira.
6. Cubra e leve à geladeira por pelo menos 1 hora ou de um dia para outro.
7. Com cuidado, levante o papel-manteiga ou filme plástico para retirar da assadeira e, então, fatie em 16 barras. Consuma de imediato ou embrulhe as barras individualmente e guarde-as em um saco plástico próprio para congelamento, armazene na geladeira ou no congelador.

Rendimento: 16 porções.

**Informação nutricional:** 2.900 calorias totais; 180 calorias por barra; 20 g de carboidrato; 5 g de proteína; 9 g de gordura.

Cortesia de Allegra Egizi.

## *Mix* de oleaginosas e frutas desidratadas com açúcar e especiarias

Shannon Weiderholt, profissional nutricionista, aprecia esta receita como lanche para acalmar a fome da tarde, seja na trilha, em casa ou no trabalho. Guarde o *mix* em sacos plásticos com vedação e coloque na gaveta da sua escrivaninha ou na mochila da academia, e assim você terá energia para aproveitar seu dia. É doce, mas nem tanto.

3 xícaras (165 g) de cereais *oat squares*
3 xícaras (165 g) de *minipretzels*, salgados ou não, conforme sua preferência
2 colheres de sopa de margarina derretida
1 colher de sopa de açúcar mascavo
½ colher de chá de canela
1 xícara (160 g) de frutas desidratadas em pedaços ou uvas-passas

1. Preaqueça o forno a 160°C.
2. Combine os cereais de aveia e *pretzels* em um saco plástico grande, com vedação, ou em um recipiente de plástico com tampa. Reserve.
3. Derreta a margarina em uma pequena tigela de micro-ondas.
4. Adicione o açúcar mascavo e a canela à margarina e misture bem.
5. Derrame a mistura de canela e açúcar por cima dos cereais e *pretzels* e feche o saco ou recipiente de plástico. Misture delicadamente, até obter uma cobertura completa. Derrame sobre uma assadeira e espalhe de maneira uniforme.
6. Asse por 15-20 minutos, mexendo 1-2 vezes.
7. Retire do forno, deixe esfriar e, então, misture com as frutas desidratadas.
8. Guarde em um recipiente com fechamento hermético ou em sacos plásticos individuais com vedação.

Rendimento: 10 porções.
**Informação nutricional:** 2.000 calorias totais; 200 calorias por porção; 40 g de carboidrato; 5 g de proteína; 2 g de gordura.

Adaptada de American Heart Association, www.deliciousdecisions.org.

## Pudim de chia

As sementes de chia têm tamanho semelhante ao das sementes de papoula, são caracteristicamente pretas ou brancas e, por não serem grãos, não contêm glúten. Fornecem gordura ômega-3 benéfica para a saúde (porém, insuficiente para dispensar os peixes da sua dieta), um pouco de proteína (1 colher de sopa contém 3-4 g de proteína – a quantidade presente em metade de um ovo) e alguns oligoelementos, como magnésio e manganês. A chia é facilmente digerida. Você pode consumi-la seca (salpicada nos cereais ou torradas para obter crocância) ou hidratadas em um *smoothie*.

Estas receitas de pudim de chia são apenas dois exemplos de modos de consumir a chia. As possibilidades são infinitas quando se usam diferentes frutas, líquidos ou adoçantes. Se desejar um pudim de chia com uma textura uniforme, coloque os ingredientes no liquidificador e processe em velocidade alta por 1-2 minutos. *Nota:* a chia processada no liquidificador se torna acinzentada. Você tanto pode bater um pudim de chia com morango, para que os ingredientes neutralizem a cor cinza, como preferir a versão com baunilha e manter sua cor natural.

## Pudim de chia de baunilha

1 xícara (240 mL) de leite de sua preferência (de vaca, soja, coco, amêndoa) ou suco de fruta
¼ de xícara (30 g) de chia
¼ de colher de chá de baunilha
2 colheres de sopa de adoçante: xarope de bordo, mel, agave, geleia
*Opcional:* ¼ de colher de chá de canela ou noz-moscada; 2 colheres de sopa de cacau; coco em flocos; frutas desidratadas ou frescas em pedaços, conforme sua preferência

1. Coloque todos os ingredientes em um recipiente (de pasta de amendoim) vazio. Agite bem.
2. Leve à geladeira para gelar por 4 horas ou de um dia para outro.

Rendimento: 3 porções.

**Informação nutricional:** 500 calorias totais; 170 calorias por porção; 21 g de carboidrato; 6 g de proteína; 7 g de gordura (quando preparado com leite desnatado).

Receita de cortesia de Allegra Egizi.

## Pudim de chia de morango

1 xícara (160 g) de morangos frescos ou congelados, inteiros
1 colher de sopa de mel (ou mais, se desejar)
1 xícara (230 g) de *kefir*, natural ou *light*
½ xícara (120 mL) de leite 1% (com teor de gordura reduzido)
5 colheres de sopa de chia

1. Coloque os morangos, o mel e o *kefir* no liquidificador ou processador de alimentos. Bata em velocidade alta até homogeneizar (cerca de 2 minutos).
2. Em uma tigela média, junte o leite e a chia. Adicione os morangos, misture e mexa para combinar tudo.
3. Cubra a tigela e leve-a para a geladeira, por pelo menos 8 horas ou de um dia para outro, antes de servir.

Rendimento: 2 porções.

**Informação nutricional:** 500 calorias totais; 250 calorias por porção; 32 g de carboidrato; 9 g de proteína; 11 g de gordura; 9 g de fibra.

Receita de cortesia da blogueira de culinária saudável Elizabeth Ward, mestre em ciências, profissional nutricionista, autora de www.betteristhenewperfect.com e *Expect the Best: Your Guide to Healthy Eating Before, During, and After Pregnancy.*

# Crocante de maçã

Quando faço crocante de maçã, prefiro deixar as cascas nas maçãs para obter mais fibras e nutrientes. As especiarias em pequena quantidade permitem que o aroma agradável de maçã se reflita no "crocante". Para conseguir uma cobertura crocante, a margarina ou manteiga deve ser totalmente incorporada à farinha de trigo, cobrindo cada partícula.

6 xícaras de maçãs picadas (cerca de 4-5 maçãs), de preferência metade Granny Smith e metade McIntosh
¼ de xícara (50 g) de açúcar
½ xícara (70 g) de farinha de trigo
⅓ a ½ xícara (65-100 g) de açúcar, de preferência metade açúcar refinado branco e metade açúcar mascavo
¼ de colher de chá de canela
3-4 colheres de sopa de margarina ou manteiga fria
*Opcional:* ¾ de xícara (90 g) de nozes-pecã ou amêndoas picadas, ¼ de colher de chá de noz-moscada, ¼ de colher de chá de sal

1. Remova os caroços e corte as maçãs em pedaços. Coloque-as em uma assadeira (20 × 20 cm). Cubra as maçãs com ¼ de xícara (50 g) de açúcar.
2. Aqueça o forno a 190°C.
3. Em uma tigela média, misture a farinha de trigo, o açúcar e a canela (e também a noz-moscada e o sal). Adicione a margarina ou manteiga, apertando-a na farinha com os dedos até obter uma consistência de "areia molhada com grumos". Adicione as castanhas, como desejar.
4. Distribua uniformemente a cobertura sobre as maçãs.
5. Asse por 40 minutos. Se desejar uma cobertura mais crocante, aumente a temperatura do forno para 200°C nos últimos 5 minutos.

Rendimento: 6 porções.
**Informação nutricional:** 1.560 calorias totais; 260 calorias por porção; 50 g de carboidrato; 1 g de proteína; 6 g de gordura.

# Sorvete de banana

Bananas processadas congeladas são incrivelmente saborosas e parecem sorvete. Na próxima vez que se deparar com uma quantidade muito grande de bananas maduras, retire a casca e corte as bananas em fatias de 1,3 cm. Coloque-as em uma assadeira e leve ao congelador por cerca de 1 hora. Quando estiverem congeladas, as bananas estarão prontas para serem transformadas em "sorvete" de banana. Você pode usar a criatividade com as opções de misturas. Eis alguns exemplos:

- Misture com pasta de amendoim, mel ou frutas silvestres congeladas.
- Salpique nozes picadas, minigotas de chocolate ou frutas silvestres por cima.
- Espalhe um pouco de calda de chocolate por cima.
- Faça um "*frozen yogurt*" de banana, congelando iogurte grego em forminhas de cubo de gelo e, em seguida, batendo alguns cubos com as bananas no liquidificador.

1 banana grande, fatiada e congelada
*Opcional:* minigotas de chocolate, nozes picadas, amêndoas em lâminas, frutas silvestres, cubos de iogurte grego congelado

1. Coloque as fatias de banana congelada em um liquidificador ou processador de alimentos. Bata até homogeneizar, inclusive misturando a banana que adere às laterais do copo.
2. *Opcional:* adicione os cubos de iogurte grego congelado.
3. Transfira para a travessa de servir e salpique a cobertura de sua preferência (gotas de chocolate, nozes picadas, amêndoas em lâminas) por cima, ou mescle ao sorvete.

Rendimento: 1 porção.
**Informação nutricional:** 150 calorias totais (usando 1 banana grande ou 180 g, sem cobertura); 37 g de carboidrato; 1 g de proteína; 0 g de gordura.

## *Cookies* saudáveis de uva-passa e aveia com gotas de chocolate

Um problema com a maioria dos *cookies* é serem feitos com manteiga (gordura saturada). Se trocar a manteiga por óleo (gordura insaturada), os *cookies* perdem a crocância. Esta receita resolve o problema. A adição de 1 colher de sopa de amido de milho a cada ½ xícara (120 mL) de óleo resulta em *cookies* agradavelmente crocantes.

É fácil conseguir *cookies* sem glúten, trocando a farinha de trigo branca por farinha de aveia (ou aveias cruas pulverizadas no liquidificador). Você pode ter que modelar os *cookies* individuais na assadeira, mas eles acabam se juntando enquanto assam.

1 ½ xícara (120 g) de aveia (tradicional)
¾ de xícara (105 g) de farinha de trigo, de preferência metade de farinha de trigo refinada e metade de farinha de trigo integral
½ colher de chá de bicarbonato de sódio
½ colher de chá de fermento em pó
½ colher de chá de sal
⅔ de xícara (80 g) de açúcar, de preferência metade de açúcar mascavo e metade de açúcar refinado branco
1 colher de sopa de amido de milho
½ xícara (120 mL) de óleo
2 ovos
1 xícara (240 g) de gotas de chocolate (amargo), de preferência minigotas
*Opcional*: ½ colher de chá de canela; ¼ de xícara de manteiga de castanha; 1 xícara de uva-passa (ou outra fruta desidratada picada); ½ xícara de semente de girassol sem casca, oleaginosas ou amendoins picados

1. Preaqueça o forno a 180°C.
2. Em uma tigela média, misture a aveia, a farinha, o bicarbonato de sódio, o fermento em pó, o sal, o açúcar e o amido de milho.
3. Faça uma abertura no meio da mistura de ingredientes secos e, dentro dela, coloque o óleo e os ovos (bem como a canela e a manteiga de castanha). Mescle esses ingredientes e, então, incorpore-os aos ingredientes secos.
4. Misture as gotas de chocolate (as minigotas se misturam melhor do que as gotas maiores) e também as sementes de girassol e uvas-passas.

5. Coloque uma colher de sopa da massa em uma assadeira não untada e leve ao forno para assar por 12-15 minutos ou até dourar, logo depois de abaixar.

Rendimento: 30 *cookies*.

**Informação nutricional:** 3.325 calorias totais; 110 calorias por *cookie*; 12 g de carboidrato; 2 g de proteína; 6 g de gordura.

## Delícia de chocolate

O que mais gosto neste pudim de *brownie* é o fato de ter baixo conteúdo de gordura e, mesmo assim, ser uma guloseima saborosa para aqueles que desejam uma dose de chocolate. O pudim forma sua própria calda enquanto assa. Se você precisa controlar sua ingestão de chocolate, lembre-se de que o cacau contém fitoquímicos protetores da saúde.

1 xícara (140 g) de farinha de trigo
¾ de xícara (150 g) de açúcar
2 colheres de sopa de cacau sem açúcar
2 colheres de chá de fermento em pó
1 colher de chá de sal
½ xícara (120 mL) de leite
2 colheres de sopa de óleo, de preferência de canola
2 colheres de chá de baunilha
¾ de xícara (150 g) de açúcar mascavo
¼ de xícara (35 g) de cacau sem açúcar
1 ¾ de xícara (420 mL) de água quente
*Opcional:* ½ xícara (60 g) de oleaginosas picadas

1. Preaqueça o forno a 180°C.
2. Em uma tigela média, bata a farinha, o açúcar refinado branco, 2 colheres de sopa de cacau, o fermento em pó e o sal; adicione o leite, o óleo e a baunilha (e as oleaginosas). Misture até homogeneizar.
3. Despeje a massa em uma assadeira quadrada (20 × 20 cm), antiaderente, levemente untada com óleo ou com *spray* de cozinhar.
4. Junte o açúcar mascavo, ¼ de xícara (35 g) de cacau e a água quente. Derrame cuidadosamente essa mistura por cima da massa colocada na assadeira.
5. Asse por 40 minutos ou até dourar de leve e borbulhar.

Rendimento: 9 porções.
**Informação nutricional:** 2.100 calorias totais; 230 calorias por porção; 46 g de carboidrato; 3 g de proteína; 4 g de gordura.

Cortesia de Sue Westin.

## Bolo de cenoura

A ávida ciclista e nutricionista Jenny Hegmann, profissional nutricionista, sugere que, se você está fadado a comer bolo, ao menos coma um recheado de frutas, legumes e oleaginosas. Esta receita de bolo de cenoura atende a essa necessidade. Diferentemente da maioria dos bolos de cenoura, que são ricos em gordura ao extremo, a receita de Jenny oferece uma opção mais magra – contendo uma gordura saudável: o óleo de canola.

1 ½ xícara (300 g) de açúcar
¾ de xícara (180 mL) de óleo de canola
3 ovos
2 xícaras (220 g) de cenoura ralada, levemente prensada
1 xícara (250 g) de abacaxi enlatado amassado, com calda
2 colheres de chá de extrato de baunilha
1 colher de chá de sal
1 colher de chá de canela
1 colher de chá de fermento em pó
½ colher de chá de bicarbonato de sódio
2 ½ xícaras (350 g) de farinha de trigo
*Opcional:* 1 xícara (120 g) de nozes picadas, 1 xícara (160 g) de uva-passa

**Cobertura**
125 g de queijo cremoso *light*, à temperatura ambiente
2 ½ xícaras (250 g) de açúcar de confeiteiro, peneirado
1 colher de chá de extrato de baunilha ou 2 colheres de chá de raspas de casca de laranja
1-2 colheres de sopa de leite ou suco de laranja

1. Passe *spray* de cozinhar ou forre uma assadeira (23 × 33 cm) com papel-manteiga. Preaquecer o forno a 180°C.
2. Em uma tigela média, bata o açúcar com o óleo e, em seguida, os ovos.
3. Adicione a cenoura ralada, o abacaxi com calda e a baunilha. Misture bem.
4. Adicione o sal, a canela, o fermento em pó e o bicarbonato de sódio (e as nozes e uvas-passas, se desejar). Misture delicadamente na farinha, tomando cuidado para não bater demais.
5. Despeje a massa na assadeira previamente preparada. Asse por 35-40 minutos. Espere esfriar totalmente e, só então, coloque a cobertura.

6. Em uma tigela pequena, bata o queijo cremoso com o açúcar de confeiteiro. Adicione a baunilha e o leite (ou suco de laranja e raspas de casca de laranja), e bata até ficar homogêneo e cremoso. Espalhe a cobertura sobre o bolo. Rendimento: 24 pedaços.

**Informação nutricional:** 4.200 calorias totais (bolo simples); 175 calorias por porção; 26 g de carboidrato; 2 g de proteína; 7 g de gordura.

Com a cobertura: 5.500 calorias totais; 230 calorias por porção; 37 g de carboidrato; 3 g de proteína; 8 g de gordura.

Cortesia de Jenny Hegmann, profissional nutricionista.

# Apêndice A

## Informações adicionais

Este apêndice traz uma variedade de fontes, incluindo livros, *sites* e boletins informativos, onde você pode encontrar informação extra sobre muitos tópicos discutidos neste livro. Alguns livros listados são clássicos, enquanto outros são lançamentos. Alguns títulos são principalmente para profissionais, mas a maioria é apropriada para o público. Você pode procurar os livros em bibliotecas e livrarias locais, ou pode comprá-los *on-line*. Alternativamente, muitos estão disponíveis nas fontes de materiais sobre nutrição confiáveis listadas a seguir:

**NCES Health and Nutrition Education**
www.ncescatalog.com

**Eating Disorders Resource Catalogue**
www.EDCatalogue.com

**Human Kinetics**
www.humankinetics.com

Os *sites* e boletins informativos listados fornecem informação de qualidade sobre nutrição, nutrição esportiva e saúde. A lista reflete informações reunidas em dezembro de 2018, ainda incompletas; existem inúmeras outras fontes e *sites* excelentes.

Como sempre me perguntam como fazer para se tornar um nutricionista esportivo, incluí no final deste apêndice algumas informações sobre o início da jornada. Os profissionais de saúde interessados em material de ensino sobre nutrição esportiva podem encontrar folhetos e *slides* em meu *site*, www.Nutrition-SportsExerciseCEUs.com.

## Envelhecimento

Rosenbloom, C., and B. Murray. 2018. *Food and fitness after 50: Eat well, move well, be well.* Chicago, IL: Academy of Nutrition and Dietetics.

American College of Sports Medicine position statement: Exercise and physical activity for older adults. 2009. *Medicine and Science in Sports and Exercise* 41 (7): 1510-1520. doi: 10.1249/MSS.0b013e3181a0c95c.

## Álcool

Fletcher, A. 2013. Inside rehab: *The surprising truth about addiction treatment and how to get help that works.* New York: Viking.

### Filhos adultos de alcoólatras

Woititz, J. 2002. The complete adult children of alcoholics sourcebook: *Adult children at home, at work and in love.* Deerfield Beach, FL: Health Communications.

Os *sites* a seguir trazem fontes de consulta tanto para quem deseja abandonar problemas com bebida alcoólica quanto para seus entes queridos.
www.smartrecovery.org
www.aa.org (Alcoólicos Anônimos)
www.moderation.org

## Amenorreia

Muir, T. 2019 Overcoming amenorrhea: *Get your period back. Get your life back.* Amazon Digital Services LLC.

Rinaldi N., S. Buckler, L. Sanfilippo Waddell. 2016. *No Period. Now What?: A guide to regaining your cycles and improving your fertility.* Antica Press LLC.

## Mochileiros e *hiking*

Mayhew, A.O. 2018. *Ultralight recipes for outdoor explorers.* Millcreek, WA: Backcountry Foodie LLC.
www.backcountryfoodie.com.

## Gordura corporal (*ver também* Controle do peso, Obesogênicos)

International Society of Sports Nutrition position stand: Diets and body composition. 2017. *Journal of the International Society of Sports Nutrition* 14:16. doi. org/10.1186/s12970-017-0174-y.

Este *site* tem uma calculadora de gordura corporal.
www.calculator.net/body-fat-calculator.html

## Imagem corporal (*ver também* Transtornos alimentares)

Creekmore, H. 2017. Compared to who? *A proven path to improve your body image.* Abilene, TX: Leafwood Publishers.
Scritchfield, R. 2016. *Body kindness: Transform your health from the inside out – and never say diet again.* New York, NY: Workman Publishing.

O *site* www.EDCatalogue.com traz uma grande variedade de livros sobre imagem corporal, enquanto os *sites* a seguir promovem a autoestima positiva em mulheres de todas as idades:
www.bodypositive.com
https://now.org/now-foundation/love-your-body
www.about-face.org

## Cafeína

International Society of Sports Nutrition position stand: Caffeine and performance. 2010. *Journal of the International Society of Sports Nutrition* 7: 5. doi. org/10.1186/1550-2783-7-5.

## Calorias (*ver também* Análise dietética e avaliação nutricional; Rastreadores de alimento)

www.calorieking.com
www.MyFitnessPal.com
www.webmd.com/diet/healthtool-food-calorie-counter

## Câncer (*ver também* Alimentação saudável; Plantas medicinais; Suplementos)

LaMantia, J., and N. Berinstein, MD. 2012. *The essential cancer treatment nutrition guide and cookbook.* Toronto: Robert Rose.

O *site* da American Cancer Society traz respostas a todas as suas perguntas sobre prevenção e tratamento.

www.cancer.org/healthy/eat-healthy-get-active/acs-guidelines-nutritionphysical-activity-cancer-prevention.html

O American Institute for Cancer Research fornece informação nutricional sobre alimentação para uma vida mais saudável.
www.aicr.org

O World Cancer Research Fund traz as últimas evidências sobre alimentos, nutrição, atividade física e prevenção do câncer.
www.dietandcancerreport.org

## Doença celíaca

Case, S. 2016. Gluten-free diet: *The definitive resource guide.* Saskatchewan, Canada: Case Nutrition Consulting, Inc.

Shelley Case, NR, oferece este *site* a pessoas com doença celíaca.
http://shelleycase.com

A Celiac Disease Awareness Campaign, patrocinada pelo National Institutes of Health, disponibiliza fontes para profissionais e clientes.
www.celiac.nih.gov

Visite estes *sites* da Celiac Disease Foundation, do Gluten Intolerance Group e do National Institute of Diabetes and Digestive and Kidney Diseases (NIDDK) para obter informação adicional sobre a doença celíaca.
https://celiac.org
https://gluten.org
www.niddk.nih.gov

## Obesidade na infância

Satter, E. 2005. *Your child's weight: Helping without harming.* Madison, WI: Kelcy Press.

O We Can! é um programa de educação nacional, nos EUA, que oferece aos pais e familiares dicas e atividades divertidas para incentivar a alimentação saudável, o aumento da atividade física e a diminuição do sedentarismo ou do tempo que se passa na frente de uma tela.
www.nhlbi.nih.gov/health/educational/wecan

Gráficos de crescimento para avaliação do peso das crianças são disponibilizados no *site* do Centers for Disease Control and Prevention.
www.cdc.gov/growthcharts

## Crianças e nutrição

Satter, E. 2008. *Secrets of feeding a healthy family.* Madison, WI: Kelcy Press.

Os *sites* a seguir promovem a alimentação saudável e a atividade física entre pais e filhos.
www.kidnetic.org
www.superkidsnutrition.com

## Vestuário

O *site* a seguir oferece calções de corrida e outros itens de vestuário para a prática de exercícios que têm bolsos para guardar os alimentos esportivos.
www.raceready.com

## Medicina complementar e alternativa (*ver também* Plantas medicinais)

Os *sites* do National Center for Complementary and Integrative Health e do National Institutes of Health Office of Dietary Supplemments fornecem informação abundante sobre medicina alternativa, plantas medicinais e suplementos dietéticos.
https://nccih.nih.gov
https://ods.od.nih.gov

## Livros e receitas culinárias (*ver também* Nutrição vegetariana)

American Heart Association. 2017. *New American Heart Association cookbook*. New York, NY: Harmony Books.

Flanagan, S. 2018. *Run fast. Cook fast. Eat slow*. Emmaus, PA: Rodale.

Flanagan S. 2016. *Run fast. Eat slow: Nourishing recipes for athletes*. Emmaus, PA: Rodale.

Thomas, B., and A. Lim. 2011. *The feed zone cookbook: Fast and flavorful food for athletes*. Boulder, CO: Velopress.

Visite estes *sites* para obter receitas e informação extra sobre culinária.
www.cookinglight.com
www.cooksillustrated.com
www.eatingwell.com

## Creatina

International Society of Sports Nutrition position stand: Safety and efficacy of creatine supplementation in exercise, sport, and medicine. 2017. *Journal of the International Society of Sports Medicine* 14: 18. doi: 10.1186/s12970-017-0173-z.

## Diabetes

American Diabetes Association. 2018. *Managing type 2 diabetes for dummies*. Hoboken, NJ: John Wiley and Sons.

Colberg, S. 2020. *The Athlete's Guide to Diabetes*. Champaign, IL: Human Kinetics.

Geil, P., and T. Ross. 2015. *What do I eat now? A step-by-step guide to eating right with type 2 diabetes*. Alexandria, VA: American Diabetes Association.

Fundado por um nutricionista registrado, este *site* fornece informações práticas.
http://diabeteseveryday.com

O National Diabetes Education Program, parte do NIDDK, traz informação sobre como aprimorar o tratamento do diabetes.
www.ndep.nih.gov

A American Diabetes Association disponibiliza informação e fontes sobre tratamento do diabetes.
www.diabetes.org

## Análise dietética e avaliação nutricional (*ver também* Calorias)

Você pode usar os *sites* listados para rastrear sua ingestão de calorias e nutrientes.

www.eaTracker.ca

www.MyFitnessPal.com

www.MyFoodRecord.com

https://ndb.nal.usda.gov/ndb (desenvolvido por nutricionistas)

## Nutricionistas (como encontrar um profissional local)

A rede de referência da Academy of Nutrition and Dietetics pode ajudar você a encontrar um nutricionista.

www.eatright.org

Este é o *site* da rede de referência do grupo de prática Sports, Cardiovascular and Wellness Nutrition, da Academy of Nutrition and Dietetics.

www.scandpg.org

Você também pode encontrar um profissional nutricionista telefonando para o departamento de nutrição de hospitais ou clínicas de medicina esportiva da sua região.

## Transtornos alimentares (*ver também* Imagem corporal)

Costin, C. 2017. *8 keys to recovery from an eating disorder.* New York, NY: W.W. Norton and Company.

Gaudiani, J. 2018. *Sick enough: A guide to the medical complications of eating disorders.* New York, NY: Routledge Press.

Hicks, S. *Emily's guide to eating disorders: A workbook for children ages 5 to 11.* Denver, CO: Outskirts Press. (This is a guide for children whose mothers are going into treatment.)

Siegel, M., J. Brisman, and M. Weinshel. 2009. *Surviving an eating disorder: Perspectives and strategies for family and friends.* New York, NY: HarperCollins Publishers.

Schaefer, J. 2014. *Life without Ed: How one woman declared independence from her eating disorder.* New York, NY: McGraw-Hill Education.

Schauster, H. 2018. *Nourish: How to heal your relationship with food, body, and self.* Somerville, MA: Hummingbird Press.

Steil, R. 2016 *Running in silence: My drive for perfection and the eating disorder that fed it.* Virginia Beach, VA: Koehler Books.

Tribole, E., and E. Resch. 2017. *The intuitive eating workbook: Ten principles for nourishing a healthy relationship with food.* Oakland, CA: New Harbinger Publications.

A Academy of Nutrition and Dietetics (AND) e o SCAN, o grupo de práticas dietéticas nutricionais da AND, oferecem um serviço de encaminhamento para nutricionistas esportivos habilitados para lidar com transtornos alimentares.
www.eatright.org
www.scandpg.org

O *site* fornece informação sobre transtornos alimentares e imagem corporal, bem como disponibiliza uma linha direta, ferramenta de triagem, rede de referências e materiais educativos.
www.nationaleatingdisorders.org

Este *site* traz informação sobre transtornos alimentares, além de uma livraria com mais de 200 títulos sobre o assunto.
www.EDCatalogue.com

O *site* da National Association for Males with Eating Disorders, Inc. é o https://namedinc.org

## Auxiliares ergogênicos

IOC Consensus Statement: Dietary supplements and the high performance athlete. 2018. *International Journal of Sport Nutrition and Exercise Metabolism* (28) 2: 104-125. doi: 10.1123/ijsnem.2018-0020.

## Exercício e fisiologia do exercício (*ver também* Controle do peso)

**Livros (*ver também* livros sobre nutrição esportiva)**
McArdle, W., F. Katch, and V. Katch. 2014. *Exercise physiology: Nutrition, energy, and human performance.* Philadelphia, PA: Lippincott Williams & Wilkins.

Powers, S., and E. Howley. 2017. *Exercise physiology: Theory and application to fitness and performance.* New York, NY: McGraw-Hill Education.

O American College of Sports Medicine é o maior grupo de profissionais de medicina esportiva e ciência do esporte, no âmbito mundial. www.acsm.org

O Gatorade Sports Science Exchange traz muitos artigos sobre fisiologia do exercício e ciência do abastecimento para o desempenho. www.gssiweb.org

2018 Physical Activity Guidelines Advisory Committee scientific report. https://health.gov/paguidelines/second-edition/report.

## Tríade da mulher atleta e RED-S

IOC consensus statement: Beyond the female athlete triad – Relative energy deficiency in sport (RED-S). 2014. *British Journal of Sports Medicine* (7): 491-7. doi: 10.1136/bjsports-2014-093502.
IOC consensus statement on relative energy deficiency in sport (RED-S): 2018 update. 2018. *International Journal of Sport Nutrition and Exercise Metabolism* 28 (4): 316-331. doi: 10.1123/ijsnem.2018-0136.

## Informação sobre FODMAP para pessoas com disfunção intestinal

Kate Scarlata, NR, e Patsy Catsos, NR, escreveram muitos livros e materiais educativos sobre o uso da dieta FODMAP para tratar pessoas com síndrome do intestino irritável (SII).
www.KateScarlata.com
www.VeryWellFit.com

Catsos, P. 2017. *The IBS elimination diet and cookbook: A plan for eating well and feeling great.* New York, NY: Harmony Books.
Scarlata, K. 2017. *The low FODMAP diet step by step: A personalized plan to relieve the symptoms of IBS and other digestive disorders – with more than 130 deliciously satisfying recipes.* New York, NY: De Capo Press.

## Informação sobre alimentos

O International Food Information Council traz informação sobre todos os aspectos dos alimentos e da segurança de alimentos. https://foodinsight.org.

## Rótulos de alimentos

Mantido pelo U.S. Department of Agriculture, este *site* traz um guia para entender os rótulos dos alimentos.
www.fda.gov/Food/LabelingNutrition/ucm20026097.htm.

## Rastreadores de alimento (também chamados contadores de caloria)

A seguir, são listados apenas alguns *sites* (com apps) comumente usados por meus clientes para rastrear a ingestão alimentar:
www.MyFitnessPal.com
www.livestrong.com
www.LoseIt.com
www.sparkpeople.com

## Doença cardíaca

American Heart Association scientific statement: Recommended dietary pattern to achieve adherence to the American Heart Association/American College of Cardiology (AHA/ACC) Guidelines. 2016. Circulation 134: e505-e529. doi.org/10.1161/CIR.0000000000000462.

Presidential advisory from the American Heart Association on dietary fats and cardiovascular disease. 2017. Circulation 136: e1-e23. doi.org/10.1161/CIR.0000000000000510.

## Alimentação saudável

Duyff, R. 2017. *The American Dietetic Association's complete food and nutrition guide*. Hoboken, NJ: John Wiley and Sons.

Leia tópicos interessantes sobre vida saudável, no *site* da American Heart Association: www.heart.org.
O Food and Nutrition Information Center, no U.S. Department of Agriculture, apresenta informação nutricional para bebês, crianças, adolescentes, adultos e idosos. www.nal.usda.gov/fnic

O Office of Disease Prevention and Health Promotion traz informação sobre como se alimentar para ter saúde.
https://health.gov

Muitos nutricionistas têm *blogs* sobre alimentos. Se pesquisar "blogueiros de alimentos" na internet, escolha os autores que são profissionais nutricionistas. Alguns *blogs* populares são:

Amidor, RD, T. https://tobyamidornutrition.com/my-blog.

Helm, RD, J. www.nutritionunplugged.com.

Weiss, RD, L. www.LizsHealthyTable.com.

## Plantas medicinais (*ver também* Medicina complementar e alternativa)

O Memorial Sloan Kettering Cancer Center fornece informação sobre plantas medicinais, extratos vegetais, suplementos, entre outros.
https://www.mskcc.org/cancer-care/diagnosis-treatment/symptom-management/integrative-medicine/herbs

A Herb Research Foundation fornece informação cientificamente embasada acerca dos benefícios para a saúde e da segurança das plantas medicinais. www.herbs.org

## Fraudes

Este *site* traz um guia contra fraudes e charlatanismo em saúde e aumenta a sua capacidade de tomar decisões inteligentes em relação aos suplementos esportivos e plantas medicinais.
www.quackwatch.org

## Alimentos cultivados localmente

Este *site* o ajuda a encontrar bancas de fazenda e feiras.
www.localharvest.org

## Medical information

Estes *sites* trazem informação médica e nutricional atualizada.
www.webmd.com
www.mayoclinic.org

## Dieta do Mediterrâneo (e outras tradições alimentares culturais)

O Oldways traz informação sobre a dieta do Mediterrâneo, além de outras tradições alimentares culturais.
https://oldwayspt.org

## Menopausa

Northrup, C. 2012. *The wisdom of menopause*. New York, NY: Bantam Books.

O *site* da North American Menopause Society é dedicado à promoção da saúde da mulher que passa ou já passou pela menopausa.
www.menopause.org

## Dismorfia muscular (*ver também* Imagem corporal)

Pope Jr., H.G., K.A. Phillips, and R. Olivardia. 2002. The Adonis complex: *How to identify, treat and prevent body obsession in men and boys*. New York, NY: Touchstone.

## Boletins informativos

**Tufts University Health & Nutrition Letter**
www.nutritionletter.tufts.edu.

**University of California, Berkeley Wellness Letter**
www.berkeleywellness.com.

## Obesogênicos (*ver também* Gordura corporal, Controle do peso)

Os *sites* a seguir fornecem informação sobre os obesogênicos, brevemente introduzidos no Capítulo 1.
http://en.wikipedia.org/wiki/Obesogen.
www.niehs.nih.gov/health/topics/conditions/obesity/obesogens/index.cfm.

Obesity pathogenesis: An Endocrine Society scientific statement. 2017. *Endocrine Reviews* 38 (4): 2670296. doi.org/10.1210/er.2017-00111.

## Osteoporose

Nelson, M., and S. Wernick. 2006. Strong women, strong bones: *Everything you need to know to prevent, treat, and beat osteoporosis*. New York, NY: Penguin Group.

A National Osteoporosis Foundation traz uma variedade de informações e fontes.

www.nof.org

## Fármacos intensificadores do desempenho (listas de substâncias banidas)

Lista de fármacos proibidos da World Anti-Doping Agency (WADA): www.usada.org/substances/prohibited-list.

Lista de fármacos banidos da National Collegiate Athletic Association (NCAA): www.ncaa.org/2018-19-ncaa-banned-drugs-list.

Lista de suplementos contaminados do U.S. Food and Drug Administration: www.accessdata.fda.gov/scripts/sda/sdNavigation.cfm?sd=tainted_supplements_cder.

### *Personal trainers*

As organizações profissionais que certificam *personal trainers* incluem o American College of Sports Medicine, American Council on Exercise, IDEA Health and Fitness Association e National Strength and Conditioning Association. Use os *sites* a seguir para encontrar um *personal trainer*:

www.acsm.org/get-stay-certified/find-a-pro.

www.acefitness.org/education-and-resources/lifestyle/find-ace-pro.

www.ideafit.com/find-personal-trainer.

## Pesticidas

Os *sites* do USDA Pesticide Data Program, Environmental Protection Agency (EPA) e Environmental Working Group fornecem informação sobre pesticidas.

www.ams.usda.gov/AMSv1.0/pdp.

www.EPA.gov/pesticides.

www.ewg.org.

## Gravidez

Erick, M. 2004. Managing morning sickness: *A survival guide for pregnant women*. Boulder, CO: Bull Publishing Company.

Luke, B., and T. Eberlein. 2017. *When you are expecting twins, triplets or quads*. New York, NY: HarperCollins Publishers.

Ward, E. 2017. Expect the best: *Your guide to healthy eating before, during, and after pregnancy*. Chicago, IL: Academy of Nutrition and Dietetics.

www.eatrightpro.org/practice/position-and-practice-papers/positionpapers/nutrition-and-lifestyle-for-a-healthy-pregnancy-outcome.

## Proteína

Jager R., C. Kerksick, B. Campbell, et al. 2017. International Society of Sports Nutrition position stand: Protein and exercise. 2017. *Journal of the International Society of Sports Nutrition* 14: 20. https://jissn.biomedcentral.com/articles/10.1186/s12970-017-0177-8.

## Probióticos

O termo "universal" não se aplica aos probióticos. Diversas cepas e dosagens são recomendadas para variadas finalidades. O Clinical Guide to Probiotic Products pode ajudar você a determinar o probiótico que talvez seja mais adequado para um problema de saúde específico.

www.usprobioticguide.com (produtos dos EUA)

www.probioticchart.ca/PBCAdultHealth.html (produtos do Canadá)

## Deficiência energética relativa no esporte (*ver* Tríade da mulher atleta)

## Sono

Atletas que viajam entre locais de fusos horários diferentes irão se beneficiar com as informações trazidas pela American Sleep Association.

www.SleepAssociation.org

## Nutrição esportiva (*ver também* Suplementos)

Position of the Academy of Nutrition and Dietetics, American College of Sports Medicine and the Dietitians of Canada: Nutrition and athletic performance:

2016. *Journal of the Academy of Nutrition and Dietetics* 116 (3): 501-528. doi. org/10.1016/j.jand.2015.12.006.

ACSM, and D. Benardot. 2018. *ACSM's nutrition for exercise science.* Philadelphia, PA: Wolters Kluwer.

Castle, J. 2015. *Eat like a champion: Performance nutrition for your young athlete.* New York, NY: American Management Association.

Kleiner, S., and M. Greenwood. 2019. *The new power eating: More muscle, more energy, less fat.* Champaign, IL: Human Kinetics.

Larson-Meyer, D.E. 2019. *Plant-based sports nutrition: Expert fueling strategies for training, recovery, and performance.* Champaign, IL: Human Kinetics.

Karpinski, C. 2017. *Sports nutrition: A handbook for professionals,* 6th ed. Chicago, IL: Academy of Nutrition and Dietetics.

**Livros sobre nutrição esportiva (*ver também* Exercício e fisiologia do exercício)**

O *Nancy Clark's Sports Nutrition Guidebook* é um livro popular para estudantes do segundo grau e universitários (para especializações distintas da nutrição ou como um livro suplementar para os que se especializam em nutrição). Informações sobre o guia do instrutor estão disponíveis em www.humankinetics.com.

Jeukendrup, A., and M. Gleeson. 2019. *Sports nutrition,* 3rd ed. Champaign, IL: Human Kinetics.

Spano, M., L. Kruskall, and T. Thomas. 2017. *Nutrition for sport, exercise and health.* Champaign, IL: Human Kinetics.

O *site* do Australian Institute of Sport fornece informação sobre nutrição esportiva, incluindo conselhos sobre suplementos esportivos.
www.ausport.gov.au/ais/nutrition

Este é o *site* profissional do grupo de práticas de Sports, Cardiovascular and Wellness Nutrition da Academy of Nutrition and Dietetics (SCAN).
www.scandpg.org

Os *sites* do Gatorade Sports Science Institute e do PowerBar disponibilizam fontes tanto para profissionais como para o público.
www.gssiweb.com
www.powerbar.com

A National Library of Medicine fornece acesso às pesquisas mais recentes publicadas em periódicos médicos e científicos.
www.pubmed.gov

## Controle do estresse e relaxamento

O World Wide Online Meditation Center, projetado tanto para novatos como para meditadores experientes, inclui vários tipos de "salas de meditação", equipadas com áudio para minimização do estresse, cura e centralização.
www.meditationcenter.com

## Suplementos (*ver também* Plantas medicinais; Nutrição esportiva)

Maughan, R., and L. Burke. 2018. IOC consensus statement: Dietary supplements and the high-performance athlete. *British Journal of Sports Medicine* 52 (7):439-455. doi: 10.1136/bjsports-2018-099027. Free full text available.

Position of the Academy of Nutrition and Dietetics: Micronutrient supplementation. 2018. *Journal of the Academy of Nutrition and Dietetics.* www.eatright-pro.org/practice/position-and-practice-papers/positionpapers/nutrient-supplementation.

Uma lista de A a Z de plantas medicinais e outros suplementos, incluindo informação de antecedentes, dosagens, segurança, interações e referências.
https://medlineplus.gov

O National Agricultural Library's Food and Nutrition Information Center disponibiliza informação sobre o uso seguro de suplementos dietéticos diários, bem como *links* de *sites* e fontes contendo informação confiável.
www.nal.usda.gov/fnic/dietary-supplements

Esse *site* contém a literatura científica revisada por pares e publicada, sobre suplementos dietéticos como vitaminas, minerais e plantas medicinais. O *site* é um esforço conjunto entre o NIH's Office of Dietary Supplements e a National Library of Medicine.
https://ods.od.nih.gov/Research/PubMed_Dietary_Supplement_Subset.aspx

O *site* da National Collegiate Athletic Association fornece informação sobre suplementos cujo uso por atletas universitários foi banido. Ademais, fornece informação sobre nutrição esportiva para estudantes atletas.
www.ncaa.org

O National Institute of Drug Abuse fornece informação sobre ciência do abuso de drogas e do vício.
www.drugabuse.gov

O ConsumerLab apresenta os resultados de testes de qualidade e pureza de suplementos dietéticos.
www.consumerlab.com

## Informação sobre segurança de suplementos

Os atletas devem confirmar que quaisquer suplementos que venham a tomar são de fato seguros e livres de contaminação por drogas ilícitas. A lista proibida da World Anti-Doping Agency é disponibilizada em https://www.wada-ama. org/en/content/what-is-prohibited.

Entre os fabricantes de suplementos que gozam de boa reputação estão Klean Athlete, Thorne Douglas, Labs Garden of Life e Nordic Naturals. Um *site* e um aplicativo que podem confirmar os suplementos aprovados são o NSF International Certified for Sport e o Informed-Choice™: http://www.nsfsport. com/.

## Nutrição vegetariana

Larson-Meyer, D.E. 2019. Plant-based sports nutrition: *Expert fueling strategies for training, recovery, and performance*. Champaign, IL: Human Kinetics.

Position of the Academy of Nutrition and Dietetics: Vegetarian diets. 2016. *Journal of the Academy of Nutrition and Dietetics*. www.eatrightpro.org/practice/position-and-practice-papers/position-papers/vegetarian-diets.

Este *site* traz informação prática do Vegetarian Nutrition Dietetic Practice Group of the Academy of Nutrition and Dietetics.
http://vegetariannutrition.net

O Vegetarian Resource Group é uma organização sem fins lucrativos dedicada a ensinar ao público os aspectos inter-relacionados da nutrição, ecologia, ética e fome mundial.
www.vrg.org

Este outro *site* afirma disponibilizar o maior acervo mundial de receitas vegetarianas, *blogs*, artigos e informação vegana.
www.vegweb.com

## Suplementos vitamínicos

Position of the Academy of Nutrition and Dietetics: Micronutrient supplementation. 2018. *Journal of the Academy of Nutrition and Dietetics* 118 (11): 2162-2173.

## Controle do peso (*ver também* Exercício e fisiologia do exercício, Obesogênicos)

Tribole, E., and E. Resch. 2012. *Intuitive eating: A revolutionary program that works*. New York, NY: St. Martin's Press.

Position of the Academy of Nutrition and Dietetics: Interventions for the treatment of overweight and obesity in adults. 2016. *Journal of the Academy of Nutrition and Dietetics*.

www.eatrightpro.org/practice/position-and-practice-papers/positionpapers/interventions-treatment-overweight-obesity-in-adults.

International Society of Sports Nutrition position stand: Diets and body composition. 2017.

*Journal of the International Society of Sports Nutrition* 14: 16. doi. org/10.1186/s12970-017-0174-y.

National Athletic Trainers' Association position statement: Safe weight loss and maintenance practices in sport and exercise. 2011. *Journal of Athletic Training*. http://natajournals.org/doi/pdf/10.4085/1062-6050-46.3.322.

## Como se tornar um nutricionista esportivo

Toda semana, recebo *e-mails* de pessoas que leram meus livros ou artigos e desejam saber onde podem aprender mais sobre nutrição e exercício. Algumas até querem se tornar nutricionistas esportivas. Eis o que tenho a dizer para essas pessoas.

Um número cada vez maior de instituições está ofertando especializações em nutrição esportiva, particularmente quando têm departamentos de nutrição e ciência do exercício. Em muitos casos, é possível combinar os dois programas para criar uma especialização que atenda às suas necessidades.

- Ver uma lista de programas de graduação em nutrição esportiva, em www. scandpg.org, o *site* do Sports, Cardiovascular and Wellness Nutrition (SCAN), um grupo de prática dietética da Academy of Nutrition and Dietetics (AND).

**516** Guia de nutrição esportiva

- Há uma lista de programas acadêmicos em nutrição credenciados e aprovados pela AND, disponível em www.eatright.org. Para uma lista de programas acadêmicos em ciência do exercício, visite www.acsm.org, o *site* do American College of Sports Medicine.
- Caso deseje apenas expandir seu conhecimento pessoal, você pode assistir a uma ou duas aulas de nutrição ou ciência do exercício, sem se comprometer com quatro anos de ensino superior. Entretanto, recomendo o programa integral para aqueles que desejam desenvolver uma carreira em nutrição esportiva.
- Se você quer prestar aconselhamento nutricional, deve se tornar um nutricionista. Isso implica ser reconhecido pela Academy of Nutrition and Dietetics, a maior organização de profissionais de nutrição dos Estados Unidos. As portas da carreira se abrirão para você. Algumas pessoas optam por cursos rápidos de certificação, porém tais cursos não podem se equiparar à educação recebida ao longo dos quatro anos da graduação, somados a um estágio e ao grau de mestre em nutrição. Obter a instrução e as credenciais adequadas é uma importante responsabilidade profissional.
- Ao se tornar um nutricionista registrado, você também se torna elegível para fazer parte do SCAN, o grupo de interesse em nutrição esportiva da Academy of Nutrition and Dietetics. Os membros do SCAN são os nutricionistas esportivos líderes. Quando tiver experiência, você pode se submeter a um exame e se tornar um especialista em dietética esportiva certificado (EDEC) pelo conselho. Ver mais informação em www.scandpg.org.

Embora as metas da sua carreira possam incluir trabalhar com atletas e outras pessoas sadias e ativas, recomendo fortemente aos estudantes e recém--graduados que trabalhem primeiro no cenário clínico, como em hospitais, para aprender mais sobre como lidar com doenças cardíacas, diabetes, câncer e muitas enfermidades associadas ao envelhecimento que você encontrará em seu trabalho com atletas e praticantes de *fitness*. Esse conhecimento o ajudará a cuidar bem das pessoas e melhorará sua experiência profissional. Um ou dois anos de trabalho clínico é um bom investimento em sua carreira.

Envolva-se como voluntário em uma equipe esportiva universitária, no futebol juvenil, ACM ou qualquer área que lhe interesse. Trabalhe em programas de nutrição e condicionamento patrocinados pela associação dietética ou preste aconselhamento em condicionamento físico na sua área. Pratique o que você prega. Escreva artigos para o jornal local ou para o jornal do seu clube local de ciclismo ou corrida. Tente desenvolver redes que o ajudem a conhecer outros nutricionistas esportivos e profissionais de medicina esportiva locais. As interações sociais podem abrir portas que eventualmente levarão ao trabalho remunerado.

A nutrição esportiva é hoje uma parte integral de muitos programas que lidam com esporte e atletas, por isso existem oportunidades de trabalho disponíveis. Alguns lugares para procurar (ou criar) trabalho incluem academias, centros de treinamento, *spas*, ACM, programas de bem-estar corporativos, práticas de medicina esportiva, escolas de segundo grau, universidades e departamentos de atletismo universitários, além de equipes esportivas semiprofissionais e profissionais. Use a criatividade.

Talvez você tenha que bater em várias portas até encontrar um lugar receptivo. Ou você pode trabalhar por conta própria usando seus contatos pessoais. Por exemplo, algumas nutricionistas registradas que são mães de adolescentes atletas iniciaram aulas de nutrição esportiva voltadas para pais, treinadores e estudantes. Alguns profissionais nutricionistas que amam tênis, *ballet* ou ginástica se tornaram conhecidos como nutricionistas esportivos por meio de seus esportes. Muitos daqueles que trabalham em academias começaram trabalhando com os membros dessas academias. Você pode criar seu trabalho dos sonhos e, com muito trabalho duro e tempo, alcançar seus objetivos. Divirta-se!

Com os mais sinceros cumprimentos,
Nancy

# Apêndice B

## Referências selecionadas

Academy of Nutrition and Dietetics. 2016. Position of the Academy of Nutrition and Dietetics: Interventions for the treatment of overweight and obesity in adults. *J Acad Nutr Diet* 116: 129-147.

Ackland T.R., T.G. Lohman, J. Sundgot-Borgen, et al. 2012. Current status of body composition assessment in sport: Review and position statement on behalf of the ad hoc research working group on body composition, health and performance, under the auspices of the I.O.C. Medical Commission. *Sports Med* 42 (3): 227-249.

Ackermark, C., I. Jacobs, M. Rasmussan, and J. Karlsson. 1996. Diet and muscle glycogen concentration in relation to physical performance in Swedish elite ice hockey players. *Int J Sports Nutr and Exerc Metab* 6 (3): 272-284.

Affenito, S. 2007. Breakfast: A missed opportunity. *J Amer Diet Assoc* 107 (4): 565-569.

Ainslie, P., I. Campbell, K. Frayn, et al. 2002. Energy balance, metabolism, hydration, and performance during strenuous hill walking: The effect of age. *J Appl Physiol* 93 (2): 714-723.

American College of Sports Medicine (ACSM). 2007. ACSM position stand on exercise and fluid replacement. *Med Sci Sports Exerc* 39 (2): 377-390.

American College of Sports Medicine (ACSM), Academy of Nutrition and Dietetics, and Dietitians of Canada. 2016. Joint position statement: Nutrition and athletic performance. *Med Sci Sports Exerc* 48 (3): 543-568.

American Psychiatric Association. 2013. *Diagnostic and statistical manual of mental disorders*, 5th ed. Washington, DC: Author.

Appel, L., F. Sacks, V. Carey, et al. 2005. Effects of protein, monounsaturated fat, and carbohydrate intake on blood pressure and serum lipids: Results of the OmniHeart randomized trial. *JAMA* 294: 2455-64.

Antoni, R., T. Robertson, M. Denise, et al. 2018. A pilot feasibility study exploring the effects of moderate time-restricted feeding intervention on energy intake, adiposity and metabolic physiology in free-living human subjects. *J Nutr Sci* 7e 22.

Aragon, A., B. Schoenfeld, R. Wildman, et al. 2017. International Society of Sports Nutrition position stand: Diets and body composition. *J Int Soc Sports Nutr* 14 (1): 16.

Archer, E. 2018. In defense of sugar. *Prog Cardiovas Dis* 61 (3-4): 386-387. doi.org/10.1016/j.pcad.2018.07.013.

Armstrong, L. 2002. Caffeine, body fluid-electrolyte balance, and exercise performance. *Int J Sports Nutr and Exerc Metab* 12: 189-206.

Armstrong, L., A. Pumerantz, M. Roti, et al. 2005. Fluid, electrolyte, and renal indices of hydration during 11 days of controlled caffeine consumption. *Int J Sport Nutr Exerc Metab* 15: 252-265.

Artioli, G., B. Gualano, A. Smith, J. Stout, and A. Lancha Jr. 2010. Role of beta-alanine supplementation on muscle carnosine and exercise performance. *Med Sci Sports Exerc* 42 (6): 1162-1173.

Bailey, W., D. Jacobsen, and J. Donnelly. 2002. Changes in total daily energy expenditure as a result of 16 months of aerobic training: The Midwest Exercise Trial. *Am J Clin Nutr* 75 (Suppl. no. 2): 363.

Barnes, J., J. Wagganer, J. Loenneke, R. Williams Jr, Y. Arja, G. Kirby, and T. Pujol. 2012. Validity of bioelectrical impedance analysis instruments for the measurement of body composition in collegiate gymnasts. *Med Sci Sports Exerc* 44 (5S): S592.

Barr, S., K.C. Janelle, and J.C. Prior. 1995. Energy intakes are higher during the luteal phase of ovulatory menstrual cycles. *Am J Clin Nutr* 61: 39-43.

Beals, K., and M. Manore. 2000. Behavioral, psychological, and physical characteristics of female athletes with subclinical eating disorders. *Int J Sports Nutr and Exerc Metab* 10 (2): 128-143.

Beals, K., and M. Manore. 2002. Disorders of the female athlete triad among collegiate athletes. *Int J Sports Nutr and Exerc Metab* 12: 281-293.

Beelen, M., L. Burke, M. Gibala, and L. van Loon. 2010. Nutritional strategies to promote postexercise recovery. *Int J Sports Nutr Exerc Metab* 20 (6): 515-532.

Bergstrom, J., L. Hermansen, E. Hultman, and B. Saltin. 1967. Diet, muscle glycogen, and physical performance. *Acta Physiol Scand* 71: 140-150.

Blackburn, G. 2001. The public health implications of the Dietary Approaches to Stop Hypertension Trial. *Am J Clin Nutr* 74: 1-2.

Bo, K, R. Artal, R. Barakat, et al. 2018. Exercise and pregnancy in recreational and elite athletes: 2016/2017 evidence summary from the IOC expert group meeting, Lausanne. Part 5. Recommendations for health professionals and active women. *Br J Sports Med* 52: 1080-1085.

Borjian, A., C. Ferrari, A. Anouf, and L. Touyz. 2010. Pop-cola acids and tooth erosion: An in vitro, in vivo, electron-microscopic, and clinical report. *Int J Dent* 2010: 957842. doi: 10.1155/2010/957842.

Bouchard, C. 1990. Heredity and the path to overweight and obesity. *Med Sci Sports Exerc* 23 (3): 285-291.

Braakhuis, A. 2012. Effect of vitamin C supplements on physical performance. *Curr Sports Med Reports* 11 (4): 180-184.

Bradbury, K., A. Balkwill, E. Spencer, et al. 2014. Organic food consumption and the incidence of cancer in a large prospective study of women in the United Kingdom. *Br J Cancer* 110 (9): 2321-2326.

Bartlett, J., J. Hawley, and J. Morton. 2015 Carbohydrate availability and exercise training adaptation: Too much of a good thing? Eur J Sport Sci 15 (1): 3-12.

Bratland-Sanda, S., J. Sundgot-Borgen. 2013. Eating disorders in athletes: Overview of prevalence, risk factors and recommendations for prevention and treatment. *Eur J Sports Sci* 13 (5): 499-508.

Bray, G., S.J. Nielsen, and B. Popkin. 2004. Consumption of high-fructose corn syrup in beverages may play a role in the epidemic of obesity. *Am J Clin Nutr* 79: 537-543.

Breyere, O., C. Cooper, J. Pelletier, et al. 2016. A consensus statement on the European Society for Clinical and Economic Aspects of Osteoporosis and Osteoarthritis (ESCEO) algorithm for the management of knee osteoarthritis-From evidence-based medicine to the real-life setting. *Semin Arthritis Rheum* 45 (4 Suppl): S3-11.

**520** Guia de nutrição esportiva

Brik, M., I. Fernandez-Buhigas, and A. Martin-Arias. 2019. Does exercise during pregnancy impact on maternal weight gain and fetal cardiac function? A randomized controlled study. *Ultrasound Obstet Gynecol* 53(5): 583-589. doi: 10.1002/uog.20147.

Brown L., A. Midgley, R. Vince, L.A. Madden, and L.R. McNaughton. 2013. High versus low glycemic index 3-h recovery diets following glycogen-depleting exercise has no effect on subsequent 5-km cycling time trial performance. *J Sci Med Sport* 16 (5): 450-454.

Bryant S., K. McLaughlin, K. Morgaine, and B. Drummond. 2011. Elite athletes and oral health. *Int J Sports Med* 32 (9): 720-724.

Buijsse, B., E. Feskens, F. Kok, and D. Kromhout. 2006. Cocoa intake, blood pressure, and cardiovascular mortality: The Zutphen Elderly Study. *Arch Intern Med* 166 (4): 411-417.

Burdon, C., I. Spronk. H. Cheng, and H.T. O'Connor. 2017. Effect of glycemic index of a pre-exercise meal on endurance exercise performance: A systematic review and meta-analysis. *Sports Med* 47 (6): 1087-1101.

Burke, L. 2010. Fueling strategies to optimize performance: Training high or training low? Scand J Med Sci Sports 20 (Suppl. no. 2): 48-58.

Burke, L., G. Collier, and M. Hargreaves. 1998. Glycemic index: A new tool in sports nutrition? *Int J Sport Nutr* 8: 401-415.

Burke, L., and J. Hawley. 2018. Swifter higher, stronger: What's on the menu? *Science* 362: 781-787.

Burke, L., J. Hawley, S. Wong and A. Jeukendrup. 2011. Carbohydrates for training and competition. *J Sports Sci* 29 (Suppl. no. 1): S17-S27.

Burke, L., M. Ross, L. Garvican-Lewis, et al. 2017. Low carbohydrate, high fat diet impairs exercise economy and negates the performance benefit from intensified training in elite race walkers. *J Physiol.* 595 (9): 2785-2807.

Burke L., L. van Loon, and J. Hawley. 2017. Postexercise muscle glycogen resynthesis in humans. *J Appl Physiol* 122: 1055-1067.

Campbell, C., D. Prince, E. Applegate, and G. Casazza. 2007. Effect of carbohydrate supplementation type on endurance cycling performance in competitive athletes. *Med Sci Sports Exerc* 39 (Suppl. no. 5): Abstract 1760.

Carrera, O., R. Adan, E. Gutierrez, U. Danner, H. Hoek, et al. 2012. Hyperactivity in anorexia nervosa: Warming up not just burning-off calories. *PLoS ONE* 7 (7): e41851. doi:10.1371/journal.pone.0041851.

Case, S. 2016. *Gluten-free diet: The definitive resource guide*. Regina, Saskatchewan: Case Nutrition Consulting.

Casa, D., L. Armstrong, S. Montain, et al. 2000. National Athletic Trainers' Association position statement: Fluid replacement for athletes. *J Athletic Training* 35 (2): 212-224.

Casa, D., J. DeMartini, and M. Bergeron. 2015. National Athletic Trainers' Association position statement: Exertional heat illness. *J Athl Train* 50 (9): 986-1000.

Centers for Disease Control and Prevention. *National diabetes statistics report*, 2017. Atlanta, GA: Centers for Disease Control and Prevention, U.S. Department of Health and Human Services.

Center for Science in the Public Interest (CSPI). 2006a. Are you deficient? *Nutrition Action Healthletter* 33 (9): 3-7.

Center for Science in the Public Interest (CSPI). 2006b. Pour better or pour worse: How beverages stack up. *Nutrition Action Healthletter* 33 (5): 3-7.

Center for Science in the Public Interest (CSPI). 2012. Going organic: What's the payoff? https://cspinet.org/tip/going-organic-whats-payoff.

Chapman, C., C. Benedict, S. Brooks, and H. Schioth. 2012. Lifestyle determinants of the drive to eat: A meta-analysis. *Am J Clin Nutr* 96 (3): 492-497.

Apêndice B | Referências selecionadas **521**

Chowdhury, R., S. Warnakula, S. Kunutsor, F. Crowe, et al. 2014. Association of dietary, circulating, and supplement fatty acids with coronary risk: A systematic review and meta-analysis. *Annals Intern Med* 160 (6): 398-406.

Clancy, R.L., M. Gleeson, A. Cox, et al. 2006. Reversal in fatigued athletes of a defect in interferon gamma secretion after administration of *Lactobacillus acidophilus*. *Br J Sports Med* 40 (4): 351-354.

Clayton, D., A. Barutcu, C. Machin, et al. 2015. Effect of breakfast omission on energy intake and evening exercise performance. *Med Sci Sports Exerc* 47 (12): 2645-2652.

ConsumerLab.com. 2007. Product review: Joint supplements. www.consumerlab.com/results/gluco.asp.

Consumer Reports. 2018. Arsenic, lead found in popular protein supplements. www.consumerreports.org/dietary-supplements/heavy-metals-in-protein-supplements.

Cook, N.R., J. Cutler, E. Obarzanek, et al. 2007. Long-term effects of dietary sodium reduction on cardiovascular disease outcomes: Observational follow-up of the trials of hypertension prevention (TOHP). *Br Med J* 334 (7599): 885.

Costill, D., R. Bowers, G. Branam, and K. Sparks. 1971. Muscle glycogen utilization during prolonged exercise on successive days. *J Appl Physiol* 31 (6): 834-838.

Costill, D.L., D.S. King, R. Thomas, and M. Hargreaves. 1985. Effects of reduced training on muscular power in swimmers. *Phys Sportsmed* 13 (2): 94-101.

Costill, D.L., W. Sherman, W. Fink, C. Maresh, M. Witten, and J. Miller. 1981. The role of dietary carbohydrate in muscle glycogen resynthesis after strenuous exercise. *Am J Clin Nutr* 34: 1831-1836.

Costill, D.L., R. Thomas, R.A. Roberts, et al. 1991. Adaptations to swimming training: Influence of training volume. *Med Sci Sports Exerc* 23 (3): 371-377.

Cribb, P., and A. Hayes. 2006. Effects of supplement timing and resistance exercise on skeletal muscle hypertrophy. *Med Sci Sports Exerc* 38 (1): 1918-1925.

Cribb, P., A. Williams, and A. Hayes. 2007. A creatine-protein-carbohydrate supplement enhances responses to resistance training. *Med Sci Sports Exerc* 39 (11): 1960-1968.

Davis, S., C. Castelo-Branco, P. Chedrual, M. Lumsden, R. Nappi, D. Shah, P. Villaseca, and Writing Group of the Society from World Menopause Day 2012. 2012. Understanding weight gain at menopause. *Climacteric* 15 (5): 419-429.

Davison, G., M. Gleeson, and S. Phillips. 2007. Antioxidant supplementation and immunoendocrine responses to prolonged exercise. *Med Sci Sports Exerc* 39 (4): 645-652.

DellaValle, D., and J. Haas. 2011. Impact of iron depletion without anemia on performance in trained endurance athletes at the beginning of a training season: A study of female collegiate rowers. *Int J Sports Nutr Exerc Metab* 21 (6): 501-506.

de Oliveira Otto, M., R. Lemaitre, X. Song, I. King, D. Siscovick, and D. Mozaffarian. 2018. Serial measures of circulating biomarkers of dairy fat and total and causespecific mortality in older adults: The Cardiovascular Health Study. *Am J Clin Nutr* 108 (3): 476-484.

de Oliveira Otto, M., D. Mozaffarian, D. Kromhout, A. Bertoni, C. Sibley, D. Jacobs Jr, and J. Nettleton. 2012. Dietary intake of saturated fat by food source and incident cardiovascular disease: The multi-ethnic study of atherosclerosis. *Am J Clin Nutr* 96 (2): 397-404.

de Souza R., A. Mente, A. Maroleanu, et al. 2015. Intake of saturated and transunsaturated fatty acids and risk of all cause mortality, cardiovascular disease, and type 2 diabetes: Systematic review and meta-analysis of observational studies. *BMJ* 11:351:h3978. doi: 10.1136/bmj.h3978.

Demura, S., S. Yamaji, F. Goshi, and Y. Nagasawa. 2002. The influence of transient change of total body water on relative body fats based on three bioelectrical impedance analyses methods.

Comparison between before and after exercise with sweat loss, and after drinking. *J Sports Med Phys Fitness* 42 (1): 38-44.

Denny, K., K. Loth, M. Eisenberg, and D. Neumark-Sztainer. 2013. Intuitive eating in young adults: Who is doing it, and how is it related to disordered eating behaviors? *Appetite* 60 (11): 13-19.

Deutz, R., D. Benardot, D. Martin, and M. Cody. 2000. Relationship between energy deficits and body composition in elite female gymnasts and runners. *Med Sci Sports Exerc* 32 (3): 659-668.

DiNioloantonio, J., and J. O'Keefe. 2018. In critique of "In Defense of Sugar": The nuance of whole foods. *Prog Cardiovas Dis* 61 (3-4): 384-385. doi.org/10.1016/j.pcad.2018.07.006.

Doering, T., D. Jenkins, P. Reaburn, et al. 2016. Lower integrated muscle protein synthesis in masters compared with younger athletes. *Med Sci Sports Exerc* 48 (8): 1613-1618.

Doherty, M., and P. Smith. 2005. Effects of caffeine ingestion on the rating of perceived exertion during and after exercise: A meta-analysis. *Scand J Med Sci Sports* 15 (2): 69-78.

Dolan, E., B. Gualano, E. Rawson. 2018. Beyond muscle: The effects of creatine supplementation on brain creatine, cognitive processing, and traumatic brain injury. *Eur J Sports Sci* Aug 7: 1-14. doi: 10.1080/17461391.2018.1500644.

Dolan, E., and C. Sale. 2019. Protein and bone health across the lifespan. *Proc Nutr Sci* 78 (1): 45-55.

Dominguez, J., L. Goodman, S. Sen Gupta, et al. 2007. Treatment of anorexia nervosa is associated with increases in bone mineral density, and recovery is a biphasic process involving both nutrition and return of menses. *Am J Clin Nutr* 86 (1): 92-99.

Drewnowski, A., and F. Bellisle. 2007. Liquid calories, sugar, and body weight. *Am J Clin Nutr* 85: 651-661.

Dueck, C., K. Matt, M. Manore, and J. Skinner. 1996. Treatment of athletic amenorrhea with a diet and training intervention program. *Int J Sport Nutr and Exerc Metab* 6 (1): 24-40.

Environmental Working Group. 2018. Shopper's guide to pesticides in produce. www.ewg.org/foodnews/dirty-dozen.php.

Environmental Protection Agency. n.d. www.epa.gov/ghgemissions/inventory-usgreenhouse-gas--emissions-and-sinks. Accessed November 4, 2018.

Erskine, R., G. Fletcher, B. Hanson, and J. Folland. 2012. Whey protein does not enhance the adaptations to elbow flexor resistance training. *Med Sci Sports Exerc* 44 (9): 1791-1800.

Expert Panel on Detection, Evaluation, and Treatment of High Blood Cholesterol in Adults. 2001. Executive summary of the third report of the National Cholesterol Education Program Expert Panel on detection, evaluation, and treatment of high cholesterol in adults. *JAMA* 285: 2486-2497.

Fallaize, R., L. Wilson, J. Gray, L.M. Morgan, and B. Griffin. 2013. Variation in the effects of three different breakfast meals on subjective satiety and subsequent intake of energy at lunch and evening meal. *Eur J Nutr*, 52 (4): 1353-1359.

Fairchild, T., S. Fletcher, P. Steele, C. Goodman, B. Dawson, and P. Fournier. 2002. Rapid carbohydrate loading after a short bout of near maximal-intensity exercise. Med Sci Sports Exerc 34 (6): 980-986.

Ferreira, S.E., M.T. de Mello, S. Pompeia, and M.L. de Souza-Formigoni. 2006. Effects of energy drink ingestion on alcohol intoxication. *Alcohol Clin Exp Res* 30 (4): 598-605.

Fiolet, T., B. Srour, L. Sellem, et al. 2018. Consumption of ultra-processed foods and cancer risk: Results from NutriNet-Santé prospective cohort. *BMJ* 14:360:k322. doi: 10.1136/bmj.k322.

Flakoll, P., T. Judy, K. Flinn, C. Carr, and S. Flinn. 2004. Postexercise protein supplementation improves health and muscle soreness during basic military training in marine recruits. *J Appl Physiol* 96 (3): 951-956.

Floegel, A., T. Pischon, M. Bergmann, B. Teucher, R. Kaaks, and H. Boeing. 2012. Coffee consumption and risk of chronic disease in the European Prospective Investigation into Cancer and Nutrition (EPIC) – German study. *Am J Clin Nutr* 95 (4): 901-908.

Flores-Mateo, G., D. Rojas-Rueda, J. Basora, E. Ros, and J. Salas-Salvado. 2013. Nut intake and adiposity: Meta-analysis of clinical trials. *Am J Clin Nutr* 97 (6): 1346-1355.

Food and Nutrition Board, Institute of Medicine. 1998/2000. *Dietary reference intakes.* Lanover, MD: National Academy Press.

Forman, J., J. Silverstein, Committee on Nutrition, and Council on Environmental Health. 2012. Organic foods: Health and environmental advantages and disadvantages. *Pediatrics* 130 (5): e1406-1415.

Forouhi, N., R. Krauss, G. Taubes, and W. Willet. 2018. Dietary fat and cardiometabolic health: Evidence, controversies, and consensus for guidance *BMJ* 361:k2139.

Franz, M.J. 2003. Glycemic index: Not the most effective nutrition therapy intervention. *Diabetes Care* 26: 2466-2468.

Fredericson, M., and K. Kent. 2005. Normalization of bone density in a previously amenorrheic runner with osteoporosis. *Med Sci Sports Exerc* 37 (9): 1481-1486.

Friedmann D., G. Vick, and V. Mishra. 2017. Cellulite: A review with a focus on subcision. *Clin Cosmet Investig Dermatol* 10: 17-23.

Fuglestad, P., R. Jeffery, and N. Sherwood. 2012. Lifestyle patterns associated with diet, physical activity, body mass index and amount of recent weight loss in a sample of successful weight losers. *Int J Behav Nutr Phys Act* 26 (9): 79. doi: 10.1186/1479-5868-9-79.

Fuller N., I. Caterson, A. Sainsbury, et al. 2015. Effect of a high-egg diet on cardiovascular risk factors in people with type 2 diabetes: The Diabetes and Egg (DIABEGG) Study – a 3-month randomized controlled trial. *Am J Clin Nutr* 101 (4): 705-13.

Garner, D. 1998. The effects of starvation on behavior: Implications for dieting and eating disorders. *HWJ* 12 (5): 68-72.

Gardner, C., J. Trepanowski, L. Del Gobbo, et al. 2018. Effect of low-fat vs low-carbohydrate diet on 12-month weight loss in overweight adults and the association with genotype pattern or insulin secretion: The DIETFITS randomized clinical trial. *JAMA* 319 (7): 667-679.

Getchell, B., and W. Anderson. 1982. Being fit: A personal guide. New York: Wiley. Gilhooly, C., S.K. Das, J.K. Golden, et al. 2007. Food cravings and energy regulation: The characteristics of craved foods and their relationship with eating behaviors and weight change during 6 months of dietary energy restriction. *Int J Obes* 31 (12): 1849-1858.

Gold, E., K. Leung, S. Crawford, et al. 2013. Phytoestrogen and fiber intakes in relation to incident vasomotor symptoms: Results from the study of women's health across the nation. *Menopause*, 20 (3): 305-314.

Gordon, C., K. Ackerman, S. Berga, et al. 2017. Functional hypothalamic amenorrhea: An Endocrine Society clinical practice guideline. *J Clin Endocrinol Metab* 102 (5): 1-27.

Green, H., M. Ball-Burnett, S. Jones, and B. Farrance. 2007. Mechanical and metabolic responses with exercise and dietary carbohydrate manipulation. *Med Sci Sports Exerc* 39 (1): 139-148.

Greene, R., S. Godek, A. Burkholder, and C. Peduzzi. 2007. Sweat sodium and total sodium losses in NFL players with exercise associated muscle cramps during training camp vs matched non--crampers. *Med Sci Sports Exerc* 39: 5 (Suppl) Abstract 574.

Gwacham, N., and D. Wagner. 2012. Acute effects of a caffeine-taurine energy drink on repeated sprint performance of American college football players. *Int J Sports Nutr Exerc Metab* 22 (2): 109-116.

Haakstad, L., and K. Bo. 2011. Effect of regular exercise on prevention of excessive weight gain in pregnancy: A randomised controlled trial. *Eur J Contracept Reprod Health Care* 16 (2): 116-25.

Hansen, A., C. Fischer, P. Plomgaard, J. Andersen, B. Saltin, and B. Pedersen. 2005. Skeletal muscle adaptation: Training twice every second day vs training once daily. *J Appl Physiol* 98: 93-99.

Helms, E., C. Zinn, D. Rowlands, and S. Brown. 2014. A systematic review of dietary protein during caloric restriction in resistance trained lean athletes: A case for higher intakes. *Intl J Sports Nutr Exerc Metab* 24 (2): 127-138.

Hemila H., and E. Chalker. 2013. Vitamin C for preventing and treating the common cold. *Cochrane Database Sust Rev* 31: (1) CD000980. doi: 10.1002/14651858. CD000980.pub4.

Heneghan, C., J. Howick, B. O'Neill, P. Gill, D. Lasserson, D. Cohen, R. Davis, A. Ward, A. Smith, and G. Jones. 2012. The evidence underpinning sports performance products: A systematic assessment. *BMJ Open* 2: e001702. doi:10.1136/bmjopen-2012-001702.

Heydari, M., J. Freund, and S. Boutcher. 2012. The effect of high-intensity intermittent exercise on body composition of overweight young males. *J Obes*: 480467. doi: 10.1155/2012/480467.

Hickner, R., C. Horswill, J. Welker, J. Scott, J. Roemmich, and D. Costill. 1991. Test development for the study of physical performance in wrestlers following weight loss. *Int J Sports Med* 12 (6): 557-562.

Hills, A., N. Byrne, R. Lindstrom, J. Hill. 2013. "Small changes" to diet and physical activity behaviors for weight management. *Obes Facts* 6 (3): 228-238.

Hill, J.O., W. McArdle, J. Snook, and J. Wilmore. 1992. Commonly asked questions regarding nutrition and exercise: What does the scientific literature suggest? Vol. 9 of Sports Science Exchange. Chicago: Gatorade Sports Science Institute.

Hoffman M., and K. Stuempfle. 2015. Muscle cramping during a 161-km ultramarathon: Comparison of characteristics of those with and without cramping. *Sports Med Open* 1 (1): 24.

Hollcamp, W. 2012. Obesogens: An environmental link to obesity. *Environ Health Perspect* 120 (2): a62-168. www.medscape.com/viewarticle/758210.

Holway, F., and L. Spriet. 2011. Sport-specific nutrition: Practical strategies for team sports. *J Sports Sci* 29 (Suppl. no. 1): S115-S125.

Hottenrott, K., E. Hass, M. Kraus, G. Neumann, M. Steiner, and B. Knechtie. 2012. A scientific nutrition strategy improves time trial performance by ~6% when compared with a self-chosen nutrition strategy in trained cyclists: A randomized cross-over study. *Appl Physiol Nutr Metab* 37 (4): 637-645.

Houmard, J.A., D.L. Costill, J.B. Mitchell, S.H. Park, R.C. Hickner, and J.N. Roemmich. 1990. Reduced training maintains performance in distance runners. *Int J Sports Med* 11 (1): 46-52.

Huang, H.Y., B. Caballero, S. Chang, et al. 2006. The efficacy and safety of multivitamin and mineral supplement use to prevent cancer and chronic disease in adults: A systematic review for a National Institutes of Health state-of-the-science conference. *Ann Intern Med* 145 (5): 372-385.

Howe, S., T. Hand, and M. Manore. 2014. Exercise-trained men and women: Role of exercise and diet on appetite and energy intake. *Nutrients* 6 (11): 4935-4960.

Institute of Medicine. 1994. *Fluid replacement and heat stress*. Washington, DC: National Academy Press.

Institute of Medicine. 2009. *Weight gain during pregnancy: Reexamining the guidelines*. Washington, DC: National Academies Press.

International Olympic Committee. 2011. IOC consensus on sports nutrition 2010. *J Sports Sci* 29 (Suppl. no. 1): S3-4.

Apêndice B | Referências selecionadas **525**

Jakubowicz D., O. Froy, J. Wainstein, and M. Boaz. 2012. Meal timing and composition influence ghrelin levels, appetite scores and weight loss maintenance in overweight and obese adults. *Steroids* 77 (4): 323-331.

Janssen, G., C. Graef, and W. Saris. 1989. Food intake and body composition in novice athletes during a training period to run a marathon. *Int J Sports Med* 10: S17-21.

Jentjens, R.L., K. Underwood, J. Achten, K. Currell, C.H. Mann, and A.E. Jeukendrup. 2006. Exogenous carbohydrate oxidation rates are elevated after combined ingestion of glucose and fructose during exercise in the heat. *J Appl Physiol* 100 (3): 807-816.

Jiang, R., J.E. Manson, M.J. Stampfer, S. Liu, W.C. Willett, and F.B. Hu. 2002. Nut and peanut butter consumption and risk of type 2 diabetes in women. *JAMA* 288 (20): 2554-2560.

Johannesson, E., M. Simren, H. Strid, A. Bajor, and R. Sadik. 2011. Physical activity improves symptoms in irritable bowel syndrome: A randomized controlled trial. *Am J Gatroenterol* 106 (5): 915-922.

Johnson, C., A. Davenport, M. Hansen, and D. Bacharach. 2010. Pre-competition hydration status of high school athletes participating in different sports. *Med Sci Sports Exerc* 42 (5): S128 (Abstract 1149).

Johnson, S., H. Park, C. Gross, et al. 2018. Complementary medicine, refusal of conventional cancer therapy, and survival among patients with curable cancers. *JAMA* Oncol Published online July 19, 2018. doi:10.1001/jamaoncol.2018.2487.

Joy. E., A. Kussman, and A. Nattiv. 2016. Update on eating disorders in athletes: A comprehensive narrative review with a focus on clinical assessment and management. *Br J Sports Med* 50: 154-162.

Joy, J., R. Vogel, K. Shane Broughton, U. Kudla, N. Kerr, J. Davison, R. Wildman, and N. DiMarco. 2018. Daytime and nighttime casein supplements similarly increase muscle size and strength in response to resistance training earlier in the day: A preliminary investigation. *J Int Soc Sports Nutr* 15: 24. doi: 10.1186/s12970-018-0228-9.

Jones A., S. Bailey, and A. Vanhatalo. 2013. Dietary nitrate and O2 consumption during exercise. *Med Sports Sci* 59: 29-35.

Joy E., A. Kussman, and A. Nattiv. 2016. 2016 update on eating disorders in athletes: A comprehensive narrative review with a focus on clinical assessment and management. *Br J Sports Med* 50: 154-162.

Jeukendrup, A. 2017. Training the gut for athletes. *Sports Med* 47 (Suppl 1): S101-S110.

Kahleova H., J. Lloren, A. Mashchak, et al. 2017. Meal frequency and timing are associated with changes in body mass index in Adventist Health Study 2. *J Nutr* 147 (9): 1722-1728.

Kahwati L., R. Weber, H. Pan, et al. 2018. Vitamin D, calcium, or combined supplementation for the primary prevention of fractures in community-dwelling adults: Evidence report and systematic review for the US Preventive Services Task Force. *JAMA* 319 (15): 1600-1612.

Kapoor, E., M. Collazo-Clavell, and S. Faubion. 2017. Weight gain in women at midlife: A concise review of the pathophysiology and strategies for management. *Mayo Clin Proc.* 92 (10): 1552-1558.

Karp, J., J. Johnston, S. Tecklenburg, T. Mickleborough, A. Fly, and J. Stager. 2006. Chocolate milk as a post-exercise recovery aid. *Int J Sports Nutr Exerc Metab* 16: 78-91.

Karppanen, H., and E. Mervaala. 2006. Sodium intake and hypertension. *Prog Cardiovasc Dis* 49 (2): 59-75.

Karsch-Volk M., B. Barrett, and K. Linde. 2015. Echinacea for preventing and treating the common cold. *JAMA* 313 (6): 618-619.

Keay, N., G. Francis, and K. Hind. 2018. Low energy availability assessed by a sportspecific questionnaire and clinical interview indicative of bone health, endocrine profile and cycling performance in competitive male cyclists. *BMJ Open Sport Exerc Med* 4 (1): e000424. doi: 10.1136/bmjsem-2018-000424.

Kerr, K., et al. 2008. Effects of pre-exercise nutrient timing on glucose responses and intermittent exercise performance. *Med Sci Sports Exerc* 40 (Suppl. no. 5): S77.

Keys, A., J. Brozek, A. Henschel, et al. 1950. *The biology of human starvation*. Vols. I and II. Minneapolis: University of Minnesota Press.

Kirk, E.P., J. Donnelly, and D. Jacobsen. 2002. Time course and gender effects in aerobic capacity and body composition for overweight individuals: Midwest Exercise Trial (MET). *Med Sci Sports Exerc* 34 (Suppl. no. 5): 120.

Knowler, W.C., E. Barrett-Conner, S.E. Fowler, et al. 2002. Reduction in the incidence of type II diabetes with lifestyle intervention or metformin. *N Eng J Med* 346: 393-403.

Kris-Etherton, P., G. Zhao, A.E. Binkoski, S.M. Coval, and T.D. Etherton. 2001. The effects of nuts on coronary heart disease. *Nutr Rev* 59 (4): 103-111.

Lambert C. 2018. Exercise training alters the glycemic response to carbohydrates and is an important consideration when evaluating dietary carbohydrate intake. *J Intl Soc Sport Med* 15: 53.

Lavie, C. 2018. Sugar wars – commentary from the editor. *Prog Cardiovasc Dis* 61 (3-4): 382-383. doi.10.1016/j.pcad.2018.07.007.

Leibel, R.L., M. Rosenbaum, and J. Hirsch. 1995. Changes in energy expenditure resulting from altered body weight. *N Engl J Med* 332: 621-628.

Leone, J., E. Sedory, and K. Gray. 2005. Recognition and treatment of muscle dysmorphia and related body image disorders. *J Athl Train* 40 (4): 352-359.

Levine, J., N. Eberhardt, and M. Jensen. 1999. Role of non-exercise activity thermogenesis in resistance to fat gain in humans. *Science* 282 (5399): 212-214.

Liu, X., G.C. Machado, J.P. Eyles, et al. 2018. Dietary supplements for treating osteoarthritis: A systematic review and meta-analysis. *Br J Sports Med.* 52: 167-175.

Lovelady, C. 2011. Balancing exercise and food intake with lactation to promote postpartum weight loss. *Proc Nutr Soc* 70 (2): 181-184.

Lowndes, J., D. Kawiecki, S. Pardo, V. Nguyen, K. Melanson, Z. Yu, and J. Rippe. 2012. The effects of four hypocaloric diets containing different levels of sucrose or high fructose corn syrup on weight loss and related parameters. *Nutr J* 11 (1): 55.

Lutter, J., and S. Cushman. 1982. Running while pregnant. *J Melpomene Institute* 1 (1): 2-4.

Macpherson, H., A. Pipingas, and M. Pase. 2013. Multivitamin-multimineral supplementation and mortality: A meta-analysis of randomized controlled trials. *Am J Clin Nutr*, 97 (2): 237-238.

Manson, J., E. Lee, W. Christen, et al. 2019. Marine n-3 Fatty Acids and Prevention of Cardiovascular Disease and Cancer. *New Eng J Med.* 380 (1): 23-32.

Marczinski, C.A., and M.T. Fillmore. 2006. Clubgoers and their trendy cocktails: Implications of mixing caffeine into alcohol on information processing and subjective reports of intoxication. *Exp Clin Psychopharmacol* 14 (4): 450-458.

Martin, W., L. Armstrong, and N. Rodriquez. 2005. Dietary protein intake and renal function. *Nutr Metab* (Lond) 20 (2): 25.

Mason, W.L., G. McConell, and M. Hargreaves. 1993. Carbohydrate ingestion during exercise: Liquid vs. solid feedings. *Med Sci Sports Exerc* 25 (8): 966-969.

Mathews, N., 2018. Prohibited contaminants in dietary supplements. *Sports Health* 10 (1): 19-30.

Maughan, R., L. Burke, J. Dvorak, et al. 2018. IOC Consensus Statement: Dietary supplements and the high-performance athlete. *Br J Sports Med* 52 (7): 439-455.

Apêndice B | Referências selecionadas **527**

Maughan, R., P. Watson, P. Cordery, Walsh N., Oliver S., Dolci A., Rodriguez-Sanchez N., and Galloway S. 2016. A randomized trial to assess the potential of different beverages to affect hydration status: Development of a beverage hydration index. *Am J Clin Nutr* 103: 717-723.

McDermott, B.P., S. Anderson, L. Armstrong, D. Casa, S. Cheuvront, L. Cooper, W. Kenney, F. O'Connor, and W. Roberts. 2017 National Athletic Trainers' Association position statement: Fluid replacement for the physically active. *J Athl Train* 52 (9): 877-895.

McManus, K., L. Antinoro, and F. Sacks.2001. A randomized controlled trial of a moderate fat, low--energy diet compared with a low-fat, low energy diet for weight loss in overweight adults. *Int J Obes Relat Metab Disord* 25: 1503-1511.

McSwiney, F., B. Wardrop, P. Hyde, et al. 2018. Keto-adaptation enhances exercise performance and body composition responses to training in endurance athletes. *Metabolism* 81: 25-34.

Messina, M. 2010. Soybean isoflavone exposure does not have feminizing effects on men: A critical examination of the clinical evidence. *Fertil Steril* 93 (7): 2095-2104.

Miller, K., E. Lee, E. Lawson, et al. 2006. Determinants of skeletal loss and recovery in anorexia nervosa. *J Endocrinol Metab* 91 (8): 2931-2937.

Mountjoy, M., J. Sundgot-Borgen, L. Burke, et al. (2014) The IOC consensus statement: Beyond the female athlete triad – relative energy deficiency in sport (RED-S). *Br J Sports Med* 48: 491-497.

Moore, L., A. Midgley, S. Thurlow, G. Thomas, and L. McNaughton. 2010. Effect of the glycaemic index of a pre-exercise meal on metabolism and cycling time trial performance. *J Sci Med Sport* 13 (1): 182-188.

Moore D.R., Robinson M.J., Fry J.L., Tang J.E., Glover E.I., Wilkinson S.B., Prior T., Tarnopolsky M.A., and Phillips SM. 2009. Ingested protein dose response of muscle and albumin protein synthesis after resistance exercise in young men. *Am J Clin Nutr* 89 (1): 161-168.

Morgan, J., F. Reid, and J. Lacey. 1999. The SCOFF questionnaire: Assessment of a new screening tool for eating disorders. *BMJ* 319 (7223): 1467-1468.

Morton J., C. Robertson, L. Sutton, et al. 2010. Making the weight: A case study from professional boxing. *Intl J Sport Nutr Exerc Metab* 20: 80-85.

Mosca, L., C. Banka, E. Benjamin, et al. 2007. Evidence-based guidelines for cardiovascular disease prevention in women: 2007 update. *Circulation* 115 (7): 1481-1501.

Mujika, I. 2010. Intense training: The key to optimal performance. *Scand J Med Sci Sports* 20 (Suppl. no. 2): 24-31.

Mursu, J., K. Robien, L. Harnack, K. Park, and D. Jacobs. 2011. Dietary supplements and mortality rate in older women: The Iowa Women's Health Study. *Arch Intern Med* 171 (18): 1625-1633.

Napoli, N., J. Thompson, R. Civitelli, and R. Armamento-Villareal. 2007. Effects of dietary calcium compared with calcium supplements on estrogen metabolism and bone mineral density. *Am J Clin Nutr* 85: 1428-1433.

National Eating Disorders Association. 2005. No weigh! A declaration of independence from a weight-obsessed world. www.nationaleatingdisorders.org.

National Institutes of Health. 2007. National Institutes of Health state-of-the-science conference statement: Multi-vitamin and mineral supplements and chronic disease prevention. *Am J Clin Nutr* 85 (1): 257S-264S.

Nattiv, A. 2000. Stress fractures and bone health in track and field athletes. *J Sci Med Sport* 3 (3): 268-279.

Neumark-Sztainer, D., M. Wall, J. Guo, M. Story, J. Haines, and M. Eisenhberg. 2006. Obesity, disordered eating, and eating disorders in a longitudinal study of adolescents: How do dieters fare five years later? *J Amer Diet Assoc* 106: 559-568.

**528** Guia de nutrição esportiva

Nieman, D., D. Henson, S. McAnulty, et al. 2004. Vitamin E and immunity after the Kona Triathlon World Championship. *Med Sci Sports Exerc* 36 (8): 1328-1335.

Noakes, T. 2003. Lore of running, 4th ed. Champaign, IL: Human Kinetics. Novak, C., C. Escande, P. Burghardt, M. Zhang. M. Barbosa, E. Chini, S. Britton, L. Koch, H. Akil, and J. Levine. 2010. Spontaneous activity, economy of activity, and resistance to diet-induced obesity in rats bred for high intrinsic aerobic capacity. *Horm Behav* 58 (3): 355-367.

O'Dea, J., and P. Rawstorne. 2001. Male adolescents identify their weight gain practices, reasons for desired weight gain, and sources of weight gain information. *J Amer Diet Assoc* 101 (1): 105-107.

Ode, J., J. Pivarnik, M. Reeves, and J. Knous. 2007. Body mass index as a predictor of percent fat in college athletes and nonathletes. *Med Sci Sports Exerc* 39 (3): 403-409.

Office of Disease Prevention and Health Promotion (ODPHP). 2018 Physical Activity Guidelines Advisory Committee scientific report. https://health.gov/paguidelines/second-edition/report.

Olivardia, R. 2002. Body image obsession in men. *HWJ* 16 (4): 59-63.

Ortega, F., D. Lee, P. Katzmarzyk, J. Ruiz, X. Sui, T. Church, and S. Blair. 2012. The intriguing metabolically healthy but obese phenotype: Cardiovascular prognosis and role of fitness. *Eur Heart J.* 34 (5): 389-397. doi: 10.1093/eurheartj/ehs174.

Otterstetter, R., J. Viar, J. Naylor, S. Krone, and K. Tessmer. 2012. Effects of acute exercise on the accuracy of air-displacement plethysmography in young adults. *Med Sci Sports Exerc* 44 (5S): S591.

Owens, D., R. Allison, G. Close. 2018. Vitamin D and the athlete: Current perspectives and new challenges. *Sports Med* 48 (Suppl 1): S3-S16.

Paoli, A., K. Grimaldi, D. D'Agostino, L. Cenci, T. Moro, A. Bianco, and A. Palma. 2012. Ketogenic diet does not affect strength performance in elite artistic gymnasts. *J Int Soc Sports Nutr* 9 (1): 34. doi: 10.1186/1550-2783-9-34.

Pasman, W., M. van Baak, A. Jeukendrup, and A. de Haan. 1995. The effects of different dosages of caffeine on endurance performance time. *Int J Sports Med* 16: 225-230.

Peterson, J., W. Repovich, M. Eash, D. Notrica, and C. Hill. 2007. Accuracy of consumer grade bioelectrical impedance analysis devices compared to air displacement plethysmography. *Med Sci Sports Exerc* 39 (5) (Suppl): Abstract 2105.

Petyaev I., and Y. Bashmakov. 2012. Could cheese be the missing piece in the French paradox? *Med Hypotheses* (12) 00385-4: S0306-9877. doi: 10.1016/j.mehy.2012.08.018. 79 (6): 746-749.

Phillips S., S. Chevalier, H. Leidy. 2016 Protein "requirement" beyond the RDA: Implications for optimizing health. *Appl Phys Nutr Metab* 41 (5): 565-572.

Phillips, P., B. Rolls, J. Ledingham, et al. 1984. Reduced thirst after water deprivation in healthy elderly men. *N Engl J Med* 311: 753-759.

Phillips, S., and van Loon, L. 2011. Dietary protein for athletes: From requirements to optimum adaptation. *J Sports Sci* 29 (Suppl 1): S29-S38.

Piercy, K., R. Troiano, R. Ballard, et al. 2018. The physical activity guidelines for Americans. *JAMA* 320 (19): 2020-2028.

Pritchard H., M. Barnes, R. Steward, J. Keogh, and M. McGuigan. 2018. Short-term training cessation as a method of tapering to improve maximal strength. *J Strength Cond Res* 32 (2): 458-465.

Pyne D., N. West, A. Cox, and A. Cripps. 2015. Probiotics supplementation for athletes – clinical and physiological effects. *Eur J Sport Sci* 15 (1): 63-72.

Reed, S., F. Levin, and S. Evans. 2008. Changes in mood, cognitive performance and appetite in the late luteal and follicular phases of the menstrual cycle in women with and without PMDD (premenstrual dysphoric disorder). *Horm Behav* 54 (1): 185-193.

Ristow, M., K. Zarse, A. Oberbach, et al. 2009. Antioxidants prevent health-promoting effects of physical exercise in humans. *Proc. Nat. Acad. Sci USA* 106 (21): 8664-8670.

Rock, C. 2007. Primary dietary prevention: Is the fiber story over? *Recent Results Cancer Res* 174: 171-177.

Roffe, C., S. Sills, P. Crome, and P. Jones. 2002. Randomised, cross-over, placebo controlled trial of magnesium citrate in the treatment of chronic persistent leg cramps. *Med Sci Monit* 8 (5): CR326-330.

Rollo, I., and C. Williams. 2011. Effect of mouth-rinsing carbohydrate solutions on endurance performance. *Sports Med* 41 (6): 339-361.

Rosenkilde, M., P. Auerbach, M. Reichkendler, T. Plough, B. Stallknecht, and A. Sjolin. 2012. Body fat loss and compensatory mechanisms in response to different doses of aerobic exercise: A randomized controlled trial in overweight sedentary males. *Am J Physiol Regul Integr Comp Physiol* 303 (6): R571-579.

Roti, M.W., D.J. Casa, A.C. Pumerantz, et al. 2006. Thermoregulatory responses to exercise in the heat: Chronic caffeine intake has no effect. *Aviat Space Environ Med* 77 (2): 124-129.

Saarni, S., A. Rissanen, S. Sarna, M. Koskenvuo, and J. Kaprio. 2006. Weight cycling of athletes and subsequent gain in middle age. *Int J Obes* 30 (11): 1639-1644.

Sacks, F., A. Lichtenstein, J. Wu, et al. 2017. Dietary fats and cardiovascular disease: Advisory from the American Heart Association. *Circulation* 136: e1-e23.

Satter, E. 2008. *Secrets of feeding a healthy family*. Madison, WI: Kelcy Press.

Schabort, E., A. Bosch, S. Welton, and T. Noakes. 1999. The effect of a preexercise meal on time to fatigue during prolonged cycling exercise. *Med Sci Sports Exerc* 31 (3): 464-471.

Schwartz, M., R. Seeley, L. Zeltser, A. Drewnowski, et al. 2017. Obesity pathogenesis: An Endocrine Society scientific statement. *Endocr Rev* 38: 267-296.

Schreiber, K. and H.A. Hausenblas. 2015. *The truth about exercise addiction: Understanding the dark side of thinspiration*. Lanham, MD: Rowman and Littlefield.

Schwellnus, M.P., J. Nicol, R. Laubscher, and T.D. Noakes. 2004. Serum electrolyte concentrations and hydration status are not associated with exercise associated muscle cramping (EAMC) in distance runners. *Br J Sports Med* 38 (4): 488-492.

Sellmeyer, D., M. Schloetter, and A. Sebastian. 2002. Potassium citrate prevents increased urine calcium secretion and bone resorption induced by a high sodium chloride diet. *J Clin Endocrinol Metab* 87 (5): 2008-2012.

Sesso H., R. Pfaffenbarger, and I. Lee. 2000. Physical activity and coronary heart disease in men: The Harvard Alumni Health Study. *Circulation* 102 (9): 975-980.

Shang, G., M. Collins, and M. Schwellnus. 2011. Factors associated with self-reported history of exercise-associated muscle cramps in Ironman triathletes: A case-control study. *Clin J Sports Med* 21 (3): 204-210.

Shaw G., A. Lee-Barthel, M. Ross, et al. 2017. Vitamin C-enriched gelatin supplementation before intermittent activity augments collagen synthesis. *Amer J Clin Nutr* 105 (1): 136-143.

Sherman, W., G. Brodowicz, D. Wright, W. Allen, J. Simonsen, and A. Dernbach. 1989. Effects of 4 h preexercise carbohydrate feedings on cycling performance. *Med Sci Sports Exerc* 21 (5): 598-604.

Sherman, W., D. Costill, W. Fink, and J. Miller. 1981. Effect of exercise-diet manipulation on muscle glycogen and its subsequent utilization during performance. *Int J Sports Med* 2: 114-118.

Shirriffs, S., P. Watson, and R. Maughan. 2007. Milk as an effective post-exercise rehydration drink. *Br J Nutr* 98: 173-180.

530  Guia de nutrição esportiva

Shlisky, J., T. Hartman, P. Kris-Etherton, C. Rogers, N. Sharkey, and S. Nickols-Richardson. 2012. Partial sleep deprivation and energy balance: An emerging issue for consideration by dietetics practitioners. *J Acad Nutr Diet* 112: 1785-1797.

Sievert, K., S. Hussain, M. Page, et al. 2019. Effect of breakfast on weight and energy intake: systematic review and meta-analysis of randomised controlled trials. *BMJ* 2019 364: 142 http://dx.doi.org/10.1136/bmj.l42.

Sims, E. 1976. Experimental obesity, dietary induced thermogenesis, and their clinical implications. *J Clin Endocrinol Metab* 5: 377-395.

Sims, E., and E. Danforth. 1987. Expenditure and storage of energy in man. *J Clin Invest* 79: 1-7.

Sims, S.T., L. van Vliet, J. Cotter, and N. Rehrer. 2007. Sodium loading aids fluid balance and reduces physiological strain of trained men exercising in the heat. *Med Sci Sports Exerc* 39 (1): 123-130.

Siris, E.S., P.D. Miller, E. Barrett-Connor, et al. 2001. Identification and fracture outcomes of undiagnosed low bone mineral density in postmenopausal women: Results of the National Osteoporosis Risk Assessment. *JAMA* 286 (22): 2815-2822.

Slater, G., A. Rice, K. Sharpe, D. Jenkins, and A. Hahn. 2007. The influence of nutrient intake after weigh-in on lightweight rowing performance. *Med Sci Sports Exerc* 39 (1): 184-191.

Smith, D. 2012. Review: Omega-3 polyunsaturated fatty acid supplements do not reduce major cardiovascular events in adults. *Ann Intern Med* 157 (12): JC6-5.

Smith-Spangler, C., M. Brandea, G. Hunter, J. Bavinnger, et al. 2012. Are organic foods safer or healthier than conventional alternatives? A systematic review. *Ann Intern Med* 157 (5): 348-366.

St-Onge, M., L. Ard, M. Baskin, et al. 2017. Meal timing and frequency: Implications for cardiovascular disease prevention: A scientific statement from the American Heart Association. *Circulation* 135 (9): e96-e121.

Stanhope, K., M. Goran, A. Bosy-Westphal, et al. 2018. Pathways and mechanisms linking dietary components to cardiometabolic disease: Thinking beyond calories. *Obes Rev* 19 (9): 1205-1235.

Staten, M. 1991. The effect of exercise on food intake in men and women. *Am J Clin Nutr* 53: 27-31.

Stearns, R., H. Emmanuel, J. Volek, and D. Casa. 2012. Effects of ingesting protein in combination with carbohydrate during exercise on endurance performance: A systematic review with meta-analysis. *J Strength Cond Res* 24 (8): 2192-2202.

Stellingwerff, T., R. Maughan, and L. Burke. 2011. Nutrition for power sports: Middledistance running, track cycling, rowing, canoeing/kayaking, and swimming. *J Sports Sci* 29 (S1): S79-89.

Sternfeld, B., H. Wang, C. Quesenberry, et al. 2004. Physical activity and changes in weight and waist circumference in midlife women: Findings from the study of women's health across the nation. *Am J Epidemiol* 160 (9): 912-922.

Stevenson, E., C. Williams, H. Biscoe. 2005. The metabolic responses to high carbohydrate meals with different glycemic indices consumed during recovery from prolonged strenuous exercise. *Int J Sports Nutr Exerc Metab* 15 (3): 291-307.

Sundgot-Borgen, J., and I. Garthe. 2011. Elite athletes in aesthetic and Olympic weightclass sports and the challenge of body weight and body compositions. *J Sports Sci* 29 (Suppl. no. 1): S101-114.

Sundgot-Borgen, J., N. Meyer, T. Lohman, et al. 2013. How to minimise the health risks to athletes who compete in weight-sensitive sports review and position statement on behalf of the Ad Hoc Research Working Group on Body Composition, Health and Performance, under the auspices of the IOC Medical Commission. *Br. J. Sports Med.* 47: 1012-1022.

Apêndice B | Referências selecionadas **531**

Syrotuik D., and G. Bell. 2004. Acute creatine monohydrate supplementation: A descriptive physiological profile of responders vs. nonresponders. *J Strength Cond Res* 18 (3): 610-617.

Taheri, S., L. Lin, D. Austin, T. Young, and E. Mignot. 2004. Short sleep duration is associated with reduced leptin, elevated ghrelin, and increased body mass index. *PLoS Med* 1 (3): E62.

Taubert, D., R. Roesen, C. Lehmann, N. Jung, and E. Schömig. 2007. Effects of low habitual cocoa intake on blood pressure and bioactive nitric oxide: A randomized controlled trial. *JAMA* 298: 49-60.

Teneforde, A., M. Barrack, A. Nattiv, and M. Frederison. 2016. Parallels with the female athlete triad in male athletes. *Sports Med* 46 (2): 171-182.

Terjung, R.L., P. Clarkson, R. Eichner, et al. 2000. American College of Sports Medicine roundtable. The physiological and health effects of oral creatine supplements. *Med Sci Sports Exerc* 32 (3): 706-717.

Teixeira, F., C. Matias, C. Monteiro, et al. 2019. Leucine metabolites do not enhance training-induced performance or muscle thickness. *Med Sci Sports Exerc* 51 (1): 56-64.

Tibana, R., and Sousa, N. 2018. Are extreme conditioning programmes effective and safe? A narrative review of high-intensity functional training methods research paradigms and findings. *BMJ Open Sport Exerc Med* 4 (1): e000435. doi:10.1136/bmjsem-2018-000435.

Tipton, K., T. Elliot, M. Cree, S. Wolf, A. Sanford, and R. Wolfe. 2004. Ingestion of casein and whey proteins result in muscle anabolism after resistance exercise. *Med Sci Sports Exerc* 36 (12): 2073-2081.

Tremblay, A., J. Despres, C. Leblanc, et al. 1990. Effect of intensity of physical activity on body fatness and fat distribution. *Am J Clin Nutr* 51: 153-157.

USDA Pesticide Data Program Annual Summary, Calendar Year 2016. www.ams.usda.gov/sites/default/files/media/2016PDPAnnualSummary.

Van Loon, L. 2013. Is there a need for protein ingestion during exercise? *Sports Science Exchange* 26 (109): 1-6.

Van Loon, L.J., R. Koopman, J.H. Stegen, A.J. Wagenmakers, H.A. Keizer, and W.H. Saris. 2003. Intramyocellular lipids form an important substrate source during moderate intensity exercise in endurance-trained males in a fasted state. *J Physiol* 553 (Pt. 2): 611-625.

van Vliet, S., N.A. Burd, and L.J. van Loon. 2015. The skeletal muscle anabolic response to plant-versus animal-based protein consumption. *J Nutr* 145 (9): 1981-1991.

van Vliet, S., E. Shy, S. Abou Sawan, J. Beals, D. West, S. Skinner, A. Ulanov, et al. 2017. Consumption of whole egg promotes greater stimulation of postexercise muscle protein synthesis than consumption of isonitrogenous amounts of egg whites in young men. *Am J Clin Nutr* 106 (6): 1401-1412.

Vega-Lopez, S., L.M. Ausman, J.L. Griffith, and A.H. Lichtenstein. 2007. Inter-individual reproducibility of glycemic index values for commercial white bread. *Diabetes Care* 30: 1412-1417.

Vertanian, L., M. Schwartz, and K. Brownell. 2007. Effects of soft drink consumption on nutrition and health: A systematic review and meta-analysis. *Am J Public Health* 97: 667-675.

Voight, B., G. Peloso, M. Orho-Melander, et al. 2012. Plasma HDL cholesterol and risk of myocardial infarction: A mendelian randomisation study. *Lancet* 380 (9841): 572-580.

Wagner, M., R. Keathley, and M. Bass. 2007. Developing a social norm intervention promotion campaign for student-athletes enrolled in a Division I-AA university. *Med Sci Sports Exerc* 39 (Suppl. no. 5): Abstract 1366.

Wallis, G., D. Rowlands, C. Shaw, R. Jentjens, and A. Jeukendrup. 2005. Oxidation of combined ingestion of maltodextrins and fructose during exercise. *Med Sci Sports Exerc* 37: 426-432.

Weaver, C. 2002. Adolescence: The period of dramatic bone growth. *Endocrine* 17: 43-48.

**532** Guia de nutrição esportiva

Wesnes, K., C. Pincock, and A. Scholey. 2012. Breakfast is associated with enhanced cognitive function in schoolchildren. An internet based study. *Appetite* 59 (3): 646-649.

Westerterp, K., G. Meijer, E. Janssen, W. Saris, and F. Ten Hoor. 1992. Long term effects of physical activity on energy balance and body composition. *Br J Med* 68 (1): 21-30.

White, R. and M. Hall. 2017. Nutritional and greenhouse gas impacts of removing animals from US agriculture. *Proc Natl Acad Sci USA* 114 (48): E10301–E10308. doi: 10.1073/pnas.1707322114.

Williams, P. 2007. Maintaining vigorous activity attenuates 7-year weight gain in 8340 runners. *Med Sci Sports Exerc* 39 (5): 801-809.

Wilmore, J., K. Wambsgans, M. Brenner, et al. 1992. Is there energy conservation in amenorrheic compared with eumenorrheic distance runners? *J Appl Physiol* 72 (1): 15-22.

Wilson, J.R., J. Lowery, J. Joy, S. Walters, J. Baier, et al. 2013. B-hydroxy-B-methylbutyrate free acid reduces markers of exercise-induced muscle damage and improves recovery in resistance--trained men. *Br J Nutr* 3: 1-7.

Wing, R., S. Belle, G. Eid, G. Dakin, W. Inabnet, et al. 2008. Physical activity levels of patients undergoing bariatric surgery in the Longitudinal Assessment of Bariatric Surgery study. *Surg Obes Relat Dis* 4 (6): 721-728.

Wing, R., and S. Phelan. 2005. Long-term weight loss maintenance. *Am J Clin Nutr* 82 (Suppl. no. 1): 222-225.

Winter, C., and S. Davis. 2006. Scientific status summary: Organic foods. *J Food Science* 71 (9): R117.

Wood A., S. Kaptoge, A. Butterworth, et al. 2018. Risk thresholds for alcohol consumption: Combined analysis of individual-participant data for 599,912 current drinkers in 83 prospective studies. *The Lancet* 391: 1513-1523.

World Cancer Research Fund and the American Institute for Cancer Research Expert Panel. 2007. Food, nutrition, physical activity and the prevention of cancer: A global perspective. www.dietandcancerreport.org.

Wyatt, H.R., G.K. Grunwald, C.L. Mosca, M.L. Klem, R.R. Wing, and J.O. Hill. 2002. Long-term weight loss and breakfast in subjects in the National Weight Control Registry. *Obes Res* 10 (2): 78-82.

Yang, Y., L. Breen, N. Burd, A. Hector, T. Churchward-Venne, A. Josse, M. Tarnopolsky, and S. Phillips. 2012. Resistance exercise enhances myofibrillar protein synthesis with graded intakes of whey protein in older men. *Br J Nutr* 108 (10): 1780-1788.

Yoshioka, M., E. Doucet, S. St-Pierre, et al. 2001. Impact of high-intensity exercise on energy expenditure, lipid oxidation and body fatness. *Int J Obes Relat Metab Disord* 25 (3): 332-339.

Zelasko, C. 1995. Exercise for weight loss: What are the facts? *J Am Diet Assoc* 95 (12): 1414-1417.

# Índice remissivo

## A

Abacate 29
Abdominais 294
Academia 206, 299, 365
Ácido fólico 74, 255
Ácidos graxos 42
Aconselhamento nutricional
    específico para o atleta 264
Açúcar 55, 120, 121, 123, 126, 194,
    205
  de mesa (sacarose) 118
  e guloseimas 30
Adição de calorias à sua dieta 324
Adição de gordura 124
Aditivos 111
Adolescentes 252
Água 50, 180
  falta de 217
Ajuste do cardápio para a saúde do
    coração 39
Álcool 39, 83, 317
  e atletas 184
Alergia a certos alimentos 235
Alimentação 34, 133, 154
  de posto de gasolina 98
  do dia a dia para pessoas ativas 1
  normal 371
  pré-exercício 108
  vegana 19
Alimento(s), 315, 339
  brancos 11
  cultivado localmente 32
  de baixo índice glicêmico 124
  de recuperação 222

  de recuperação no inverno 275
  enriquecidos com cálcio 18
  enriquecidos e fortificados 254
  esportivos 125
  esportivos industrializados 246
  industrializados 48
  naturais 254
  orgânicos 30
  pré-exercício 192
  processados 33
  ricos em cálcio 15, 18
  ricos em carboidrato 141
  ricos em proteína 24, 231
  sem açúcar contendo sorbitol 194
Almoço 105, 136, 318, 324
  e jantar: em casa, na correria e fora
    de casa 84
Alterações hormonais 194
Alterações nos percentuais de gordura
    corporal com o envelhecimento
    290
Altos e baixos do açúcar 126
Amêndoas 29
Amenorreia 160, 250, 372
American Cancer Society 232
American Heart Association 38
American Psychiatric Association 355
Amidos 6, 123
Aminoácidos 146
Amostra de cardápio de carga de
    carboidrato 136
Análise de composição corporal com
    impedância bioelétrica 306
Anemia ferropriva 161
Anorexia 354, 355

**534** Guia de nutrição esportiva

Antiácidos 50
Antioxidantes 233
Aparência 267, 297
Aperitivos 96
Apetite 350
Aprender a amar o seu corpo 298
Aquecimento global 157
Arroz 98, 395, 396
Articulações 246
Assar 441
Atleta(s) 141, 155, 160, 184, 203, 220, 247, 264, 303, 327
  bariátricos 283, 286
  com lesão 277
  com limitações de peso 351
  competidores 3
  competitivos 197
  de altitude 276
  de esportes extremos de ultradistância 268
  de idade avançada 280
  e amenorreia 372
  e o sal 47
  *indoor* 235
  viajante 235
Atum 30
Aumento da ingestão de potássio 51
Aumento do peso 310
Avaliação do seu corpo 289
Aveia 8
  instantânea 106
Azeite de oliva 29, 41

**B**

*Bagels* 107
Baixa ingestão de sódio 58
Balança 252, 301
Balanço
  certo 147
  de sua dieta de ganho de peso 323
Balas de goma 206
Bananas 14, 69
Barra(s) 111, 153

de proteína 112
de cereais 107
energéticas 67, 107, 108, 109, 110
Batatas 316, 395, 397
  (doces) assadas 108
Bebida(s) 216, 315
  alcoólicas 186
  compradas no caminho do trabalho 319
  de reposição de líquido 225
  energéticas 182
  e *smoothies* 472
  esportivas 132, 178, 206, 212, 222
  esportivas industrializadas 473
  para ganho de peso 317
  pós-exercício 182
Bem-estar
  animal 31
  vitalício 37
Biscoito(s)
  *cream cracker* 106
  de cereais integrais 9, 69
  simples 107
Boa saúde 62
Boas fontes de ômega-3 43
Bod Pod 305
Bolo de chocolate 70
Bolsa térmica 100
Brócolis 11
*Buffet* 104, 265
Bulimia 354, 357, 369

**C**

Café 79, 80, 81, 83
  calórico 81
  expresso 82
Café da manhã 65, 69, 136, 138, 318, 324, 379
  na correria 71
  não tradicional 71
  para a gaveta do escritório 71
  para campeões 71
  para viagem 77

Índice remissivo **535**

Cafeína  80, 82, 111, 174, 193, 207, 208
  pré-exercício  206
Cãibras  218
Cálcio  17, 21-23, 57, 59, 75, 251, 282
  falta de  218
Caloria  333, 334
Câncer  37, 51, 54, 79
Carboidrato(s)  8, 75, 110, 117, 122,
      127, 132, 141, 196, 220, 244,
      279, 284, 292, 347
  complexos  119
  de grãos integrais  72
  integrais  130
  para glicogênio  127
  rápidos e lentos  123
  simples e complexos  118
Cardápio para ganho de peso  318
Cardiopatias  37
Carga de carboidrato sem massas  135
Carga glicêmica  125
Carne(s)
  bovina  44, 50, 156, 449
  branca  425
  e peixes defumados e curados  49
  escura  425
  magra  27
  vermelhas  316
Carotenoides  52
Caseína  154
Cefaleia  178
Celulite  294
Cereais  8, 63, 71, 73, 74
  100% naturais  163
  desidratados  106
  frios  315
  integrais  75
  matinais 100% naturais  161
  matinais enriquecidos com ferro
      161
  não enriquecidos  254
  orgânicos  163
  quentes  315
Cérebro  132

Chá  207
Chá-verde  184
Chia  29
Chocolate  114
Ciclistas  202
Cirurgia de *bypass* gástrico  264
Colapso hipoglicêmico  65
Colesterol  42
Combustível para o exercício de
      resistência  133
Comer
  devagar  339
  na hora certa  198, 321
Comida(s)
  asiática  98
  preparadas em casa  319
Comitê Olímpico Internacional  230
Comparação entre leite e bebidas
      esportivas  222
Comparação entre proteína em pó,
      barras e alimentos ricos em
      proteína  153
Competições  214
Comportamento bulímico  373
Condição física  3
Condicionamento físico  141
Condimentos  49
Condroitina e glucosamina  246
Congelador  94
Consciência das calorias  333
Construtores de músculo  240
Conteúdo
  de carboidrato de alimentos  142
  de glicogênio  131
  de sódio de alimentos populares  49
Controle do peso  7
Conveniência  72
Coração  38, 39, 40, 41, 42
  saudável  38
Corpo  296, 308
  imperfeito  297
Corredor competitivo  192
Couve  12

**536** Guia de nutrição esportiva

Couve-crespa *versus* outros legumes e verduras verdes 12
Creatina 240
Criação de um plano alimentar de alta energia 3
Crianças 258
*CrossFit* 144, 203
Custo das calorias 319

**D**

Dano celular 168
Declaração de independência de um mundo obcecado pelo peso 300
Deficiência energética relativa no esporte (RED-S) 248, 268
Deficiências de vitaminas e minerais 230
Definição das necessidades proteicas 148
Depleção das reservas de glicogênio 138
Desempenho 124, 160, 172, 238, 242
  atlético 233
  esportivo 37, 228
Desidratação 193, 211, 267
  e desempenho 172
Diabetes 37, 55, 124
Dia de descanso 270, 285
Dieta(s) 69, 86, 138, 328
  à base de carboidrato 131
  à base de proteína e gordura 131
  cetogênica 132, 271, 345
  com alto teor de sal 47
  com redução de carboidrato 344
  da moda 344
  DASH 50
  de baixo índice glicêmico 345
  de ganho de peso 323
  e câncer 51
  e diabetes 55
  e pressão arterial elevada 46
  e saúde do coração 38

  e saúde óssea 56
  esportiva 3, 5, 35, 60, 65, 145
  esportiva à base de carboidrato 140
  paleolítica 345
  para doença celíaca 195
  redutora para um atleta durante o treino 353
  rica em cálcio 57, 251
  rica em proteína 348
  saudável 114
  tamanho único 121
  vegana 160
  vegetariana 157
Dietary Guidelines for Americans 6, 13, 21, 47, 395
Diretrizes para a ingestão de carboidrato no pré-exercício 204, 205
Diretrizes para a ingestão diária de carboidrato 129
Dismorfia muscular 298
Dispositivos 307
Dobras cutâneas 305
Doença
  cardíaca 79
  cardiovascular 38, 42
  celíaca 194, 195
Drenagem de energia 249

**E**

Efeito desidratante 174
Efeitos cumulativos da depleção de glicogênio 140
Eletrólitos 170
  de recuperação 224
Energéticos 207
Energia 201, 210
Envelhecimento 290
Equilíbrio
  do peso e da atividade 287
  eficiente de carboidratos e proteínas 75
  saudável 5

Equinácea 245
Equipes esportivas 264
Erros de nutrição 65
Ervas, especiarias e extratos vegetais 280
Escala da fome 364
Escaldar 441
Escolhas 138
  saudáveis 96, 156
Especiarias 280
Espinafre 11
Esportes 192
  de corrida 161
  de potência 266
Estilo de vida 261
  saudável 308
Estimativa da ingestão proteica 149
Estimuladores da imunidade 244
Estômago 205
  vazio 350
Estresse emocional e mental 193
Estrógeno 58
Estudo DASH 50
Excesso de gordura 259
Exercício(s) 176, 191, 291, 369
  de alta intensidade 292
  de baixa intensidade 292
  de resistência 125, 133, 240
  intermitente de alta intensidade (HIIT) 347
  matinais 84
  prolongado 109
  regular 58
  sob condições de clima quente 212
Extratos vegetais 280

**F**

Fadiga muscular 80, 129, 163, 243
Falta de apetite pela manhã 66
Falta de exercício 279
Fármacos 208
*Fast-food* 48, 102

Fatos e falsas ideias sobre perda de peso 347
Feijão 25, 316, 457
  e *tofu* 457
Fermento 50
Ferro 72, 161
  e zinco nos alimentos 162
Fertilizantes químicos 31
Fibras 62, 72, 136, 193, 282
  insolúveis 60
  nos alimentos 63
  para uma boa saúde 60
  solúveis 60
FODMAP 195
Fome 278, 362, 364
  de manhã 66
Fonte(s)
  alimentares 236
  animais 151, 162
  comuns de vitaminas e minerais 231
  de cafeína 207, 208
  de cálcio ricas em proteína 18
  de carboidrato 284
  de folato ou ácido fólico 254
  de proteína 151, 153
  de soja 162
  de vitamina D nos alimentos 236
  vegetais 151
  vegetais de cálcio 18
Frango 27, 50
  e peru 425
Fruta(s) 12, 16, 17, 61, 63, 107, 162, 215, 231, 315
  cítricas 14
  desidratadas 15, 67, 69, 108
  silvestres 15
Frutano 195
Frutos do mar 440
Futebol americano 310

**G**

Ganho de peso 309, 317, 330
Garrafas plásticas 176

**538** Guia de nutrição esportiva

Gaseificação 176
Géis e soluções concentradas de
  açúcar 194
Geladeira 94
Gelatina (colágeno) e vitamina C 246
Gênero 193
Genética 239
Geração de gases 195
Gestação 256
Glicemia 60, 61, 122
Glicogênio 127, 130, 138
  muscular 128, 292
Glicose 118
Glucosamina 246
Glutamina 245
Glúten 379
Gordura(s) 134, 196, 251, 279, 282,
  349
  abdominal 289
  boas 63
  corporal 249, 290, 304, 348, 349
  corporal e exercício 291
  e óleos 28
  localizada no abdome e no quadril
    294
  mono e poli-insaturadas 28
  saturada 46
  saturada sólida 28
  saudável 41, 90
Grãos 7, 63, 162, 215, 231
  integrais 6, 7, 8, 72
Gravidez 235, 253, 254
Grelhar 441
Grupos alimentares 5
Guloseimas 30, 105, 215

**H**

Habilidades 331
  culinárias 72
Hábitos alimentares 374
Halterofilistas 243
Hemoglobina 161
Herbicidas 31

Hidratação 193
  de inverno 272
Hipertensão 37, 46
  arterial 15
Hipoglicemia 199
  de rebote 205
Hiponatremia 178
  e perda de sódio 176
Homens perdem peso mais rápido do
  que as mulheres? 293
Hora do almoço 84
Horários
  das refeições 137
  regulares 250
Hormônio(s) 146, 263
  inibidor do apetite (leptina) 262
  intensificador do apetite (grelina)
    262
  normais 58
Humor 363

**I**

Idade 193
Idosos 235
Imagem corporal 295
Imunidade 244
Inanição 363
Índice de massa corporal 302
Índice de receitas 380, 398, 414, 426,
  441, 450, 458, 472, 482
Índice glicêmico 123
  e carga glicêmica de alimentos
    esportivos populares 125
Indústria dos suplementos e alimentos
  esportivos 228
Infecções respiratórias 226
Infelicidade 374
Informações nutricionais 76
Ingestão
  adequada (AI) 233
  alimentar pré-competição 193
  de fibras 136
  de gordura saturada sólida 28

de múltiplos grupos de alimentos em uma refeição 35
diária de alimentos 36
dietética recomendada (RDA) 233
recomendada 13, 16
Ingestões dietéticas de referência (DRI) 233
Inseticidas 31
Insônia 226
Insuficiência renal 37
Integral 7
Intensidade do exercício 193
Intensificadores de desempenho 242
Intestino 5, 192, 195
Intolerância à lactose 235
Introdução à fisiologia dos líquidos 170
Iogurte 69, 107
natural ou grego 24
Itens
não perecíveis 100
perecíveis 100

## J

Jantar 84, 92, 136, 318
fora 96
Jejum intermitente 346
Jogadores de futebol 243

## K

*kefir* 5
kiwi 15

## L

Lanchar com sabedoria 105

Lanche 112, 136, 317, 324
antes do jantar 113
da tarde 105
de chocolate 115
de recuperação 268
e guloseimas 215

e sobremesas 482
esportivo 110
no período pré-menstrual 113
para ter saúde e energia constantes 105
rápidos 105
salgados 49
típicos de posto de gasolina 100
Laticínios 15, 26
e alternativas ricas em cálcio 231
Legumes 10, 61, 63, 316
e verduras 13, 98, 231, 316
e verduras e frutas ricos em potássio 88
e verduras e saladas 414
Leite 19, 21, 222, 315
desnatado, semidesnatado ou integral 20
de soja 23
de vaca 23, 154
Limitações 217
Linhaça 29
Líquido(s) 137, 168, 283, 476
após o exercício 176
de recuperação 221
e alimentos esportivos industrializados 246
repositor 174
Lista de atividades sem comida 340

## M

Magnésio, falta de 219
Manter a forma e a saúde 343
Mantras e afirmações curativas 366
Maratonistas 197, 210
Massa magra corporal (MMC) 249
Massas 98, 395
e arroz e batatas 395
Medidas da gordura corporal 303
Meio ambiente 157
Mel 119
Melão-cantalupo 15
Menopausa 248, 260

Mercúrio 44
Metabolismo 241
Metas sugeridas para obtenção de
    energia pré-exercício 201
Microbioma 239
Micro-ondas 441
Minerais 231, 234, 280
Mingau de aveia 39
*Mix*
    de oleaginosas 67, 69, 108
    saudável 76
Molho de tomate 11
Morangos 15
Movimento 335
*Muffins* 106
Mulheres
    ativas 248
    como guardiãs da nutrição da
        família 257
    e peso e menopausa 260
    grávidas 256
    vegetarianas e amenorreia 160
Musculação 166
Músculos 131, 145, 147, 240, 279
*MyPlate* 5

**N**

Náusea 178
Necessidades
    de líquidos e eletrólitos 170
    diárias de líquido 83
    energéticas 273
    hídricas 170
    proteicas 148
Nível
    de hidratação 193
    de treino 193
    máximo de ingestão tolerável (UL)
        233
Nozes 29
Nutrição 17
    antes da gravidez 253
    após a gravidez 255

da família 257
durante a gravidez 254
e gravidez 253
e mulheres ativas 248
e perda do período menstrual 248
esportiva bariátrica 283
para atletas bariátricos 283
para atletas com lesão 277
para atletas de altitude 276
para atletas de esportes extremos de
    ultradistância 268
para atletas de idade avançada 280
para atletas de inverno 272
para equipes esportivas 264
para esportes de potência 266
para esportes que enfatizam a
    aparência e o peso 267
Nutrientes 5
    protetores 52

**O**

Obesidade 37, 65
Obesogênicos 33
Obsessão por comida 354
Obtenção de energia 202
    3-4 horas antes do treino 201
    antes do exercício 191
    com antecedência máxima de 1 hora
        em relação ao treino 202
    durante e após o exercício 210
    durante o exercício prolongado 210
    durante torneios e eventos
        consecutivos 214
    no meio do treino 214
    pré-exercício 191
Oleaginosas 29, 40, 63, 108
Óleo(s) 28
    de canola 41
    de cozinha e saúde do coração 41
    de peixe 45
    vegetais e de peixe 280
Ômega-3 40, 43
Ondas de calor 262

O que devo comer antes da
musculação? 166
O que devo comer depois da
musculação? 166
Orgânicos 31
Ossos 246
Osteoporose 249
Ovos 50
e saúde do coração 40
Óxido nítrico 243

**P**

Pães 96
de grãos integrais 9
e cereais, grãos 26
e cafés da manhã 379
Panes de açúcar (hipoglicemia de
rebote) 205
Pão 107, 379
branco 127
Passar fome 327
Pasta(s)
de amendoim 27, 29, 40
de oleaginosas 27, 29
Peixe(s) 27, 43, 45, 50
defumados 49
e frutos do mar 440
e saúde do coração 42
gordurosos 30
Percentuais de gordura corporal para
homens e mulheres 290
Perda(s)
de eletrólitos no suor 172
de peso 196, 331, 336
de sódio 176, 178
sensível de gordura 338
Perder peso sem passar fome 327
Período
menstrual 248
pré-menstrual 113
Perturbação estomacal 192
Peru 27, 425
Pescado 440

Picolés de frutas congeladas 107
Pílulas anticoncepcionais 249
Pimentões (verdes, vermelhos ou
amarelos) 11
Pipoca 9, 106
Planejamento do tempo com
sabedoria 286
Plano alimentar 3, 4
realista 341
Planta medicinal 245
Potássio 51, 88
em alimentos de recuperação 224
falta de 219
Pré-exercício 191
Preocupação 374
Pressão arterial 46, 47, 79
Prestar atenção aos sinais 373
Pré-treino 61
*Pretzels* 106
Prevenção
de transtornos alimentares 375
do câncer 54
Privação do sono 262
Probióticos 245
Problemas gastrintestinais 192
Produtos comercializados 151
Programa(s)
de exercícios 291
de exercícios exaustivos 346
nutricional 216
Promoção de saúde 294
Propagandas de dietas 309
Proteína(s) 26, 109, 134, 145, 155,
165, 215, 220, 251, 279, 281,
476
adequada 57
animal 26
diária 152
e aminoácidos 146
em alimentos comuns 151
em pó, *shakes* e barras 153
e o vegetariano 157
extra 312

**542** Guia de nutrição esportiva

muscular 241
no café da manhã 78
sem cozinhar 152
vegetal 26, 158
Protetores dos ossos e articulações
246

**Q**

Queijo(s) 24, 49
Queimar gordura em vez de
carboidrato 196
Quinoa 9

**R**

Radicais livres prejudiciais 230
Rapidez 72
Receitas, bebidas e *smoothies*
Bebida esportiva caseira 473
Bebida esportiva de bordo 474
Chocolate quente 481
*Milk-shake* encorpado e congelado
480
*Smoothie* de banana e tâmara 477
*Smoothie* de beterraba e cereja 479
*Smoothie* PB & J 478
Sugestões de *smoothies* 475
Receitas, carnes bovina e suína
Almôndegas 451
Arroz e feijão assado Boston 453
Carne de porco refogada com fruta
456
Costeletas de porco vidradas com
mel 455
Ensopado de enchilada 452
O hambúrguer que é melhor para
você 454
Receitas, feijão e *tofu*
Bocados de *tofu* agridoces 460
Burritos de *tofu* 469
*Chili* de abóbora 462
*Chili* de peru com quinoa e feijão
464
Ideias para tigela de Buda 461

Ideias rápidas e fáceis com feijão
459
Lanche de *homus* com massa de
*cookie* – não contém glúten
470
Sobremesa de *homus* com massa de
bolo de chocolate – não contém
glúten 471
Sopa de feijão *cannellini* e couve 467
Sopa de macarrão e feijão-branco
com tomates secos 466
Sopa de pasta de amendoim, *curry* e
grão-de-bico 468
Receitas, frango e peru
Almôndegas de peru com molho
forte de oxicoco (*cranberry*)
439
Cozido de amendoim africano
temperado 436
Frango com feijão-branco 433
Frango com macarrão e espinafre
430
Frango frito no forno 428
Frango salteado com cogumelos e
cebolas 429
Ideias rápidas e fáceis com frango
427
*Quesadillas* de feijão-preto, couve e
frango 435
Salada de frango com amêndoas e
tangerina 431
Sopa de feijão-preto e frango 432
*Wrap* de peru e *cranberry* com maçã
438
Receitas, lanches e sobremesas
Barras de amêndoa doces e
crocantes 484
Bolo de cenoura 496
*Cookies* saudáveis de uva-passa e
aveia com gotas de chocolate
493
Crocante de maçã 491
Delícia de chocolate 495

*Mix* de oleaginosas e frutas desidratadas com açúcar e especiarias 487
Pudim de chia 488
Pudim de chia de baunilha 489
Pudim de chia de morango 490
Sorvete de banana 492
Superbarras de cereais 485
Receitas, legumes, verduras e saladas
Batatas-doces vidradas com mel 424
Beterrabas assadas 423
Legumes e verduras cozidos no vapor 415
Legumes e verduras grelhados 420
Legumes e verduras no micro-ondas 419
Legumes e verduras refogados 416
Legumes e verduras tostados 418
Salada de espinafre com molho agridoce 421
Salada de espinafre com molho asiático 422
Receitas, massas, arroz e batatas
Alfredo cabelo-de-anjo 400
Batatas com queijo extra cremosas 409
Batatas fritas de forno 408
Coberturas para batata rápidas e fáceis 407
Coberturas para massa rápidas e fáceis 399
Ideias rápidas e fáceis com arroz (ou quinoa) 412
Lasanha de panela 401
Lasanha vegetariana *gourmet* 402
Macarrão com cogumelos e aspargos 406
Macarrão de couve-flor e queijo 404
Salada de abacate e batata 411
Salada de feijão e arroz do sudoeste 413
Receitas, pães e cafés da manhã
Café da manhã com salada de frutas

e iogurte de geleia 389
Granola de oleaginosas e mel 390
*Muffins* de cenoura e uva-passa 386
*Muffins* de melaço com linhaça e tâmaras 387
*Muffins* de pasta de amendoim com gotas de chocolate amargo – não contêm glúten 384
Omelete de atleta 388
Ovos mexidos com proteína 391
Panquecas de aveia fofinhas 392
Panquecas de aveia ricas em proteína – não contêm glúten 393
Pão de banana 382
Pão de tâmara e nozes 383
Sugestões à base de aveia 381
Receitas, peixe e frutos do mar
Assado de peixe e espinafre 444
Bolinhos de salmão simples 443
*Conchiglione* com camarão 445
Marinara de camarão 447
Peixe no papel-alumínio à moda mexicana 448
Salada de macarrão com atum 446
Salmão grelhado com vidrado de mostarda e bordo 442
Receitas vencedoras para alta *performance* 377
Recomendações para proteína 150
Recuperação 221, 226
do exercício prolongado 220
do treino diário 139
Redução da ingestão de sal 48
Refeição
de 650 calorias 94
e alimentos industrializados 48
ou lanche pré-competição 197
vegetariana com baixo teor de proteína 158
vegetariana com teor de proteína mais alto 158
Reforçar o consumo de cálcio 59
Reforço das calorias 314

544 Guia de nutrição esportiva

Refrigerante 207
Relaxamento muscular 217
Reparação dos músculos 145
Repolho 12
Reposição das perdas pelo suor para
manter o desempenho 168
Requisitos
de proteína *versus*
quantidade consumida 150
energéticos para atividade física em
ambientes de clima temperado,
frio e quente 274
Restaurantes 96
Restrição calórica 235
Ritmo da proteína 165
Rótulos 76, 236

## S

Sacarose 118
Sachês de carboidratos 107
Sal 47, 48
de mesa 49
Saladas 316, 414
Salmão 30
Sanduíche(s) 108, 315
integral 69
Saúde 232, 329
do coração 38, 39, 40, 44, 46
óssea 56, 57
Selênio 53
Sensação de cansaço 178
*Shake(s)* 153
de proteína 148
Simplicidade 72
Síndrome do intestino irritável 194
Sistema
digestivo 62
imune 245
*Smoothies* 107, 155, 472
de frutas 69
Sobremesas 98, 136, 316, 482
Sódio 48, 49, 58, 176
em alimentos de recuperação 225

falta de 218
Soja 162, 262
Soluções concentradas de açúcar 194
Sono 262, 343
Sopas 316
Sorbitol 194
Sucos 14, 315
Sugestões para obtenção de energia
durante o exercício 211
Suor 168
Supersaladas 86
Suplementação em situações especiais
233
Suplemento(s) 237
de cálcio 21
de creatina 322
de vitaminas e minerais 229
de vitaminas e minerais bariátricos
284
e saúde do coração 46
esportivos cafeinados 208
intensificadores do desempenho 238
nutricionais 232
para melhorar o desempenho
esportivo 228
são garantia de saúde? 232
vitamínicos 229

## T

Taxa metabólica de repouso 334
Tecido conjuntivo 294
Temperos e condimentos 49
Tempo para comprar alimentos 92
Tentação 340
Termogênese não induzida por
exercício programado ou
NEAT 311
*Timing*
das refeições 322
nutricional 164
*Tofu* 28, 457, 458
Tomate 11
Torradas 315

Traços de personalidade de alerta 370
Transformação de alimento em
    combustível 199
Transformando proteína em músculo
    147
Transtorno
  alimentares 354
  alimentares e obsessão por comida
    354
  alimentares e pessoas ativas 359
  de compulsão alimentar 358
  dismórfico corporal 296
Treino(s) 131, 134, 201, 202, 210, 269
  diário 139
  de pré-temporada 265
  matinais 65
  reduzido 117
Triatleta 230
  *Ironman* 213

**U**

Urina 284

**V**

Valor diário (VD) 233
Valor nutricional 5, 127
  de oleaginosas 90

Veganos 159
Vegetais amiláceos 26
Vegetarianos 159, 235
Verduras 10, 61, 63, 98, 316, 414
  crucíferas (membros da família do
    repolho) 12
  de cor verde-escura 24
  e legumes 162
Versatilidade 75
Vício em exercício 367
Vitamina(s) 231, 234, 280, 281
  100% naturais 414
  A 52
  B 160, 234, 253
  C 52, 245, 246
  D 15, 23, 236
  de recuperação 226
  E 53, 245

**W**

*Whey* 154, 155, 320
*Wrap* 69

**Z**

Zinco 161
  nos alimentos 162